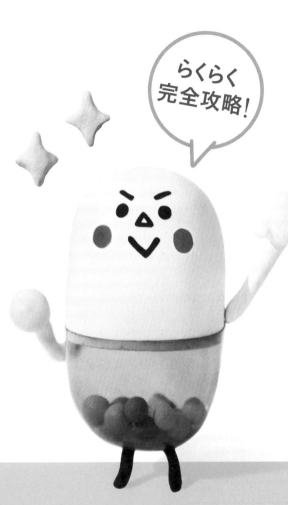

らくらく
完全攻略！

登録販売者試験

株式会社ドーモ
代表取締役
團野 浩 著

重要過去問 & 予想模試

ナツメ社

登録販売者試験の概要

◆登録販売者とは

平成18年の薬事法（現在：薬機法、医薬品医療機器法、医薬品医療機器等法）の改正により、「一般用医薬品とは、医薬品のうち、その効能および効果において人体に対する作用が著しくないものであって、薬剤師その他の医薬関係者から提供された情報に基づく需要者の選択により使用されることが目的とされているものをいう」と、一般用医薬品が規定されました。

これに伴い、薬局開設の許可または医薬品の販売業の許可を受けている場合であっても、薬剤師その他の**医薬関係者**による一定の関与がなければ、一般の生活者に対し一般用医薬品を販売できないこととなり、同年の薬事法改正において、その他の**医薬関係者**として、登録販売者制度が新設されることになりました。

登録販売者は、医薬品医療機器等法により規定され、「登録販売者試験に合格した者であって、都道府県知事の登録（販売従事登録）を受けた者」をいいます。

◆登録販売者試験

平成27年度実施の登録販売者試験から受験資格がすべて撤廃され、誰でも受験できるようになりました。

①登録販売者試験は**筆記試験（マークシート方式）**とする。

②筆記試験は、次の事項について行う。なお、**午前は60問を120分、午後は60問を120分以内**で解答する。

■試験項目と出題数

試験項目	出題数
医薬品に共通する特性と基本的な知識	20問
人体の働きと医薬品	20問
主な医薬品とその作用	40問
薬事関係法規・制度	20問
医薬品の適正使用・安全対策	20問
合計	120問

③登録販売者試験は毎年少なくとも1回、都道府県知事が行う。つまり、全国統一の試験ではなく、都道府県ごとに実施される。

④試験を施行する期日および場所ならびに受験願書の提出期間は、あらかじめ都道府県知事が公示する。なお、毎年5月ごろに、各都道府県のホームページ上に掲載される。

⑤登録販売者試験を受けようとする者は、本籍地都道府県名（日本国籍を有していない者については、その国籍）、住所、連絡先、氏名、生年月日および性別を記載した申請書に、写真その他都道府県知事が必要と認める書類を添えて、登録販売者試験を受けようとする場所の都道府県知事に提出する。

◆ 出題範囲

登録販売者試験は、厚生労働省作成の「**試験問題作成に関する手引き（令和4年3月）**」から出題されます。なお、「試験問題作成に関する手引き」は、医薬品医療機器等法の改正などと併せて、改正が重ねられています。

登録販売者試験	出題範囲
平成25年度以前の試験	平成19年8月（H21.6一部改正）の「手引き」
平成26年度の試験	平成26年3月（H26.11一部改正）の「手引き」
平成27年度の試験	平成27年4月の「手引き」
平成28年度、29年度の試験	平成28年3月の「手引き」 （平成27年4月（H28.3正誤表反映版）の「手引き」）
平成30年度〜令和3年度の試験	平成30年3月の「手引き」
令和4年度以降の試験	令和4年3月の「手引き」

◆ 合格基準

総出題数（120問）の配点を各問1点とし、おおむね、次に掲げる基準のいずれをも満たす受験者が合格となります。なお、合格者にはその旨が通知されるとともに、合格した者の受験番号が各都道府県のホームページなどに公示されます。

・総出題数（120問）に対する正答率が7割以上（84点以上）であること
・各試験項目ごとの出題数に対する正答率が3割5分〜4割以上であること

登録販売者試験の問題は、「試験問題作成に関する手引き」にしたがって各都道府県で作問していますが、実際には各ブロックごとに合格率は同じではありません。

とりわけ、四国ブロックでは例年、第4章の「薬事関係法規・制度」に難問が多く出題されています。四国ブロックに限らず、近年は第4章の試験範囲の習得がなかなか困難になってきているので、学習を丹念にしておく必要があるでしょう。

手引きの改正箇所について

令和5年4月の手引き
◆第4章「薬事関係法規・制度」に関するもの

改められた記述	●次のいずれかに該当している登録販売者でなければ、店舗（区域）管理者になることができない。 ①過去5年間のうち、従事期間が通算して2年以上ある登録販売者 ②過去5年間のうち、従事期間が通算して1年以上であり、かつ、毎年度受講する必要がある研修に加えて、店舗（区域）の管理および法令遵守に関する追加的な研修を修了している登録販売者 ③従事期間が通算して1年以上であり、かつ、過去に店舗管理者または区域管理者としての業務の経験がある登録販売者 　「1年以上」とは、従事期間が月単位で計算して、1か月に160時間以上従事した月が12月以上、または、従事期間が通算して1年以上あり、かつ、過去5年間において合計1,920時間以上をいう。 ●上記①〜③のいずれにも該当しない登録販売者を「研修中の登録販売者」という。 ●濫用等のおそれのある医薬品は、【エフェドリン、コデイン、ジヒドロコデイン、ブロモバレリル尿素、プソイドエフェドリン、メチルエフェドリン】、その水和物およびそれらの塩類を有効成分として含有する製剤である。 ※指定対象から薬効群に関する制限がすべて撤廃された。

令和4年3月の手引き
◆第1章「医薬品に共通する特性と基本的な知識」に関するもの

追加された記述	●一般用医薬品とPL法 ●地域包括ケアシステム ●セルフメディケーション税制 ●一般用医薬品の常習	●お薬手帳の活用 ●一般用医薬品とドーピング ●C型肝炎訴訟
改められた記述	●用量−反応関係　●健康食品　●年齢区分	

◆第2章「人体の働きと医薬品」に関するもの

追加された記述	●副作用情報等の収集と報告
改められた記述	●軟膏剤とクリーム剤

◆第3章「主な医薬品とその作用」に関するもの

削除された有効成分とその関連記述	●リゾチーム塩酸塩 ●セミアルカリプロティナーゼ ●ブロメライン ●プロメタジンテオクル酸塩	●カサントラノール ●マーキュロクロム ●ブフェキサマク

追加された記述		•胃の薬の服用方法　　•大腸刺激性瀉下成分の服用方法 •メタボリックシンドロームの予防		
	有効成分と その関連記述	•サリチル酸ナトリウム　•ロラタジン •プロメタジン塩酸塩　　•精製ヒアルロン酸ナトリウム •エピナスチン塩酸塩　　•イカリジン •フェキソフェナジン塩酸塩		
改められた記述	漢方処方製剤の効能効果に関する表現	•桂枝加苓朮附湯　　　•桂枝加竜骨牡蛎湯 •甘草湯　　•麻杏甘石湯 •神秘湯　　•安中散　　•当帰飲子　等		
	漢方処方製剤の重篤な副作用	•防風通聖散 •清上防風湯		
	生薬成分の基原に関する表現	•チョウトウコウ	•ケイヒ	•ロクジョウ
		•ロートコン	•コウボク	•サンキライ
		•マオウ	•ケツメイシ	•シンイ
	生薬成分の基原に関する表現	•カンゾウ	•アセンヤク	•オリブ油
		•オウヒ	•センナ	•インヨウカク
		•オンジ	•ダイオウ	•ハンピ
		•オウバク	•アロエ	•オウギ
		•オウレン	•エンゴサク	•ボウフウ
		•ゲンチアナ	•センソ	•ショウマ
		•ユウタン		
	生薬成分の効能効果に関する表現	•木クレオソート •ヒノキチオール		

◆第4章「薬事関係法規・制度」に関するもの

追加された記述	•模造に係る医薬品　　　　•健康サポート薬局 •法令遵守体制の強化　　　•違反広告に係る措置命令等 •地域連携薬局　　　　　　•課徴金制度 •専門医療機関連携薬局　　•法令遵守体制の改善措置命令
改められた記述	•登録販売者研修の受講義務　•薬局の定義 •販売従事登録の申請書類　　•管理者の要件

◆第5章「医薬品の適正使用・安全対策」に関するもの

追加された記述	•医療用医薬品の添付文書の電子化　　•副作用等の電子報告

本書の使い方

本書は、各都道府県で実施された登録販売者試験問題を分析し、特に重要な過去問題500問を厳選して分野ごとにまとめたオリジナルの問題集です。

間違いやすい問題

間違いやすい選択肢には、注意マークを表示しています。

重要度

本試験における重要度を★の数で表示。最重要の★★★は確実に解けるようにしておきましょう。

チェック欄

間違えた問題や知識があやふやな問題の把握などにはチェックを入れて、繰り返し学習しましょう。

設問

問題の出典

何年に出題されどの問題かを表示しています。

例）《令和4年度／北海道・東北／問64》
→令和4年度、北海道・東北ブロックで出題された試験の問1

- 実際の問題の表記を一部変更して掲載している場合があります。
- 法・制度改正等で語句や選択肢を変更している問題は、「改題」と表示してあります。
- 各ブロックには、以下の都道府県が含まれます。

北海道・東北	北海道／青森／岩手／宮城／秋田／山形／福島
北関東・甲信越	栃木／群馬／茨城／山梨／長野／新潟
南関東	東京／千葉／埼玉／神奈川
北陸・東海	富山／石川／岐阜／静岡／愛知／三重
奈良	奈良
関西広域連合・福井	滋賀／京都／大阪／兵庫／和歌山／徳島／福井
中国・四国	島根／鳥取／岡山／広島／山口／香川／愛媛／高知
九州・沖縄	福岡／大分／宮崎／鹿児島／熊本／佐賀／長崎／沖縄

※平成29・30年度は、兵庫・京都・和歌山・滋賀・福井は近畿として、徳島は四国として実施。令和3年度は、三重は九州・沖縄・三重として実施。

問 021 重要度 ★

血液に関する記述の正誤について、正しい組み合わせはどれか。

- a 血液の粘稠性は、主として血中脂質量で決まり、血漿の水分量や赤血球の量はほとんど影響を与えない。
- b リンパ球は血管壁を通り抜けて組織の中に入り込むことができ、組織の中ではマクロファージ（貪食細胞）と呼ばれる。
- c 種々の白血球が協働して、生体の免疫機能が発揮されることから、感染や炎症が起きても、種類ごとの割合は一定に保たれる。
- d 損傷した血管は、血管壁が収縮することで血流を減少させ、大量の血液が流出するのを防ぐ。

	a	b	c	d
1	正	正	正	誤
2	正	正	誤	正
3	誤	正	誤	誤
4	誤	誤	正	正
5	誤	誤	誤	正

《令和4年度／中国・四国／問25》

問 022 重要度 ★★★   check ☐☐☐

心臓及び血管系に関する記述のうち、正しいものの組み合わせを一つ選びなさい。

- a 心臓の内部は、上部左右の心室、下部左右の心房の4つの空洞に分かれており、心房で血液を集めて心室に送り、心室から血液を拍出する。
- b 静脈にかかる圧力は、比較的高いため、血管壁は動脈よりも厚い。
- c 心臓から拍出された血液を送る血管を動脈、心臓へ戻る血液を送る血管を静脈という。
- d 毛細血管は、動脈と静脈の間をつなぐように体中の組織に細かく張り巡らされている。

1 （a, b）   2 （a, c）   3 （b, d）   4 （c, d）

《令和元年度／奈良／問23》

予想模擬試験（別冊）

実際の試験に即した形式の問題になっています。学習の最後に実力を試してみましょう。解答・解説はP46〜に掲載しています。

※赤シートで解答や解説の重要語句を隠して、学習することができます。

模擬試験 問題

◆医薬品に共通する特性と基本的な知識

問1 医薬品の本質に関する記述について、正しい組み合わせはどれか。

a 医薬品は、必ずしも期待される有益な効果のみをもたらすとは限らず、好ましくない反応を生じる場合もある。

b 人体に対して使用されない医薬品の場合、人の健康に影響を与えることはない。

c 医薬品の市販後に、その有効性、安全性等の確認が行われることはない。

d 医薬品は、随時、有効性、安全性に関する新たな情報が付加されるものである。

1 (a, b)　2 (a, d)　3 (b, c)　4 (b, d)　5 (c, d)

問2 一般用医薬品に関する記述の正誤について、正しい組み合わせはどれか。

a 一般用医薬品は、医療用医薬品と比較すればリスクは相対的に高いと考えられる。

b 一般用医薬品は、一般の生活者が自ら選択し、使用するものである。

c 一般用医薬品を適切に選択し、適正に使用するためには、その販売に専門家が関与し、適切な情報提供を行い、相談に応じる体制が不可欠である。

d 一般用医薬品の適正な使用に必要な情報は、その添付文書や製品表示に記載されている。

```
    a   b   c   d           a   b   c   d
1   正   正   正   正     4   正   誤   正   誤
2   正   正   正   誤     5   誤   正   正   正
3   正   正   誤   正
```

問3 医薬品のリスク評価に関する記述について、正しい組み合わせはどれか。

医薬品の効果とリスクは、薬物曝露時間と曝露量との積で表現される用量-反応関係に基づいて評価される。

解説

問021 正答 **5**

a ✕ 血液の粘稠性は、主として血漿の水分量や赤血球の量で決まり、血中脂質量はほとんど影響を与えない。

b ✕ 単球は、血管壁を通り抜けて組織の中に入り込むことができ、組織の中ではマクロファージ（貪食細胞）と呼ばれる。

c ✕ 種々の白血球が協働して、生体の免疫機能が発揮される。感染や炎症などが起きると、白血球の全体の数が増加するとともに、種類ごとの割合が変化する。

d ◯ 損傷した血管は、血管壁が収縮することで血流を減少させ、大量の血液が流出するのを防ぐ。同時に、損傷部位に血小板が粘着、凝集して傷口を覆う。

問022 正答 **4**

a ✕ 心臓の内部は、上部左右の心房、下部左右の心室の4つの空洞に分かれている。心房で血液を集めて心室に送り、心室から血液を拍出する。

b ✕ 静脈にかかる圧力は、比較的低いため、血管壁は動脈よりも薄い。

c ◯ 血液が血管中を流れる方向は一定しており、心臓から拍出された血液を送る血管を動脈、心臓へ戻る血液を送る血管を静脈という。

d ◯ 毛細血管は、動脈と静脈の間をつなぐように体中の組織に細かく張り巡らされている細い血管である。

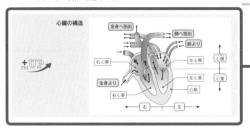

心臓の構造

人体の働きと医薬品 2章

解答・解説

豊富なコラム

解説文のポイントとなる部分を掘り下げ、理解を助けます。

用語解説

その項目で出てくる重要な用語などを詳しく説明しています。

学習のコツ

合格のために押さえておきたい頻出事項をまとめています。

contents

登録販売者試験の概要……2

手引き（令和 4 年 3 月）の改正箇所について……4

本書の使い方……6

重要過去問

第1章 医薬品に共通する特性と基本的な知識

医薬品概論……12

医薬品の効き目や安全性に影響を与える要因……20

適切な医薬品選択と受診勧奨……42

薬害の歴史……50

第2章 人体の働きと医薬品

人体の構造と働き……60

薬が働く仕組み……110

症状からみた主な副作用……124

第3章 主な医薬品とその作用

精神神経に作用する薬……142

呼吸器官に作用する薬……170

胃腸に作用する薬……180

心臓などの器官や血液に作用する薬……204

排泄に関わる部位に作用する薬……218

婦人薬……228

内服アレルギー用薬……236

鼻に用いる薬……244

眼科用薬……246

皮膚に用いる薬……256

歯や口中に用いる薬……272

禁煙補助剤……280

滋養強壮保健薬……282

漢方処方製剤・生薬製剤……290

公衆衛生用薬……296

一般用検査薬……306

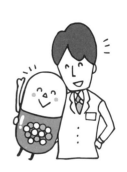

contents

 薬事関係法規・制度

医薬品、医療機器等の品質、有効性及び安全性の確保等に
関する法律の目的等……312

医薬品の分類・取扱い等……318

医薬品の販売業の許可……354

医薬品販売に関する法令遵守……398

 医薬品の適正使用・安全対策

医薬品の適正使用情報……410

医薬品の安全対策……466

医薬品の副作用等による健康被害の救済……478

別冊 **模擬試験**

問題……2

解答・解説……46

登録販売者試験
「重要過去問＆予想模試」
重要過去問
500

第1章 医薬品に共通する特性と基本的な知識…12

第2章 人体の働きと医薬品…60

第3章 主な医薬品とその作用…142

第4章 薬事関係法規・制度…312

第5章 医薬品の適正使用・安全対策…410

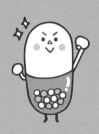
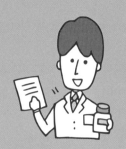

医薬品概論

問001 重要度 ★★★　　　　　　　　　　check ☐☐☐

医薬品の本質に関する記述の正誤について、正しい組み合わせを一つ選びなさい。

a 人体に対して使用されない医薬品は、人の健康に影響を与えることはない。

b 医薬品が人体に及ぼす作用は、複雑、かつ、多岐に渡り、そのすべては解明されていないため、必ずしも期待される有益な効果（薬効）のみをもたらすとは限らず、好ましくない反応（副作用）を生じる場合がある。

c 一般の生活者は、一般用医薬品に添付されている添付文書を見れば、効能効果や副作用について誤解や認識不足が生じることはない。

d 医薬品は、人の疾病の治療に使用されるものであり、予防のために使用されるものではない。

	a	b	c	d		a	b	c	d
1	誤	正	誤	誤	4	正	誤	誤	正
2	正	誤	正	正	5	誤	正	誤	正
3	誤	正	正	誤					

《令和元年度／奈良／問1（改題）》

問002 重要度 ★★　　　　　　　　　　check ☐☐☐

次の記述は、医薬品の本質に関するものである。正しいものの組み合わせはどれか。

a 殺虫剤など人体に対して使用されない医薬品は、人体がそれに曝されても健康を害するおそれはない。

b 医薬品は、市販後にも、医学・薬学等の新たな知見、使用成績等に基づき、その有効性、安全性等の確認が行われる仕組みになっている。

c 医薬品医療機器等法では、健康被害の発生の可能性の有無にかかわらず、異物等の混入、変質等がある医薬品を販売等してはならない旨を定めている。

d 一般用医薬品は、医薬品医療機器等法の対象となるが、製造物責任法の対象とはならない。

1（a, b）　　2（a, d）　　3（b, c）　　4（c, d）

《令和4年度／北海道・東北／問1》

解説

問 001　正答 **1**

a ✗　人体に対して使用されない医薬品についても、人の**健康に影響を与える**ものである。

b ◯　本来、医薬品も人体にとっては**異物**（外来物）であるため、また、医薬品が人体に及ぼす作用は複雑、かつ、多岐に渡り、その**すべて**は解明されていないため、必ずしも期待される**有益な**効果（薬効）のみをもたらすとは限らず、**好ましくない**反応（副作用）を生じる場合もある。

c ✗　一般の生活者においては、添付文書や製品表示に記載された内容を見ただけでは、効能効果や副作用等について**誤解**や**認識不足**を生じることもある。

d ✗　医薬品は、人の疾病の**診断**、**治療**もしくは**予防**に使用されること、または人の身体の**構造**や**機能**に影響を及ぼすことを目的とする生命関連製品である。

問 002　正答 **3**

a ✗　人体に対して使用されない医薬品であっても、例えば、**殺虫剤**が誤って人体に曝されれば**健康を害する**おそれがある。

b ◯　医薬品は、**市販後**にも、医学・薬学等の新たな知見、使用成績等に基づき、その**有効性**、**安全性**等の確認が行われる仕組みになっており、それらの結果を踏まえ、**リスク区分**の見直し、承認基準の見直し等がなされる。

c ◯　医薬品医療機器等法では、健康被害の発生の**可能性の有無**にかかわらず、**異物**等の混入、**変質**等がある医薬品を販売等してはならない旨を定めており、医薬品の販売等を行う者は、そのようなことがないよう注意する必要がある。

d ✗　**一般用医薬品**として販売される製品は、**製造物責任法**（**PL法**）の対象でもある。

問 003 重要度：★ 　　　　　　　　　　　　　　　 check ☐☐☐

医薬品毒性試験法ガイドラインに沿った毒性試験として、**誤っているもの**を一つ選びなさい。

1 単回投与毒性試験 　　　　**4** 依存性試験

2 がん原性試験 　　　　　　**5** 抗原性試験

3 臨床試験

《令和２年度／九州・沖縄・北海道／問３（改題）》

問 004 重要度：★★★ 　　　　　　　　　　　　　 check ☐☐☐

医薬品の効果とリスク評価に関する記述の正誤について、正しい組み合わせを一つ選べ。

❗a 医薬品の投与量と効果の関係は、薬物用量の増加に伴い、効果の発現が検出されない「無作用量」から、最小有効量を経て「治療量」に至る。

b 動物実験で求められる50％致死量（LD_{50}）は、薬物の有効性の指標として用いられる。

c 少量の医薬品の投与でも、発がん作用を生じる場合がある。

d 医薬品の効果とリスクは、用量と作用強度の関係（用量－反応関係）に基づいて評価される。

	a	b	c	d			a	b	c	d
1	正	誤	正	誤		**4**	誤	正	正	正
2	正	誤	正	正		**5**	誤	正	誤	正
3	正	正	誤	誤						

《令和４年度／関西広域連合・福井／問２（改題）》

問 005 重要度：★★★ 　　　　　　　　　　　　　 check ☐☐☐

医薬品のリスク評価に関する記述について、**誤っているもの**を一つ選べ。

1 医薬品は、食品と同じ安全性基準が要求されている。

2 医薬品は、少量の投与でも長期投与されれば慢性的な毒性が発現する場合がある。

3 医薬品のリスク評価では、医薬品毒性試験法ガイドラインに沿って、単回投与毒性試験や反復投与毒性試験などの毒性試験が厳格に実施されている。

❗4 医薬品の投与量と毒性の関係は、治療量上限を超えると、やがて効果よりも有害反応が強く発現する「中毒量」となり、「最小致死量」を経て、「致死量」に至る。

《令和元年度／関西広域連合／問２（改題）》

問 003　正答 3

　新規に開発される医薬品の**リスク評価**は、個々の医薬品の用量−反応関係に基づいて、GLPの他に、医薬品毒性試験法ガイドラインに沿って、以下の毒性試験が厳格に実施されている。

- **単回投与毒性試験**、反復投与毒性試験、生殖・発生毒性試験、遺伝毒性試験、**がん原性試験**、**依存性試験**、**抗原性試験**、局所刺激性試験、皮膚感作性試験、皮膚光感作性試験など、こうした動物を用いた毒性試験（動物実験）で医薬品の安全性が確認されると、ヒトを対象とした**臨床試験**が行われる。

問 004　正答 2

a ◯　医薬品の**投与量**と**効果**の関係は、薬物用量の増加に伴い、**無作用量**（効果の発現が検出されない投与量）から、**最小有効量**を経て、**治療量**に至る。

b ✕　動物実験により求められる50%致死量（LD_{50}）は、薬物の**毒性の指標**として用いられる。

c ◯　**少量**の医薬品の投与でも、**発がん作用**、**胎児毒性**や組織・臓器の機能不全を生じる場合がある。

d ◯　医薬品の**効果**と**リスク**は、**用量−反応関係**に基づいて評価される。

問 005　正答 1

1 ✕　医薬品は、食品などよりも**はるかに厳しい**安全性基準が要求されている。

2 ◯　医薬品の場合、**少量の投与**であっても、**長期**にわたって投与されれば**慢性的**な毒性が発現することがある。

3 ◯　医薬品の**リスク評価**をするため、**医薬品毒性試験法ガイドライン**に沿って、**毒性試験**等が実施されている。

4 ◯　医薬品の投与量と毒性の関係について、**治療量**の上限を超えると、やがて「**中毒量**」となり、「**最小致死量**」を経て、「**致死量**」に至る。

医薬品のリスク評価に関する次の記述について、（　　　）の中に入れるべき字句の正しい組み合わせはどれか。ただし、「GCP」は「Good Clinical Practice」の、「GLP」は「Good Laboratory Practice」の、「GVP」は「Good Vigilance Practice」の、「GPSP」は「Good Post-marketing Study Practice」の略である。

ヒトを対象とした臨床試験の実施の基準には、国際的に（　a　）が制定されている。医薬品に対しては製造販売後安全管理の基準として（　b　）と製造販売後の調査及び試験の実施の基準として（　c　）が制定されている。

	a	b	c
1	GCP	GVP	GPSP
2	GLP	GVP	GPSP
3	GCP	GPSP	GVP
4	GLP	GPSP	GVP

《令和元年度／北関東・甲信越／問 22（改題）》

健康食品に関する以下の記述の正誤について、正しい組み合わせを下から一つ選びなさい。

ア 栄養機能食品は、国が定めた規格基準に適合したものであれば、ビタミン、ミネラルなどの栄養成分の健康機能の表示ができる。

イ 健康食品は、安全性や効果を担保する科学的データの面では医薬品と同等である。

ウ 健康食品の誤った使用方法により健康被害を生じた例も報告されている。

エ 近年では、食品やその成分の健康増進効果の情報について、消費者の関心が高まっている。

	ア	イ	ウ	エ
1	正	正	誤	正
2	正	誤	正	正
3	正	誤	正	誤
4	誤	正	正	正
5	誤	誤	誤	誤

《令和元年度／九州・沖縄／問 4（改題）》

問006 正答 **1**

ヒトを対象とした臨床試験の実施の基準には、国際的に（a. **GCP**）が制定されている。医薬品に対しては製造販売後安全管理の基準として（b. **GVP**）と製造販売後の調査及び試験の実施の基準として（c. **GPSP**）が制定されている。

- Good Laboratory Practice（**GLP**）は、医薬品の**安全性**に関する**非臨床試験**の基準である。
- Good Clinical Practice（**GCP**）は、ヒトを対象とした**臨床試験**の実施の基準である。
- Good Post-marketing Study Practice（**GPSP**）は、医薬品の**製造販売後**の**調査**および**試験**の実施の基準である。
- Good Vigilance Practice（**GVP**）は、医薬品の**製造販売後安全管理**の基準である。

問007 正答 **2**

ア ◯ 栄養機能食品は、身体の健全な成長や発達、健康維持に必要な栄養成分（**ビタミン、ミネラル**など）の補給を目的としたもので、国が定めた規格基準に適合したものであれば、その**栄養成分の健康機能**の表示ができる。

イ ✗ 健康食品は、法的にも、安全性や効果を担保する科学的データの面でも医薬品とは**異なる**ものである。

ウ ◯ 健康食品は、その多くが錠剤やカプセル等の医薬品に類似した形状で販売されているが、誤った使用方法や個々の体質により**健康被害**を生じた例も報告されている。

エ ◯ 古くから特定の食品摂取と健康増進の関連は関心を持たれてきたが、特に近年では、食品やその成分についての**健康増進効果の情報**がメディア等を通して大量に発信され、**消費者の関心**が高まっている。

問008 重要度 ★★★　　　　　　　　　　　　check ☐☐☐

いわゆる健康食品に関する記述の正誤について、正しい組み合わせはどれか。

a 特定保健用食品は、特定の保健機能を示す有効性や安全性などに関する国の審査を受け、許可されたものである。

b 健康食品は、一般用医薬品として販売されている。

c 健康食品は、健康増進や維持の助けになることが期待される。

d 機能性表示食品では、事業者の責任で科学的根拠をもとに疾病に罹患していない者の健康維持及び増進に役立つ機能が商品のパッケージに表示される。

	a	b	c	d
1	誤	正	正	誤
2	正	正	誤	正
3	正	誤	正	誤
4	誤	正	誤	正
5	正	誤	正	正

《令和2年度／北陸・東海／問4（改題）》

問009 重要度 ★　　　　　　　　　　　　　check ☐☐☐

セルフメディケーションに関する以下の記述のうち、誤っているものはどれか。

1 地域住民の健康相談を受け、一般用医薬品の販売や必要な時に医療機関の受診を勧める業務は、セルフメディケーションの推進に欠かせない業務である。

2 適切な健康管理の下で医療用医薬品からの代替を進める観点から、セルフメディケーション税制が導入された。

3 セルフメディケーション税制は、条件を満たした場合に、税制の対象となるOTC医薬品の購入の対価について、一定の金額をその年分の総所得金額等から控除する制度である。

4 セルフメディケーション税制の対象となる一般用医薬品は、スイッチOTC医薬品のみである。

《令和4年度／北海道・東北／問4》

問008 正答 **5**

a ○ **特定保健用食品**は、身体の生理機能などに影響を与える**保健機能成分**を含むもので、個別に（一部は規格基準に従って）特定の保健機能を示す有効性や安全性などに関する国の**審査**を受け、**許可**されたものである。

b ✕ 健康食品はあくまで食品であり、**医薬品**とは法律上**区別**される。

c ○ **健康食品**は、健康増進や維持の助けになることが期待される食品である。

d ○ 機能性表示食品は、事業者の責任で科学的根拠をもとに**疾病に罹患していない者**の健康維持および増進に役立つ機能を商品のパッケージに表示するものとして国に届出された商品である。

問009 正答 **4**

1 ○ **セルフメディケーション**の推進は、医療費の増加やその国民負担の増大を解決し、健康寿命を伸ばすという課題を解決する重要な活動のひとつである。地域住民の**健康相談**を受け、**一般用医薬品の販売**や必要な時は**医療機関の受診**を勧める業務は、セルフメディケーションの推進に欠かせない。

2,3 ○ 2017（平成29）年1月から、適切な健康管理の下で**医療用医薬品**からの代替を進める観点から、条件を満たした場合に**スイッチOTC医薬品**の購入の対価について、一定の金額をその年分の総所得金額等から控除する**セルフメディケーション税制**が導入されたが、その後の改正で医薬品の対象範囲は広がっている。

4 ✕ 2022（令和4）年1月より、スイッチOTC医薬品以外にも、**腰痛**や**肩こり**、**風邪**や**アレルギーの諸症状**に対応する一般用医薬品がセルフメディケーション税制の対象となっている。

問010 重要度 ★★　　　　　　　　　check □□□

医薬品の副作用に関する以下の記述の正誤について、正しい組み合わせはどれか。

a 医薬品は、十分注意して適正に使用された場合であっても、副作用を生じることがある。

b 副作用は、異変を容易に自覚できるものばかりである。

c 通常、一般用医薬品は、重大な副作用が少ないため、副作用の兆候が現れたとしても基本的に使用を継続する。

d 一般用医薬品の販売等に従事する専門家においては、副作用の状況次第では、購入者等に対して、速やかに適切な医療機関を受診するよう勧奨する必要がある。

	a	b	c	d
1	正	正	誤	正
2	正	誤	正	誤
3	正	誤	誤	正
4	誤	正	正	誤
5	誤	正	正	正

《令和元年度／北海道・東北／問4》

問011 重要度 ★★★　　　　　　　　　check □□□

次の記述は、アレルギー（過敏反応）に関するものである。正しいものの組み合わせはどれか。

a 医薬品の有効成分だけでなく、基本的に薬理作用がない添加物もアレルギーを引き起こす原因物質となり得る。

b アレルギーには、体質的・遺伝的要素はない。

c 医薬品の副作用は、薬理作用によるものとアレルギーに大別される。

d 医薬品によりアレルギーを起こしたことのない人は、病気に対する抵抗力が低下している場合でも、アレルギーを生じることはない。

1 （a, b）　　2 （a, c）　　3 （b, d）　　4 （c, d）

《平成30年度／北海道・東北／問4》

問010 正答 **3**

a ◯ 医薬品は、十分注意して**適正**に使用された場合であっても、副作用が生じることが**ある**ため、医薬品を使用する人が副作用をその**初期段階**で認識することにより、副作用の種類に応じて速やかに適切に処置し、または対応し、**重篤化**の回避が図られることが重要となる。

b ✕ 副作用は、容易に異変を自覚できるものばかりではなく、**血液や内臓機能**への影響等のように、明確な自覚症状として現れないこともある。

c ✕ 通常、一般用医薬品は、使用を中断することによる不利益よりも、**重大な副作用**を回避することが優先され、その兆候が現れたときには基本的に使用を**中止**する。

d ◯ 一般用医薬品の販売等に従事する専門家においては、購入者等から副作用の発生の経過を十分に聴いて、その後の適切な医薬品の選択に資する**情報提供**を行うほか、副作用の状況次第では、購入者等に対して、速やかに適切な医療機関を**受診するよう勧奨**する必要がある。

問011 正答 **2**

a ◯ 医薬品の**有効成分**だけでなく、基本的に薬理作用がない**添加物**も、アレルギーを引き起こす原因物質（**アレルゲン**）となり得る。

b ✕ アレルギーには**体質的・遺伝的**な要素もあり、アレルギーを起こしやすい体質の人や、近い親族にアレルギー体質の人がいる場合には注意が必要である。

c ◯ 医薬品の副作用は、発生原因の観点から、**薬理作用によるもの**と**アレルギー**（過敏反応）に大別される。

d ✕ 普段は医薬品にアレルギーを起こしたことがない人でも、病気等に対する抵抗力が**低下**している状態などの場合には、医薬品が**アレルゲン**になることがあり、思わぬ**アレルギー**を生じることがある。

用語解説

アレルゲン

免疫反応を過剰に引き起こし、アレルギーの原因物質となるもので、抗原とも呼ばれる。

医薬品の副作用に関する記述の正誤について、正しい組み合わせはどれか。

a 通常、薬物は複数の薬理作用を併せ持つため、医薬品を使用した場合には、期待される有益な反応（主作用）以外の反応が現れることがある。

b 主作用以外の反応であっても、特段の不都合を生じないものであれば、通常、副作用として扱われることはないが、好ましくないものについては一般に副作用という。

c 複数の疾病を有する人の場合、ある疾病のために使用された医薬品の作用が、別の疾病に対して症状を悪化させたり、治療を妨げたりすることはない。

	a	b	c
1	正	誤	誤
2	正	誤	正
3	正	正	誤
4	誤	正	正
5	誤	正	誤

《平成29年度／中国／問6（改題）》

医薬品の副作用に関する記述について、（　　　）の中に入れるべき字句の正しい組み合わせはどれか。

　世界保健機関（WHO）の定義によれば、医薬品の副作用とは、「疾病の予防、（　a　）、治療のため、又は身体の機能を正常化するために、人に（　b　）用いられる量で発現する医薬品の有害（　c　）意図しない反応」とされている。

	a	b	c
1	診断	通常	かつ
2	検査	通常より多く	かつ
3	検査	通常より多く	又は
4	診断	通常より多く	かつ
5	診断	通常	又は

《平成30年度／北陸・東海／問8》

問012 正答 3

a ○ 通常、薬物は**複数の薬理作用**を併せ持つため、医薬品を使用した場合には、期待される**有益な反応**（主作用）以外の反応が現れることがある。

b ○ **主作用以外**の反応であっても、特段の不都合を生じないものであれば、通常、副作用として扱われることはないが、**好ましくないもの**については一般に**副作用**という。

c ✕ 複数の疾病を有する人の場合、ある疾病のために使用された医薬品の作用が、**その疾病に対して**薬効をもたらす一方、**別の疾病**に対しては**症状を悪化**させたり、**治療を妨げ**たりすることがある。

問013 正答 1

　世界保健機関（WHO）の定義によれば、医薬品の副作用とは、「疾病の予防、(a. **診断**)、治療のため、又は身体の機能を正常化するために、人に（b. **通常**）用いられる量で発現する医薬品の有害（c. **かつ**）意図しない反応」とされている。

　副作用は、大きく「**薬理作用による副作用**」と「**アレルギー（過敏反応）**」の2つに分けられる。

「WHO」とは、World Health Organization の略です。国際連合の専門機関の一つで、1948年に設立され、保健事業の指導、衛生条約の提案、情報・援助の交換などを行います

アレルギーに関する記述の正誤について、正しい組み合わせはどれか。

a 通常の免疫反応は、人体にとって有害なものを体内から排除するための必要な過程であるが、アレルギーでは組織に過剰に刺激を与えることがある。

b アレルギーは、医薬品の薬理作用とは関係なく起こり得る。

c アレルギーは、内服薬によって引き起こされ、外用薬では引き起こされることはない。

d 医薬品の中には、鶏卵や牛乳等を原材料として作られているものがあるため、それらに対するアレルギーがある人では使用を避けなければならない場合がある。

	a	b	c	d
1	正	正	正	誤
2	正	正	誤	正
3	正	正	誤	誤
4	誤	誤	正	誤
5	誤	正	誤	正

《令和元年度／福井／問5》

アレルギーに関する次の記述の正誤について、正しい組み合わせを下欄から選びなさい。

a 免疫機構が過敏に反応して、アレルギーにより体の各部位に生じる炎症等の反応をアレルギー症状という。

b アレルギーは、一般的にあらゆる物質によって起こり得るものである。

c アレルゲンとなり得る医薬品の添加物としては、黄色4号（タートラジン）、カゼイン、亜硫酸塩（亜硫酸ナトリウム、ピロ硫酸カリウム等）等が知られている。

d アレルギー症状は、流涙や眼の痒み等の結膜炎症状、鼻汁やくしゃみ等の鼻炎症状、蕁麻疹や湿疹、かぶれ等の皮膚症状、血管性浮腫のようなやや広い範囲にわたる腫れ等が生じることが多い。

	a	b	c	d
1	誤	正	正	誤
2	誤	誤	誤	正
3	正	正	正	正
4	正	誤	正	誤
5	正	正	誤	正

《令和2年度／四国／問5（改題）》

解説

問014 正答 **2**

a ◯ **通常の免疫反応**の場合、**炎症**やそれに伴って発生する**痛み**、**発熱**等は、人体にとって有害なものを体内から排除するための必要な過程であるが、**アレルギー**においては**過剰**に組織に刺激を与える場合も多く、引き起こされた**炎症**自体が**過度**に苦痛を与えることになる。

b ◯ **アレルギー**は、医薬品の薬理作用等とは**関係なく**起こり得るものである。

c ✕ **アレルギー**は、内服薬だけでなく**外用薬**等でも引き起こされることがある。

d ◯ 医薬品の中には、**鶏卵**を原材料とするものや、**牛乳**を原材料とするもの（例：タンニン酸アルブミン）があるため、それらに対するアレルギーがある人では使用を避けなければならない場合がある。

問015 正答 **3**

a ◯ 本来、免疫は細菌やウイルス等から人体を防御するために生じる反応であるが、免疫機構が**過敏に反応**し、**好ましくない症状**としてアレルギーにより体の各部位に生じる**炎症**等の反応を**アレルギー症状**という。

b ◯ **アレルギー**は、**あらゆる物質**によって起こり得る。

c ◯ アレルゲンとなり得る医薬品の添加物として、例えば、**タートラジン**、**カゼイン**、亜硫酸塩等が知られている。

d ◯ **アレルギー症状**として、結膜炎症状（例：**流涙**、**眼の痒み**）、鼻炎症状（例：**鼻汁**、**くしゃみ**）、皮膚症状（例：**蕁麻疹**、**湿疹**、**かぶれ**）、やや広い範囲にわたる腫れ（例：**血管性浮腫**）等を生じることが多い。

用語解説　**血管性浮腫**

皮膚の下の毛細血管が拡張して、その部分に局所的な腫れを生じるもので、蕁麻疹と異なり、痒みを生じることは少ない。全身で起こり得るが、特に目や口の周り、手足などで起こる場合が多い。

問016 重要度 ★★　　　　　　　　　　　　　　check □□□

次の記述は、医薬品の不適正な使用と副作用に関するものである。正しいものの組み合わせはどれか。

a 薬物依存から離脱することは容易である。

b 医薬品をみだりに酒類と一緒に摂取するといった乱用がなされると、急性中毒等を生じる危険性が高くなる。

c 医薬品は、使用する量が定められていない。

d 青少年は、好奇心から身近に入手できる薬物を興味本位で乱用することがあるので、注意が必要である。

　　1（a, c）　　**2**（a, d）　　**3**（b, c）　　**4**（b, d）

《令和2年度／東北／問8（改題）》

問017 重要度 ★★★　　　　　　　　　　　　check □□□

医薬品の不適正な使用と有害事象に関する記述の正誤について、正しい組み合わせを一つ選びなさい。

a 一般用医薬品には、習慣性・依存性がある成分が含まれているものはない。

b 小児の用量が設定されていない場合、成人の用量の半分以下を服用させれば、副作用につながる危険性はない。

c 医薬品の乱用を繰り返しても、慢性的な臓器障害を生じるおそれはない。

	a	b	c
1	正	正	誤
2	正	誤	正
3	誤	正	誤
4	誤	誤	正
5	誤	誤	誤

《令和2年度／奈良／問6（改題）》

解説

問016 正答 **4**

a ✕ 一度、**薬物依存**が形成されると、そこから**離脱**することは**容易ではない**。

b 〇 医薬品を、みだりに他の医薬品や酒類等と一緒に摂取するといった**乱用**がなされると、**過量摂取**による**急性中毒**等を生じる危険性が高くなる。

c ✕ 医薬品は、その目的とする効果に対して副作用が生じる**危険性が最小限**となるよう、**使用する量や使い方**が定められている。

d 〇 **青少年**は、薬物乱用の危険性に関する認識や理解が必ずしも十分でなく、好奇心から身近に入手できる薬物を**興味本位で乱用**することがあるので、注意が必要である。

問017 正答 **5**

a ✕ **一般用医薬品にも習慣性・依存性**がある成分を含んでいるものがあり、そうした医薬品がしばしば**乱用**されることが知られている。

b ✕ 小児の用量が設定されていない医薬品を「子どもだから大人用のものを半分にして飲ませればよい」として服用させる場合、特に副作用につながる**危険性が高くなる**。

c ✕ 医薬品の**乱用の繰り返し**によって、**慢性的な臓器障害**を生じるおそれがある。

用語解説

習慣性……明確な依存を形成するほどではないものの、習慣的に使用することにつながりやすい性質のこと。

依存性……物質がもつ依存を形成する性質のこと。依存形成性ともいう。

乱用………医薬品などの薬物を本来の目的以外の意図で使用すること。

医薬品の使用等に関する次の記述の正誤について、正しい組み合わせはどれか。

a 適正な使用がなされる限りは安全かつ有効な医薬品であっても、乱用された場合には薬物依存を生じることがある。

b 疾病の根本的な治療等がなされないまま、一般用医薬品を使用して症状を一時的に緩和する対処を漫然と続けていても、副作用を招く危険性が増すことはない。

c 医薬品の販売等に従事する専門家は、必要以上の大量購入や頻回購入を試みる者に対し、積極的に事情を尋ねることなどの対応を図ることが望ましい。

	a	b	c
1	正	正	正
2	正	正	誤
3	誤	誤	誤
4	正	誤	正
5	誤	正	正

《令和元年度／南関東／問6（改題）》

次の記述は、医薬品と食品との飲み合わせに関するものである。（　　）にあてはまる字句として、正しいものの組み合わせを一つ選びなさい。

アルコールは、主として肝臓で代謝されるため、酒類（アルコール）をよく摂取する者では、肝臓の代謝機能が（　a　）ことが多い。そのため、肝臓で代謝されるアセトアミノフェンは、通常よりも代謝（　b　）なり、（　c　）ことがある。

	a	b	c
1	高まっている	されにくく	十分な薬効が得られなくなる
2	低下している	されにくく	作用が強く出過ぎる
3	高まっている	されやすく	十分な薬効が得られなくなる
4	低下している	されやすく	作用が強く出過ぎる
5	低下している	されにくく	十分な薬効が得られなくなる

《令和元年度／奈良／問8（改題）》

解説

問018 正答 **4**

a ⭕ 医薬品の**乱用**がなされた場合には、**薬物依存**を生じることがある。

b ❌ 疾病の根本的な治療がなされないまま、一般用医薬品を使用して症状を**一時的に緩和**するだけの対処を漫然と続けているような場合には、いたずらに**副作用**を招く危険性が増すばかりでなく、適切な**治療の機会**を失うことにもつながりやすい。

c ⭕ 医薬品の販売等に従事する専門家は、必要以上の**大量購入**や**頻回購入**などを試みる不審な者には慎重に対処する必要があり、積極的に**事情を尋ねる**、状況によっては**販売を差し控える**などの対応が図られることが望ましい。

問019 正答 **3**

　アルコールは、主として肝臓で代謝されるため、酒類（アルコール）をよく摂取する者では、肝臓の代謝機能が（a. **高まっている**）ことが多い。そのため、肝臓で代謝されるアセトアミノフェンは、通常よりも代謝（b. **されやすく**）なり、（c. **十分な薬効が得られなくなる**）ことがある。

　代謝によって産生する物質（代謝産物）に薬効があるものの場合には、作用が強く**出過ぎる**ことがある。逆に、代謝産物が人体に悪影響を及ぼす医薬品の場合は副作用が現れ**やすく**なる。

🖋 学習のコツ

次のように覚えておこう。
肝臓：医薬品成分の代謝（無害化、体外に排出されやすい形への代謝）において重要な臓器
腎臓：医薬品成分の体外排出（尿中排泄）において重要な臓器

医薬品と他の医薬品や食品との相互作用に関する記述の正誤について、正しい組み合わせはどれか。

a 医薬品の相互作用とは、複数の医薬品を併用した場合に、医薬品の作用が増強することをいい、作用が減弱する場合には、相互作用とはいわない。

b 食品中に医薬品の成分と同じ物質が存在する場合があり、それらを含む医薬品と食品を一緒に服用すると過剰摂取となるものがある。

c 外用薬は、食品によって医薬品の作用や代謝に影響を受ける可能性がある。

d 医薬品の相互作用は、医薬品が吸収される過程で起こることはあるが、排泄される過程で起こることはない。

	a	b	c	d
1	誤	正	正	誤
2	正	誤	正	正
3	誤	正	誤	正
4	正	誤	正	誤
5	正	正	誤	正

《令和4年度／北陸・東海／問9》

医療機関で治療を受けている人等への医薬品の使用に関する次の記述の正誤について、正しい組み合わせはどれか。

a 購入しようとしている医薬品を使用する人が医療機関で治療を受けている場合には、疾患の程度やその医薬品の種類等に応じて問題を生じるおそれがあれば、使用を避けることができるよう情報提供がなされることが重要である。

b 過去に医療機関で治療を受けていたが、現在、治療を受けていない場合は、一般用医薬品の使用について特に注意する必要はない。

c 生活習慣病等の慢性疾患を持つ者が一般用医薬品を使用しても、その症状が悪化したり、治療が妨げられることはない。

	a	b	c
1	正	誤	誤
2	誤	正	誤
3	誤	誤	正
4	正	正	正
5	正	誤	正

《平成30年度／南関東／問13》

問020 正答 **1**

a ✗ 複数の医薬品を併用した場合、または特定の食品と一緒に摂取した場合に、医薬品の作用が**増強**したり、**減弱**したりすることを相互作用という。

b ◯ 食品中に医薬品の成分と**同じ物質**が存在するために、それらを含む医薬品（例：カフェインが配合された総合感冒薬）と食品（例：コーヒー）を一緒に服用すると**過剰摂取**となることがある。

c ◯ **外用薬**や**注射薬**であっても、**食品**によって医薬品の**作用**や**代謝**に影響を受ける可能性がある。

d ✗ 相互作用には、医薬品が**吸収**、**分布**、**代謝**または**排泄**される過程で起こるものと、**医薬品が薬理作用をもたらす部位**において起こるものがある。

問021 正答 **1**

a ◯ 購入者が**医療機関で治療**を受けている場合、疾患の程度やその医薬品の種類等に応じて問題を生じるおそれがあれば、**使用を避ける**ことができるよう必要な**情報を提供する**ことが求められ、必要に応じ、いわゆる**お薬手帳**を活用する必要がある。

b ✗ **過去に医療機関で治療**を受けていた（今は治療を受けていない）という場合には、どのような疾患について、いつ頃かかっていたのか（いつ頃治癒したのか）を踏まえ、購入者等が**使用の可否**を適切に判断することができるよう**情報提供**がなされることが重要である。

c ✗ **生活習慣病**等の慢性疾患の種類や程度によっては、一般用医薬品を使用することでその**症状が悪化**したり、**治療が妨げられる**こともある。

用語解説

お薬手帳

患者の薬剤服用歴その他の情報を一元的かつ経時的に管理できるようにするための手帳のこと。薬局で交付され、調剤日、投薬に係る薬剤の名称、用法、用量、相互作用その他服用に際して注意すべき事項が記載される。

医薬品の相互作用に関する以下の記述のうち、正しいものの組み合わせを下から一つ選びなさい。

ア 複数の疾病を有する人は、疾病ごとにそれぞれ医薬品を使用することが多いが、医薬品同士の相互作用に注意を払う必要はない。

イ かぜ薬、解熱鎮痛薬、鎮静薬、鎮咳去痰薬及びアレルギー用薬では、成分や作用が重複することが少ないため、これらの薬効群に属する医薬品を併用しても問題ない。

ウ 一般用医薬品は、一つの医薬品の中に作用の異なる複数の成分を組み合わせて含んでいることが多い。

エ 一般用医薬品の販売等に従事する専門家においては、購入者等に対し、医薬品の種類や使用する人の状態等に即して情報提供を行い、医療機関・薬局から交付された薬剤を使用している場合には、診療を行った医師若しくは歯科医師又は調剤した薬剤師に相談するよう説明がなされるべきである。

1（ア、イ）　　**2**（ア、ウ）　　**3**（イ、エ）　　**4**（ウ、エ）

《令和3年度／九州・沖縄・三重／問4》

第1欄の記述は、母体と胎児に関するものである。（　　　）の中に入れるべき字句は第2欄のどれか。なお、（　　　）内はすべて同じ字句が入る。

第1欄

　　胎児は、誕生するまでの間は、母体との間に存在する（　　　）を通じて栄養分を受け取っている。（　　　）には、胎児の血液と母体の血液とが混ざらない仕組み【血液−（　　　）関門】がある。母体が医薬品を使用した場合に、血液−（　　　）関門によって、どの程度医薬品の成分の胎児への移行が防御されるかは、未解明のことも多い。

第2欄
　　1　羊水
　　2　肝臓
　　3　胎盤
　　4　子宮内膜
　　5　臍帯

《令和2年度／東北／問12》

問 022 正答 **4**

ア ✕ **複数の疾病**を有する人は、疾病ごとにそれぞれ医薬品が使用される場合が多く、医薬品同士の**相互作用**に関して特に注意が必要となる。

イ ✕ かぜ薬、解熱鎮痛薬、鎮静薬、鎮咳去痰薬等では、成分や作用が**重複**することが多く、通常、これらの薬効群に属する医薬品の**併用は避ける**こととされている。

ウ ◯ **一般用医薬品**は、一つの医薬品の中に作用の異なる**複数の成分**を組み合わせて含んでいる（配合される）ことが多い。

エ ◯ 一般用医薬品の販売等に従事する専門家においては、購入者等に対し、医薬品の種類や使用する人の状態等に即して**情報提供**を行い、医療機関・薬局から交付された薬剤を使用している場合には、診療を行った医師もしくは歯科医師または調剤した薬剤師に**相談**するよう説明がなされるべきである。

問 023 正答 **3**

胎児は、誕生するまでの間は、母体との間に存在する（**胎盤**）を通じて栄養分を受け取っている。（**胎盤**）には、胎児の血液と母体の血液とが混ざらない仕組み【血液−（**胎盤**）関門】がある。母体が医薬品を使用した場合に、血液−（**胎盤**）関門によって、どの程度医薬品の成分の胎児への移行が防御されるかは、未解明のことも多い。

一般用医薬品でも多くのものは、妊婦に対する**安全性に関する評価**が困難であるため、使用の際は医師などに「**相談すること**」が必要である。

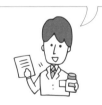

カフェインの一部は、血液-胎盤関門を通過して胎児に到達するため、胎児の発達に影響を及ぼす可能性があります

重要度 ★★   check ☐☐☐

小児の医薬品の使用に関する次の記述のうち、正しいものの組み合わせはどれか。

a 乳幼児が誤って薬を大量に飲み込んだ、又は目に入れてしまったなどの誤飲・誤用事故の場合には、一般用医薬品であれば高度に専門的判断が必要となることはほとんどない。

b 小児は血液脳関門が未発達であるため、吸収されて循環血液中に移行した医薬品の成分が脳に達しにくく、中枢神経系に影響を与える医薬品で副作用を起こしにくい。

c 医薬品によっては、形状等が小児向けに作られていないため小児に対して使用しないことなどの注意を促している場合がある。

d 5歳未満の幼児に使用される錠剤やカプセル剤などの医薬品では、服用時に喉につかえやすいので注意するよう添付文書に記載されている。

1（a, b）　**2**（a, c）　**3**（b, c）　**4**（b, d）　**5**（c, d）

《令和2年度／北関東／問29（改題）》

問 025 重要度 ★★   check ☐☐☐

小児の医薬品の使用に関する次の記述の正誤について、正しい組み合わせはどれか。

a 登録販売者は、小児に対する用法用量が定められていない一般用医薬品について、成人用の医薬品の量を減らして小児へ与えるよう、小児の保護者に対して説明をすることが重要である。

b 一般に乳幼児は、容態が変化した場合に、自分の体調を適切に伝えることが難しいため、医薬品を使用した後は、保護者等が乳幼児の状態をよく観察することが重要である。

c 小児の誤飲・誤用事故を未然に防止するには、家庭内において、小児が容易に手に取れる場所や、小児の目につく場所に医薬品を置かないようにすることが重要である。

	a	b	c
1	正	正	誤
2	正	誤	誤
3	誤	正	誤
4	誤	正	正
5	誤	誤	正

《令和2年度／甲信越／問30》

問024 正答 **5**

a ✕ 乳幼児が誤って薬を大量に飲み込んだ、または目に入れてしまったなどの誤飲・誤用事故の場合には、**一般用医薬品**であっても高度に**専門的判断**が必要となることが多いので、応急処置等について関係機関の**専門家に相談**するなどの対応がなされることが必要である。

b ✕ 血液脳関門が**未発達**であるため、吸収されて**循環血液中**に移行した医薬品の成分が脳に**達しやすく**、中枢神経系に影響を与える医薬品で副作用を**起こしやすい**。

c ◯ 形状等が小児向けに作られていないため、**小児に対して使用しない**よう注意を促している医薬品もある。

d ◯ 例えば、**錠剤**、**カプセル剤**等は、**小児**、特に**乳児**にそのまま飲み下させることが難しいことが多い。このため、**5歳未満**の**幼児**に使用される**錠剤**や**カプセル剤**などの医薬品では、服用時に**喉につかえやすい**ので注意するよう添付文書に記載されている。

問025 正答 **4**

a ✕ 登録販売者は、小児に対する用法用量が定められていない一般用医薬品について、成人用の医薬品の量を減らして小児へ与えるような安易な使用は避け、**小児**には、必ず**年齢**に応じた**用法用量**が定められているものを使用するよう、保護者に対して説明をすることが重要である。

b ◯ 一般に**乳幼児**は、容態が変化した場合に、自分の体調を適切に**伝えることが難しい**ため、医薬品を使用した後は、**保護者**等が**乳幼児**の状態をよく**観察すること**が重要である。何か変わった兆候が現れたときには、早めに**医療機関**に連れて行き、**医師の診察**を受けさせることが望ましい。

c ◯ **誤飲・誤用事故**を未然に防止するため、小児が**容易に手に取れる場所**、小児の**目につく場所**に医薬品を置かないようにする必要がある。

「医療用医薬品の添付文書等の記載要領の留意事項」（平成29年6月8日付け
薬生安発0608第1号厚生労働省医薬・生活衛生局安全対策課長通知別添）に
示されている年齢区分のおおよその目安について、（　　　）の中に入れるべき
字句の正しい組み合わせはどれか。なお、2か所の（　a　）内及び（　b　）
内はそれぞれ同じ字句が入る。

乳児：生後4週以上（　a　）未満

幼児：（　a　）以上（　b　）未満

小児：（　b　）以上（　c　）未満

	a	b	c
1	6か月	5歳	12歳
2	6か月	7歳	15歳
3	1歳	5歳	12歳
4	1歳	7歳	15歳
5	1歳	5歳	15歳

《令和4年度／中国・四国／問10》

次のa〜cの記述の正誤について、正しい組み合わせを一つ選びなさい。

a　ビタミンA含有製剤のように、妊娠前後の一定期間に通常の用量を超えて摂
取すると胎児に先天異常を起こす危険性が高まるとされているものがある。

b　一般用医薬品において、多くの場合、妊婦が使用した場合における安全性に
関する評価が困難であるため、妊婦の使用については「相談すること」とし
ているものが多い。

c　授乳婦が使用した医薬品の成分が乳汁中に移行することはない。

	a	b	c
1	正	正	正
2	誤	正	誤
3	誤	誤	正
4	正	誤	誤
5	正	正	誤

《平成30年度／大阪／問11》

問 026 正答 **4**

　新生児、乳児、幼児、小児という場合には、おおよその目安として、次の年齢区分が用いられている。

- **新生児**：生後 **4 週未満**
- **乳児**：生後 4 週以上、**1 歳未満**
- **幼児**：1 歳以上、**7 歳未満**
- **小児**：7 歳以上、**15 歳未満**

　ただし、一般的に15歳未満を小児とすることもあり、その場合、具体的な年齢が明らかであれば、例えば「3歳未満の小児」と表現される。

問 027 正答 **5**

a ◯ **妊娠前後**の一定期間に、**ビタミンA含有製剤**を通常の用量を超えて摂取すると、**胎児**に**先天異常**を起こす危険性が高まるとされている。

b ◯ **妊婦**が使用した場合における**安全性**に関する評価が困難であるため、妊婦の使用については「**相談すること**」としている一般用医薬品が多い。

c ✕ 医薬品の種類によっては、**授乳婦**が使用した医薬品の成分の一部が**乳汁中**に移行することが知られている。

成分の一部が授乳婦の乳汁中に移行するものがあるため、乳幼児に好ましくない影響があるとされている医薬品（例：ジフェンヒドラミン塩酸塩）については、授乳期間中の使用を避けるか、**使用後**しばらくの間は授乳を避ける**必要がある**。

妊婦、妊娠していると思われる女性又は授乳婦に関する以下の記述の正誤について、正しい組み合わせを下から一つ選びなさい。

ア 吸収された医薬品の一部が乳汁中に移行することが知られていても、通常の使用の範囲では具体的な悪影響は判明していないものがある。

イ 妊婦が一般用医薬品を使用することにより症状の緩和等を図ろうとする場合には、そもそも一般用医薬品による対処が適当かどうかを含めて慎重に考慮されるべきである。

ウ 便秘薬は、配合成分やその用量によって、流産や早産が誘発されることはない。

エ 妊娠の有無やその可能性については、購入者側にとって他人に知られたくない場合もあることから、その内容を確認する必要はない。

	ア	イ	ウ	エ			ア	イ	ウ	エ
1	正	正	正	正		**4**	誤	正	正	誤
2	正	正	誤	誤		**5**	誤	誤	誤	正
3	正	誤	正	正						

《令和3年度／九州・沖縄・三重／問10（改題）》

高齢者への医薬品の使用に関する記述の正誤について、正しい組み合わせを一つ選べ。

a 高齢者の基礎体力や生理機能の衰えの度合いは個人差が大きく、年齢のみから若年時と比べて一概にどの程度副作用を生じるリスクが増大しているかを判断することは難しい。

b 高齢者は、細かい文字が見えづらく、添付文書や製品表示の記載を読み取るのが難しい場合等があり、情報提供や相談対応において特段の配慮が必要となる。

c 高齢者は医薬品の副作用で口渇を生じることがあり、その場合、誤嚥を誘発しやすくなる。

d 一般用医薬品は作用が比較的穏やかであり、高齢者が複数の医薬品を長期間使用しても副作用を生じるリスクは低い。

	a	b	c	d			a	b	c	d
1	正	正	誤	正		**4**	正	誤	正	誤
2	誤	誤	正	誤		**5**	誤	正	誤	正
3	正	正	正	誤						

《令和2年度／関西広域連合・福井／問11（改題）》

問028 正答 **2**

ア ◯ 吸収された医薬品の一部が**乳汁中**に移行することが知られていても、通常の使用の範囲では具体的な悪影響は**判明していない**ものもあり、購入者等から相談があったときには、乳汁に移行する成分やその作用等について適切な説明がなされる必要がある。

イ ◯ 妊婦は、体の変調や不調を起こしやすいため、一般用医薬品を使用することにより、症状の緩和等を図ろうとする場合もあるが、その際には妊婦の状態を通じて**胎児**に影響を及ぼすことがないよう配慮する必要があり、そもそも**一般用医薬品**による対処が適当かどうかを含めて慎重に考慮されるべきである。

ウ ✕ **妊婦**の場合、**便秘薬**の配合成分（例：ヒマシ油）や用量によっては**流産**や**早産**を誘発するおそれがある。

エ ✕ 妊娠の有無やその可能性については、購入者等にとって他人に知られたくない場合もあることから、**情報提供や相談対応**のため、その内容を確認する際には**十分に配慮**することが必要である。

問029 正答 **3**

a ◯ 高齢者の場合、**年齢のみ**から若年時と比べてどの程度副作用を生じるリスクが増大しているかを判断することは**難しい**。

b ◯ 高齢者によくみられる傾向として、医薬品の説明の**理解に時間がかかる**場合や、**細かい文字が見えづらく**添付文書や製品表示の記載を読み取るのが難しい場合等があり、**情報提供**や**相談対応**において特段の配慮が必要となる。

c ◯ 高齢者は、医薬品の副作用で**口渇**（こうかつ）を生じることがあり、その場合、**誤嚥**（ごえん）（食べ物等が誤って気管に入り込むこと）を誘発しやすくなるので注意が必要である。

d ✕ 高齢者は、**持病**（基礎疾患）を抱えていることが多く、一般用医薬品の使用によって基礎疾患の**症状が悪化**したり、**治療の妨げ**となる場合があるほか、**複数の医薬品を長期間使用**している場合には、副作用を生じるリスクが**高く**なる。

問 030 重要度 ★★★　　　　　　　　　　　　　　check ☐☐☐

高齢者と医薬品に関する以下の記述のうち、誤っているものはどれか。

1 一般に高齢者は生理機能が衰えつつあり、特に、肝臓や腎臓の機能が低下していると医薬品の作用が強く現れやすく、若年時と比べて副作用を生じるリスクが高くなる。

2 高齢者は、喉の筋肉が衰えて飲食物を飲み込む力が弱まっている（嚥下障害）場合があり、内服薬を使用する際に喉に詰まらせやすい。

3 高齢者は、医薬品の取り違えや飲み忘れを起こしやすいなどの傾向があり、医薬品の安全使用の観点からの配慮が重要となることがある。

4 おおよその目安として75歳以上を「高齢者」という。

《令和元年度／北海道・東北／問9（改題）》

問 031 重要度 ★★★　　　　　　　　　　　　　　check ☐☐☐

プラセボ効果に関する次の記述の正誤について、正しい組み合わせを下欄から選びなさい。

a 医薬品を使用したときにもたらされる反応や変化には、薬理作用によるもののほか、プラセボ効果によるものも含まれている。

b プラセボ効果は、主観的な変化だけでなく、客観的に測定可能な変化として現れることもある。

c プラセボ効果によってもたらされる反応や変化には、不都合なもの（副作用）はない。

d プラセボ効果は、時間経過による自然発生的な変化によってのみ生じる。

	a	b	c	d
1	正	正	正	誤
2	正	正	誤	誤
3	誤	誤	正	誤
4	正	誤	誤	正
5	誤	正	誤	正

《令和元年度／四国／問12》

解説

問030 正答 **4**

1 ⭕ 肝臓や腎臓の機能が低下している高齢者の場合、若年時と比べて副作用を生じるリスクが高くなる。

2 ⭕ 高齢者は、嚥下障害を起こしている場合があり、内服薬を喉に詰まらせやすい。

3 ⭕ 高齢者は、手先の衰えのため医薬品を容器や包装から取り出すことが難しい場合や、医薬品の取り違えや飲み忘れを起こしやすいなどの傾向があり、家族や周囲の人（介護関係者等）の理解や協力も含めて、医薬品の安全使用の観点からの配慮が重要となることがある。

4 ❌ おおよその目安として65歳以上を「高齢者」という。

問031 正答 **2**

a ⭕ 医薬品によってもたらされる身体の反応や変化には、薬理作用によるもののほか、プラセボ効果によるものも含まれている。

b ⭕ プラセボ効果は、客観的に測定可能な変化として現れることもある。

c ❌ プラセボ効果によってもたらされる反応や変化にも、望ましいもの（効果）と不都合なもの（副作用）とがある。

d ❌ プラセボ効果は、医薬品を使用したこと自体による楽観的な結果への期待（暗示効果）や、条件付けによる生体反応、時間経過による自然発生的な変化（自然緩解など）等が関与して生じると考えられている。

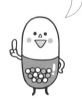

プラセボ効果は、偽薬効果とも呼ばれるんだよ

重要度 ★★★　　　　　　　　　　　　check ☐☐☐

医薬品の品質に関する以下の記述のうち、正しいものの組み合わせを下から一つ選びなさい。

ア 医薬品は、適切な保管・陳列がなされていれば、経時変化による品質の劣化は避けられる。

イ 医薬品が保管・陳列される場所については、清潔性が保たれるとともに、その品質が十分保持される環境となるよう留意される必要がある。

ウ 医薬品は、配合されている成分が光（紫外線）によってのみ品質の劣化を起こすため、開封されたとしても暗所で保管すれば未開封状態と同じ状態を保つことができる。

エ 医薬品の外箱等に表示されている「使用期限」は、未開封状態で保管された場合に品質が保持される期限のことである。

　1（ア、イ）　　**2**（ア、ウ）　　**3**（イ、エ）　　**4**（ウ、エ）

《令和4年度／九州・沖縄／問12》

適切な医薬品選択と受診勧奨

重要度 ★　　　　　　　　　　　　　　check ☐☐☐

一般用医薬品の販売時に登録販売者が留意するべき事項に関する次のa〜cの記述の正誤について、正しい組み合わせを一つ選びなさい。

a 購入者等に対して常に自己の経験だけに基づいた正確な情報提供を行い、セルフメディケーションを適切に支援していくことが期待されている。

b 激しい腹痛があるなど、症状が重いときでも、まず、一般用医薬品を使用して症状の緩和を図るよう勧める必要がある。

c 一般用医薬品で対処可能な症状等の範囲は、乳幼児や妊婦等では、通常の成人の場合に比べ、その範囲は限られてくることに留意される必要がある。

	a	b	c
1	正	正	正
2	正	正	誤
3	誤	誤	正
4	正	誤	誤
5	誤	正	誤

《平成30年度／大阪／問15》

解説

問032 正答 **3**

ア ✕ 医薬品は、**適切な**保管・陳列がなされたとしても、経時変化による**品質の劣化**は避けられない。

イ ◯ 医薬品が保管・陳列される場所については、**清潔性**が保たれるとともに、**高温**、**多湿**、**直射日光**等の下に置かれることのないよう留意される必要がある。

ウ ✕ 医薬品に配合されている成分（有効成分および添加物成分）には、**高温**や**多湿**、光（**紫外線**）等によって品質の劣化（変質・変敗）を起こしやすいものが多い。

エ ◯ 医薬品の外箱等に表示されている「使用期限」は、**未開封状態**で保管された場合に品質が保持される期限であり、液剤などでは、いったん開封されると記載されている期日まで品質が保証されない場合がある。

問033 正答 **3**

a ✕ 一般用医薬品の販売等に従事する専門家においては、購入者等に対して常に**科学的な根拠**に基づいた正確な**情報提供**を行い、**セルフメディケーション**を適切に支援していくことが期待されている。

b ✕ 症状が重いとき（例えば、**高熱**や**激しい腹痛**がある場合、**患部が広範囲**である場合等）に一般用医薬品を使用することは、一般用医薬品の役割に鑑（かんが）みて適切な対処とはいえない。

c ◯ **一般用医薬品**で対処可能な範囲は、医薬品を使用する人によって変わってくるものであり、例えば、**乳幼児**や**妊婦**等では、通常の成人の場合に比べ、その範囲は**限られてくる**ことにも留意される必要がある。

問 034 重要度 ★★★　　　　　　　　　　　check ☐☐☐

一般用医薬品の役割に関する次の記述の正誤について、正しい組み合わせはどれか。

a 生活の質（QOL）の改善・向上

b 生活習慣病等の疾病に伴う症状発現の予防（科学的・合理的に効果が期待できるものに限る。）

c 健康の維持・増進

d 健康状態の自己検査

	a	b	c	d
1	誤	正	正	誤
2	正	誤	正	正
3	誤	誤	誤	正
4	正	正	正	正
5	正	誤	誤	誤

《令和3年度／北関東・甲信越／問33》

問 035 重要度 ★★★　　　　　　　　　　　check ☐☐☐

一般用医薬品の定義について、（　　　　）の中に入れるべき字句の正しい組み合わせはどれか。

　一般用医薬品は、医薬品医療機器等法第4条第5項第4号で「医薬品のうち、その効能及び効果において人体に対する（　a　）が著しくないものであって、（　b　）その他の医薬関係者から提供された情報に基づく（　c　）の選択により使用されることが目的とされているもの（要指導医薬品を除く。）をいう。」と定義されている。

	a	b	c
1	作用	薬剤師	需要者
2	作用	登録販売者	需要者
3	作用	薬剤師	販売者
4	副作用	薬剤師	需要者
5	副作用	登録販売者	販売者

《令和元年度／北陸・東海／問15》

問034 正答 **4**

一般用医薬品の役割は、以下のとおりである。

- **軽度な疾病に伴う症状の改善**
- **生活習慣病**等の疾病に伴う**症状発現の予防**（科学的・合理的に効果が期待できるものに限る。）
- **生活の質**（QOL）の改善・向上
- 健康状態の**自己検査**
- 健康の維持・増進
- その他保健衛生

問035 正答 **1**

　一般用医薬品は、医薬品医療機器等法第4条第5項第4号で「医薬品のうち、その効能及び効果において人体に対する（a.　**作用**）が著しくないものであって、（b.　**薬剤師**）その他の医薬関係者から提供された情報に基づく（c.　**需要者**）の選択により使用されることが目的とされているもの（要指導医薬品を除く。）をいう。」と定義されている。

　「医薬関係者」として**登録販売者**が該当する。「需要者」とは薬に関する**専門知識をもたない一般の生活者**を指す。

用語解説 **生活の質**

人間がどれだけ人間らしい生活ができているかを計る概念のことで、クオリティー・オブ・ライフ（quality of life）とも呼ばれる。

セルフメディケーションに関する次の記述の正誤について、正しい組み合わせを下欄から選びなさい。

a 世界保健機関（WHO）によれば、セルフメディケーションとは、「自分自身の健康に責任を持ち、軽度な身体の不調は自分で手当てする」こととされている。

❗b セルフメディケーションの主役は、一般の生活者である。

c 近年、急速な高齢化の進展や生活習慣病の増加など疾病構造の変化、生活の質の向上への要請等に伴い、専門家によるアドバイスなしで、身近にある一般用医薬品を利用する「セルフメディケーション」の考え方がみられるようになってきた。

	a	b	c			a	b	c
1	正	正	誤		**4**	正	正	正
2	誤	誤	正		**5**	正	誤	正
3	誤	正	誤					

《令和2年度／四国／問20（改題）》

一般用医薬品で対処可能な症状等の範囲に関する記述の正誤について、正しい組み合わせはどれか。

a 体調不良や軽度の症状等について一般用医薬品を使用して対処した場合において、一定期間若しくは一定回数使用しても症状の改善がみられない又は悪化したときには、医療機関を受診して医師の診療を受ける必要がある。

b 一般用医薬品は、医療機関での治療を受けるほどではない体調不良や疾病の初期段階、あるいは日常において、生活者が自らの疾病の治療、予防又は生活の質の改善・向上を図ることを目的としている。

c 医療機関・薬局で交付された薬剤を使用している人については、登録販売者が一般用医薬品との併用の可否を判断しなければならない。

d 慢性疾患による特定の症状がある人であっても、医療機関での治療を特に受けていない場合は、積極的に一般用医薬品を使用する必要がある。

	a	b	c	d			a	b	c	d
1	正	正	誤	誤		**4**	誤	誤	誤	正
2	誤	正	正	誤		**5**	正	誤	誤	誤
3	誤	誤	正	正						

《令和3年度／北陸・東海／問15（改題）》

問036 正答 **1**

a ◯ **世界保健機関**（WHO：World Health Organization）によれば、**セルフメディケーション**とは、「自分自身の健康に責任を持ち、**軽度な**身体の不調は**自分で**手当てする」こととされている。

b ◯ **セルフメディケーション**の主役は**一般の生活者**である。

c ✕ 近年、急速な高齢化の進展や疾病構造の変化（例：生活習慣病の増加）、生活の質の向上への要請等に伴い、自分自身の健康に対する関心が高い生活者が多くなっている中、**専門家**による**適切なアドバイスの下**、身近にある**一般用医薬品**を利用する「**セルフメディケーション**」の考え方がみられるようになってきている。

問037 正答 **1**

a ◯ 体調不良や軽度の症状等について、**一般用医薬品**を使用して対処した場合であっても、一定期間もしくは一定回数使用しても**症状の改善がみられない**または**悪化**したときには、**医療機関を受診**して医師の診療を受ける必要がある。

b ◯ 一般用医薬品は、医療機関での治療を受けるほどではない**体調不良**や疾病の**初期段階**、あるいは日常において、生活者が自らの疾病の治療、予防または**生活の質**の改善・向上を図ることを目的としている。

c ✕ **医療機関・薬局で交付された薬剤**を使用している人については、登録販売者が一般用医薬品との併用の可否を判断することは困難なことが多いため、その**薬剤を処方した医師**や**歯科医師**または**調剤を行った薬剤師**に相談するよう説明する必要がある。

d ✕ 医療機関での治療は特に受けていない場合であっても、一般用医薬品の種類や配合成分等によっては、**特定の症状**がある人が使用すると**その症状を悪化**させるおそれがあるなど注意が必要なものがある。

一般用医薬品の販売等に従事する専門家が購入者から確認しておきたい事項に関する記述の正誤について、正しい組み合わせはどれか。

a 何のためにその医薬品を購入しようとしているか（購入者側のニーズ、購入の動機）

b 症状等がある場合、それはいつ頃からか、その原因や患部等の特定はなされているか

c その医薬品を使用する人として、小児や高齢者、妊婦等が想定されるか

d その医薬品を使用する人が過去にアレルギーや医薬品による副作用等の経験があるか

	a	b	c	d
1	正	正	正	正
2	正	正	正	誤
3	正	正	誤	正
4	正	誤	正	正
5	誤	正	正	正

《令和元年度／中国／問16》

一般用医薬品の販売時におけるコミュニケーション及び情報提供に関する次の記述の正誤について、正しい組み合わせはどれか。

a 購入者等が一般用医薬品を使用する状況は随時変化する可能性があるため、販売数量は一時期に使用する必要量とする等、販売時のコミュニケーションの機会が継続的に確保されるよう配慮することも重要である。

b 購入者側に情報提供を受けようとする意識が乏しい場合であっても、購入者側から医薬品の使用状況に係る情報をできる限り引き出し、可能な情報提供を行っていくためのコミュニケーション技術を身につけるべきである。

c 購入者が、自分自身や家族の健康に対する責任感を持ち、適切な医薬品を選択して、適正に使用するよう、働きかけていくことが重要である。

	a	b	c
1	正	正	正
2	正	誤	正
3	誤	正	誤
4	誤	誤	誤
5	正	正	誤

《令和３年度／南関東／問17（改題）》

問038　正答 1

　一般用医薬品の販売等に従事する専門家が購入者等から確認しておきたい基本的なポイントとして、次のような事項が挙げられる。

①何のためにその医薬品を購入しようとしているか（購入者等の**ニーズ**、購入の**動機**）

②その医薬品を使用するのは情報提供を受けている**当人**か、またはその**家族**等が想定されるか

③その医薬品を使用する人として、**小児**や**高齢者**、**妊婦**等が想定されるか

④その医薬品を使用する人が**医療機関**で治療を受けていないか

⑤その医薬品を使用する人が過去に**アレルギー**や医薬品による**副作用**等の経験があるか

⑥その医薬品を使用する人が**相互作用**や**飲み合わせ**で問題を生じるおそれのある**他の医薬品**や**食品**を摂取していないか

⑦その医薬品がすぐに使用される状況にあるか（その医薬品によって対処しようとする**症状**等が現にあるか）

⑧症状等がある場合、それは**いつ頃**からか、その**原因**や**患部**等の特定はなされているか

　なお、③～⑤の事項について、**第一類医薬品**を販売するときは**薬剤師**による確認が**義務**に、**第二類医薬品**を販売するときは**薬剤師**または**登録販売者**による確認が**努力義務**になっている。

問039　正答 1

a ◯　購入者等が医薬品を使用する状況は随時変化する可能性があるため、販売数量は**一時期**に使用する必要量とする（例：五箱の購入希望があっても一箱のみの販売とする）等、販売時の**コミュニケーションの機会**が継続的に確保されるよう配慮することも重要である。

b ◯　購入者側に情報提供を受けようとする**意識が乏しい**場合であっても、医薬品の販売等に従事する専門家は、購入者側から医薬品の使用状況に係る情報をできる限り引き出し、可能な情報提供を行っていくための**コミュニケーション技術**を身につけるべきである。

c ◯　医薬品の販売に従事する専門家においては、購入者等が、自分自身や家族の健康に対する責任感を持ち、**適切な医薬品**を選択して、**適正に使用**するよう、働きかけていくことが重要である。

問040 重要度 ★★　　　　　　　　　　　　　　check ☐☐☐

一般用医薬品の販売時のコミュニケーションに関する記述の正誤について、正しい組み合わせを一つ選べ。

a 医薬品の販売に従事する専門家からの情報提供は、専門用語を使って説明するよう努める必要がある。

b 購入者が医薬品を使用する本人で、かつ、現に症状等がある場合には、その人の状態や様子全般から得られる情報も、状況把握につながる重要な手がかりとなる。

c 家庭における常備薬として購入される場合、すぐには使用されないため、情報提供は不要である。

d 医薬品の適正使用のために必要な情報は、基本的に添付文書や製品表示に記載されているので、購入者側の個々の状況に応じた説明等は避け、購入者に熟読を促すのがよい。

	a	b	c	d			a	b	c	d
1	正	正	誤	誤		**4**	正	誤	正	誤
2	正	誤	正	正		**5**	誤	誤	正	正
3	誤	正	誤	誤						

《令和３年度／関西広域連合・福井／問16》

薬害の歴史

問041 重要度 ★　　　　　　　　　　　　　　check ☐☐☐

医薬品による副作用等に対する基本的な考え方に関する以下の記述のうち、正しいものの組み合わせを下から一つ選びなさい。

ア 医薬品は、人体にとって本来異物であり、治療上の効能・効果とともに何らかの有害な作用（副作用）が生じることがある。

イ 副作用は、眠気、口渇等の比較的よく見られるもののみであり、死亡や日常生活に支障を来すほどの重大なものはない。

ウ 医薬品の安全性の確保のためには、医薬品の販売に従事する専門家を含め、関係者が最善の努力を重ねていくことが重要である。

エ 副作用は、それまでの使用経験を通じて知られているもののみである。

1（ア、イ）　　**2**（ア、ウ）　　**3**（イ、エ）　　**4**（ウ、エ）

《令和３年度／九州・沖縄・三重／問17》

問040　正答 **3**

a ✗　医薬品の販売に従事する専門家からの情報提供は、専門用語をわかりやすい**平易な表現**で説明するよう努める必要がある。

b ⭕　情報提供を受ける購入者等が**医薬品を使用する本人**で、かつ、**現に症状等がある場合**には、言葉による**コミュニケーション**から得られる情報のほか、その人の**状態**や**様子全般**から得られる情報も、状況把握につながる重要な手がかりとなる。

c ✗　家庭における常備薬とする場合には、購入者等に対して、実際に使用する際に販売時になされた**情報提供**の内容を思い起こしながら、改めて**添付文書等**に目を通すよう促すことが重要である。

d ✗　医薬品の適正な使用のために必要な情報は、基本的に**添付文書**や**製品表示**に記載されているが、それらの記載は**一般的・網羅的**な内容となっているため、個々の購入者にとって、どの注意書きに特に留意すべきなのか等について適切に理解することは必ずしも容易ではない。購入者が適切な医薬品を選択し、実際にその医薬品を使用する人が必要な注意を払って適正に使用していくため、医薬品の販売に従事する専門家が、可能な限り、購入者側の**個々の状況**の把握に努めることが重要となる。

問041　正答 **2**

ア ⭕　医薬品は人体にとって本来、**異物**であり、治療上の**効能・効果**とともに何らかの有害な作用（**副作用**）等が生じることは避けがたいものである。

イ ✗　副作用は、**眠気**、**口渇**等の比較的よく見られるものから、**死亡**や**日常生活に支障**を来すほどの重大なものまで、その程度はさまざまである。

ウ ⭕　医薬品の販売に従事する専門家を含め、関係者が医薬品の**安全性**の確保に最善の努力を重ねていくことが重要である。

エ ✗　副作用は、それまでの使用経験を通じて知られているもののみならず、科学的に解明されていない**未知のもの**が生じる場合もあり、医薬品の**副作用被害**やいわゆる**薬害**は、医薬品が十分注意して使用されたとしても起こり得るものである。

サリドマイド及びサリドマイド訴訟に関する次の記述の正誤について、正しい組み合わせはどれか。

a サリドマイドは、催眠鎮静成分として承認されたが、副作用として血管新生を妨げる作用もあった。

❶ b サリドマイドの光学異性体のうち、*R*体のサリドマイドを分離して製剤化しても催奇形性は避けられない。

c 1961年11月、西ドイツ（当時）のレンツ博士がサリドマイド製剤の催奇形性について警告を発し、日本では、同年中に速やかに販売停止及び回収措置が行われた。

	a	b	c
1	正	正	誤
2	正	誤	正
3	正	誤	誤
4	誤	正	誤
5	誤	正	正

《令和2年度／南関東／問17（改題）》

スモン及びスモン訴訟に関する記述のうち、<u>誤っているもの</u>はどれか。

1 スモン訴訟とは、整腸剤として販売されていたキノホルム製剤を使用したことにより、亜急性脊髄視神経症に罹患したことに対する損害賠償訴訟である。

2 スモン訴訟は、キノホルム製剤を販売した薬局開設者を被告として1971年に提訴された。

3 スモン患者に対する施策や救済制度として、重症患者に対しては、介護事業が講じられている。

4 キノホルム製剤は、過去に一般用医薬品として販売されていたこともあり、登録販売者として、薬害事件の歴史を十分に理解し、医薬品の副作用等による健康被害の拡大防止の責務の一端を担っているとの認識が必要である。

《令和4年度／北陸・東海／問18》

問042 正答 **1**

a ◯ **サリドマイド**は、**催眠鎮静成分**として承認された（その鎮静作用を目的として、胃腸薬にも配合された）が、副作用として**血管新生**を妨げる作用もあった。

b ◯ **血管新生**を妨げる作用は、サリドマイドの光学異性体のうち、一方の異性体（**S体**）のみが有する作用であり、鎮静作用は**R体**のみが有するとされている。**R体**と**S体**は体内で**相互**に転換するため、**R体**のサリドマイドを分離して製剤化しても**催奇形性は避けられない**。

c ✕ 1961年11月、西ドイツのレンツ博士が**サリドマイド製剤**の**催奇形性**について警告を発していたにもかかわらず、日本では、**販売停止**および**回収措置**は翌年（1962年9月）であるなど、**対応の遅さ**が問題視された。

問043 正答 **2**

1 ◯ スモン訴訟は、**整腸剤**として販売されていた**キノホルム製剤**を使用したことにより、**亜急性脊髄視神経症**（スモンと呼ばれる）に罹患したことに対する損害賠償訴訟である。

2 ✕ スモン訴訟は、**国**および**製薬企業**を被告として1971年5月に提訴された。

3 ◯ スモン患者に対する施策や救済制度として、**治療研究施設**の整備、**治療法の開発調査研究**の推進、施術費および医療費の自己負担分の**公費負担**、世帯厚生資金貸付による**生活資金の貸付**のほか、**重症患者に対する介護事業**が講じられている。

4 ◯ **サリドマイド製剤**、**キノホルム製剤**については、過去に**一般用医薬品**として販売されていたこともあり、一般用医薬品の販売等に従事する者（例：登録販売者）は、医薬品の副作用等による健康被害の拡大防止に関し、医薬品の**情報提供**、**副作用報告**等を通じてその責務の一端を担っている。

HIV訴訟に関する以下の記述について、（　　　）の中に入れるべき字句の正しい組み合わせはどれか。

　HIV訴訟は、（　a　）患者が、ヒト免疫不全ウイルス（HIV）が混入した原料（　b　）から製造された（　c　）製剤の投与を受けたことにより、HIVに感染したことに対する損害賠償訴訟である。

	a	b	c
1	白血病	血小板	免疫グロブリン
2	血友病	血漿	血液凝固因子
3	白血病	血漿	血液凝固因子
4	血友病	血小板	免疫グロブリン
5	血友病	血漿	免疫グロブリン

《令和元年度／中国／問18》

HIV訴訟に関する以下の記述について、（　　　）の中に入れるべき字句の正しい組み合わせはどれか。

　国は、HIV感染者に対する恒久対策として、（　a　）及び拠点病院の整備や（　b　）等の様々な取組みを推進してきている。また、血液製剤の安全確保対策として検査や（　c　）時の問診の充実が図られた。

	a	b	c
1	エイズ治療・研究開発センター	治療薬の早期提供	手術
2	スモン治療・研究開発センター	治療薬の早期提供	献血
3	エイズ治療・研究開発センター	生活資金の給付	手術
4	エイズ治療・研究開発センター	治療薬の早期提供	献血
5	スモン治療・研究開発センター	生活資金の給付	手術

《令和2年度／中国／問19（改題）》

問044　正答 2

HIV訴訟は、(a. **血友病**) 患者が、ヒト免疫不全ウイルス（HIV）が混入した原料 (b. **血漿**) から製造された (c. **血液凝固因子**) 製剤の投与を受けたことにより、HIVに感染したことに対する損害賠償訴訟である。

国および**製薬企業**を被告として、1989年5月に大阪地裁、同年10月に東京地裁で提訴された。大阪地裁、東京地裁は、1995年10月、1996年3月にそれぞれ和解勧告を行い、1996年3月に両地裁で**和解が成立**した。

問045　正答 4

国は、HIV感染者に対する恒久対策として、(a. **エイズ治療・研究開発センター**) 及び拠点病院の整備や (b. **治療薬の早期提供**) 等の様々な取組みを推進してきている。また、血液製剤の安全確保対策として検査や (c. **献血**) 時の問診の充実が図られた。

その他、薬事行政組織の再編、情報公開の推進、健康危機管理体制の確立等がなされた。

+UP
プラス

HIV訴訟の和解を踏まえた行政対応

感染者に対する恒久対策	● エイズ治療・研究開発センターおよび拠点病院の整備 ● 治療薬の早期提供
医薬品医療機器等法の新制度（当時は薬事法）	● 承認審査体制の充実 ● 製薬企業に対し、従来の副作用報告に加えて感染症報告の義務づけ ● 医薬品の「緊急輸入」制度の創設
血液製剤の安全確保対策	● 検査や献血時の問診の充実

問 046 重要度 ★★ 　　　　　　　　　　　　check ☐☐☐

第1欄の記述は、医薬品の副作用等による健康被害の再発防止に向けた取り組みに関するものである。（　　　）の中に入れるべき字句は第2欄のどれか。

第1欄

　（　　　）訴訟を踏まえ、医薬品副作用被害救済・研究振興調査機構（当時）との連携による承認審査体制の充実、製薬企業に対し従来の副作用報告に加えて感染症報告の義務づけ、緊急に必要とされる医薬品を迅速に供給するための「緊急輸入」制度の創設等を内容とする改正薬事法が1996年に成立し、翌年4月に施行された。

第2欄

1　SJS（スティーブンス・ジョンソン症候群）
2　スモン
3　HIV（ヒト免疫不全ウイルス）
4　サリドマイド
5　CJD（クロイツフェルト・ヤコブ病）

《令和3年度／北陸・東海／問20》

問 047 重要度 ★★★ 　　　　　　　　　　　check ☐☐☐

クロイツフェルト・ヤコブ病（CJD）及びCJD訴訟に関する記述の正誤について、正しい組み合わせを一つ選べ。

a　ヒト乾燥硬膜に対して、十分な化学的処理が行われないまま製品として流通し、脳外科手術で移植された患者にCJDが発生した。

b　CJDは、ウイルスの一種であるプリオンが脳の組織に感染することが原因とされ、次第に認知症に類似した症状が現れ、死に至る重篤な神経難病である。

c　本訴訟の和解を踏まえて、CJD患者に対する入院対策・在宅対策の充実の措置が講じられるようになった。

d　本訴訟を契機として、ヒト乾燥硬膜移植の有無を確認するため、患者診療録を長期保存する等の措置が講じられるようになった。

	a	b	c	d
1	誤	正	正	誤
2	正	誤	正	正
3	正	正	正	正
4	正	誤	正	誤
5	誤	正	誤	正

《令和4年度／関西広域連合・福井／問20》

問046 正答 3

　HIV訴訟を踏まえ、HIV感染者に対する恒久対策のほか、医薬品の副作用等による健康被害の再発防止に向けた取り組みも進められ、医薬品副作用被害救済・研究振興調査機構（当時）との連携による**承認審査体制**の充実、**製薬企業**に対し従来の副作用報告に加えて**感染症報告**の義務づけ、緊急に必要とされる医薬品を迅速に供給するための「**緊急輸入**」制度の創設等を内容とする改正薬事法が1996年に成立し、翌年4月に施行された。

問047 正答 2

a ○ **ヒト乾燥硬膜**の原料が採取された段階で**プリオン**に汚染されている場合があり、ヒト乾燥硬膜に対して、十分な化学的処理が行われないまま製品として流通し、**脳外科手術**で移植された患者に**CJD**が発生した。

b ✕ CJDは、細菌でもウイルスでもない**タンパク質**の一種であるプリオンが原因とされ、次第に**認知症**に類似した症状が現れ、死に至る**重篤な神経難病**である。

c,d ○ CJD訴訟を契機として、生物由来製品の安全対策強化、**生物由来製品による感染等被害救済制度**の創設等がなされるとともに、以下のような措置が講じられた。

- CJD患者の**入院対策・在宅対策の充実**
- CJDの**診断・治療法の研究開発**
- CJDに関する正しい知識の普及・啓発
- 患者家族・遺族に対する相談事業等に対する支援
- CJD症例情報の把握
- ヒト乾燥硬膜の移植の有無を確認するための**患者診療録の長期保存**

CJDの特徴
- CJDは、細菌でもウイルスでもないタンパク質の一種であるプリオンが原因とされる。
- CJDは、プリオンが脳の組織に感染し、次第に認知症に似た症状が現れ、死に至る重篤な神経難病である。

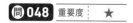**重要度** ★　　　　　　　　　　　　　　check ☐☐☐

C型肝炎訴訟に関する次の記述の正誤について、正しい組み合わせはどれか。

a 「薬害再発防止のための医薬品行政等の見直しについて（最終提言）」を受け、医師、薬剤師、法律家、薬害被害者などの委員により構成される医薬品等行政評価・監視委員会が設置された。

b 特定のフィブリノゲン製剤や血液凝固第IX因子製剤の投与を受けたことにより、C型肝炎ウイルスに感染したことに対する損害賠償訴訟である。

c C型肝炎ウイルス感染者の早期・一律救済の要請にこたえるべく、2008年1月に「特定フィブリノゲン製剤及び特定血液凝固第IX因子製剤によるC型肝炎感染被害者を救済するための給付金の支給に関する特別措置法」が制定、施行された。

	a	b	c
1	正	正	正
2	正	正	誤
3	正	誤	正
4	誤	正	誤

《令和4年度／北関東・甲信越／問37》

第1章はこれで終わりだよ。
おつかれさまでした！

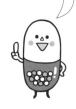

解説

問048 正答 **1**

a ⭕ 薬害肝炎事件の検証および再発防止のための医薬品行政のあり方検討委員会の「薬害再発防止のための医薬品行政等の見直しについて（最終提言）」を受け、医師、薬剤師、法律家、**薬害被害者**などの委員により構成される**医薬品等行政評価・監視委員会**が設置された。

b ⭕ C型肝炎訴訟は、出産や手術での大量出血などの際に、特定の**フィブリノゲン製剤**や**血液凝固第Ⅸ因子製剤**の投与を受けたことにより、**C型肝炎ウイルス**に感染したことに対する損害賠償訴訟である。

c ⭕ C型肝炎ウイルス感染者の**早期・一律救済**の要請にこたえるべく、2008年1月に「特定フィブリノゲン製剤及び特定血液凝固第Ⅸ因子製剤によるC型肝炎感染被害者を救済するための給付金の支給に関する特別措置法（平成20年法律第2号）」が制定、施行された。国では、この法律に基づく**給付金の支給**の仕組みに沿って、現在、**和解**を進めている。

+UP
プラス

主な薬害訴訟

種類	提訴/和解	原因	症状名	訴訟を契機に整備された制度等
サリドマイド訴訟	1963年/1974年	サリドマイド製剤（催眠鎮静剤等）	サリドマイド胎芽症	医薬品副作用被害救済制度
スモン訴訟	1971年/1977-79年	キノホルム製剤（整腸剤）	亜急性脊髄視神経症	
HIV訴訟	1989年/1996年	血液凝固因子製剤	HIVの感染	生物由来製品による感染等被害救済制度
CJD訴訟	1996年/2002年	ヒト乾燥硬膜	クロイツフェルト・ヤコブ病	
C型肝炎訴訟	2002-07年/—	フィブリノゲン製剤、血液凝固第Ⅸ因子製剤	C型肝炎ウイルスの感染	医薬品等行政評価・監視委員会の設置

人体の構造と働き

問001 重要度 ★　　　　　　　　　　　　check ☐☐☐

人体の構造に関する記述について、（　　　）の中に入れるべき字句の正しい組み合わせはどれか。なお、同じ記号の（　　　）内には同じ字句が入る。

　ヒトの体は、（　a　）が集まって構成されており、関連する働きを持つ（　a　）が集まって（　b　）を作り、複数の（　b　）が組み合わさって一定の形態を持ち、特定の働きをする（　c　）が形成される。

	a	b	c
1	器官	組織	細胞
2	組織	器官	細胞
3	細胞	組織	器官
4	細胞	器官	組織
5	器官	細胞	組織

《平成29年度／北陸・東海／問61》

問002 重要度 ★★　　　　　　　　　　　check ☐☐☐

人体の構造と働きに関する記述の正誤について、正しい組み合わせを一つ選びなさい。

- **a** 器官が互いに連絡して協働し、全体として一つの機能を持つ場合、それらを器官系という。
- **b** 腋窩に分布するアポクリン腺を支配する交感神経線維の末端では、ノルアドレナリンが神経伝達物質として放出される。
- ❶ **c** 全身に広く分布するエクリン腺を支配する交感神経線維の末端では、ノルアドレナリンが神経伝達物質として放出される。
- **d** 中枢神経系は、脳と脊髄から構成される。

	a	b	c	d
1	正	誤	正	誤
2	誤	正	誤	誤
3	誤	誤	正	正
4	正	正	正	正
5	正	正	誤	正

《令和2年度／奈良／問32（改題）》

問001 正答 **3**

　ヒトの体は、（a．**細胞**）が集まって構成されており、関連する働きを持つ（a．**細胞**）が集まって（b．**組織**）を作り、複数の（b．**組織**）が組み合わさって一定の形態を持ち、特定の働きをする（c．**器官**）が形成される。

　細胞、組織、器官には以下のようなものがある。
・細胞の例：**筋細胞**、**骨芽細胞**、**神経細胞**
・組織の例：**筋組織**、**骨組織**、**神経組織**
・器官の例：**心臓**、**骨**、**神経**

問002 正答 **5**

a ◯ **器官系**とは、全体として一つの機能を持つよう**器官**が互いに連絡して協働しているものをいう。

b ◯ 局所（腋窩等）に分布する**アポクリン腺**を支配する**交感神経線維**の末端では、**ノルアドレナリン**が神経伝達物質として放出される。

c ✕ 全身に広く分布する**エクリン腺**を支配する**交感神経線維**の末端では、**アセチルコリン**が神経伝達物質として放出される。

d ◯ **中枢神経系**は、脳と脊髄からなる。

　　汗腺にはアポクリン腺とエクリン腺の2種類があり、それぞれ次のような特徴をもつ。
　　アポクリン腺（体臭腺）：腋窩（脇の下）などの毛根部に分布する。
　　エクリン腺：手のひらなど毛根がないところも含め全身に分布する。
　　汗はエクリン腺から分泌される。また、体温調節のための発汗は全身の皮膚に起こるが、精神的緊張による発汗は手のひらや足底、脇の下、顔面などの限られた皮膚に生じる。

問 003 重要度 ★★ check ☐☐☐

消化器系に関する記述の正誤について、正しい組み合わせはどれか。

a 舌の表面には、舌乳頭という無数の小さな突起があり、味覚を感知する部位である味蕾が分布している。

b 嚥下された飲食物は、重力によって胃に送られる。

c 唾液には、タンパク質を分解するトリプシンが含まれている。

d 歯は、歯周組織（歯肉、歯根膜、歯槽骨、セメント質）によって上下の顎の骨に固定されており、歯槽骨の中に埋没している歯の部分を歯根、歯頸（歯肉線のあたり）を境に口腔に露出する部分を歯冠という。

	a	b	c	d
1	誤	誤	正	正
2	正	誤	誤	正
3	正	正	誤	誤
4	正	正	正	誤
5	誤	正	正	正

《令和3年度／北陸・東海／問62（改題）》

問 004 重要度 ★★★ check ☐☐☐

次の記述は、消化器系に関するものである。正しいものの組み合わせはどれか。

a 消化には、消化液に含まれる消化酵素の作用によって飲食物を分解する機械的消化がある。

b 歯冠の表面はエナメル質で覆われ、エナメル質の下には象牙質と呼ばれる硬い骨状の組織がある。

c トリプシンは、胃で半消化された炭水化物をさらに細かく消化する酵素である。

d 胃液による消化作用から胃自体を保護するため、胃の粘膜表皮を覆う細胞から粘液が分泌されている。

1（a, b）　　**2**（a, c）　　**3**（b, d）　　**4**（c, d）

《令和3年度／北海道・東北／問61（改題）》

問003　正答 2

a ◯ 舌の表面には**舌乳頭**という無数の小さな突起があり、**味覚**を感知する部位である**味蕾**が分布している。**舌**は**味覚**を感知するほか、咀嚼された**飲食物**を撹拌して**唾液**と混和させる働きがある。

b ✕ 嚥下された飲食物は、重力によって胃に落ち込むのでなく、**食道の運動**によって胃に送られる。

c ✕ **唾液**には、**デンプン**を、**デキストリン**や**麦芽糖**に分解する**プチアリン**（**唾液アミラーゼ**）が含まれている。

d ◯ 歯は、**歯周組織**（**歯肉**、**歯根膜**、**歯槽骨**、**セメント質**）によって上下の顎の骨に固定されている。**歯槽骨**の中に埋没している歯の部分を**歯根**、**歯頚**を境に口腔に露出する部分を**歯冠**という。

問004　正答 3

a ✕ 消化液に含まれる**消化酵素**の作用によって飲食物を分解することを**化学的消化**という。他方、口腔における**咀嚼**や、**消化管の運動**などによって消化管の内容物を細かくして消化液と混和し、化学的消化を容易にすることを**機械的消化**という。

b ◯ **歯冠**の表面は**エナメル質**で覆われ、体で最も硬い部分となっている。エナメル質の下には**象牙質**と呼ばれる硬い骨状の組織があり、神経や血管が通る**歯髄**を取り囲んでいる。

c ✕ **トリプシン**は、胃で半消化された**タンパク質**（**ペプトン**）をさらに細かく消化する酵素である。

d ◯ **胃液**による消化作用から胃自体を保護するため、胃の粘膜表皮を覆う細胞から**粘液**が分泌されている。胃液分泌と粘液分泌のバランスが崩れると、**胃液**により胃の内壁が損傷を受けて**胃痛**等の症状を生じることがある。

消化器系に関する記述の正誤について、正しい組み合わせはどれか。

a 食道の上端と下端には括約筋があり、胃の内容物が食道や咽頭に逆流しないように防いでいる。

b 食道は喉もとから上腹部のみぞおち近くまで続く管状の器官で、消化液を分泌する。

c 唾液には、口腔粘膜の保護・洗浄・殺菌作用があり、口腔内のpHは酸性に保たれている。

d 飲食物の嚥下の際には、喉頭の入り口の弁（喉頭蓋）が開くことで、飲食物が食道に送られる。

	a	b	c	d
1	誤	正	正	誤
2	正	誤	正	誤
3	正	正	誤	正
4	正	誤	誤	誤
5	誤	誤	誤	誤

《平成30年度／近畿／問61》

消化器系に関する記述の正誤について、正しい組み合わせはどれか。

a 食道から送られてきた内容物は、胃の運動によって胃液と混和され、かゆ状となって小腸に送り出されるまで数時間、胃内に滞留する。

b 回腸の上部を除く大腸の内壁には輪状のひだがあり、その粘膜表面は絨毛（柔突起ともいう）に覆われてビロード状になっている。

c 膵臓は、消化腺であるとともに、血糖値を調節するホルモン（インスリン及びグルカゴン）等を血液中に分泌する内分泌腺でもある。

d 肝臓は、胆嚢で産生された胆汁を濃縮して蓄える器官で、胃の後下部に位置する。

	a	b	c	d
1	正	正	誤	正
2	正	誤	誤	正
3	正	誤	正	誤
4	誤	正	正	誤
5	誤	正	正	正

《令和元年度／中国／問21》

問005 正答 **4**

a ◯ 食道の上端と下端には括約筋があり、胃の内容物が食道や咽頭に逆流しないように防いでいる。胃液が食道に逆流すると、胸やけが起きる。

b ✕ 食道は、喉もとから上腹部のみぞおち近くまで続く、直径1〜2cmの管状の器官で、消化液の分泌腺はない。

c ✕ 唾液にはリゾチーム等の殺菌・抗菌物質が含まれており、口腔粘膜の保護・洗浄、殺菌等の作用がある。また、唾液によって口腔内のpHがほぼ中性に保たれ、酸による歯の齲蝕を防いでいる。

d ✕ 飲食物の嚥下の際には、喉頭の入り口にある弁（喉頭蓋）が反射的に閉じることにより、飲食物が喉頭や気管に流入せずに食道へと送られる。

問006 正答 **3**

a ◯ 胃の内容物は、胃の運動によって胃液と混和され、小腸に送り出されるまで数時間、胃内に滞留する。

b ✕ 十二指腸の上部を除く小腸の内壁には輪状のひだがあり、その粘膜表面は絨毛（柔突起ともいう）に覆われてビロード状になっている。

c ◯ 膵臓は、消化腺であるとともに、内分泌腺でもある。内分泌腺として、血糖値を調節するホルモン（インスリン、グルカゴン）等を血液中に分泌する。

d ✕ 胆嚢は、肝臓で産生された胆汁を濃縮して蓄える器官である。膵臓は、胃の後下部に位置する。

用語解説

ホルモン………組織で産生・分泌され、異なった場所で生理作用を発現する物質をいう。
インスリン……血糖値の低下に作用するホルモン。
グルカゴン……血糖値の維持に作用するホルモン。

問 007　重要度 ★★★　　　　　　　　　　check ☐☐☐

胃に関する次の記述のうち、正しいものの組み合わせはどれか。

a ペプシンは、胃酸によってタンパク質を消化する酵素であるペプシノーゲンとなり、胃酸とともに胃液として働く。

b 胃粘液に含まれる成分は、小腸におけるビタミンB_{12}の吸収に重要な役割を果たしている。

c 胃は、食道から内容物が送られてくると、その刺激に反応して胃壁の平滑筋が弛緩し、容積が拡がる。

d 胃内に滞留する内容物の滞留時間は、炭水化物主体の食品の場合には比較的長く、脂質分の多い食品の場合には比較的短い。

1（a, c）　　**2**（a, d）　　**3**（b, c）　　**4**（b, d）

《令和元年度／北関東・甲信越／問42》

問 008　重要度 ★★★　　　　　　　　　　check ☐☐☐

小腸に関する次の記述の正誤について、正しい組み合わせはどれか。

a 十二指腸で分泌される腸液に含まれる成分の働きによって、膵液中のトリプシノーゲンがトリプシンになる。

b タンパク質は、消化酵素であるリパーゼの作用によって分解を受けるが、小腸粘膜の上皮細胞で吸収されるとタンパク質に再形成され、乳状脂粒（リポタンパク質の一種でカイロミクロンとも呼ばれる）となる。

c 絨毛を構成する細胞の表面には、さらに微絨毛が密生して吸収効率を高めている。

d 炭水化物とタンパク質は、消化酵素の作用によってそれぞれ二糖類、アミノ酸に分解されて吸収される。

	a	b	c	d
1	正	誤	正	誤
2	正	正	誤	正
3	誤	誤	誤	正
4	正	誤	正	正
5	誤	正	正	誤

《令和2年度／甲信越／問42（改題）》

問007 正答 **3**

a ✘ **ペプシノーゲン**は、**胃酸**によって**ペプシン**（タンパク質を消化する酵素）となり、胃酸とともに**胃液**として働く。

b ◯ **胃粘液**には、**小腸**での**ビタミンB₁₂**の吸収に重要な役割を果たす成分が含まれている。

c ◯ 胃は、食道から内容物が送られてくると、その刺激に反応して**胃壁の平滑筋**が**弛緩**し、容積が**拡がる**（胃適応性弛緩）。

d ✘ 胃内に滞留する内容物の滞留時間は、**炭水化物**主体の食品の場合には比較的**短く**、**脂質分**の多い食品の場合には比較的**長い**。

問008 正答 **1**

a ◯ **十二指腸**では**腸液**が分泌され、その働きによって膵液中の**トリプシノーゲン**が**トリプシン**になる。

b ✘ 脂質（**トリグリセリド**）は、消化酵素である**リパーゼ**の作用によって分解を受けるが、**小腸粘膜**の上皮細胞で吸収されると**脂質**に再形成され、**乳状脂粒**（**リポタンパク質**の一種で**カイロミクロン**とも呼ばれる）となる。

c ◯ **微絨毛**は、**絨毛**を構成する細胞の表面に密生しており、栄養分の吸収効率を**高めて**いる。

d ✘ 消化酵素の作用によって、**炭水化物**は**単糖類**に、**タンパク質**は**アミノ酸**に分解されて吸収される。

小腸及び膵臓に関する次の記述の正誤について、正しい組み合わせはどれか。

a 小腸は、全長6〜7mの管状の臓器で、十二指腸、空腸、盲腸の3部分に分かれる。

b 小腸は水分の吸収に重要な器官であるため、内壁の表面積を小さくする構造を持つ。

c 膵臓は、胃の後下部に位置する臓器で、弱アルカリ性の膵液を十二指腸へ分泌する。

d 膵臓は、炭水化物、タンパク質、脂質を消化する酵素の供給を担う消化腺である。

	a	b	c	d
1	誤	正	誤	誤
2	正	誤	正	誤
3	正	正	誤	正
4	誤	誤	誤	正
5	誤	誤	正	正

《令和4年度／北関東・甲信越／問42（改題）》

栄養分とその栄養分を分解する消化酵素との関係の正誤について、正しい組み合わせはどれか。

	（栄養分）	（消化酵素）
a	デンプン	リパーゼ
b	デンプン	アミラーゼ
c	脂質	ペプシン
d	タンパク質	エレプシン

	a	b	c	d
1	正	誤	誤	正
2	誤	誤	正	誤
3	誤	正	誤	正
4	正	誤	正	誤
5	誤	正	誤	誤

《令和2年度／北陸・東海／問63》

問009 正答 **5**

a ✕ **小腸**は、全長6〜7mの管状の臓器で、**十二指腸**、**空腸**、**回腸**の3部分に分かれる。

b ✕ 小腸は**栄養分の吸収**に重要な器官であるため、内壁の**表面積を大きくす**る構造を持つ。

c ◯ **膵臓**は、**胃の後下部**に位置する細長い臓器で、**膵液**を**十二指腸**へ分泌する。膵液は**弱アルカリ性**で、胃で酸性となった内容物を**中和**するのに重要である。

d ◯ 膵臓は、**炭水化物**、**タンパク質**、**脂質**のそれぞれを消化する**すべての酵素**の供給を担っている。
- 消化管：口腔、咽頭、食道、胃、小腸、大腸、肛門
- 消化腺：唾液腺、肝臓、胆嚢、膵臓など

問010 正答 **3**

a ✕ **リパーゼ**は、**脂質**（トリグリセリド）を分解する。

b ◯ **アミラーゼ**（膵液アミラーゼ）は、**デンプン**を分解する。

c ✕ **ペプシン**は、**タンパク質**を分解する。

d ◯ **エレプシン**は、半消化された**タンパク質**を分解する。

+UP
プラス

主な消化酵素の種類と働きは下表のとおりである。

トリプシン	• 十二指腸で分泌される腸液に含まれる成分の働きにより、膵液中のトリプシノーゲンがトリプシンになる • 胃で半消化されたタンパク質であるペプトンをさらに細かく消化する
エレプシン	• 空腸からは腸液（粘液）が分泌され、それに腸管粘膜上の消化酵素（エレプシン、マルターゼ、ラクターゼなど）が加わり、消化液として働く • 半消化されたタンパク質をアミノ酸まで分解する
マルターゼ、ラクターゼ	• 炭水化物を単糖類まで分解する
リパーゼ	• 脂質（トリグリセリド）を脂肪酸やグリセロールに分解する

問011 重要度 ★★

胆嚢及び肝臓に関する記述のうち、正しいものの組み合わせを1つ選びなさい。

a 腸内に放出された胆汁酸塩の大部分は、小腸で再吸収されて肝臓に戻される。

b 腸管内に排出されたビリルビン（胆汁色素）は、腸管内に生息する常在細菌（腸内細菌）によって代謝されて、糞便を茶褐色にする色素となる。

c 小腸で吸収されたブドウ糖は、血液によって肝臓に運ばれてタンパク質として蓄えられる。

d 二日酔いの症状は、体内での中間代謝物である酢酸の毒性によるものと考えられている。

1（a，b）　　**2**（a，c）　　**3**（b，d）　　**4**（c，d）

《令和3年度／奈良／問22（改題）》

問012 重要度 ★★★

肝臓及び胆嚢に関する記述について、正しいものの組み合わせを一つ選べ。

a 胆汁酸塩には、脂質の消化を容易にし、脂溶性ビタミンの吸収を助ける働きがある。

b 肝臓は、脂溶性ビタミンや水溶性ビタミンの貯蔵臓器としても働く。

c 消化管から吸収されたアルコールは、肝臓でアセトアルデヒドに代謝されたのち、そのままの形で腎臓から排泄される。

d 肝機能障害や胆管閉塞が起こると、ビリルビンの排泄が増加するため、便が濃い茶褐色になる。

1（a，b）　　**2**（a，d）　　**3**（b，c）　　**4**（c，d）

《令和2年度／関西広域連合・福井／問62》

問011 正答 1

a ○ 腸内に放出された**胆汁酸塩**の大部分は、**小腸**で再吸収されて**肝臓**に戻される（**腸肝循環**）。

b ○ **胆汁**に含まれる**ビリルビン**（胆汁色素）は、赤血球中の**ヘモグロビン**が分解されて生じた老廃物である。腸管内に排出された**ビリルビン**は、腸管内に生息する常在細菌（**腸内細菌**）によって代謝されて、**糞便**を茶褐色にする色素となる。

c ✕ **小腸**で吸収された**ブドウ糖**は、血液によって**肝臓**に運ばれて**グリコーゲン**として蓄えられる。**グリコーゲン**は、ブドウ糖が重合してできた高分子多糖で、血糖値が**下がった**ときなど、必要に応じて**ブドウ糖**に分解されて血液中に放出される。

d ✕ 二日酔いの症状は、**アルコール**の体内での中間代謝物である**アセトアルデヒド**の毒性によるものと考えられている。

問012 正答 1

a ○ **胆汁**に含まれる**胆汁酸塩**（コール酸、デオキシコール酸等の塩類）は、**脂質**の消化を容易にし、**脂溶性ビタミン**の吸収を助ける。

b ○ **肝臓**は、**脂溶性ビタミン**であるビタミンA、D等のほか、ビタミンB_6やB_{12}等の**水溶性ビタミン**の貯蔵臓器としても働く。

c ✕ 胃や小腸で吸収された**アルコール**は、**肝臓**で**アセトアルデヒド**に代謝されたのち、さらに代謝されて**酢酸**となる。

d ✕ 肝機能障害や胆管閉塞が起こると、**ビリルビン**が**循環血液中**に滞留して、**黄疸**（皮膚や白目が黄色くなる症状）を生じる。

肝臓で産生された胆汁を濃縮して蓄える器官が、胆嚢だよ。

問013 重要度 ★★　　　　　　　　　　　　check ☐☐☐

肝臓に関する記述について、正しいものの組み合わせはどれか。

- **a** 肝臓には、アンモニアを無害な尿酸へと代謝する働きがある。
- **b** 皮下組織等に蓄えられた脂質は、肝臓に運ばれてからエネルギー源として利用可能な形に代謝される。
- **c** 肝臓では、バリンやロイシンが生合成される。
- **d** 肝臓において産生される生体物質には、コレステロール、血液凝固因子、アルブミンなどがある。

　　1（a, b）　　**2**（a, c）　　**3**（b, d）　　**4**（c, d）

《平成30年度／近畿／問62》

問014 重要度 ★★　　　　　　　　　　　　check ☐☐☐

消化器系に関する次の記述の正誤について、正しい組み合わせはどれか。

- **a** S状結腸に溜まった糞便が下行結腸へ送られてくると、その刺激に反応して便意が起こる。
- **b** 通常、糞便の成分の大半は食物の残滓で、そのほか、はがれ落ちた腸壁上皮細胞の残骸や腸内細菌の死骸が含まれる。
- ❗**c** 肛門周囲は、動脈が細かい網目状に通っていて、肛門周囲の組織がうっ血すると痔の原因となる。
- ❗**d** 大腸の腸内細菌は、血液凝固や骨へのカルシウム定着に必要なビタミンKを産生している。

	a	b	c	d
1	誤	誤	誤	正
2	正	正	正	正
3	誤	正	正	誤
4	正	誤	誤	正
5	誤	正	誤	誤

《令和元年度／南関東／問23（改題）》

問013　正答 **3**

a ✕ **アミノ酸**が分解された場合等に生成する**アンモニア**は、体内に滞留すると有害な物質であり、**肝臓**において**尿素**へと代謝される。

b ◯ **皮下組織**等に蓄えられた**脂質**は、いったん**肝臓**に運ばれ、肝臓においてエネルギー源として利用可能な形に代謝される。

c ✕ 肝臓では、**必須アミノ酸以外のアミノ酸**を生合成することができる。必須アミノ酸であるトリプトファン、リジン、メチオニン、フェニルアラニン、スレオニン、バリン、ロイシン、イソロイシン、ヒスチジンについては生合成できない。

d ◯ **肝臓**において産生される生体物質には、①胆汁酸やホルモンなどの生合成の出発物質となる**コレステロール**、②**フィブリノゲン**等の血液凝固因子、③**アルブミン**などがある。

問014　正答 **1**

a ✕ 通常、糞便は**下行結腸**、**S状結腸**に滞留し、直腸は空になっている。S状結腸に溜まった糞便が**直腸**へ送られてくると、その刺激に反応して**便意**が起こる。

b ✕ 通常、糞便の成分の大半は**水分**で、そのほか、はがれ落ちた**腸壁上皮細胞の残骸**（15〜20%）や**腸内細菌の死骸**（10〜15%）が含まれ、**食物の残滓**は約5%に過ぎない。

c ✕ 肛門周囲は、**静脈**が細かい網目状に通っていて、肛門周囲の組織がうっ血すると**痔**の原因となる。

d ◯ 大腸の腸内細菌は、**ビタミンK**を産生する。ビタミンKは、**血液凝固**や、骨への**カルシウム定着**に必要なビタミンである。

大腸及び肛門に関する以下の記述の正誤について、正しい組み合わせはどれか。

a 大腸は盲腸、虫垂、上行結腸、横行結腸、下行結腸、S状結腸、直腸からなる管状の臓器である。

b 大腸内には腸内細菌が多く存在し、腸管内の難消化性多糖類である食物繊維を発酵分解する。

c 大腸液による発酵で、糞便の臭気の元となる物質やメタン、二酸化炭素等のガスが生成される。

d 肛門周囲は肛門括約筋で囲まれており、排便を意識的に調節することができる。

	a	b	c	d
1	正	誤	正	誤
2	誤	誤	正	正
3	正	正	誤	正
4	正	正	誤	誤
5	誤	正	正	正

《令和3年度／北海道・東北／問62（改題）》

呼吸器系に関する次の記述のうち、正しいものの組み合わせはどれか。

❶ a 喉頭の後壁にある扁桃は、リンパ組織が集まってできていて、気道に侵入してくる細菌、ウイルス等に対する免疫反応が行われる。

b 喉頭は、発声器としての役割もある。

c 鼻毛は、空気中の塵、埃等を吸い込まないようにするフィルターの役目を果たしている。

d 鼻腔の内壁から分泌される鼻汁にはリパーゼが多く含まれ、気道の防御機構の一つとなっている。

1 （a, b）　2 （a, c）　3 （b, c）　4 （b, d）　5 （c, d）

《令和2年度／南関東／問24（改題）》

問015 正答 **3**

a ○ **大腸**は、**盲腸**、**虫垂**、**上行結腸**、**横行結腸**、**下行結腸**、S状結腸、**直腸**からなる管状の臓器で、内壁粘膜に**絨毛がない**点で小腸と区別される。

b ○ **大腸内**には**腸内細菌**が多く存在し、腸管内の**食物繊維**（難消化性多糖類）を発酵分解する。大腸の粘膜上皮細胞は、腸内細菌が食物繊維を分解して生じる栄養分をその活動に利用しており、**大腸**が正常に働くには、**腸内細菌**の存在が重要である。

c ✕ **腸内細菌**による発酵で、糞便の臭気の元となる物質や**メタン**、**二酸化炭素**等のガスが生成される。大腸の粘膜から分泌される粘液（**大腸液**）は、便塊を粘膜上皮と**分離しやすく滑らか**にする。

d ○ 肛門は、**直腸粘膜**が**皮膚**へと連なる体外への開口部である。肛門周囲は**肛門括約筋**で囲まれており、排便を**意識的**に調節することができる。

問016 正答 **3**

a ✕ **扁桃**は、**咽頭**の後壁にあり、**リンパ組織**が集まってできていて、**気道**に侵入してくる細菌、ウイルス等に対する**免疫反応**が行われる。

b ○ **喉頭**は、**発声器**としての役割もあり、**呼気**で喉頭上部にある**声帯**を振動させて声が発せられる。

c ○ **鼻腔**の入り口（**鼻孔**）にある**鼻毛**は、空気中の塵、埃等を吸い込まないようにする**フィルター**の役目を果たしている。

d ✕ **鼻腔**の内壁には**粘液分泌腺**が多く分布し、**鼻汁**を分泌する。**鼻汁**には**リゾチーム**が多く含まれ、気道の防御機構の一つとなっている。

呼吸器系に関する次の記述の正誤について、正しい組み合わせはどれか。

a 扁桃はリンパ組織が集まってできている。

b 喉頭から肺へ向かう気道が左右の肺へ分岐するまでの部分を気管支といい、そこから肺の中で複数に枝分かれする部分を気管という。

c 肺胞と毛細血管を取り囲んで支持している組織を皮質という。

d 肺胞の壁を介して、心臓から送られてくる血液から酸素が肺胞気中に拡散し、代わりに二酸化炭素が血液中の赤血球に取り込まれるガス交換が行われる。

	a	b	c	d
1	正	誤	誤	誤
2	正	正	正	誤
3	正	誤	誤	正
4	誤	誤	正	正
5	誤	正	誤	正

《令和2年度／甲信越／問44（改題）》

呼吸器系に関する記述の正誤について、正しい組み合わせはどれか。

a 肺の内部で気管支が細かく枝分かれし、末端はブドウの房のような構造となっており、その球状の袋部分を肺胞という。

b 肺胞の壁は非常に薄くできており、周囲を毛細血管が網のように取り囲んでいる。

c 喉頭の大部分と気管から気管支までの粘膜は線毛上皮で覆われており、吸い込まれた粉塵、細菌等の異物は、気道粘膜から分泌される粘液にからめ取られ、線毛運動による粘液層の連続した流れによって気道内部から咽頭へ向けて排出され、唾液とともに嚥下される。

❶ d 咽頭は、喉頭と気管の間にある軟骨に囲まれた円筒状の器官で、軟骨の突起した部分がいわゆる「のどぼとけ」である。

	a	b	c	d
1	正	正	正	誤
2	正	正	誤	正
3	正	誤	正	正
4	誤	正	正	正
5	正	正	正	正

《令和元年度／北陸・東海／問65》

問017 正答 **1**

a ⭕ 扁桃は、**リンパ組織**（白血球の一種であるリンパ球が密集する組織）が集まってできている。

b ❌ 喉頭から肺へ向かう気道が**左右の肺へ分岐**するまでの部分を**気管**といい、そこから**肺の中**で複数に枝分かれする部分を**気管支**という。

c ❌ 肺胞と毛細血管を取り囲んで支持している組織を**間質**という。

d ❌ 肺胞の壁を介して、**心臓**から送られてくる血液から**二酸化炭素**が肺胞気**中**に拡散し、代わりに**酸素**が血液中の**赤血球**に取り込まれる**ガス交換**が行われる。

問018 正答 **1**

a ⭕ 気管支の末端は**ブドウの房**のようになっており、その球状の袋部分を**肺胞**という。

b ⭕ 肺胞の壁は**非常に薄い**。また、肺胞の周囲は、**毛細血管**が網のように取り囲んでいる。

c ⭕ 喉頭の大部分と気管から**気管支**までの粘膜は**線毛上皮**で覆われている。吸い込まれた異物は、気道粘膜から分泌される**粘液**にからめ取られ、**線毛運動**による粘液層の連続した流れによって**咽頭**に向けて排出され、唾液とともに**嚥下**（飲み込むこと）される。

d ❌ 喉頭は、咽頭と気管の間にある**軟骨**に囲まれた円筒状の器官で、軟骨の突起した部分（喉頭隆起）がいわゆる「のどぼとけ」である。

線毛運動による粘液層の連続した流れは、"粘膜エレベーター"とも呼ばれる。喉頭、気管、気管支に侵入した異物は、気道表面の上皮細胞から分泌される粘液によってからめ取られ、線毛運動によって粘液ごと咽頭に向けて排出される。なお、粘膜エレベーターによっても排除されない異物は、咳によって大量の呼気とともに体外に排出される。

問019 重要度 ★★ check ☐☐☐

呼吸器系に関する次の記述について、（　　　）の中に入れるべき字句の正しい組み合わせはどれか。

　呼吸を行うための器官系で、鼻腔、（　a　）、喉頭、気管、気管支、（　b　）からなる。鼻腔から気管支までの呼気及び吸気の通り道を気道という。呼吸器は、様々な異物、病原物質の侵入経路となるため、幾つもの（　c　）が備わっている。

	a	b	c
1	咽頭	横隔膜	防御機構
2	口腔	肺	防御機構
3	咽頭	肺	防御機構
4	口腔	横隔膜	代謝機能
5	咽頭	肺	代謝機能

《令和3年度／北関東・甲信越／問44》

問020 重要度 ★★ check ☐☐☐

肺、心臓及び血管系に関する以下の記述の正誤について、正しい組み合わせはどれか。

a 肺でのガス交換が行われた血液は、心臓の右側部分（右心房、右心室）に入り、そこから全身に送り出される。

b 肺自体に肺を動かす筋組織があり、自力で膨らんだり縮んだりする。

c 血管壁にかかる圧力（血圧）は、通常、上腕部の静脈で測定される。

d 心臓は、心筋でできた握りこぶし大の袋状の臓器で、胸骨の後方に位置する。

	a	b	c	d
1	正	正	誤	正
2	誤	誤	正	誤
3	正	正	誤	誤
4	誤	誤	誤	正
5	誤	正	正	正

《令和2年度／東北／問62》

問019　正答 **3**

　呼吸を行うための器官系で、鼻腔、（ a . **咽頭**）、喉頭、気管、気管支、（ b . **肺**）からなる。鼻腔から気管支までの呼気及び吸気の通り道を気道という。呼吸器は、様々な異物、病原物質の侵入経路となるため、幾つもの（ c . **防御機構**）が備わっている。

　鼻腔から気管支までの呼気および吸気の通り道を**気道**といい、そのうち、咽頭・喉頭までの部分を**上気道**、気管から気管支、肺までの部分を**下気道**という。**防御機構**の例として、鼻毛やくしゃみ、鼻汁、扁桃、咳、線毛運動などがある。

2章

人体の働きと医薬品

問020　正答 **4**

a　✗　**肺**でのガス交換が行われた血液は、心臓の**左側部分**（**左心房**、**左心室**）に入り、そこから**全身**に送り出される。

b　✗　**肺自体**には肺を動かす**筋組織がない**ため、自力で膨らんだり縮んだりするのではなく、**横隔膜**や**肋間筋**によって拡張・収縮して呼吸運動が行われている。

c　✗　血管壁にかかる圧力（**血圧**）は、通常、上腕部の**動脈**で測定される。

d　◯　**心臓**は、**胸骨の後方**に位置し、その範囲は**心筋**でできている。

閉鎖循環系と開放循環系
血管系を閉鎖循環系（心臓を中心とする閉じた管）、リンパ系を開放循環系（末端がリンパ毛細管となって組織の中に開いた管）といい、体液などは次のような流れで循環する。

閉鎖循環系（血液）	心臓→動脈→毛細血管→静脈→心臓
開放循環系（リンパ液）	組織液→リンパ毛細管→リンパ管→リンパ節→リンパ管→鎖骨の下にある静脈

重要度 ： ★　　　　　　　　　　　　　　　　check □□□

血液に関する記述の正誤について、正しい組み合わせはどれか。

❗ a 血液の粘稠性は、主として血中脂質量で決まり、血漿の水分量や赤血球の量はほとんど影響を与えない。

b リンパ球は血管壁を通り抜けて組織の中に入り込むことができ、組織の中ではマクロファージ（貪食細胞）と呼ばれる。

c 種々の白血球が協働して、生体の免疫機能が発揮されることから、感染や炎症が起きても、種類ごとの割合は一定に保たれる。

d 損傷した血管は、血管壁が収縮することで血流を減少させ、大量の血液が流出するのを防ぐ。

	a	b	c	d
1	正	正	正	誤
2	正	正	誤	正
3	誤	正	誤	誤
4	誤	誤	正	正
5	誤	誤	誤	正

《令和4年度／中国・四国／問25》

問 022 重要度 ： ★★★　　　　　　　　　　　　　check □□□

心臓及び血管系に関する記述のうち、正しいものの組み合わせを一つ選びなさい。

a 心臓の内部は、上部左右の心室、下部左右の心房の4つの空洞に分かれており、心房で血液を集めて心室に送り、心室から血液を拍出する。

b 静脈にかかる圧力は、比較的高いため、血管壁は動脈よりも厚い。

c 心臓から拍出された血液を送る血管を動脈、心臓へ戻る血液を送る血管を静脈という。

d 毛細血管は、動脈と静脈の間をつなぐように体中の組織に細かく張り巡らされている。

1（a, b）　　**2**（a, c）　　**3**（b, d）　　**4**（c, d）

《令和元年度／奈良／問23》

解説

問021　正答 5

a ✕　血液の**粘稠性**は、主として血漿の**水分量**や**赤血球の量**で決まり、**血中脂質量**はほとんど**影響を与えない**。

b ✕　**単球**は、血管壁を通り抜けて組織の中に入り込むことができ、組織の中では**マクロファージ**（貪食細胞）と呼ばれる。

c ✕　種々の**白血球**が協働して、生体の**免疫機能**が発揮される。感染や炎症などが起きると、白血球の全体の**数が増加**するとともに、種類ごとの**割合が変化**する。

d ◯　損傷した血管は、**血管壁が収縮**することで**血流を減少**させ、大量の血液が流出するのを防ぐ。同時に、損傷部位に**血小板**が粘着、凝集して傷口を覆う。

問022　正答 4

a ✕　心臓の内部は、**上部**左右の**心房**、**下部**左右の**心室**の**４つ**の空洞に分かれている。**心房**で血液を集めて**心室**に送り、心室から血液を拍出する。

b ✕　**静脈**にかかる圧力は、比較的**低い**ため、血管壁は**動脈**よりも**薄い**。

c ◯　血液が血管中を流れる方向は**一定**しており、**心臓から拍出**された血液を送る血管を**動脈**、**心臓へ戻る**血液を送る血管を**静脈**という。

d ◯　**毛細血管**は、**動脈**と**静脈**の間をつなぐように体中の組織に細かく張り巡らされている細い血管である。

+UP プラス

心臓の構造

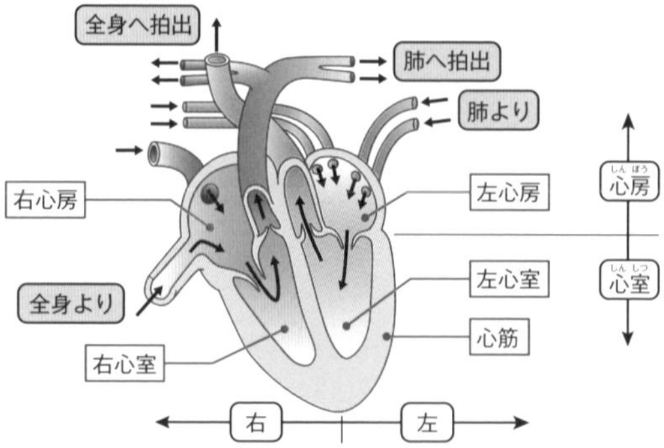

問 023 重要度 ★★　　　　　　　　　　　　　　　　check □□□

血管系に関する次の記述について、（　　　　）の中に入れるべき字句の正しい組み合わせはどれか。

　毛細血管の薄い血管壁を通して、（　a　）と（　b　）が血液中から組織へ運び込まれ、それと交換に（　c　）や（　d　）が組織から血液中へ取り込まれる。

	a	b	c	d
1	酸素	老廃物	二酸化炭素	栄養分
2	酸素	栄養分	二酸化炭素	老廃物
3	二酸化炭素	老廃物	酸素	栄養分
4	二酸化炭素	栄養分	酸素	老廃物

《令和2年度／甲信越／問46》

問 024 重要度 ★★★　　　　　　　　　　　　　　　check □□□

血液に関する記述の正誤について、正しい組み合わせを一つ選べ。

a　アルブミンは、血液の浸透圧を保持する働きがあるほか、ホルモンや医薬品の成分等と複合体を形成して、それらが血液によって運ばれるときに代謝や排泄を受けにくくする。

b　ヘモグロビンは鉄分と結合した細胞で、肺胞の毛細血管で酸素分子と結合し、末梢組織の毛細血管で酸素分子を放出する性質がある。

c　免疫グロブリンは、免疫反応において、体内に侵入した細菌やウイルス等の異物を特異的に認識する抗体としての役割を担う。

d　好中球は白血球の約3分の1を占め、細菌やウイルス等の異物を認識したり、それらに対する抗体を産生する。

	a	b	c	d
1	正	正	誤	誤
2	正	誤	正	誤
3	誤	正	誤	正
4	誤	誤	正	正
5	正	誤	誤	正

《令和元年度／関西広域連合／問64》

問 023 正答 **2**

　毛細血管の薄い血管壁を通して、（a．**酸素**）と（b．**栄養分**）が血液中から組織へ運び込まれ、それと交換に（c．**二酸化炭素**）や（d．**老廃物**）が組織から血液中へ取り込まれる。

　消化管壁を通っている毛細血管の大部分は、**門脈**と呼ばれる血管に集まって**肝臓**に入る。消化管で吸収された物質は、一度肝臓を通って**代謝や解毒を受けた**後に、血流に乗って全身を循環するしくみとなっている。

問 024 正答 **2**

a ○ **アルブミン**は、血液の**浸透圧**を保持する（血漿成分が血管から組織中に漏れ出るのを防ぐ）働きがあるほか、ホルモンや医薬品の成分等と**複合体**を形成して、それらが血液によって運ばれるときに**代謝や排泄を受けにくく**する。

b ✗ **ヘモグロビン**は、**鉄分**と結合した**タンパク質**で、**酸素量の多いところ**（肺胞の毛細血管）で**酸素分子と結合**し、酸素が少なく**二酸化炭素の多いところ**（末梢組織の毛細血管）で**酸素分子を放出**する性質がある。

c ○ **グロブリン**の多くは、**免疫反応**において、体内に侵入した細菌やウイルス等の異物を特異的に認識する**抗体**としての役割を担う。このようなグロブリンは、**免疫グロブリン**とも呼ばれる。

d ✗ 白血球の約**3分の1**を占める**リンパ球**は、リンパ節、脾臓等の**リンパ組織**で増殖し、**血液**のほか**リンパ液**にも分布して循環している。リンパ球のうち、**T細胞リンパ球**は細菌、ウイルス等の異物を**認識**し、**B細胞リンパ球**はこれらの異物に対する**抗体（免疫グロブリン）**を産生する。

赤血球及び白血球に関する記述の正誤について、正しい組み合わせはどれか。

a 赤血球は、中央部がくぼんだ円盤状の細胞で、血液全体の約60％を占め、赤い血色素（フィブリノゲン）を含む。

b 赤血球は骨髄で産生されるが、赤血球の数が少なすぎたり、赤血球中のヘモグロビン量が欠乏すると、血液は酸素を十分に供給できず、疲労や血色不良などの貧血症状が現れる。

c 好中球は、感染が起きた組織に遊走して集まり、細菌やウイルス等を食作用によって取り込んで分解する。

d リンパ球は、白血球の約5％と少ないが最も大きく、強い食作用を持つ。

	a	b	c	d
1	誤	誤	誤	正
2	正	正	誤	正
3	正	誤	誤	誤
4	正	正	正	正
5	誤	正	正	誤

《令和元年度／中国／問26》

脾臓に関する記述の正誤について、正しい組み合わせを一つ選びなさい。

a 握りこぶし大のスポンジ状臓器である。

b 胃の後方の左上腹部に位置する。

c 古くなって柔軟性が失われた赤血球は、脾臓内の網目構造に引っかかり、脾臓の好中球によって壊される。

d リンパ球が増殖、密集する組織がないために、血流中の細菌やウイルス等の異物に対する免疫応答は行われない。

	a	b	c	d
1	正	正	正	誤
2	正	正	誤	誤
3	誤	誤	正	正
4	誤	正	正	正
5	正	誤	誤	正

《令和2年度／奈良／問28（改題）》

問025 正答 **5**

a ✗ **赤血球**は、中央部がくぼんだ円盤状の細胞で、血液全体の約**40%**を占め、赤い血色素（**ヘモグロビン**）を含む。

b ○ **赤血球**は**骨髄**で産生される。**赤血球の数**が少なすぎる場合、あるいは赤血球中の**ヘモグロビン量**が欠乏した場合は、**酸素**を十分に供給できないことから、**貧血症状**が現れる。

c ○ **好中球**は、**血管壁を通り抜けて**組織の中に入り込むことができ、感染が起きた組織に遊走して集まり、細菌やウイルス等を**食作用**によって取り込んで**分解**する。

d ✗ **単球**は白血球の約**5%**と少ないが、**最も大きく**、強い**食作用**を持つ。

問026 正答 **2**

a ○ **脾臓**の大きさは握りこぶし大で、その形状は**スポンジ状**である。

b ○ **脾臓**は、胃の後方の**左上腹部**に位置している。

c ✗ 古くなって柔軟性が失われた**赤血球**は、脾臓内の網目構造に引っかかり、脾臓の組織に存在する**マクロファージ**（貪食細胞）によって壊される。

d ✗ **脾臓**には**リンパ球**が増殖、密集する組織（**リンパ組織**）があり、血流中の細菌やウイルス等の異物に対する**免疫応答**に関与する。

貧血の種類には、次のようなものがある。

ビタミン欠乏性貧血：食事の偏りや胃腸障害などのため、赤血球の産生に必要なビタミンが不足することにより起こる

鉄欠乏性貧血：月経過多や消化管出血などによる血液損失などのため、ヘモグロビンの生合成に必要な鉄分が不足することにより起こる

循環器系に関する記述の正誤について、正しい組み合わせを1つ選びなさい。

a　脾臓の主な働きは、脾臓内を流れる血液から古くなった赤血球を濾し取って処理することである。

❶b　リンパ液の流れは、主に平滑筋の収縮によるものであり、流速は、血流に比べて緩やかである。

c　組織液は、組織中の細胞に酸素や栄養分を供給して二酸化炭素や老廃物を回収したのち、そのほとんどがリンパ管へ入ってリンパ液となるが、一部は毛細血管で吸収されて血液に還元される。

d　リンパ管には逆流防止のための弁があって、リンパ液は一定の方向に流れている。

	a	b	c	d
1	正	誤	誤	正
2	正	正	正	誤
3	正	正	誤	誤
4	誤	誤	正	正
5	誤	正	誤	正

《令和4年度／奈良／問24》

循環器系及び泌尿器系に現れる医薬品の副作用に関する記述のうち、正しいものの組み合わせはどれか。

a　うっ血性心不全とは、全身が必要とする量の血液を心臓から送り出すことができなくなり、肺に血液が貯留して、種々の症状を示す疾患である。

b　代謝機能の低下によって不整脈の発症リスクが高まることがあるので、特に、高齢者においては、腎機能や肝機能の低下、併用薬との相互作用等に留意するべきである。

c　医薬品による排尿困難や尿閉の症状は、男性のみで報告されている。

d　医薬品による排尿困難や尿閉の症状は、多くの場合、原因となる医薬品の使用を中止するだけでは回復しにくい。

1（a，b）　　2（a，c）　　3（b，d）　　4（c，d）

《令和元年度／北陸・東海／問79》

問027 正答 **1**

a ○ **脾臓**の主な働きは、脾臓内を流れる血液から古くなった**赤血球**を濾し取って処理することである。なお、健康な赤血球には**柔軟性**があるため、脾臓内の網目構造を**すり抜ける**ことができる。

b ✕ リンパ液の流れは、主に**骨格筋**の収縮によるものであり、流速は血流に比べて**緩やか**である。

c ✕ **組織液**は、組織中の細胞に酸素や栄養分を供給して二酸化炭素や老廃物を回収したのち、そのほとんどは**毛細血管**で吸収されて**血液**に還元されるが、一部は**リンパ管**に入って**リンパ液**となる。

d ○ **リンパ管**には逆流防止のための**弁**があって、リンパ液は**一定の方向**に流れている。リンパ管は互いに合流して次第に太くなり、最終的に**鎖骨**の下にある**静脈**につながる。

問028 正答 **1**

a ○ **うっ血性心不全**とは、全身が必要とする量の血液を心臓から送り出すことができなくなり、肺に血液が貯留して、種々の症状（例：**息切れ**、疲れやすい、足の**むくみ**、**急な体重の増加**、咳と**ピンク色の痰**）を示す疾患である。

b ○ 代謝機能の**低下**によって**不整脈**の発症リスクが**高まる**ことがあるので、**腎機能**や**肝機能**の低下、併用薬との相互作用等に留意するべきである。

c ✕ 医薬品による**排尿困難**や**尿閉**の症状は、**前立腺肥大**等の基礎疾患がない人でも現れることが知られており、**男性**に限らず**女性**においても報告されている。

d ✕ 医薬品による**排尿困難**や**尿閉**の症状が現れた場合、原因と考えられる医薬品の**使用を中止**することにより症状は**速やかに改善**するが、医療機関における処置を必要とする場合もある。

問 029 重要度 ★★★　　　　　　　　　　　　　check ☐☐☐

泌尿器系に関する記述のうち、正しいものはどれか。

1　腎臓には、心臓から拍出される血液の約5%が流れている。

2　食品から摂取あるいは体内で生合成されたビタミンDは、腎臓で活性型ビタミンDに転換されて、骨の形成や維持の作用を発揮する。

3　自律神経系に作用するアドレナリン（エピネフリン）とノルアドレナリン（ノルエピネフリン）は、副腎皮質で産生・分泌される。

4　膀胱の排尿筋は、交感神経系が活発になると収縮する。

《令和2年度／北陸・東海／問66（改題）》

問 030 重要度 ★★★　　　　　　　　　　　　　check ☐☐☐

腎臓に関する以下の記述について、（　　　）の中に入れるべき字句の正しい組み合わせを下から一つ選びなさい。なお、同じ記号の（　　　）内には同じ字句が入ります。

　腎臓に入る動脈は細かく枝分かれして、毛細血管が小さな球状になった（　ア　）を形成する。（　ア　）の外側を袋状のボウマン嚢が包み込んでおり、これを（　イ　）という。ボウマン嚢から1本の尿細管が伸びて、（　イ　）と尿細管とで腎臓の基本的な機能単位である（　ウ　）を構成している。

	ア	イ	ウ		ア	イ	ウ
1	腎小体	ネフロン	糸球体	4	糸球体	ネフロン	腎小体
2	ネフロン	糸球体	腎小体	5	ネフロン	腎小体	糸球体
3	糸球体	腎小体	ネフロン				

《令和元年度／九州・沖縄／問25》

問 031 重要度 ★★　　　　　　　　　　　　　　check ☐☐☐

泌尿器系に関する記述のうち、正しいものはどれか。

1　腎臓では、血液中の老廃物の除去のほか、水分及び電解質（特にナトリウム）の排出調節が行われており、血液の量と組成を維持している。

2　副腎は、左右の腎臓の上部にそれぞれ附属し、副腎髄質では、アルドステロンが産生・分泌される。

3　尿が膀胱に溜まってくると尿意を生じ、膀胱括約筋が収縮すると、同時に膀胱壁の排尿筋が弛緩し、尿が尿道へと押し出される。

❶ 4　腎臓は、骨髄における白血球の産生を促進するホルモンを分泌する。

《令和4年度／北陸・東海／問66（改題）》

問029　正答 2

1 ✕　**腎臓**には、心臓から拍出される血液の**5分の1〜4分の1**（20〜25%）が流れている。

2 ◯　**ビタミンD**は、**腎臓**で**活性型ビタミンD**に転換され、**骨の形成や維持**の作用を発揮する。

3 ✕　**副腎髄質**では、自律神経系に作用する**アドレナリン**（エピネフリン）と**ノルアドレナリン**（ノルエピネフリン）が産生・分泌される。

4 ✕　**膀胱**の**排尿筋**は、**交感神経系**が活発になると弛緩し（→**排尿抑制**）、**副交感神経系**が活発になると**収縮**する（→**排尿促進**）。

問030　正答 3

　腎臓に入る動脈は細かく枝分かれして、毛細血管が小さな球状になった（ア.**糸球体**）を形成する。（ア.**糸球体**）の外側を袋状のボウマン嚢が包み込んでおり、これを（イ.**腎小体**）という。ボウマン嚢から1本の尿細管が伸びて、（イ.**腎小体**）と尿細管とで腎臓の基本的な機能単位である（ウ.**ネフロン**）を構成している。

　腎小体では、肝臓でアミノ酸が分解されて生成する尿素など、血液中の老廃物が濾過され、**原尿**として**尿細管**に入る。

問031　正答 1

1 ◯　**腎臓**では、血液中の**老廃物**の除去のほか、水分および電解質（特に**ナトリウム**）の排出調節が行われており、血液の量と組成を維持して**血圧**を一定範囲内に保つ上でも重要な役割を担っている。

2 ✕　**副腎**は、左右の**腎臓**の上部にそれぞれ附属し、**皮質**と**髄質**の2層構造からなる。**副腎髄質**では、自律神経系に作用する**アドレナリン**（エピネフリン）と**ノルアドレナリン**（ノルエピネフリン）が産生・分泌される。

3 ✕　尿が**膀胱**に溜まってくると尿意が生じ、**膀胱括約筋**が緩むと、同時に膀胱壁の**排尿筋**が収縮し、尿が尿道へと押し出される。

4 ✕　**腎臓**には**内分泌腺**としての機能もあり、骨髄における**赤血球**の産生を促進する**ホルモン**を分泌する。

重要度 ★★　　　　　　　　　　　　check ☐☐☐

泌尿器系に関する以下の記述のうち、正しいものの組み合わせを下から一つ選びなさい。

ア 腎小体では、肝臓でアミノ酸が分解されて生成する尿素など、血液中の老廃物が濾過され、原尿として尿細管へ入る。

イ 副腎皮質ホルモンの一つであるアルドステロンは、ナトリウムの排泄を促す作用があり、電解質と水分の排出調節の役割を担っている。

ウ 女性は尿道が長いため、細菌などが侵入したとき膀胱まで感染を生じにくい。

エ 高齢者では、膀胱や尿道の括約筋の働きによって排尿を制御する機能が低下し、また、膀胱の容量が小さくなるため、尿失禁を起こしやすくなる。

　1（ア、イ）　　2（ア、エ）　　3（イ、ウ）　　4（ウ、エ）

《令和 4 年度／九州・沖縄／問 25》

問 033 重要度 ★★　　　　　　　　　　　　check ☐☐☐

泌尿器系及び目に関する記述の正誤について、正しい組み合わせはどれか。

a 尿は血液が濾過されて作られるため、糞便とは異なり、健康な状態であれば細菌等の微生物は存在しない。

b 強膜は、眼球の外側全体を覆う透明の比較的丈夫な結合組織である。

c 男性では、加齢とともに前立腺が萎縮し、排尿困難等を生じることがある。

d 眼瞼（まぶた）は、眼球を保護するため、皮下組織が多く厚くできており、内出血や裂傷を生じにくい。

	a	b	c	d
1	正	誤	誤	誤
2	正	誤	正	正
3	正	正	誤	誤
4	誤	誤	正	正
5	誤	正	誤	正

《令和 4 年度／中国・四国／問 26（改題）》

問032 正答 **2**

ア ○ 腎小体では、肝臓でアミノ酸が分解されて生成する尿素など、血液中の老廃物が濾過され、原尿として尿細管へ入る。そのほか、血球やタンパク質以外の血漿成分も腎小体で濾過される。

イ ✕ 副腎皮質ホルモンの一つであるアルドステロンは、体内に塩分と水を貯留し、カリウムの排泄を促す作用があり、電解質と水分の排出調節の役割を担っている。

ウ ✕ 女性は尿道が短いため、細菌などが侵入したとき膀胱まで感染を生じやすい。

エ ○ 高齢者では、膀胱や尿道（膀胱に溜まった尿が体外に排泄されるときに通る管）の括約筋の働きによって排尿を制御する機能が低下し、また、膀胱の容量が小さくなるため、尿失禁を起こしやすくなる。

問033 正答 **1**

a ○ 尿は、ほとんどは水分で、老廃物（例：尿素、尿酸）やその他微量の電解質、ホルモン等を含み、健康な状態であれば細菌等の微生物は存在しない。

b ✕ 強膜は、眼球の外側（正面前方付近を除く）を覆う乳白色の比較的丈夫な結合組織である。

c ✕ 男性では、膀胱の真下に、尿道を取り囲むように前立腺がある。加齢とともに前立腺が肥大し、尿道を圧迫して排尿困難等を生じることがある。

d ✕ 眼瞼は、素早くまばたき運動ができるよう、皮下組織が少なく薄くできているため、内出血や裂傷を生じやすい。むくみ（浮腫）等、全身的な体調不良（薬の副作用を含む）の症状が現れやすい部位である。

問034 重要度 ★★ check ☐☐☐

感覚器官（目、鼻及び耳）に関する記述のうち、正しいものの組み合わせはどれか。

a 角膜には光を受容する細胞（視細胞）が密集していて、視細胞が受容した光の情報は角膜内の神経細胞を介して神経線維に伝えられる。

b 涙器は涙液を分泌する涙腺と、涙液を鼻腔に導出する涙道からなる。涙腺は上眼瞼の裏側にある分泌腺で、血漿から涙液を産生する。

❗ c 聴覚器官である蝸牛と、平衡器官である前庭は、いずれの内部もリンパ液で満たされている。

d 鼻中隔の前部は粘膜が薄く、毛細血管をほとんど含まないので、鼻出血を起こしにくい。

1 （a, b）　　2 （b, c）　　3 （c, d）　　4 （a, d）

《令和元年度／北陸・東海／問68（改題）》

問035 重要度 ★★ check ☐☐☐

目に関する以下の記述のうち、正しいものの組み合わせを下から一つ選びなさい。

ア 水晶体の前には角膜があり、瞳孔を散大・縮小させて眼球内に入る光の量を調整している。

イ 主に硝子体の厚みを変化させることによって、遠近の焦点調節が行われている。

ウ 強膜が充血したときは、白目の部分がピンク味を帯びる。

エ 涙液には、目が鮮明な視覚情報を得られるよう角膜表面を滑らかに保つ働きがある。

1 （ア、イ）　　2 （ア、エ）　　3 （イ、ウ）　　4 （ウ、エ）

《令和2年度／九州・沖縄・北海道／問26（改題）》

問034 正答 **2**

a ✕ **網膜**には光を受容する細胞（**視細胞**）が密集していて、視細胞が受容した光の情報は網膜内の神経細胞を介して**神経線維**に伝えられる。網膜の神経線維は眼球の後方で束になり、**視神経**となる。

b ◯ **涙器**は、**涙腺**と**涙道**からなる。涙腺は**上眼瞼**の裏側にあり、**血漿**から涙液を産生している。

c ◯ **内耳**は、聴覚器官である**蝸牛**と、平衡器官である**前庭**の2つの部分からなる。蝸牛と前庭の内部は**リンパ液**で満たされている。

d ✕ **鼻中隔の前部**は、毛細血管が豊富に分布していることに加えて**粘膜が薄い**ため、傷つきやすく**鼻出血**を起こしやすい。

問035 正答 **4**

ア ✕ **水晶体の前**には**虹彩**があり、**瞳孔**を散大・縮小させて眼球内に入る**光の量**を調節している。

イ ✕ 主に**水晶体の厚み**を変化させることによって、**遠近**の焦点調節が行われている。

ウ ◯ **強膜が充血**したときは、強膜自体が乳白色であるため、白目の部分が**ピンク味**を帯びる。

エ ◯ **涙液の主な働き**は、以下のとおりである。
- 目に入った**異物**や**刺激性の化学物質**を洗い流す
- **角膜**に酸素や**栄養分**を供給する
- **角膜**や**結膜**で生じた**老廃物**を洗い流す
- 目が鮮明な視覚情報を得られるよう**角膜表面**を滑らかに保つ
- **リゾチーム**、**免疫グロブリン**等を含み、**角膜**や**結膜**を感染から防御する

問 036 重要度 ★★★

check ☐☐☐

次の記述は、目に関するものである。正しいものの組み合わせはどれか。

- **a** 角膜や水晶体には血管が通っていないため、組織液（房水）によって栄養分や酸素が供給されている。
- **b** 水晶体は、その周りを囲んでいる毛様体の収縮・弛緩によって、遠くの物を見るときは丸く厚みが増し、近くの物を見るときには扁平になる。
- **c** 視細胞が光を感じる反応に不可欠なビタミンEの不足は、夜盲症の原因となる。
- **d** 結膜の充血では、白目の部分だけでなく眼瞼の裏側も赤くなる。

   1（a, b）　　**2**（a, d）　　**3**（b, c）　　**4**（c, d）

《令和元年度／北海道・東北／問66》

問 037 重要度 ★★

check ☐☐☐

目に関する次の記述について、（　　）の中に入れるべき字句の正しい組み合わせはどれか。

　眼球を上下左右斜めの各方向に向けるため、（　a　）の眼筋が眼球側面の（　b　）につながっている。目を使う作業を続けると、眼筋の疲労のほか、遠近の焦点調節を行っている（　c　）の疲労や、周期的なまばたきが少なくなって涙液の供給不足等を生じ、目のかすみや充血、痛み等の症状が起こる。

	a	b	c
1	8本	強膜	毛様体
2	6本	網膜	水晶体
3	6本	強膜	毛様体
4	8本	網膜	毛様体
5	8本	強膜	水晶体

《令和元年度／南関東／問27》

問036 正答 **2**

a ○ 透明な**角膜**や**水晶体**には血管が通っておらず、**房水**によって栄養分や酸素が供給される。

b ✕ **水晶体**は、その周りを囲んでいる**毛様体**の収縮・弛緩によって、**近くの**物を見るときには**丸く厚みが**増し、**遠くの**物を見るときには**扁平**になる。

c ✕ **視細胞**（わずかな光でも敏感に反応する細胞に限る）が光を感じる反応には**ビタミンA**が不可欠であるため、ビタミンAが不足すると夜間視力の低下（**夜盲症**）を生じる。

d ○ **結膜**の充血（血管が拡張して赤く見える状態）では、**白目**の部分だけでなく**眼瞼の裏側**も赤くなる。

問037 正答 **3**

　眼球を上下左右斜めの各方向に向けるため、（a. **6本**）の眼筋が眼球側面の（b. **強膜**）につながっている。目を使う作業を続けると、眼筋の疲労のほか、遠近の焦点調節を行っている（c. **毛様体**）の疲労や、周期的なまばたきが少なくなって涙液の供給不足等を生じ、目のかすみや充血、痛み等の症状が起こる。

　眼球の動きが少なく、眼球を同じ位置に長時間支持していると**眼筋**が疲労する。

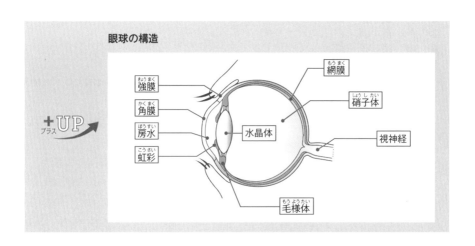

眼球の構造

+UP プラス

強膜（きょうまく）
角膜（かくまく）
房水（ぼうすい）
虹彩（こうさい）
水晶体
網膜（もうまく）
硝子体（しょうしたい）
視神経
毛様体（もうようたい）

鼻に関する記述のうち、正しいものの組み合わせを1つ選びなさい。

a においに対する感覚は、非常に鋭敏であるが順応を起こしやすく、同じにおいを継続して嗅いでいると、次第にそのにおいを感じなくなる。

b 副鼻腔に入った埃等の粒子は、粘液に捉えられて線毛の働きによって鼻腔内へ排出される。

c 鼻腔に隣接した目と目の間、額部分、頬の下、鼻腔の奥に空洞があり、それらを総称して鼻中隔という。

d 鼻腔は、薄い板状の軟骨と骨でできた副鼻腔によって左右に仕切られている。

1（a，b）　2（a，c）　3（b，d）　4（c，d）

《令和4年度／奈良／問21（改題）》

耳に関する記述の正誤について、正しい組み合わせはどれか。

a 外耳は側頭部から突出した耳介と、耳介で集められた音を鼓膜まで伝導する外耳道からなる。

b 中耳は外耳と内耳をつなぐ部分で、鼓膜、鼓室、耳小骨、耳管、蝸牛からなる。

❗c 前庭は、水平・垂直方向の加速度を感知する部分（耳石器官）と、体の回転や傾きを感知する部分（半規管）に分けられる。

d 鼓室は、耳管という管で鼻腔や咽頭と通じている。

	a	b	c	d
1	正	正	正	誤
2	正	誤	正	正
3	正	正	誤	正
4	誤	誤	正	誤
5	誤	正	誤	正

《令和4年度／中国・四国／問27（改題）》

問 038 正答 **1**

a ○ **におい**に対する感覚は非常に**鋭敏**であるが**順応**を起こしやすい。同じにおいを継続して嗅いでいると次第にそのにおいを感じなくなる。

b ○ **副鼻腔**は粘膜で覆われており、そこに入った埃等は、**粘液**に捉えられ**線毛**の働きによって**鼻腔内**へ排出される。

c ✗ **鼻の周囲の骨内**には、骨の強さや形を保ちつつ重量を軽くするため、鼻腔に隣接した目と目の間、額部分、頬の下、鼻腔の奥に**空洞**があり、それらを総称して**副鼻腔**という。

d ✗ **鼻腔**は、薄い板状の**軟骨**と骨でできた**鼻中隔**によって左右に仕切られている。

問 039 正答 **2**

a ○ **外耳**は**耳介**と**外耳道**（耳介で集められた音を**鼓膜**まで伝導する器官）からなる。

b ✗ **中耳**は、外耳と内耳をつなぐ部分で、**鼓膜**、**鼓室**、**耳小骨**、**耳管**からなる。

c ○ **前庭**は、**耳石器官**と**半規管**に分けられる。耳石器官は水平・垂直方向の**加速度**を感知する部分、**半規管**は体の**回転**や傾きを感知する部分である。

d ○ **鼓室**は、**耳管**によって**鼻腔**や**咽頭**と通じているが、急な気圧変化で**鼓膜**の内外に**気圧差**が生じると、耳がつまったような**不快感**や痛みを感じる。

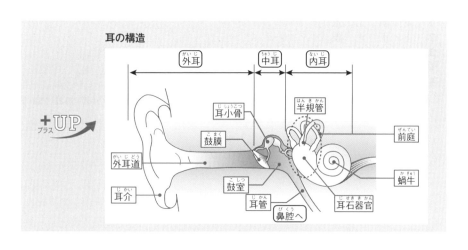

耳の構造

問 040 重要度 ★★ check ☐☐☐

次の記述は、耳に関するものである。正しいものの組み合わせはどれか。

a 外耳道の軟骨部には耳毛が生えていて、空気中の埃等が入り込むのを防いでいる。

b 小さな子供では、耳管が太く短くて、走行が水平に近いため、鼻腔からウイルスや細菌が侵入し感染が起こりやすい。

c 内耳は、鼓膜、鼓室、耳小骨、耳管からなる。

d 聴覚器官である前庭と平衡器官である蝸牛の内部は、リンパ液で満たされている。

1 （a，b） 2 （a，c） 3 （b，d） 4 （c，d）

《令和４年度／北海道・東北／問68》

問 041 重要度 ★★ check ☐☐☐

鼻及び耳に関する記述の正誤について、正しい組み合わせはどれか。

a 鼻は、空気中を漂う物質を鼻腔内に吸い込み、その化学的刺激を感じとる。

b 鼻腔と副鼻腔を連絡する管は非常に狭いため、鼻腔粘膜が腫れると副鼻腔の開口部がふさがりやすくなり、副鼻腔に炎症を生じることがある。

c 乗物酔いは、乗り物に乗っているとき反復される加速度刺激や動揺によって、聴覚情報が混乱して生じる身体の変調である。

d 鼓室の内部では、独立した微細な6つの耳小骨が鼓膜の振動を増幅して、外耳へ伝導する。

	a	b	c	d
1	正	誤	正	正
2	正	正	正	誤
3	誤	誤	誤	正
4	誤	誤	正	誤
5	正	正	誤	誤

《令和２年度／中国／問27（改題）》

問040 正答 **1**

a ○ 耳介は、軟骨組織が皮膚で覆われたもので、外耳道の軟骨部に連なっている。その軟骨部には耳毛が生えていて、空気中の埃等が入り込むのを防いでいる。

b ○ 小さな子どもの耳管は、太く、短く、走行が水平に近く、鼻腔からウイルスや細菌が侵入しやすいため、感染が起こりやすい。

c ✕ 内耳は、蝸牛と前庭の2つの部分からなる。

d ✕ 聴覚器官である蝸牛と平衡器官である前庭の内部は、リンパ液で満たされている。

問041 正答 **5**

a ○ 鼻は、嗅覚情報の受容器官で、空気中を漂う物質を鼻腔内に吸い込み、その化学的刺激を感じとる。

b ○ 鼻腔と副鼻腔を連絡する管は非常に狭い。そのため、鼻腔粘膜が腫れると副鼻腔の開口部がふさがりやすくなって、副鼻腔に炎症を生じる。

c ✕ 乗物酔い（動揺病）は、乗り物に乗っているとき反復される加速度刺激や動揺によって、平衡感覚が混乱して生じる身体の変調である。

d ✕ 鼓室の内部では、互いに連結した微細な3つの耳小骨が鼓膜の振動を増幅して、内耳へ伝導する。

鼻腔は、薄い板状の軟骨と骨でできた鼻中隔によって左右に仕切られている。鼻中隔の前部は、毛細血管が豊富に分布していることに加えて粘膜が薄いため傷つきやすく、鼻出血を起こしやすい。

外皮系に関する以下の記述の正誤について、正しい組み合わせを下から一つ選びなさい。

　ア 皮膚は、外側から表皮、真皮、皮下組織の順で3層構造からなっている。

❶**イ** 皮膚の色は、真皮や皮下組織に沈着したメラニン色素によるものである。

　ウ 汗腺には、アポクリン腺と、腋窩（わきのした）などの毛根部のみに分布するエクリン腺の2種類がある。

　エ 精神的緊張による発汗は、手のひらや足底、脇の下、顔面などの限られた皮膚に生じる。

	ア	イ	ウ	エ
1	正	正	正	正
2	正	正	正	誤
3	正	誤	誤	正
4	誤	正	誤	誤
5	誤	誤	正	誤

《令和2年度／九州・沖縄・北海道／問28（改題）》

皮膚に関する次の記述のうち、正しいものの組み合わせはどれか。

　a 皮膚には熱交換の機能があり、体温が上がり始めると、皮膚を通っている毛細血管が収縮し、体外へ多くの熱を排出する。

　b ヒトの皮膚の表面には常に一定の微生物が付着しており、それら微生物の存在によって、皮膚の表面での病原菌の繁殖が抑えられている。

　c 真皮は、線維芽細胞とその細胞で産生された線維性のタンパク質（コラーゲン、フィブリリン、エラスチン等）からなる結合組織の層で、皮膚の弾力と強さを与えている。

❶**d** メラニン色素は、真皮の最下層にあるメラニン産生細胞（メラノサイト）で産生される。

　1（a, c）　　**2**（a, d）　　**3**（b, c）　　**4**（b, d）　　**5**（c, d）

《令和元年度／北関東・甲信越／問50》

問042 正答 **3**

ア ◯ 皮膚は、表皮、真皮、皮下組織からなる。表皮は、角質層と生きた表皮細胞の層に分けられる。真皮の下には皮下組織があり、脂肪細胞が多く集まって皮下脂肪層となっている。

イ ✕ 皮膚の色は、表皮や真皮に沈着したメラニン色素によるものである。

ウ ✕ 汗腺には、以下の2種類がある。
- 腋窩（脇の下）などの毛根部に分布するアポクリン腺（体臭腺）
- 手のひらなど毛根がないところも含め全身に分布するエクリン腺

エ ◯ 体温調節のための発汗は全身の皮膚に生じるが、精神的緊張による発汗は手のひらや足底、脇の下、顔面などの限られた皮膚に生じる。

問043 正答 **3**

a ✕ 体温が上がり始めると、皮膚を通っている毛細血管に血液がより多く流れるように血管が開き、体外へより多くの熱を排出する。また、汗腺から汗を分泌し、その蒸発時の気化熱を利用して体温を下げる。逆に、体温が下がり始めると血管が収縮して、放熱を抑える。

b ◯ ヒトの皮膚の表面には常に一定の微生物が付着しており、それら微生物の存在によって、皮膚の表面での病原菌の繁殖が抑えられ、また、病原菌の体内侵入が妨げられている。

c ◯ 真皮は、線維芽細胞とコラーゲン、フィブリリン、エラスチン等からなり、皮膚の弾力と強さを与えている。

d ✕ メラニン色素は、表皮の最下層にあるメラニン産生細胞（メラノサイト）で産生され、太陽光に含まれる紫外線から皮膚組織を防護する役割がある。

外皮系に関する記述について、正しいものの組み合わせはどれか。

a 爪や毛等の角質は、皮膚の一部が変化してできたものである。

b 毛の色はメラニン色素の量によって決まる。

c 皮脂腺を構成する腺細胞で生成された脂質が皮脂となって毛穴から排出される。

❗ d 表皮には、毛細血管や知覚神経の末端が通っている。

　　　1（a，b）　　**2**（a，d）　　**3**（b，c）　　**4**（c，d）

《平成29年度／近畿／問70（改題）》

外皮系に関する次の記述について、（　　　）の中に入れるべき字句の正しい組み合わせはどれか。

　表皮の最も外側にある（ a ）は、細胞膜が丈夫な線維性のタンパク質である（ b ）でできた板状の角質細胞と、リン脂質の一種である（ c ）を主成分とする細胞間脂質で構成されており、皮膚のバリア機能を担っている。皮膚に物理的な刺激が繰り返されると（ a ）が肥厚して、たこやうおのめができる。

	a	**b**	**c**		**a**	**b**	**c**
1	角質層	ケラチン	セラミド	**3**	皮下脂肪層	ケラチン	セラミド
2	角質層	セラミド	ケラチン	**4**	皮下脂肪層	セラミド	ケラチン

《令和２年度／北関東／問50》

毛に関する以下の記述について、（　　　）の中に入れるべき字句の正しい組み合わせはどれか。なお、２箇所の（ a ）、（ b ）及び（ c ）内はそれぞれ同じ字句が入る。

　皮膚の付属器として毛がある。毛根の最も深い部分を（ a ）という。（ a ）の下端のへこんでいる部分を（ b ）といい、（ b ）には毛細血管が入り込んで、取り巻く（ c ）細胞に栄養分を運んでいる。（ c ）細胞では細胞分裂が盛んに行われ、次々に分裂してできる新しい細胞が押し上げられ、次第に角化して毛を形成していく。

	a	**b**	**c**		**a**	**b**	**c**
1	毛母	毛乳頭	毛球	**4**	毛乳頭	毛球	毛母
2	毛球	毛乳頭	毛母	**5**	毛球	毛母	毛乳頭
3	毛母	毛球	毛乳頭				

《平成30年度／中国／問32》

問044 正答 **1**

a ○ 爪や毛等の**角質**は、**皮膚**の一部が変化してできたもので、皮膚に**強度**を与えて体を保護している。

b ○ **毛母細胞**の間には**メラノサイト**が分布し、産生された**メラニン色素**が**毛母細胞**に渡される。この**メラニン色素**の量によって毛の**色**が決まる。

c ✕ 皮脂腺は腺細胞が集まってできている。脂分を蓄えて死んだ**腺細胞自身**が分泌物（**皮脂**）となって毛穴から排出される。

d ✕ **真皮**には、**毛細血管**や**知覚神経**の末端が通っている。

問045 正答 **1**

　表皮の最も外側にある（a. **角質層**）は、細胞膜が丈夫な線維性のタンパク質である（b. **ケラチン**）でできた板状の角質細胞と、リン脂質の一種である（c. **セラミド**）を主成分とする細胞間脂質で構成されており、皮膚のバリア機能を担っている。皮膚に物理的な刺激が繰り返されると（a. **角質層**）が肥厚して、たこやうおのめができる。

　うおのめ、**たこ**は、皮膚の一部に機械的刺激や圧迫が繰り返し加わったことにより、**角質層**が部分的に厚くなったものである。

問046 正答 **2**

　皮膚の付属器として毛がある。毛根の最も深い部分を（a. **毛球**）という。（a. **毛球**）の下端のへこんでいる部分を（b. **毛乳頭**）といい、（b. **毛乳頭**）には毛細血管が入り込んで、取り巻く（c. **毛母**）細胞に栄養分を運んでいる。（c. **毛母**）細胞では細胞分裂が盛んに行われ、次々に分裂してできる新しい細胞が押し上げられ、次第に角化して毛を形成していく。

　毛母細胞は、常に細胞分裂を繰り返しており、そのたびに髪の根元に新しい細胞が足されていることになる。その新しい細胞は、しばらくすると死んで固くなっていくが、この現象を**角化**という。

問 047 重要度 ★★   check ☐☐☐

骨格系と筋組織に関する記述のうち、正しいものの組み合わせはどれか。

a 骨には身体各部の支持機能、臓器保護機能のほか、カルシウム等を蓄える貯蔵機能等がある。

b 骨組織を構成する無機質は、炭酸カルシウムやリン酸カルシウム等の石灰質からなるが、カルシウムが骨から溶け出し、ほぼ同量のカルシウムが骨に沈着して吸収と形成のバランスが取られることにより、一定の骨密度が保たれる。

c 腱は筋細胞と結合組織からできており、伸縮性があまりない。

d 骨格筋は随意筋であり、筋線維に横縞模様があるが、平滑筋と心筋は不随意筋であり、筋線維に骨格筋のような横縞模様がない。

1（a, b）　　**2**（b, c）　　**3**（c, d）　　**4**（a, d）

《令和2年度／北陸・東海／問70》

問 048 重要度 ★★★   check ☐☐☐

骨格系及び筋組織に関する次の記述の正誤について、正しい組み合わせはどれか。

a 骨は生きた組織であり、成長が停止した後も一生を通じて破壊（骨吸収）と修復（骨形成）が行われる。

b 骨の関節面は弾力性に富む柔らかな骨髄に覆われ、これが衝撃を和らげ、関節の動きを滑らかにしている。

c 平滑筋は、収縮力が強い随意筋であるが、疲労しやすい。

d 不随意筋は自律神経系に支配されている。

	a	b	c	d
1	正	正	誤	誤
2	誤	正	正	正
3	誤	誤	正	正
4	正	誤	正	誤
5	正	誤	誤	正

《平成30年度／北関東・甲信越／問50》

解説

問047 正答 **1**

a ◯ 骨には以下のような機能がある。
- 身体各部の**支持機能**（頭部や内臓を支える身体の支柱となる）
- **臓器保護機能**（骨格内に臓器を収め、保護する）
- **運動機能**（骨格筋の収縮を効果的に体躯の運動に転換する）
- **造血機能**（骨髄で産生される造血幹細胞から赤血球、白血球、血小板が分化することにより、体内に供給する）
- **貯蔵機能**（カルシウムやリン等の無機質を蓄える）

b ◯ 骨組織を構成する**無機質**は、石灰質（例：**炭酸カルシウム**、**リン酸カルシウム**）からなる。それらのカルシウムが骨から**溶け出す**とともに、ほぼ同量のカルシウムが**骨に沈着する**が、この**吸収**と**形成**のバランスが取られることにより、一定の**骨密度**が保たれている。

c ✕ 腱は**結合組織のみ**からできており、**伸縮性があまりない**。

d ✕ **骨格筋**は、自分の意識どおりに動かすことができる**随意筋**で、筋線維を顕微鏡で観察すると**横縞模様**（横紋）が見えることから**横紋筋**とも呼ばれる。**平滑筋**は、意識的にコントロールできない**不随意筋**で、筋線維に横縞模様はない。**心筋**は、**不随意筋**であるが、筋線維には骨格筋のような**横縞模様**がある。

問048 正答 **5**

a ◯ 骨は生きた組織であり、成長が停止した後も一生を通じて**破壊**（骨吸収）と**修復**（骨形成）が行われている。**骨吸収**と**骨形成**とが互いに密接な連絡を保ちながら進行し、これが繰り返されることで骨の**新陳代謝**が行われる。

b ✕ 骨の**関節面**は、弾力性に富む柔らかな**軟骨層**（関節軟骨）に覆われている。**関節軟骨**が衝撃を和らげ、関節の動きを滑らかにしている。

c ✕ **平滑筋**は、比較的**弱い力**で持続的に収縮する**不随意筋**である。

d ◯ 筋組織は、神経からの指令によって**収縮**する。**随意筋**（骨格筋）は**体性神経系**に支配されるのに対し、**不随意筋**（平滑筋および心筋）は**自律神経系**に支配されている。

中枢神経系に関する以下の記述の正誤について、正しい組み合わせはどれか。

a 脳の血管は末梢に比べて物質の透過に関する選択性が高く、タンパク質などの大分子は血液中から脳の組織へ移行しやすい。

b 脳において、酸素の消費量は全身の約1%以下と少ない。

c 延髄には、心拍数を調節する心臓中枢、呼吸を調節する呼吸中枢がある。

d 脊髄は、脳と末梢の間で刺激を伝えるほか、末梢からの刺激の一部に対して脳を介さずに刺激を返す場合があり、これを脊髄反射と呼ぶ。

	a	b	c	d
1	正	誤	正	誤
2	誤	誤	正	正
3	正	正	誤	正
4	正	誤	誤	正
5	誤	正	正	誤

《令和元年度／北海道・東北／問70》

末梢神経系及び中枢神経系に関する以下の記述の正誤について、正しい組み合わせを下から一つ選びなさい。

ア 末梢神経系は、随意運動や知覚を担う自律神経系と、生命や身体機能の維持のため無意識に働いている機能を担う体性神経系に分類される。

イ 概ね、交感神経系は体が食事や休憩等の安息状態となるように働き、副交感神経系は体が闘争や恐怖等の緊張状態に対応した態勢をとるように働く。

ウ 血液脳関門とは、脳の毛細血管が中枢神経の間質液環境を血液内の組織変動から保護するように働く機能のことである。

エ 脳は、脊髄を介して延髄とつながっている。

	ア	イ	ウ	エ
1	正	正	正	誤
2	正	誤	誤	正
3	正	誤	誤	誤
4	誤	正	誤	正
5	誤	誤	正	誤

《平成30年度／九州・沖縄／問31（改題）》

問049 正答 **2**

a ✗ 脳の血管は末梢に比べて物質の透過に関する選択性が**高く**、タンパク質などの**大分子**や、小分子でも**イオン化した物質**は、血液中から脳の組織**へ移行しにくい**。

b ✗ 脳における細胞同士の複雑かつ活発な働きのため、**脳**において、血液の**循環量**は心拍出量の約**15%**、**酸素**の消費量は全身の約**20%**、**ブドウ糖**の消費量は全身の約**25%**と多い。

c ◯ **延髄**には、心拍数を調節する**心臓中枢**や呼吸を調節する**呼吸中枢**など、生命を維持するために大切な中枢がある。

d ◯ **脊髄**は**脊椎**の中にあり、脳と末梢の間で刺激を伝えるほか、末梢からの刺激の一部に対して**脳を介さず**に刺激を返す場合があり、これを**脊髄反射**と呼ぶ。

問050 正答 **5**

ア ✗ 脳や脊髄から体の各部へと伸びている**末梢神経系**は、**随意運動**や**知覚**等を担う**体性神経系**と、呼吸や血液の循環等のように生命や身体機能の維持のため**無意識**に働いている機能を担う**自律神経系**に分類される。

イ ✗ おおむね、**交感神経系**は体が闘争や恐怖等の**緊張状態**に対応した態勢をとるように働き、**副交感神経系**は体が食事や休憩等の**安息状態**となるように働く。

ウ ◯ 脳の**毛細血管**が、**中枢神経**の間質液環境を**血液内**の組成変動から保護するように働く機能のことを**血液脳関門**という。

エ ✗ 脳は、**延髄**（後頭部と頸部の境目あたりに位置する）を介して**脊髄**とつながっている。

問 051 重要度 ★★★　　　　　　　　　　　　　check ☐☐☐

効果器と交感神経系による作動の組み合わせとして、誤っているものはどれか。

1 唾液腺　　　　— 少量の粘性の高い唾液を分泌

2 気管、気管支　— 収縮

3 胃　　　　　　— 血管の収縮

4 目　　　　　　— 瞳孔散大

《令和３年度／中国・四国／問32》

問 052 重要度 ★★★　　　　　　　　　　　　　check ☐☐☐

以下の末梢神経系に関する記述について、（　　）の中に入れるべき字句の正しい組み合わせはどれか。なお、２箇所の（　b　）内はどちらも同じ字句が入る。

　交感神経の節後線維の末端から放出される神経伝達物質は（　a　）であり、副交感神経の節後線維の末端から放出される神経伝達物質は（　b　）である。ただし、汗腺を支配する交感神経線維の末端では、例外的に（　b　）が伝達物質として放出される。

　交感神経が活発になっているときは、瞳孔は（　c　）し、心拍数は（　d　）する。

	a	b	c	d
1	ノルアドレナリン	アセチルコリン	散大	減少
2	アセチルコリン	ノルアドレナリン	収縮	増加
3	ノルアドレナリン	アセチルコリン	散大	増加
4	アセチルコリン	ノルアドレナリン	収縮	減少
5	ノルアドレナリン	アセチルコリン	収縮	増加

《令和２年度／東北／問70》

108

問051 正答 **2**

1 ○ 唾液腺は、交感神経が活発になっているときは**少量の粘性の高い唾液**を分泌し、**副交感神経**が活発になっているときは**唾液分泌が亢進**する。

2 ✕ 気管、気管支は、交感神経が活発になっているときは**拡張**し、**副交感神経**が活発になっているときは**収縮**する。

3 ○ 胃は、交感神経が活発になっているときは**血管が収縮**し、**副交感神経**が活発になっているときは**胃液分泌が亢進**する。

4 ○ 目は、交感神経が活発になっているときは**瞳孔が散大**し、**副交感神経**が活発になっているときは**収縮**する。

問052 正答 **3**

交感神経の節後線維の末端から放出される神経伝達物質は（a. **ノルアドレナリン**）であり、副交感神経の節後線維の末端から放出される神経伝達物質は（b. **アセチルコリン**）である。ただし、汗腺を支配する交感神経線維の末端では、例外的に（b. **アセチルコリン**）が伝達物質として放出される。

交感神経が活発になっているときは、瞳孔は（c. **散大**）し、心拍数は（d. **増加**）する。

心拍数は、交感神経が活発になっているときは**増加**し、**副交感神経**が活発になっているときは**減少**する。

+UP
プラス

自律神経系が効果器に及ぼす影響		
効果器	**交感神経系**	**副交感神経系**
目	瞳孔散大	瞳孔収縮
唾液腺	少量の粘性の高い唾液を分泌	唾液分泌亢進
心臓	心拍数増加	心拍数減少
末梢血管	収縮（→血圧上昇）	拡張（→血圧降下）
気管、気管支	拡張	収縮
胃	血管の収縮	胃液分泌亢進
腸	運動低下	運動亢進
肝臓	グリコーゲンの分解	グリコーゲンの合成
皮膚	立毛筋収縮	―
汗腺	発汗亢進	―
膀胱	排尿筋の弛緩（→排尿抑制）	排尿筋の収縮（→排尿促進）

薬が働く仕組み

問 053　重要度：★★

check ☐☐☐

医薬品が働く仕組みに関する記述の正誤について、正しい組み合わせを一つ選びなさい。

- **a** 内服薬は、全身作用を示すものが多いが、膨潤性下剤のように、有効成分が消化管内で作用するものもあり、その場合に現れる作用は局所作用である。
- **b** 口腔粘膜から吸収された医薬品の成分は、初めに肝臓で代謝を受けてから全身に分布する。
- **c** 局所作用を目的とする医薬品の場合、全身性の副作用が生じることはない。

	a	b	c
1	正	誤	正
2	正	正	誤
3	誤	誤	正
4	誤	正	正
5	正	誤	誤

《平成30年度／奈良／問31》

問 054　重要度：★★

check ☐☐☐

薬の働く仕組みに関する記述のうち、正しいものの組み合わせを1つ選びなさい。

- **a** 医薬品の全身作用は、吸収された有効成分が循環血液中に移行して全身を巡って薬効をもたらす作用である。
- **b** 局所作用は、医薬品の適用部位が作用部位である場合が多く、比較的速やかに反応が現れる。
- **c** すべての外用薬は、適用部位に対する局所的な効果を目的としている。
- **d** 口腔粘膜から吸収された医薬品の成分は、初めに肝臓で代謝を受けてから全身に分布する。

1 （a, b）　　2 （a, c）　　3 （b, d）　　4 （c, d）

《令和3年度／奈良／問31（改題）》

問053 正答 **5**

a ◯ **内服薬**は**全身作用**を示すものが多い。しかし、**膨潤性下剤**（例：カルメ
　　ロースナトリウム）や**生菌製剤**（例：ビフィズス菌）等のように、有効
　　成分が**消化管内**で作用する**内服薬**もあり、その場合に現れる作用は**局所**
　　作用である。

b ✕ **口腔粘膜**から吸収された医薬品の成分は、初めに**肝臓で代謝を受けるこ**
　　となく全身に分布する。

c ✕ **局所作用**を目的とする医薬品によって**全身性の副作用**が生じたり、逆に、
　　全身作用を目的とする医薬品で**局所的な副作用**が生じることもある。

問054 正答 **1**

a ◯ 医薬品の**全身作用**は、**有効成分**が消化管などから吸収されて**循環血液中**
　　に移行し、全身を巡って薬効をもたらす。

b ◯ 内服した医薬品が**全身作用**を現わすまでには、消化管からの**吸収**、**代謝**
　　と作用部位への**分布**という過程を経るため、**ある程度の時間**が必要であ
　　る。一方、**局所作用**は、医薬品の適用部位が**作用部位**である場合が多い
　　ため、反応は**比較的速やか**に現れる。

c ✕ **外用薬は**、適用部位に対する**局所的な効果**を目的としていることが多い
　　が、**坐剤**や**経皮吸収製剤**のように、適用部位から吸収された有効成分が
　　循環血液中に移行して**全身作用**を示すことを目的として設計されたもの
　　も存在する。

d ✕ **口腔**を通っている静脈血は肝臓を経由せずに心臓に到るため、**口腔粘膜**
　　から吸収されて**循環血液中**に入った成分は、初めに**肝臓で代謝を受ける**
　　ことなく全身に分布する。

医薬品の吸収に関する記述の正誤について、正しい組み合わせはどれか。

- **a** 有効成分が皮膚から浸透して体内の組織で作用する医薬品の場合は、浸透する量は皮膚の状態、傷の有無やその程度などによって影響を受ける。
- **b** 内服薬の中には、服用後の作用を持続させるため、有効成分がゆっくりと溶出するように作られているものもある。
- **c** 鼻腔粘膜への局所作用を目的とした点鼻薬であっても、その成分が循環血液中に移行して、全身性の副作用を生じることがある。
- **d** アレルギー性の副作用は、皮膚の適用部位のみに現れる。

	a	b	c	d
1	正	誤	正	誤
2	正	正	誤	正
3	正	正	正	誤
4	誤	正	正	正
5	正	正	正	正

《令和2年度／中国／問33（改題）》

医薬品の吸収、代謝、排泄に関する記述のうち、正しいものの組み合わせを一つ選びなさい。

- **a** 有効成分と血漿タンパク質との結合は、速やかかつ不可逆的である。
- **b** 加齢等により皮膚のみずみずしさが低下すると、塗り薬の有効成分が浸潤・拡散しやすくなる。
- **c** 医薬品の有効成分の母乳中への移行は、体内からの消失経路としての意義は小さいが、乳児に対する副作用の発現という点で、軽視することはできない。
- **d** 循環血液中に存在する有効成分の多くは、未変化体又は代謝物の形で腎臓から尿中に排泄される。

1（a, b）　　**2**（a, c）　　**3**（b, d）　　**4**（c, d）

《令和元年度／奈良／問32》

問055 正答 **3**

a ◯ 外皮用薬の場合、浸透する有効成分の量は、**皮膚の状態、傷の有無やその程度**によって影響を受ける。

b ◯ **内服薬**の中には、服用後の作用を**持続**させるため、有効成分が**ゆっくりと溶出**するように作られているもの（**徐放性製剤**）もある。

c ◯ **鼻腔粘膜**の下には**毛細血管**が豊富なため、点鼻薬の成分は**循環血液中**に移行しやすく、また、初めに**肝臓**で**代謝を受けることなく**全身に分布するため、点鼻薬によって**全身性の副作用**を生じることがある。

d ✗ **アレルギー性**の副作用は、皮膚の**適用部位以外にも**現れることがある。

問056 正答 **4**

a ✗ 有効成分と血漿タンパク質との結合は、**速やかつ可逆的**で、一つ一つの分子はそれぞれ結合と解離を繰り返している。

b ✗ 加齢等により皮膚のみずみずしさが**低下**すると、皮膚に適用する医薬品（塗り薬、貼り薬等）の有効成分が**浸潤・拡散しにくく**なる。

c ◯ 体外への排出経路として**汗中**や**母乳中**があるが、体内からの消失経路としての意義は**小さい**。ただし、有効成分の**母乳中**への移行は、**乳児**に対する**副作用**の発現という点で**軽視できない**。

d ◯ 循環血液中に存在する有効成分は、**未変化体**のままで、あるいは**代謝物**として、**腎臓から尿中**へ、肝臓から**胆汁中**へ、または肺から**呼気中**へ排出される。

薬の生体内運命に関する次の記述の正誤について、正しい組み合わせを下欄から選びなさい。

a 内服薬のほとんどは、その有効成分が消化管から吸収されて循環血液中に移行し全身作用を現すため、錠剤やカプセル剤等の固形剤の場合、消化管で吸収される前に消化管内で崩壊して、有効成分が溶出しなければならない。

b 坐剤は肛門から医薬品を挿入することにより、直腸内で溶解させ、薄い直腸内壁の粘膜から有効成分を吸収させるものであり、直腸粘膜下に豊富に分布する静脈から容易に循環血液中に入るため、内服の場合より速やかに全身症状が現れる。

c 皮膚に適用される医薬品について、通常は、皮膚表面から循環血液中へ移行する量は比較的少ないが、血液中に移行した有効成分は、代謝を受ける前に血流に乗って全身に分布するため、適用部位の面積（使用量）や使用回数、その頻度などによっては、全身作用が現れることがある。

d 消化管より吸収され、循環血液中に移行した有効成分は、主として腎臓に存在する薬物代謝酵素による代謝を受け、代謝物の形で腎臓から尿中に排泄される。

	a	b	c	d
1	正	正	正	誤
2	誤	正	誤	誤
3	正	誤	誤	正
4	正	正	正	正
5	誤	誤	正	誤

《令和2年度／四国／問73》

問057 正答 **1**

a ◯ **内服薬**（腸溶性製剤のような特殊なものを除く）は、その有効成分が**消化管**から吸収されて**循環血液中**に移行し**全身作用**を現すことから、固形剤（例：錠剤、カプセル剤）の場合、消化管で**吸収**される前に消化管内で**崩壊**して、有効成分が**溶出**しなければならない。

b ◯ **坐剤**は、医薬品を**肛門**から**挿入**することにより、**直腸内**で**溶解**させ、薄い**直腸内壁**の粘膜から有効成分を**吸収**させるものである。その有効成分は、直腸粘膜下に**豊富**に分布する**静脈**から容易に循環血液中に入るため、内服の場合より**速やか**に全身作用が現れる。

c ◯ **皮膚**に適用する医薬品の場合、通常、**皮膚表面**から**循環血液中**へ移行する量は比較的**少ない**。しかし、血液中に移行した有効成分は、**肝臓**で**代謝を受ける前**に血流に乗って全身に分布するため、適用部位の**面積**（使用量）や**使用回数**、その**頻度**などによっては、**全身作用**が現れることがある。

d ✕ 循環血液中に移行した**有効成分**は、主として**肝臓**に存在する肝細胞の**薬物代謝酵素**によって**代謝**を受ける。そして、循環血液中に存在する有効成分の多くは、**未変化体**または**代謝物**の形で**腎臓**から尿中に**排泄**される。

肝機能が低下した人は医薬品を代謝する能力が低いため、正常な人に比べて全身循環に到達する有効成分の量がより多くなり、効き目が過剰に現れたり副作用を生じやすくなるので注意が必要である。また、**腎機能**が低下した人の場合、正常な人よりも尿に有効成分が**排泄**されにくくなる。そのため血中濃度が下がりにくく、**医薬品**の効き目が過剰に現れたり、副作用を生じやすくなるので注意が必要である。

医薬品の有効成分の吸収、代謝及び排泄に関する次の記述の正誤について、正しい組み合わせはどれか。

a 内服以外の用法で使用される医薬品には、適用部位から有効成分を吸収させて、全身作用を発揮させることを目的とするものがある。

b 血漿タンパク質と結合して複合体を形成している有効成分は、排泄の過程において腎臓で濾過されないため、長く循環血液中に留まることとなる。

c 医薬品の有効成分が代謝を受けると、作用を失ったり（不活性化）、作用が現れたり（代謝的活性化）、あるいは体外へ排泄されやすい脂溶性の物質に変化したりする。

d 一般に、消化管からの吸収は、医薬品成分の濃度の高い方から低い方へ受動的に拡散していく現象ではない。

	a	b	c	d
1	正	正	誤	正
2	正	正	誤	誤
3	正	誤	正	正
4	誤	誤	誤	正
5	誤	誤	正	誤

《令和元年度／南関東／問31（改題）》

薬の代謝に関する記述について、（　　　）の中に入れるべき字句の正しい組み合わせを一つ選べ。

経口投与された医薬品の多くは、その有効成分が消化管の毛細血管から血液中に移行する。その後全身循環に入る前に、（　a　）を経由して、（　b　）に存在する酵素の働きで代謝を受ける。

	a	b
1	下大静脈	肝臓
2	腸間膜静脈	膵臓
3	門脈	肝臓
4	腸間膜静脈	脾臓
5	門脈	膵臓

《令和元年度／関西広域連合／問72》

問058 正答 **2**

a ○ 内服以外の用法で使用される医薬品には、有効成分を**適用部位**（例：直腸、舌下、口腔の粘膜）から**吸収**させて、**全身作用**を発揮させることを目的とするもの（例：坐剤、舌下錠、咀嚼剤）がある。

b ○ 血漿タンパク質と結合して**複合体**を形成している**有効成分**は、排泄の過程において腎臓で**濾過されない**ため、有効成分が長く循環血液中に留まることとなり、**作用が持続**する原因となる。

c ✕ 医薬品の有効成分が代謝を受けると、作用を失ったり（**不活性化**）、作用が現れたり（**代謝的活性化**）、あるいは体外へ排泄されやすい**水溶性**の物質に変化したりする。

d ✕ 一般に、**消化管からの吸収**は、濃度の高い方から低い方へ**受動的に拡散**していく現象である。

問059 正答 **3**

　経口投与された医薬品の多くは、その有効成分が消化管の毛細血管から血液中に移行する。その後全身循環に入る前に、（a.**門脈**）を経由して、（b.**肝臓**）に存在する酵素の働きで代謝を受ける。

　経口投与された医薬品の有効成分が移行した血液は**全身循環**に入る前に、**門脈**という血管を経由して肝臓を通過するため、消化管から吸収された有効成分は、まず、肝臓に存在する酵素の働きにより**代謝を受ける**ことになる。なお、**薬物代謝酵素**の遺伝子型には**個人差**がある。

薬の代謝及び排泄に関する記述の正誤について、正しい組み合わせはどれか。

- **a** 全身循環に移行する医薬品の有効成分の量は、消化管で吸収された量よりも、肝臓で代謝を受けた分だけ少なくなる。これを肝初回通過効果（first-pass effect）という。

- **b** 小腸などの消化管粘膜には代謝活性がない。

- **c** 腎機能が低下した人では、正常の人よりも医薬品の有効成分の尿中への排泄が遅れ、血中濃度が下がりにくいため、医薬品の効き目が過剰に現れたり、副作用を生じやすくなったりする。

- **d** 医薬品の有効成分の多くは、血液中で血漿タンパク質と結合して複合体を形成することによって、薬物代謝酵素による代謝を受けやすくなる。

	a	b	c	d
1	正	誤	誤	正
2	誤	正	誤	誤
3	正	誤	正	誤
4	誤	正	誤	正
5	誤	誤	正	誤

《平成30年度／北陸・東海／問74》

点眼薬又は点鼻薬を使用する上での注意事項に関する記述について、正しいものの組み合わせを一つ選べ。

- **a** 点鼻薬では鼻腔粘膜で吸収された成分は、初めに肝臓で代謝を受けて全身に分布する。

- **b** 一般用医薬品に分類される点鼻薬には、全身作用を目的とするものがある。

- **c** 点眼薬により、ショック（アナフィラキシー）等のアレルギー性の副作用を生じることがある。

- **d** 点眼薬が眼以外の部位に到達して起こる副作用を低減するためには、点眼の際に目頭の鼻涙管の部分を押さえることが有効である。

1（a, b）   **2**（a, c）   **3**（b, d）   **4**（c, d）

《令和2年度／関西広域連合・福井／問71》

問060 正答 **3**

a ⭕ 有効成分の量について**全身循環に移行する量**は、**消化管で吸収された量**よりも、**肝臓**で代謝を受けた分だけ**少なく**なる。これを**肝初回通過効果**（first-pass effect）という。

b ❌ **小腸**などの消化管粘膜や**腎臓**にも、**代謝活性**があることが明らかにされている。

c ⭕ **腎機能が低下**した人の場合、有効成分の尿中への排泄が遅れ、血中濃度が下がりにくい。そのため、医薬品の**効き目が過剰**に現れたり、**副作用を生じやすく**なったりする。

d ❌ 医薬品の有効成分の多くは、血液中で**血漿タンパク質**と結合して**複合体**を形成しているが、複合体を形成している有効成分は**薬物代謝酵素**による**代謝を受けない**。

問061 正答 **4**

a ❌ **鼻腔**の粘膜下を通っている静脈血は肝臓を経由せずに心臓に到るため、鼻腔粘膜で吸収された成分は、初めに**肝臓**で**代謝を受けることなく全身**に分布する。

b ❌ **一般用医薬品**には全身作用を目的とした**点鼻薬**はなく、いずれも鼻腔粘膜への**局所作用**を目的として用いられている。

c ⭕ アレルギー反応は**微量の抗原**でも生じるため、点眼薬でもショック（アナフィラキシー）等の**アレルギー性の副作用**を生じることがある。

d ⭕ 眼の粘膜に適用された有効成分は、**鼻涙管**を通って**鼻粘膜**から吸収されて副作用を起こすことがあるため、場合によっては点眼の際に**目頭**の鼻涙管の部分を**押さえ**、有効成分が鼻に流れるのを防ぐ必要がある。

問062 重要度 ★

check ☐☐☐

薬の体内での働きに関する次の記述について、（　　　　）に入れるべき字句の正しい組み合わせを下欄から選びなさい。

　　循環血液中に移行した有効成分は、血流によって全身の組織・器官へ運ばれて作用するが、多くの場合、標的となる細胞に存在する（ a ）、酵素、（ b ）などの（ c ）と結合し、その機能を変化させることで薬効や副作用を現す。

	a	b	c
1	受容体	トランスポーター	ホルモン
2	受容体	複合体	ホルモン
3	受容体	トランスポーター	タンパク質
4	細胞核	複合体	タンパク質
5	細胞核	トランスポーター	タンパク質

《令和元年度／四国／問72》

問063 重要度 ★★

check ☐☐☐

薬の体内での働きに関する記述について、正しいものの組み合わせを下欄から選びなさい。

a 医薬品の有効成分の代謝・排泄の速度が吸収・分布の速度を上回ると、医薬品の有効成分の血中濃度は上昇する。

❶ b 全身作用を目的とする医薬品の多くは、使用後の一定期間、その有効成分の血中濃度が、最小有効濃度と中毒域の間の範囲に維持されるよう、使用量及び使用間隔が定められているが、年齢や体格等による個人差は考慮されていない。

c 医薬品の有効成分の血中濃度が、ある最小有効濃度を超えたときに生体の反応として薬効が初めて現れる。

d 一度に大量の医薬品を摂取して血中濃度を高くしても、ある濃度以上になるとより強い薬効は得られなくなる。

1（a, b）　　**2**（a, c）　　**3**（b, d）　　**4**（c, d）

《平成30年度／四国／問76（改題）》

問062 正答 **3**

　循環血液中に移行した有効成分は、血流によって全身の組織・器官へ運ばれて作用するが、多くの場合、標的となる細胞に存在する（a. **受容体**）、酵素、（b. **トランスポーター**）などの（c. **タンパク質**）と結合し、その機能を変化させることで薬効や副作用を現す。

　そのため、医薬品が効果を発揮するためには、**有効成分**がその作用の対象である器官や組織の**細胞外液**中あるいは**細胞内液**（細胞質のこと）中に、**一定以上の濃度**で分布する必要がある。

問063 正答 **4**

a ✗ 血中濃度はある時点でピーク（**最高血中濃度**）に達し、その後は**低下**していくが、これは**代謝・排泄**の速度が**吸収・分布**の速度を**上回る**ためである。

b ✗ **全身作用**を目的とする医薬品の多くは、使用後の一定期間、その有効成分の血中濃度が、**有効域**（**最小有効濃度**と**中毒域**の間の範囲）に維持されるよう、**使用量および使用間隔**が定められているが、これには年齢や体格等による**個人差**も考慮されている。

c ◯ 医薬品が摂取された後、有効成分の血中濃度は**上昇**し、ある**最小有効濃度**（閾値）を超えたときに生体の反応としての**薬効**が現れる。

d ◯ 一度に大量の医薬品を摂取したり十分な間隔をあけずに追加摂取したりして有効成分の血中濃度を**高く**しても、ある濃度以上になると、より強い薬効は得られなくなって**薬効は頭打ち**となる一方、**有害な作用は現れやすくなる**。

医薬品の剤形及び特徴に関する以下の記述の正誤について、正しい組み合わせはどれか。

a チュアブル錠は、口の中で舐めたり噛み砕いたりして服用する剤形であり、水なしでも服用できる。

b 経口液剤は、固形製剤よりも飲み込みやすく、服用後、ゆるやかに消化管から吸収される。

c カプセル剤のカプセルの原材料としてゼラチンが広く用いられているので、ゼラチンに対してアレルギーを持つ人は使用を避けるなどの注意が必要である。

d クリーム剤は、有効成分が適用部位に留まりやすく、一般的には適用部位を水から遮断したい場合に用いる。

	a	b	c	d
1	正	正	誤	正
2	正	誤	正	誤
3	誤	正	正	誤
4	正	誤	誤	正
5	誤	正	正	正

《令和2年度／東北／問69（改題）》

医薬品の剤形に関する次の記述のうち、正しいものの組み合わせはどれか。

a 錠剤（内服）は、胃や腸で崩壊し、有効成分が溶出することが薬効を発現する前提となるため、例外的な場合を除いて、口中で噛み砕いて服用してはならない。

b 口腔内崩壊錠は、薬効を期待する部位が口の中や喉に対するものである場合が多く、飲み込まずに口の中で舐めて、徐々に溶かして使用する。

c 経口液剤では、有効成分の血中濃度が上昇しやすい。

d チュアブル錠は、表面がコーティングされているものもあるので、噛み砕かずに水などで飲み込む必要がある。

1 （a, b）　　2 （a, c）　　3 （a, d）　　4 （b, d）　　5 （c, d）

《平成30年度／南関東／問35（改題）》

問064　正答 2

a ◯　**チュアブル錠**は、**舐めたり噛み砕い**たりして服用する。**水なし**でも服用できる。

b ✕　**経口液剤**は、固形製剤よりも飲み込みやすく、また、すでに有効成分が液中に**溶けたり分散したり**しているため、服用後、比較的**速やか**に消化管から吸収されるという特徴がある。

c ◯　**カプセル剤**の**カプセルの原材料**として広く用いられているゼラチンはブタなどのタンパク質を主成分としているため、**ゼラチン**に対して**アレルギー**を持つ人は使用を避けるなどの注意が必要である。

d ✕　**軟膏剤**と**クリーム剤**には、有効成分が適用部位に留まりやすいという特徴がある。一般的には適用する部位の状態に応じて、**軟膏剤**は、適用部位を**水から遮断**したい場合等に用い、患部が**乾燥**していても**じゅくじゅく**と浸潤していても使用できる。**クリーム**剤は、患部を**水で洗い流した**い場合等に用いられる。

問065　正答 2

a ◯　**錠剤（内服）**は、胃や腸で崩壊し、有効成分が溶出することが薬効発現の前提となるため、例外的な場合を除いて、口中で**噛み砕いて服用してはならない**。特に**腸内での溶解**を目的として錠剤表面をコーティングしているもの（**腸溶錠**）の場合等は、厳に慎まなければならない。

b ✕　**トローチ**、**ドロップ**は、薬効を期待する部位が**口の中**や喉であるものが多く、**飲み込まず**に口の中で**舐めて**、徐々に溶かして使用する。

c ◯　**経口液剤**では、有効成分の血中濃度が**上昇しやすい**ため、**習慣性**や**依存性**がある成分が配合されているものの場合、本来の目的と異なる**不適正な使用**がなされることがある。

d ✕　**顆粒剤**は、粒の表面が**コーティング**されているものもあるので、**噛み砕かず**に水などで飲み込む必要がある。

次の記述は、医薬品の剤形及び適切な使用方法に関するものである。正しいものの組み合わせはどれか。

a 散剤を服用するときは、飛散を防ぐため、あらかじめ少量の水（又はぬるま湯）を口に含んだ上で服用したり、何回かに分けて少しずつ服用するなどの工夫をするとよい。

b 外用液剤は、軟膏剤やクリーム剤に比べて、患部が乾きやすいという特徴がある。

c シロップ剤では苦味やにおいが強く感じられることがあるので、小児には用いられない。

❶ d カプセル剤は、カプセル内に散剤や顆粒剤等を充填した内服用の医薬品として広く用いられているが、液剤を充填したものはない。

　　1（a, b）　　2（a, d）　　3（b, c）　　4（c, d）

《令和3年度／北海道・東北／問73（改題）》

症状からみた主な副作用

副作用に関する記述の正誤について、正しい組み合わせを1つ選びなさい。

a 医薬品は、十分注意して適正に使用すれば、副作用を生じることはない。

b 一般に、重篤な副作用は、発生頻度が低いが、副作用の早期発見・早期対応のためには、医薬品の販売等に従事する専門家が副作用の症状に関する十分な知識を身に付けることが重要である。

c 厚生労働省が作成した「重篤副作用疾患別対応マニュアル」が対象とする重篤副作用疾患の中には、一般用医薬品によって発生する副作用は含まれていない。

d 一般用医薬品による副作用は、長期連用のほか、不適切な医薬品の併用や医薬品服用時のアルコール飲用等が原因で起きる場合がある。

	a	b	c	d
1	誤	正	正	誤
2	正	誤	正	正
3	誤	正	誤	正
4	正	誤	正	誤
5	正	正	誤	正

《令和3年度／奈良／問36》

問066 正答 1

a ◯ 散剤を服用するときは、**飛散**を防ぐため、あらかじめ少量の水（または ぬるま湯）を口に含んだ上で服用したり、何回かに分けて**少しずつ**服用 するなどの工夫をするとよい。口中に散剤が残ったときには、さらに水 などを口に含み、口腔内を**すすぐ**ようにして飲み込む。

b ◯ 外用液剤は、外用の液状製剤である。軟膏剤やクリーム剤に比べて、患 部が**乾きやすい**という特徴がある。

c ✕ **経口液剤**では苦味やにおいが強く感じられることがあるので、**小児**に用 いる医薬品の場合、白糖等の糖類を混ぜた**シロップ剤**とすることが多い。

d ✕ カプセル剤は、カプセル内に**散剤**や**顆粒剤**、**液剤**等を充填した剤形であ り、内服用の医薬品として広く用いられている。

問067 正答 3

a ✕ 医薬品は、十分注意して**適正**に使用された場合でも、**副作用**を生じるこ とがある。

b ◯ 一般に、重篤な副作用は発生頻度が**低く**、遭遇する機会は極めてまれで あるが、副作用の**早期発見・早期対応**のためには、医薬品の販売等に従 事する専門家が副作用の症状に関する**十分な知識**を身に付けることが重 要である。

c ✕ 厚生労働省が作成した「**重篤副作用疾患別対応マニュアル**」が対象とす る重篤副作用疾患の中には、**一般用医薬品**によって発生する副作用も含 まれており、医薬品の販売等に従事する専門家は、購入者等への積極的 な情報提供や相談対応に本マニュアルを**積極的に活用**することが望まし い。

d ◯ 一般用医薬品による副作用は、**長期連用**のほか、不適切な医薬品の**併用** や医薬品服用時の**アルコール**飲用等が原因で起きる場合があり、医薬品 を使用する時の状況に応じて**適切な指導**を行うことが重要である。

ショック（アナフィラキシー）に関する記述の正誤について、正しい組み合わせを一つ選べ。

a 発症すると病態が急速に悪化することが多い。

b 発症後、対応が遅れてもチアノーゼ症状を示すことはない。

c 生体異物に対する遅延型のアレルギー反応の一種である。

d 医薬品が原因である場合、以前にその医薬品によって蕁麻疹等のアレルギーを起こしたことがある人で起きる可能性が高い。

	a	b	c	d
1	正	正	誤	誤
2	正	誤	正	誤
3	誤	正	正	正
4	正	誤	誤	正
5	誤	正	誤	正

《令和２年度／関西広域連合・福井／問74》

医薬品の副作用として現れる皮膚粘膜眼症候群及び中毒性表皮壊死融解症に関する次の記述の正誤について、正しい組み合わせはどれか。

a 皮膚粘膜眼症候群が発症する可能性がある医薬品の種類は少なく、発症の予測は容易である。

b 中毒性表皮壊死融解症は、スティーブンス・ジョンソン症候群とも呼ばれる。

c いずれも、一旦発症すると、多臓器障害の合併症等により致命的な転帰をたどることがある。

d いずれも、原因医薬品の使用開始後２週間以内に発症することが多いが、１ヶ月以上経ってから起こることもある。

	a	b	c	d
1	誤	誤	正	正
2	正	誤	誤	正
3	正	正	正	誤
4	誤	誤	正	誤
5	誤	正	誤	正

《令和元年度／北関東・甲信越／問56》

問068 正答 **4**

a ◯ **ショック（アナフィラキシー）**は、発症後の進行が非常に**速やかな**（通常、2時間以内に急変する）ことが特徴であり、直ちに**救急救命処置**が可能な医療機関を受診する必要がある。

b ✕ **ショック（アナフィラキシー）**は、適切な対応が遅れると**チアノーゼ**や**呼吸困難**等を生じ、**死**に至ることがある。

c ✕ **ショック（アナフィラキシー）**は、生体異物に対する**即時型**のアレルギー反応の一種である。

d ◯ **ショック（アナフィラキシー）**の発生頻度は原因物質によって異なり、医薬品が原因である場合、**以前に**その医薬品によって蕁麻疹等の**アレルギー**を起こしたことがある人で起きる可能性が**高い**。

問069 正答 **1**

a ✕ **皮膚粘膜眼症候群**が発症する可能性がある医薬品の種類は**多く**、発症の予測は**極めて困難**である。

b ✕ **中毒性表皮壊死融解症**は、最初に報告をした医師の名前にちなんで**ライエル症候群**とも呼ばれる。

c ◯ **皮膚粘膜眼症候群**と**中毒性表皮壊死融解症**は、いずれも発生は**非常にまれ**であるとはいえ、一旦発症すると多臓器障害の合併症等により**致命的な転帰**をたどることがあり、また、皮膚症状が軽快した後も**眼**や**呼吸器**等に障害が残ったりする重篤な疾患である。

d ◯ **皮膚粘膜眼症候群**と**中毒性表皮壊死融解症**は、いずれも原因と考えられる医薬品の使用開始後、**2週間以内**に発症することが**多い**。ただし、**1か月以上**経ってから起こることもある。

医薬品の副作用として生じる肝機能障害に関する記述の正誤について、正しい組み合わせはどれか。

a 肝機能障害には、有効成分に対する抗原抗体反応が原因で起きるアレルギー性のものがある。

b 軽度の肝機能障害の場合、自覚症状がなく、健康診断等の血液検査で初めて判明することが多い。

c 黄疸とは、ビリルビンが胆汁中へ排出されず血液中に滞留することにより生じる、皮膚や白眼が黄色くなる病態である。

d 肝機能障害が疑われた時点で、原因と考えられる医薬品の使用を中止し、医師の診療を受けることが重要である。

	a	b	c	d
1	正	誤	正	誤
2	誤	正	誤	誤
3	誤	誤	誤	正
4	誤	正	正	誤
5	正	正	正	正

《令和4年度／中国・四国／問36》

医薬品の副作用である偽アルドステロン症に関する記述のうち、正しいものの組み合わせを1つ選びなさい。

a 体内にカリウムが貯留し、体からナトリウムが失われることにより生じる。

b 副腎皮質からのアルドステロン分泌が増加することにより生じる。

c 主な症状として、血圧上昇、手足のしびれ、喉の渇き、吐きけ・嘔吐等がある。

d 医薬品と食品との間の相互作用によって起きることがある。

1 （a, b）　　2 （a, c）　　3 （b, d）　　4 （c, d）

《令和3年度／奈良／問37》

問070 正答 **5**

a ⭕ 医薬品により生じる**肝機能障害**は、**中毒性のものとアレルギー性**のもの
に大別される。**中毒性の肝機能障害**は有効成分またはその代謝物の**直接
的肝毒性**が原因で起こり、**アレルギー性の肝機能障害**は有効成分に対す
る抗原抗体反応が原因で起きる。

b ⭕ 軽度の肝機能障害の場合、**自覚症状がなく**、健康診断等の血液検査（肝
機能検査値の悪化）で初めて判明することが多い。肝機能障害の主な症
状に、全身の倦怠感、**黄疸**のほか、発熱、発疹、皮膚の**掻痒感**、吐きけ
等がある。

c ⭕ 黄疸とは、**ビリルビン**（黄色色素）が**胆汁中**へ排出されず**血液中**に滞留
することにより生じる、**皮膚や白眼が黄色く**なる病態である。また、過
剰となった血液中の**ビリルビン**が尿中に排出されることにより、**尿の色
が濃く**なることもある。

d ⭕ **肝機能障害**が疑われた時点で、原因と考えられる医薬品の**使用を中止**し、
医師の診療を受けることが重要である。漫然と原因と考えられる医薬品
を使用し続けると、**不可逆的**な病変（**肝不全**）を生じ、死に至ることも
ある。

問071 正答 **4**

a ❌ 偽アルドステロン症は、体内に塩分（**ナトリウム**）と**水**が貯留し、体か
ら**カリウム**が失われることによって生じる病態である。

b ❌ 偽アルドステロン症は、**副腎皮質**からの**アルドステロン**分泌が増加して
いないにもかかわらず生じる。

c ⭕ 偽アルドステロン症の主な症状として、手足の**脱力**、血圧**上昇**、筋肉痛、
こむら返り、倦怠感、手足の**しびれ**、頭痛、**むくみ（浮腫）**、喉の渇き、
吐きけ・嘔吐等があり、病態が進行すると、**筋力低下**、起立不能、歩行
困難、痙攣等を生じる。

d ⭕ 偽アルドステロン症は、**低身長、低体重**など体表面積が**小さい者**や**高齢
者**で生じやすく、原因医薬品の**長期服用**後に初めて発症する場合もある。
また、複数の医薬品や、医薬品と食品との間の**相互作用**によって起きる
ことがある。

問072 重要度 ★★　　　　　　　　　　　　check □□□

精神神経系に現れる副作用に関する以下の記述のうち、**誤っているもの**を一つ選びなさい。

1 乗り物や危険な機械類の運転操作中に眠気を生じると重大な事故につながる可能性が高いので、眠気を催すことが知られている医薬品を使用した後は、そのような作業に従事しないよう十分注意する必要がある。

❷ 2 精神神経症状が現れるのは、医薬品の大量服用や長期連用、乳幼児への適用外の使用等の不適正な使用がなされた場合に限られる。

3 無菌性髄膜炎は、多くの場合、発症は急性で、首筋のつっぱりを伴った激しい頭痛、発熱、吐き気・嘔吐、意識混濁等の症状が現れる。

4 心臓や血管に作用する医薬品により、頭痛やめまい、浮動感（体がふわふわと宙に浮いたような感じ）、不安定感（体がぐらぐらする感じ）が生じることがある。

《令和元年度／九州・沖縄／問37》

問073 重要度 ★★　　　　　　　　　　　　check □□□

精神神経系に現れる副作用に関する以下の記述の正誤について、正しい組み合わせを下から一つ選びなさい。

ア 無菌性髄膜炎は、原因の大部分がウイルスであると考えられているが、腸炎ビブリオ感染症やライム病、医薬品の副作用等によって生じることもある。

イ 心臓や血管に作用する医薬品により、頭痛やめまい、浮動感、不安定感等の症状が現れることがあるため、これらの症状が現れた際には、原因と考えられる医薬品の使用を中止し、症状によっては医師の診療を受ける等の対応が必要である。

ウ 医薬品の副作用によって中枢神経系が影響を受け、精神神経症状を生じることがある。

エ 全身性エリテマトーデス、混合性結合組織病、関節リウマチ等の基礎疾患があり、それに関連した医薬品を服用している人は、医薬品の副作用による無菌性髄膜炎の発症リスクが高い。

	ア	イ	ウ	エ			ア	イ	ウ	エ
1	正	正	正	正		4	誤	正	正	正
2	正	正	誤	誤		5	誤	誤	誤	正
3	正	誤	正	誤						

《令和3年度／九州・沖縄・三重／問34（改題）》

130

問 072 正答 **2**

1 ◯ **精神神経症状**のうち**眠気**は比較的軽視されがちであるが、乗物や危険な機械類の**運転操作中**に**眠気**を生じると**重大な事故**につながる可能性が高いので、**眠気を催す**ことが知られている医薬品（例：抗ヒスタミン成分、コデイン類、ブロモバレリル尿素、アリルイソプロピルアセチル尿素）を使用した後は、そのような作業に従事しないよう十分注意することが必要である。

2 ✗ **精神神経症状**は、医薬品の大量服用や長期連用、乳幼児への適用外の使用等の**不適正な使用**がなされた場合に限らず、**通常の用法・用量**でも発生することがある。

3 ◯ **無菌性髄膜炎**では、**首筋のつっぱり**を伴った激しい頭痛、発熱、吐け・嘔吐、意識混濁等の**急性**の症状が現れることが多い。

4 ◯ **心臓**や**血管**に作用する医薬品（例：ジフェニドール塩酸塩）により、頭痛やめまい、浮動感、不安定感等が生じることがある。

問 073 正答 **4**

ア ✗ **無菌性髄膜炎**は、原因の大部分が**ウイルス**であると考えられているが、**マイコプラズマ感染症**やライム病、医薬品の副作用等によって生じることもある。

イ ◯ **心臓**や**血管**に作用する医薬品により、**頭痛やめまい**、**浮動感**（体がふわふわと宙に浮いたような感じ）、**不安定感**（体がぐらぐらする感じ）等が生じることがある。これらの症状が現れた場合は、原因と考えられる医薬品の**使用を中止**し、症状によっては医師の診療を受けるなどの対応が必要である。

ウ ◯ 医薬品の副作用によって**中枢神経系**が影響を受け、物事に集中できない、落ち着きがなくなる等のほか、不眠、不安、震え（振戦）、興奮、眠気、うつ等の**精神神経症状**を生じることがある。

エ ◯ 医薬品の副作用による**無菌性髄膜炎**の場合、**全身性エリテマトーデス**、**混合性結合組織病**、**関節リウマチ**等の基礎疾患がある人で発症リスクが**高い**。

消化器系に現れる副作用に関する記述の正誤について、正しい組み合わせを1つ選びなさい。

- **a** イレウス様症状は、医薬品の作用によって腸管運動が麻痺して、腸内容物の通過が妨げられ、激しい腹痛やガス排出（おなら）の停止、嘔吐、腹部膨満感を伴う著しい便秘が現れる。

- **b** 消化性潰瘍は、胃や十二指腸の粘膜組織が傷害されて、粘膜組織の一部が粘膜筋板を超えて欠損する状態である。

- **c** 消化性潰瘍は、悪化すると、腸内細菌の異常増殖によって全身状態の衰弱が急激に進行する可能性がある。

- **d** 消化性潰瘍になると、胃のもたれ、食欲低下、胸やけ、吐きけ、胃痛、空腹時にみぞおちが痛くなる、消化管出血に伴って糞便が黒くなるなどの症状が現れる。

	a	b	c	d			a	b	c	d
1	正	正	誤	正		4	誤	正	誤	正
2	正	正	正	正		5	正	誤	正	誤
3	誤	誤	正	正						

《令和4年度／奈良／問39（改題）》

消化器系に現れる副作用等に関する記述の正誤について、正しい組み合わせはどれか。

- **a** 消化性潰瘍は、自覚症状が乏しい場合もあり、貧血症状（動悸や息切れ等）の検査時や突然の吐血・下血によって発見されることがある。

- **b** 浣腸剤や坐剤の使用によって現れる一過性の症状に、排便直後の立ちくらみなどがある。

- **c** イレウス様症状では、腹痛などの症状のために水分や食物の摂取が抑制され、嘔吐がない場合でも脱水状態となることがある。

- ❗**d** イレウス様症状は、普段から便秘傾向にある人だけが発症リスクが高く、小児や高齢者はなりにくい。

	a	b	c	d			a	b	c	d
1	正	正	誤	正		4	正	誤	正	誤
2	誤	誤	正	誤		5	誤	正	誤	正
3	正	正	正	誤						

《令和元年度／福井／問77》

問074　正答 1

a ◯　**イレウス様症状**は、医薬品の作用によって**腸管運動が麻痺**して腸内容物の通過が妨げられている状態で、**激しい腹痛**やガス排出（おなら）の停止、嘔吐、腹部膨満感を伴う**著しい便秘**が現れる。

b ◯　**消化性潰瘍**は、**胃や十二指腸**の粘膜組織が傷害されて、粘膜組織の一部が**粘膜筋板**を超えて欠損する状態であり、医薬品の副作用により生じることも多い。

c ✕　**イレウス様症状**は、悪化すると、腸内容物の逆流による**嘔吐**が原因で**脱水症状**を呈したり、**腸内細菌の異常増殖**によって**全身状態の衰弱**が急激に進行する可能性がある。

d ◯　**消化性潰瘍**では、①**胃のもたれ**、食欲低下、胸やけ、吐きけ、**胃痛**、②**空腹時**にみぞおちが痛くなる、③消化管出血に伴って糞便が**黒くなる**などの症状を生じる。

問075　正答 3

a ◯　**消化性潰瘍**は、**自覚症状が乏しい**。貧血症状を検査した時や突然の吐血・下血によって発見されることがある。

b ◯　**浣腸剤や坐剤**の使用によって現れる一過性の症状に、**肛門部の熱感**等の刺激、異物の注入による**不快感**、排便直後の**立ちくらみ**などがある。

c ◯　**イレウス様症状**では、腹痛で水分や食物が摂取できなくなり、**嘔吐**がなくても**脱水状態**となる場合がある。

d ✕　**イレウス様症状**は、**小児や高齢者**のほか、普段から**便秘傾向**のある人は、発症のリスクが**高い**。

呼吸器系に現れる副作用に関する記述の正誤について、正しい組み合わせを一つ選べ。

- **a** 間質性肺炎は、息切れ・息苦しさ、発熱等の症状が現れるが、重篤な病態へ進行することはない。

- **b** 一般用医薬品の副作用として現れる間質性肺炎は、症状が一過性で、自然に回復するので、原因と考えられる医薬品の使用を継続しても問題はない。

- **c** 医薬品の副作用として現れた喘息の症状は、合併症の有無にかかわらず、原因となった医薬品の成分が体内から消失しても寛解しない。

- **d** 医薬品の副作用として現れる喘息は、成人になってから喘息を発症した人、季節に関係なく喘息発作が起こる人等で発症しやすい。

	a	b	c	d
1	正	誤	正	正
2	正	誤	正	誤
3	誤	正	正	誤
4	誤	誤	誤	正
5	正	正	誤	正

《令和３年度／関西広域連合・福井／問78》

呼吸器系に現れる副作用のうち、間質性肺炎に関する記述について、誤っているものはどれか。

1. 間質性肺炎は、気管支または肺胞が細菌に感染して炎症を生じたものである。

2. 間質性肺炎を発症すると、肺胞と毛細血管の間のガス交換効率が低下して血液に酸素を十分取り込むことができず、体内は低酸素状態になる。

3. 間質性肺炎を発症すると、息切れ・息苦しさ等の呼吸困難、空咳（痰の出ない咳）、発熱等の症状を呈する。

4. 一般的に、間質性肺炎は、医薬品の使用開始から１～２週間程度で起きることが多い。

《令和元年度／福井／問78》

問 076　正答 **4**

a ✗　**間質性肺炎**は、悪化すると重篤な病態（**肺線維症**）に移行することがある。

b ✗　医薬品の副作用による**間質性肺炎**の場合、症状が**一過性**に現れ、**自然と回復**することもあるが、重篤な病態への進行を防止するため、直ちに原因と考えられる医薬品の**使用を中止**して、速やかに医師の診療を受ける必要がある。

c ✗　医薬品の副作用による**喘息**の症状は、合併症を起こさない限り、原因となった医薬品の有効成分が体内から**消失**すれば症状は**寛解**する。

d ○　医薬品の副作用による**喘息**は、**鼻**の疾患（例：**非アレルギー性**の鼻炎、**蓄膿症**、**鼻茸**、嗅覚異常）を合併している人や、**成人**になってから喘息を発症した人、**季節**に関係なく喘息発作が起こる人等で発症しやすい。

問 077　正答 **1**

1 ✗　通常の肺炎は、**気管支または肺胞**が細菌に感染して炎症を生じたものである。一方、**間質性肺炎**は、肺の中で肺胞と毛細血管を取り囲んで支持している組織（**間質**）が炎症を起こしたものである。

2 ○　**間質性肺炎**では、肺胞と毛細血管の間の**ガス交換効率が低下**して血液に**酸素**を十分取り込めなくなり、体内は**低酸素状態**となる。

3 ○　**間質性肺炎**を発症すると、**息切れ**・息苦しさ等の呼吸困難、空咳（**痰の出ない咳**）、**発熱**等の症状を呈する。息切れは、初期には登坂等の運動時に感じられるが、病態が進行すると平地歩行や家事等の軽労作時にも意識されるようになる。必ずしも**発熱は伴わない**。

4 ○　**間質性肺炎**は、原因と考えられる医薬品の使用開始から**1〜2週間**程度で生じることが多い。

次の記述は、循環器系に関するものである。正しいものの組み合わせはどれか。

a うっ血性心不全とは、心筋の自動性や興奮伝導の異常が原因で心臓の拍動リ
　ズムが乱れる病態である。

b 息切れ、疲れやすい、足のむくみ、急な体重増加、咳とピンク色の痰などを
　認めた場合は、うっ血性心不全の可能性がある。

c 心不全の既往がある人は、薬剤による心不全を起こしやすい。

d 医薬品を適正に使用している場合は、動悸や一過性の血圧上昇、顔のほてり
　を生じることはない。

　　1（a，b）　　**2**（a，d）　　**3**（b，c）　　**4**（c，d）

《令和３年度／北海道・東北／問76》

**泌尿器系に現れる医薬品の副作用に関する次の記述について、（　　）に入れ
るべき字句の正しい組み合わせを下欄から選びなさい。**

（ a ）の機能を抑制する作用がある成分が配合された医薬品を使用すると、膀
胱の（ b ）の収縮が（ c ）され、尿が出にくい、尿が少ししか出ない、残
尿感がある等の症状を生じることがある。

	a	b	c
1	交感神経系	括約筋	亢進
2	交感神経系	括約筋	抑制
3	交感神経系	排尿筋	亢進
4	副交感神経系	排尿筋	抑制
5	副交感神経系	括約筋	亢進

《令和元年度／四国／問76》

問078　正答 **3**

a ✗ **不整脈**とは、心筋の自動性や興奮伝導の異常が原因で、心臓の**拍動リズム**が乱れる病態である。**めまい、立ちくらみ**、全身のだるさ（疲労感）、動悸、息切れ、胸部の不快感、**脈の欠落**等の症状が現れる。

b ◯ **息切れ**、疲れやすい、足の**むくみ、急な体重の増加**、咳と**ピンク色の痰**などを認めた場合は、**うっ血性心不全**の可能性を疑い、早期に医師の診療を受ける必要がある。

c ◯ **心不全**の既往がある人は、薬剤による**心不全**を起こしやすい。

d ✗ 医薬品を**適正**に使用した場合であっても、**動悸**（心悸亢進）や一過性の血圧**上昇**、顔のほてり等を生じることがある。

問079　正答 **4**

（a. **副交感神経系**）の機能を抑制する作用がある成分が配合された医薬品を使用すると、膀胱の（b. **排尿筋**）の収縮が（c. **抑制**）され、尿が出にくい、尿が少ししか出ない、残尿感がある等の症状を生じることがある。

上記のような症状が進行すると、尿意があるのに尿が全く出なくなったり（**尿閉**）、下腹部が膨満して**激しい痛み**を感じるようになる。

用語解説

心筋の自動性

心臓内で、心臓の鼓動を刻む刺激を生み出すことをいう。心臓は、外部刺激ではなく自ら生み出した刺激によって収縮・弛緩を繰り返すため、体から取り出してもある程度の時間は鼓動を刻むことができる。

泌尿器系に現れる医薬品の副作用に関する次の記述の正誤について、正しい組み合わせはどれか。

- **a** 腎障害では、一時的に尿が増える症状は現れることはない。
- **b** 尿意があるのに尿が全く出なくなったり（尿閉）、下腹部が膨満して激しい痛みを感じる症状は、男性に限らず女性においても報告されている。
- **c** 膀胱炎様症状は、尿の回数増加（頻尿）、排尿時の疼痛、残尿感等の症状が現れる。
- **d** 尿勢の低下等の兆候に留意することは、排尿困難の初期段階での適切な対応につながる。

	a	b	c	d
1	正	誤	正	正
2	誤	誤	正	誤
3	誤	誤	誤	正
4	正	正	誤	誤
5	誤	正	正	正

《令和3年度／南関東／問40（改題）》

感覚器系に現れる副作用に関する以下の記述のうち、<u>誤っているもの</u>を一つ選びなさい。

- **1** 眼球内の角膜と水晶体の間を満たしている眼房水が排出されにくくなると、眼圧が上昇して視覚障害を生じることがある。
- **2** 抗コリン作用がある成分が配合された医薬品によって眼圧が上昇し、眼痛や眼の充血に加え、急激な視力低下を来すことがある。
- **3** 高眼圧を長時間放置すると、視神経が損傷して視野欠損といった視覚障害に至るおそれがあるが、この症状は可逆的である。
- **4** 医薬品によっては、瞳の拡大（散瞳）による異常な眩しさや目のかすみ等の副作用が現れることがあるので、散瞳を生じる可能性のある成分が配合された医薬品を使用した後は、乗物や機械類の運転操作は避けなければならない。

《令和4年度／九州・沖縄／問39》

問080 正答 **5**

a ✗ **腎障害**では、**尿量の減少**、ほとんど尿が出ない、逆に**一時的に尿が増える**、**むくみ**（浮腫）、倦怠感、発疹、吐きけ・嘔吐、発熱、尿が濁る・赤みを帯びる（**血尿**）等の症状が現れる。

b ○ 尿意があるのに尿が全く出なくなったり、下腹部が膨満して激しい痛みを感じる症状は、**前立腺肥大**等の基礎疾患がない人でも現れることが知られており、**男性**に限らず**女性**においても報告されている。

c ○ **膀胱炎様症状**では、尿の回数増加（**頻尿**）、排尿時の**疼痛**、**残尿感**等の症状が現れる。これらの症状が現れたときは、原因と考えられる医薬品の**使用を中止**し、症状によっては医師の診療を受けるなどの対応が必要である。

d ○ 医薬品の副作用による**排尿困難**の場合、初期段階で適切な対応が図られるよう、**尿勢の低下**等の兆候に留意することが重要である。

問081 正答 **3**

1 ○ **眼房水**（**角膜**と**水晶体**の間を満たしている組織液）が排出されにくくなると、**眼圧上昇**により**視覚障害**を生じることがある。

2 ○ **抗コリン作用**がある成分（例：抗コリン成分、抗ヒスタミン成分）が配合された医薬品によって**眼圧が上昇**し（急性緑内障発作）、眼痛や眼の充血に加え、**急激な視力低下**を来すことがある。

3 ✗ 高眼圧を長時間放置すると、視神経が損傷して**不可逆的**な視覚障害（**視野欠損**や**失明**）に至るおそれがある。

4 ○ 瞳の拡大（**散瞳**）による**異常なまぶしさや目のかすみ**等の副作用が現れることがあるため、散瞳を生じる可能性のある成分が配合された医薬品（例：抗コリン成分、ピレンゼピン塩酸塩水和物）を使用した後は、乗物や機械類の**運転操作**を避けなければならない。

皮膚に現れる副作用に関する記述の正誤について、正しい組み合わせはどれか。

a 接触皮膚炎とは、化学物質や金属等に皮膚が反応して現れる、強い痒みを伴う発疹・発赤、腫れ、刺激感、水疱・ただれ等の激しい炎症症状のことである。

b 光線過敏症の症状は、医薬品が触れた部分だけでなく、全身へ広がって重篤化する場合がある。

c 薬疹は、あらゆる医薬品で起きる可能性があり、特に、発熱を伴って眼や口腔粘膜に異常が現れた場合は、急速に重篤な病態へ進行することがある。

d 薬疹を経験したことのある人が、再度同種の医薬品を使用すると、ショック（アナフィラキシー）等のより重篤なアレルギー反応を生じるおそれがある。

	a	b	c	d
1	正	正	正	誤
2	正	正	誤	正
3	正	誤	正	正
4	誤	正	正	正
5	正	正	正	正

《令和4年度／北陸・東海／問80》

次の記述は、皮膚に現れる副作用に関するものである。正しいものの組み合わせはどれか。

a 接触皮膚炎は原因と考えられる医薬品の使用を中止すれば、症状は治まり、再びその医薬品に触れても再発することはない。

b 光線過敏症が現れた場合、原因と考えられる医薬品の使用を中止し、患部を洗浄し、遮光（白い生地や薄手の服は不可）して速やかに医師の診療を受ける必要がある。

c 薬疹を経験したことがない人であっても、暴飲暴食や肉体疲労が誘因となって薬疹が現れることがある。

d 薬疹のなかでも、蕁麻疹は痒みがないか、たとえあったとしてもわずかである。

1 （a, b）　　2 （a, d）　　3 （b, c）　　4 （c, d）

《令和元年度／北海道・東北／問80》

問082 正答 **5**

a ○ **接触皮膚炎**は、いわゆる「肌に合わない」という状態で、化学物質や**金属**等が皮膚に接触することにより、**強い痒みを伴う激しい炎症症状**（**発疹・発赤**、腫れ、刺激感、水疱・ただれ等）が現れる。

b ○ 紫外線に曝されて初めて起こる**かぶれ**（**光線過敏症**）の症状は、医薬品が触れた部分**だけでなく**、全身へ広がって重篤化する場合がある。

c ○ **薬疹**は、**あらゆる医薬品**で起きる可能性があり、特に、**発熱**を伴って**眼**や**口腔粘膜**に異常が現れた場合は、**急速に**重篤な病態（例：皮膚粘膜眼症候群、中毒性表皮壊死融解症）へ進行することがある。

d ○ 薬疹を経験したことがある人が同種の医薬品を**再度使用**すると、より重篤な**アレルギー反応**（例：ショック（アナフィラキシー）、皮膚粘膜眼症候群、中毒性表皮壊死融解症）を生じるおそれがある。

問083 正答 **3**

a ✕ **接触皮膚炎**の症状が現れたときは、原因と考えられる医薬品の**使用を中止**すれば、通常1週間程度で症状は治まるが、再びその医薬品に触れると**再発**する。

b ○ **光線過敏症**が現れた場合は、原因と考えられる医薬品の**使用を中止**して、皮膚に医薬品が残らないよう十分に**患部を洗浄**し、**遮光**（白い生地や薄手の服は紫外線を透過するおそれがあるので不可）して速やかに医師の診療を受ける必要がある。

c ○ **アレルギー体質**の人や**以前に薬疹**を起こしたことがある人で生じやすいが、**薬疹**を経験したことがない人であっても、**暴飲暴食**や**肉体疲労**が誘因となって薬疹が現れることがある。

d ✕ **蕁麻疹**の薬疹は**強い痒み**を伴うが、**蕁麻疹以外**の薬疹は**痒みがないか**、たとえあったとしてもわずかなことが多い。

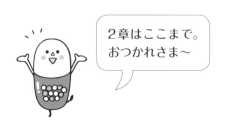

2章はここまで。
おつかれさま〜

141

精神神経に作用する薬

問 001 重要度：★★ check ☐☐☐

かぜ（感冒）及びかぜ薬（総合感冒薬）に関する記述のうち、正しいものの組み合わせはどれか。

- **a** かぜの約8割は、細菌の感染が原因である。
- **b** かぜとよく似た症状が現れる疾患に、喘息、アレルギー性鼻炎、リウマチ熱、関節リウマチ、肺炎、肺結核、髄膜炎、急性肝炎、尿路感染症等がある。
- **c** かぜ薬は、細菌やウイルスの増殖を抑えたり、それらを体内から取り除くことにより、咳や発熱などの諸症状の緩和を図るものである。
- **d** かぜ薬による重篤な副作用として、まれに、ショック（アナフィラキシー）、皮膚粘膜眼症候群、中毒性表皮壊死融解症、喘息、間質性肺炎が起きることがある。

1（a, c）　**2**（b, c）　**3**（b, d）　**4**（a, d）

《令和2年度／北陸・東海／問21》

問 002 重要度：★★ check ☐☐☐

かぜ（感冒）に関する記述の正誤について、正しい組み合わせを一つ選びなさい。

- **a** 季節や時期等によって原因となるウイルスや細菌の種類は異なる。
- **b** 非感染性であるアレルギーや冷気、乾燥は、かぜの要因にはあたらない。
- **c** 冬場に、発熱や頭痛を伴って悪心・嘔吐や、下痢等の消化器症状が現れた場合は、かぜではなく、ウイルス性胃腸炎である場合が多い。
- **d** インフルエンザ（流行性感冒）は、感染力が強く、また、重症化しやすいため、かぜとは区別して扱われる。

	a	b	c	d
1	誤	正	正	正
2	正	正	誤	誤
3	正	誤	正	正
4	誤	誤	正	正
5	正	誤	誤	誤

《令和2年度／奈良／問62》

問001 正答 **3**

a ✗ かぜの約8割は、**ウイルス**の感染が原因である。

b ◯ かぜとよく似た症状が現れる疾患に、**喘息**、**アレルギー性鼻炎**、**リウマチ熱**、**関節リウマチ**、**肺炎**、**肺結核**、**髄膜炎**、**急性肝炎**、**尿路感染症**等がある。**急激な発熱**を伴う場合や、症状が**4日以上**続くとき、または**症状が重篤**なときは、かぜではない可能性が高い。

c ✗ かぜ薬は、ウイルスの増殖を抑えたり、ウイルスを体内から除去するものではなく、咳や発熱などの**諸症状の緩和**を図る**対症療法薬**である。

d ◯ かぜ薬の重篤な副作用として、まれに、**ショック**（**アナフィラキシー**）、**皮膚粘膜眼症候群**、**中毒性表皮壊死融解症**、**喘息**、**間質性肺炎**が起きることがあるが、これらは**かぜ薬**（漢方処方成分、生薬成分のみから成る場合を除く）の**使用上の注意**では、配合成分によらず**共通に記載**されている。

問002 正答 **3**

a ◯ かぜの原因となる**ウイルスは200種類**を超えるといわれており、それぞれ活動に適した環境があるため、季節や時期などによって原因となる**ウイルス**や細菌の**種類は異なる**。

b ✗ **かぜ**には、まれに冷気や乾燥、アレルギーのような**非感染性**の要因による場合がある。

c ◯ 冬場に、発熱や頭痛を伴って**悪心・嘔吐**や、**下痢**等の**消化器症状**が現れた場合はかぜではなく、ウイルスが消化器に感染したことによる**ウイルス性胃腸炎**である場合が多い。

d ◯ **インフルエンザ**（流行性感冒）は、かぜと同様、**ウイルスの呼吸器感染**によるものであるが、**感染力が強く**、また、**重症化しやすい**ため、かぜとは区別して扱われる。

かぜ薬の成分に関する記述について、（　　　）の中に入れるべき字句の正しい組み合わせを一つ選べ。

（　a　）は15歳未満の小児で水痘（水疱瘡）又はインフルエンザにかかっているときには使用を避ける必要があるが、一般の生活者にとっては、かぜとインフルエンザとの識別は必ずしも容易でない。インフルエンザの流行期には解熱鎮痛成分が（　b　）や生薬成分のみからなる製品の選択を提案するなどの対応を図ることが重要である。

	a	b
1	アセトアミノフェン	エテンザミド
2	アセトアミノフェン	クロルフェニラミンマレイン酸塩
3	エテンザミド	クロルフェニラミンマレイン酸塩
4	エテンザミド	アセトアミノフェン
5	クロルフェニラミンマレイン酸塩	アセトアミノフェン

《令和元年度／関西広域連合／問22》

かぜ薬の配合成分とその配合目的に関する記述のうち、正しいものの組み合わせはどれか。

a メチルエフェドリンサッカリン塩 ― 咳を抑える

b グアイフェネシン ― 発熱を鎮める

c エチルシステイン塩酸塩 ― 痰の切れを良くする

d ヨウ化イソプロパミド ― くしゃみや鼻汁を抑える

1 （a, b）　2 （a, c）　3 （b, c）　4 （b, d）　5 （c, d）

《令和2年度／中国／問61（改題）》

かぜ薬の配合成分とその配合目的の関係が正しいものはどれか。

1 グリチルリチン酸二カリウム ― 発熱を鎮め、痛みを和らげる

2 ブロムヘキシン塩酸塩 ― くしゃみや鼻汁を抑える

3 ノスカピン ― 咳を抑える

4 メキタジン ― 痰の切れを良くする

《令和元年度／中国／問62（改題）》

問003 正答 **4**

（a. **エテンザミド**）は15歳未満の小児で水痘（水疱瘡）またはインフルエンザにかかっているときには使用を避ける必要があるが、一般の生活者にとっては、かぜとインフルエンザとの識別は必ずしも容易でない。インフルエンザの流行期には解熱鎮痛成分が（b. **アセトアミノフェン**）や生薬成分のみからなる製品の選択を提案するなどの対応を図ることが重要である。

　医薬品の販売等に従事する専門家においては、上記の他にも**インフルエンザの流行期**には必要に応じて購入者等に対して積極的に注意を促す等の対応を図ることが重要である。なお、サリチルアミドについても同様である。

問004 正答 **5**

a ✗ **メチルエフェドリンサッカリン塩**【アドレナリン作動成分】は、鼻粘膜の**充血**を和らげ、気管・気管支を**拡げる**。

b ✗ **グアイフェネシン**【去痰成分】は、**痰**の切れを良くする。

c ○ **エチルシステイン塩酸塩**【去痰成分】は、**痰**の切れを良くする。

d ○ **ヨウ化イソプロパミド**【抗コリン成分】は、**くしゃみや鼻汁**を抑える。

問005 正答 **3**

1 ✗ **グリチルリチン酸二カリウム**【抗炎症成分】は、鼻粘膜や喉の炎症による**腫れ**を和らげる。

2 ✗ **ブロムヘキシン塩酸塩**【去痰成分】は、**痰**の切れを良くする。

3 ○ **ノスカピン**【鎮咳成分】は、**咳**を抑える。

4 ✗ **メキタジン**【抗ヒスタミン成分】は、**くしゃみや鼻汁**を抑える。

問 006 重要度 ★★★　　　　　　　　　　　　　check ☐☐☐

かぜ薬に含まれている成分に関する次の記述の正誤について、正しい組み合わせはどれか。

a イソプロピルアンチピリンは、痰の切れを良くすることを目的としている。

b アセトアミノフェンは、発熱を鎮め、痛みを和らげることを目的としている。

c ジヒドロコデインリン酸塩は、鼻粘膜の充血を和らげ、気管・気管支を拡げることを目的としている。

d デキストロメトルファン臭化水素酸塩水和物は、咳を抑えることを目的としている。

	a	**b**	**c**	**d**
1	正	正	正	誤
2	正	誤	正	誤
3	正	誤	誤	正

	a	**b**	**c**	**d**
4	誤	正	正	正
5	誤	正	誤	正

《平成30年度／北関東・甲信越／問62（改題）》

問 007 重要度 ★★★　　　　　　　　　　　　　check ☐☐☐

1〜4で示される医薬品の配合成分のうち、依存性があるものはどれか。

1 チペピジンヒベンズ酸塩

2 コデインリン酸塩水和物

3 クロペラスチン塩酸塩

4 ノスカピン

《令和3年度／北陸・東海／問25（改題）》

問 008 重要度 ★★　　　　　　　　　　　　　　check ☐☐☐

かぜ薬（総合感冒薬）の配合成分とその配合目的の組み合わせのうち、正しいものの組み合わせはどれか。

a サリチルアミド ― 痰の切れを良くする

b トラネキサム酸 ― 炎症による腫れを和らげる

c クレマスチンフマル酸塩 ― 発熱を鎮め、痛みを和らげる

d クロペラスチン塩酸塩 ― 咳を抑える

　1（a, b）　　**2**（a, c）　　**3**（b, c）　　**4**（b, d）　　**5**（c, d）

《令和元年度／南関東／問62》

146

問006　正答 **5**

a **✕**　イソプロピルアンチピリン【解熱鎮痛成分】は、**発熱**を鎮め、**痛み**を和らげる。

b **◯**　アセトアミノフェン【解熱鎮痛成分】は、**発熱**を鎮め、**痛み**を和らげる。

c **✕**　ジヒドロコデインリン酸塩【鎮咳成分】は、**咳**を抑える。

d **◯**　デキストロメトルファン臭化水素酸塩水和物【鎮咳成分】は、**咳**を抑える。

問007　正答 **2**

　咳を抑えることを目的とする成分のうち、**延髄**の**咳嗽中枢**に作用するものとして、**コデインリン酸塩水和物、ノスカピン、チペピジンヒベンズ酸塩、クロペラスチン塩酸塩**等がある。

　これらのうち**コデインリン酸塩水和物**は、**依存性**がある成分である。

問008　正答 **4**

a **✕**　サリチルアミド【解熱鎮痛成分】は、**発熱**を鎮め、**痛み**を和らげる。

b **◯**　トラネキサム酸【抗炎症成分】は、鼻粘膜や喉の炎症による**腫れ**を和らげる。

c **✕**　クレマスチンフマル酸塩【抗ヒスタミン成分】は、**くしゃみ**や**鼻汁**を抑える。

d **◯**　クロペラスチン塩酸塩【鎮咳成分】は、**咳**を抑える。

3章

主な医薬品とその作用

グリチルリチン酸に関する記述の正誤について、正しい組み合わせを一つ選び
なさい。

a グリチルリチン酸を含む生薬成分として、カンゾウが配合されている場合が
　　ある。

b 大量に摂取すると、偽アルドステロン症を生じるおそれがある。

❶ c 防腐剤として、一般食品や医薬部外品にも用いられている。

d 化学構造が、非ステロイド性抗炎症成分に類似している。

	a	**b**	**c**	**d**
1	誤	正	正	誤
2	正	正	誤	誤
3	正	正	正	誤
4	誤	誤	誤	正
5	正	誤	誤	正

《令和元年度／奈良／問63》

かぜの症状緩和に用いられる漢方処方製剤に関する記述について、正しいもの
の組み合わせを一つ選べ。

a 柴胡桂枝湯は、体力中等度又はやや虚弱で、多くは腹痛を伴い、ときに微熱・
　　寒気・頭痛・吐きけ等を伴うもののかぜの中期から後期の症状に適すとされ
　　る。

b 構成生薬としてカンゾウを含む香蘇散は、体力虚弱で、胃腸が弱く神経過敏
　　で気分がすぐれないもののかぜのひきはじめに適すとされる。

c 小青竜湯は、体力充実して、かぜのひきはじめで、寒気がして発熱、頭痛が
　　あり、体のふしぶしが痛く汗が出ていないものの感冒等に適すとされる。

d 葛根湯は、頭痛、肩こりにも効果があり、カンゾウが配合されていないこと
　　から安心して利用できる漢方処方製剤の一つである。

1（**a, b**）　　**2**（**a, d**）　　**3**（**b, c**）　　**4**（**c, d**）

《令和2年度／関西広域連合・福井／問22》

問009 正答 **2**

a ⭕ **カンゾウ**（甘草）は、**マメ**科の*Glycyrrhiza uralensis* Fischer または *Glycyrrhiza glabra* Linné の**根**および**ストロン**で、ときには周皮を除いたもの（皮去りカンゾウ）を基原とする。**グリチルリチン酸**を含む生薬成分である。グリチルリチン酸による**抗炎症作用**のほか、**気道粘膜からの分泌を促す**等の作用も期待される。

b ⭕ **グリチルリチン酸**を**大量**に摂取すると、**偽アルドステロン症**を生じるおそれがある。**むくみ**、**心臓病**、**腎臓病**または**高血圧**のある人や、**高齢者**の場合、偽アルドステロン症を生じるリスクが高い。

c ❌ **グリチルリチン酸二カリウム**は、**甘味料**として一般食品や医薬部外品などにも広く用いられている。

d ❌ **グリチルリチン酸**は、化学構造が**ステロイド性抗炎症成分**に類似していることから、**抗炎症作用**を示すと考えられている。

問010 正答 **1**

a ⭕ **柴胡桂枝湯**は、**かぜ**の諸症状に用いられる。構成生薬として、**カンゾウ**を含む。体力中等度またはやや虚弱で、多くは**腹痛**を伴い、ときに微熱・寒気・頭痛・吐きけなどのあるものの胃腸炎、**かぜの中期から後期**の症状に適すとされる。

b ⭕ **香蘇散**は、**かぜ**の諸症状に用いられる。構成生薬として、**カンゾウ**を含む。体力虚弱で、神経過敏で気分がすぐれず**胃腸の弱いもののかぜの初期**、血の道症に適すとされる。

c ❌ **小青竜湯**は、**かぜ**の諸症状、鼻の症状に用いられる。構成生薬として、**カンゾウ・マオウ**を含む。体力中等度またはやや虚弱で、**うすい水様の痰**を伴う**咳や鼻水**が出るものの気管支炎、気管支喘息、鼻炎、アレルギー性鼻炎、むくみ、感冒、花粉症に適すとされる。

d ❌ **葛根湯**は、**かぜ**の諸症状に用いられる。構成生薬として、**カンゾウ・マオウ**を含む。体力中等度以上のものの**感冒の初期**（汗をかいていないもの）、鼻かぜ、鼻炎、頭痛、肩こり、筋肉痛、手や肩の痛みに適すとされる。

かぜの症状緩和に用いられる次の漢方処方製剤のうち、構成生薬としてカンゾウ及びマオウの両方を含むものの組み合わせを下欄から選びなさい。

a 葛根湯

b 小青竜湯

c 麦門冬湯

d 小柴胡湯

  1（a, b）   **2**（a, c）   **3**（b, d）   **4**（c, d）

《令和2年度／四国／問26》

次の表は、ある解熱鎮痛薬に含まれている成分の一覧である。

2錠中	
イブプロフェン	130 mg
アセトアミノフェン	130 mg
無水カフェイン	80 mg
アリルイソプロピルアセチル尿素	60 mg
乾燥水酸化アルミニウムゲル	70 mg

この解熱鎮痛薬に関する次の記述の正誤について、正しい組み合わせはどれか。

a 出産予定日12週以内の妊婦については服用しないこととされている。

b アリルイソプロピルアセチル尿素は、脳に軽い興奮状態を引き起こし、一時的に眠気や倦怠感を抑える効果がある。

c 乾燥水酸化アルミニウムゲルは、解熱鎮痛成分（生薬成分を除く。）による胃腸障害の軽減を目的としている。

	a	b	c
1	正	正	誤
2	正	誤	正
3	誤	正	正
4	誤	誤	誤

《令和2年度／甲信越／問63》

問011　正答 **1**

a ◯ 葛根湯は、**カンゾウ**と**マオウ**を含む。

b ◯ 小青竜湯は、**カンゾウ**と**マオウ**を含む。

c ✕ 麦門冬湯は、**カンゾウ**を含むが、**マオウ**を含まない。

d ✕ 小柴胡湯は、**カンゾウ**を含むが、**マオウ**を含まない。

問012　正答 **2**

a ◯ **イブプロフェン**は、**出産予定日12週以内**の妊婦では**服用しないこと**とされている。

b ✕ **アリルイソプロピルアセチル尿素**は、解熱鎮痛成分の**鎮痛作用を助ける**目的で**解熱鎮痛薬**に配合されている。

c ◯ **乾燥水酸化アルミニウムゲル**は、解熱鎮痛成分（生薬成分を除く）による**胃腸障害の軽減**を目的として**解熱鎮痛薬**に配合されている。ただし、この場合、胃腸症状に対する薬効を**標榜できない**。

学習のコツ

カンゾウに関する注意事項
- カンゾウを大量に摂取すると、偽アルドステロン症を生じる
- むくみ、心臓病、腎臓病、高血圧のある人、高齢者では、偽アルドステロン症を生じるリスクが高い
- どのような人でも、1日最大服用量がカンゾウ（原生薬換算）として1g以上となる製品は長期連用しない

マオウに関する注意事項
- 交感神経系への刺激作用により、心臓血管系や肝臓でのエネルギー代謝に影響する
- 心臓病、高血圧、糖尿病、甲状腺機能亢進症の診断を受けた人では、その症状が悪化するおそれがある
- 高齢者では、心悸亢進、血圧上昇、血糖値上昇を招きやすい
- 中枢神経系に対する作用が強く、依存性がある

重要度 ★★★　　　　　　　　　　　　　check ☐☐☐

解熱鎮痛薬に含まれる成分に関する以下の記述のうち、正しいものを一つ選びなさい。

1 アスピリンは、他の解熱鎮痛成分と比較して胃腸障害を起こしにくいとされている。

2 サザピリンは、ピリン系の解熱鎮痛成分であり、ピリン疹と呼ばれるアレルギー症状をもたらすことがある。

❗3 アスピリン、カフェイン、エテンザミドの組み合わせは、それぞれの頭文字から「ACE処方」と呼ばれる。

4 アセトアミノフェンでは、他の解熱鎮痛成分のような胃腸障害は少ない。

《令和2年度／九州・沖縄・北海道／問63（改題）》

問014 重要度 ★★★　　　　　　　　　　　　　check ☐☐☐

解熱鎮痛薬に関する以下の記述のうち、正しいものはどれか。

1 服用期間中は、アルコールと一緒に服用した方が効果的である。

2 空腹時に服用することとなっている場合が多い。

3 多くの解熱鎮痛薬には、体内におけるプロスタグランジンの産生を抑える成分が配合されている。

4 坐薬と内服薬の併用が推奨されている。

《令和元年度／北海道・東北／問21》

問015 重要度 ★★★　　　　　　　　　　　　　check ☐☐☐

解熱鎮痛成分に関する次の記述のうち、正しいものの組み合わせはどれか。

a アセトアミノフェンには血液を凝固しにくくさせる作用があり、医療用医薬品として、血栓ができやすい人に対する血栓予防薬の成分としても用いる。

b イソプロピルアンチピリンは、解熱及び鎮痛の作用は比較的強いが、抗炎症作用は弱いため、他の解熱鎮痛成分と組み合わせて配合される。

c イブプロフェンはアスピリンに比べて胃腸への悪影響が大きく、胃腸に対する副作用に注意が必要である。

d サザピリンは、15歳未満の小児に対しては、いかなる場合も一般用医薬品として使用してはならない。

1（a，b）　　2（a，c）　　3（b，c）　　4（b，d）　　5（c，d）

《令和元年度／北関東・甲信越／問64》

問013 正答 **4**

1 ✗ **アスピリン**は、他の解熱鎮痛成分に比較して**胃腸障害**を起こしやすい。

2 ✗ **サザピリン**は、**非ピリン系**の解熱鎮痛成分である。

3 ✗ **アセトアミノフェン**、**カフェイン**、**エテンザミド**の組み合わせは、それぞれの頭文字から「**ACE処方**」と呼ばれる。

4 ◯ **アセトアミノフェン**では、他の解熱鎮痛成分のような**胃腸障害は少なく**、空腹時に服用できる製品もあるが、食後の服用が推奨されている。

問014 正答 **3**

1 ✗ アルコールが解熱鎮痛成分の吸収や代謝に影響を与え、**肝機能障害**等の副作用を起こしやすくするおそれがあるため、**解熱鎮痛薬**の服用期間中は、**飲酒を避ける**。

2 ✗ **胃への悪影響**を軽減するため、なるべく**空腹時を避けて**服用することとなっている場合が多い。

3 ◯ **解熱鎮痛薬**には、**プロスタグランジンの産生を抑える**成分が配合されていることが多い。

4 ✗ 「**坐薬と内服薬とは影響し合わない**」は誤った認識であり、これらの解熱鎮痛薬は併用しないようにする必要がある。

問015 正答 **4**

a ✗ **アスピリン、アスピリンアルミニウム**【解熱鎮痛成分（サリチル酸系）】には、血液を**凝固しにくく**させる作用がある。医療用医薬品の**アスピリン**は、血栓ができやすい人に対する**血栓予防薬**の成分としても用いる。

b ◯ **イソプロピルアンチピリン**【解熱鎮痛成分】は、**解熱**および**鎮痛**の作用は比較的強いが、**抗炎症作用は弱い**ため、**他の解熱鎮痛成分**と組み合わせて配合される。

c ✗ **イブプロフェン**【解熱鎮痛成分】は、アスピリンに比べて**胃腸への悪影響が少ない**。

d ◯ **サザピリン**【解熱鎮痛成分（サリチル酸系）】は、**15歳未満の小児**に対しては、いかなる場合も**一般用医薬品**として**使用してはならない**。

3章 主な医薬品とその作用

解熱鎮痛薬の副作用に関する記述について、正しいものの組み合わせを一つ選べ。

a 重篤な副作用として、ショック（アナフィラキシー）、皮膚粘膜眼症候群や中毒性表皮壊死融解症、喘息を生じることがある。

b アスピリン喘息は、解熱鎮痛成分の中でもアスピリン特有の副作用である。

c サリチル酸系解熱鎮痛成分は、ライ症侯群の発生が示唆されている。

d 基礎疾患がなければ、解熱鎮痛薬を長期連用しても、副作用は生じない。

　　1（a, b）　　2（a, c）　　3（b, d）　　4（c, d）

《令和元年度／関西広域連合／問26》

痛みや発熱が起こる仕組み及び解熱鎮痛薬の働きに関する以下の記述の正誤について、正しい組み合わせを下から一つ選びなさい。

ア プロスタグランジンは、病気や外傷があるときに活発に産生されるようになり、体の各部位で発生した痛みが脳へ伝わる際に、そのシグナルを増幅することで痛みの感覚を強めている。

イ プロスタグランジンが脳の下部にある体温を調節する部位（温熱中枢）に作用して、体温を通常より低く維持するように調節する。

ウ 解熱鎮痛成分によりプロスタグランジンの産生が抑制されると、逆に肝臓での炎症が起こりやすくなる可能性がある。

 エ プロスタグランジンの作用が解熱鎮痛成分によって妨げられると、胃酸分泌が低下するとともに胃壁の血流量が増加して、胃粘膜障害を起こしやすくなる。

	ア	イ	ウ	エ
1	正	正	誤	正
2	正	誤	正	正
3	正	誤	正	誤
4	誤	正	正	誤
5	誤	誤	誤	誤

《令和元年度／九州・沖縄／問64》

問016 正答 **2**

a ◯ 化学的に合成された**解熱鎮痛成分**に共通し、まれに**重篤な副作用**として、**ショック（アナフィラキシー）**、**皮膚粘膜眼症候群**や**中毒性表皮壊死融解症**、**喘息**を生じることがある。

b ✕ **アスピリン喘息**は、アスピリン特有の副作用ではなく、**他の解熱鎮痛成分**でも生じる可能性がある。

c ◯ **サリチル酸系解熱鎮痛成分**において特に留意されるべき点として、**ライ症候群**の発生が示唆されている。

d ✕ 基礎疾患がない場合でも、長期間にわたって**解熱鎮痛薬**を使用すると、自覚症状がないまま徐々に**臓器の障害**が進行するおそれがあるため、**長期連用は避ける**べきである。

問017 正答 **3**

ア ◯ **プロスタグランジン**は、ホルモンに似た働きをする物質で、病気や外傷があるときに活発に産生されるようになり、体の各部位で発生した痛みが脳へ伝わる際に、そのシグナルを**増幅**することで**痛みの感覚を強めて**いる。

イ ✕ **プロスタグランジン**は、脳の下部にある体温を調節する部位（**温熱中枢**）に作用して、**体温を通常よりも高く**維持するように調節する。

ウ ◯ **解熱鎮痛成分**によりプロスタグランジンの産生が抑制されると、逆に肝臓での炎症が起こりやすくなる可能性があり、**肝機能障害**がある場合は、その**症状を悪化**させるおそれがある。

エ ✕ **プロスタグランジン**には**胃酸分泌調節作用**や**胃腸粘膜保護作用**もある。これらの作用が解熱鎮痛成分によって妨げられると、**胃酸分泌が増加**するとともに**胃壁の血流量が低下**して、**胃粘膜障害**を起こしやすくなる。

解熱鎮痛薬に含まれる成分に関する以下の記述のうち、正しいものの組み合わせを下から一つ選びなさい。

ア イブプロフェンは、全身性エリテマトーデス又は混合性結合組織病のある人において無菌性髄膜炎を生じやすい。

イ サザピリンは、一般用医薬品で唯一のピリン系解熱鎮痛成分となっている。

ウ ショウキョウは、ツヅラフジ科のオオツヅラフジの蔓性の茎及び根茎を、通例、横切したものを基原とする生薬で、鎮痛、尿量増加（利尿）等の作用を期待して用いられる。

エ メトカルバモールには骨格筋の緊張をもたらす脊髄反射を抑制する作用があり、骨格筋の異常緊張、痙攣・疼痛を伴う腰痛、肩こり、筋肉痛、関節痛、神経痛、打撲、捻挫等に用いられる。

1（ア、ウ）　　**2**（ア、エ）　　**3**（イ、ウ）　　**4**（イ、エ）

《令和元年度／九州・沖縄／問66》

解熱鎮痛薬の配合成分に関する以下の記述の正誤について、正しい組み合わせはどれか。

a アセトアミノフェンは、主として中枢作用によって解熱・鎮痛をもたらすため、末梢における抗炎症作用は期待できない。

b エテンザミドは、作用の仕組みの違いによる相乗効果を期待して、他の解熱鎮痛成分と組み合わせて配合されることが多い。

c シャクヤクは、発汗を促して解熱を助ける作用を期待して配合される。

d ブロモバレリル尿素は、解熱鎮痛成分の鎮痛作用を助ける目的で配合されている場合がある。

	a	b	c	d
1	正	正	正	正
2	正	正	正	誤
3	正	正	誤	正
4	正	誤	正	正
5	誤	正	正	正

《令和４年度／北海道・東北／問24》

問018 正答 **2**

ア ◯ **イブプロフェン**【解熱鎮痛成分】は、**全身性エリテマトーデス**または**混合性結合組織病**のある人において**無菌性髄膜炎**を生じやすいため、**使用する前**にその適否につき、治療を行っている医師または処方薬の調剤を行った薬剤師に**相談**するなどの対応が必要である。

イ ✕ 現在では、**イソプロピルアンチピリン**が、**一般用医薬品**で唯一の**ピリン系解熱鎮痛成分**となっている。

ウ ✕ **ショウキョウ**（生姜）は、**ショウガ科のショウガの根茎**を基原とする。**発汗**を促して**解熱**を助ける作用、**香り**による**健胃作用**を期待して用いられる。

エ ◯ **メトカルバモール**には骨格筋の緊張をもたらす**脊髄反射**を抑制する作用があり、いわゆる「**筋肉のこり**」を和らげることを目的として、骨格筋の異常緊張、痙攣・疼痛を伴う腰痛、肩こり、筋肉痛、関節痛、神経痛、打撲、捻挫等に用いられる。

問019 正答 **3**

a ◯ **アセトアミノフェン**【解熱鎮痛成分】は、主として**中枢作用**によって**解熱・鎮痛**をもたらすため、**末梢**における**抗炎症作用は期待できない**。

b ◯ **エテンザミド**【解熱鎮痛成分】は、**痛みの発生**を抑える働きが作用の中心となっている他の解熱鎮痛成分に比べ、**痛みが神経を伝わっていくのを抑える働きが強い**ため、作用の仕組みの違いによる相乗効果を期待して、**他の解熱鎮痛成分**と組み合わせて配合されることが多い。

c ✕ **シャクヤク**（芍薬）は、**ボタン科のシャクヤクの根**を基原とする。**鎮痛鎮痙、鎮静**の作用を示し、**内臓の痛み**にも用いられる。

d ◯ **ブロモバレリル尿素**【鎮静成分】は、解熱鎮痛成分の**鎮痛作用**を助ける目的で配合されている。

鎮痛の目的で用いられる漢方処方製剤に関する次の記述のうち、正しいものの組み合わせはどれか。

- **a** 芍薬甘草湯は、体力に関わらず使用でき、筋肉の急激な痙攣を伴う痛みのあるもののこむらがえり、筋肉の痙攣、腹痛、腰痛に適すとされ、比較的長期間（1ヶ月位）服用されることが望ましい。
- **b** 薏苡仁湯は、体力中等度で関節や筋肉のはれや痛みがあるものの関節痛、筋肉痛、神経痛に適すとされ、構成生薬としてカンゾウとマオウを含む。
- **c** 疎経活血湯は、体力中等度で、痛みがあり、ときにしびれがあるものの関節痛、神経痛、腰痛、筋肉痛に適すとされ、構成生薬としてカンゾウを含む。
- **d** 呉茱萸湯は、体力虚弱で、汗が出、手足が冷えてこわばり、ときに尿量が少ないものの関節痛、神経痛に適すとされ、構成生薬としてカンゾウを含む。

1（a, b）　　**2**（a, c）　　**3**（b, c）　　**4**（b, d）　　**5**（c, d）

《令和元年度／南関東／問64（改題）》

眠気を促す薬に関する次の記述の正誤について、正しい組み合わせを下欄から選びなさい。

- **a** 妊娠中にしばしば生じる睡眠障害は、ホルモンのバランスや体型の変化等が原因であり、睡眠改善薬の適用対象ではない。
- **b** アルコールは、睡眠の質を向上させるため、催眠鎮静薬との併用が問題となることはない。
- **❶ c** 抑肝散加陳皮半夏は、体力中等度以上で、精神不安があり、動悸や不眠などを伴う高血圧の随伴症状（動悸、不安、不眠）、神経症、更年期神経症に適すとされ、構成生薬としてダイオウを含む。
- **d** 生薬成分のみからなる鎮静薬であっても、複数の鎮静薬の併用や、長期連用は避けるべきである。

	a	b	c	d
1	誤	誤	正	誤
2	誤	正	誤	誤
3	正	誤	正	正
4	誤	正	誤	正
5	正	誤	誤	正

《平成30年度／四国／問25》

問 020 正答 **3**

a ✕ 芍薬甘草湯は、鎮痛の目的で用いられる。構成生薬として、**カンゾウ**を含む。**体力にかかわらず**使用でき、筋肉の**急激な痙攣**を伴う**痛み**のあるものの**こむらがえり**、筋肉の痙攣、腹痛、腰痛に適すとされる。症状があるときのみの服用にとどめ、**連用は避ける**。

b ◯ 薏苡仁湯は、鎮痛の目的で用いられる。構成生薬として、**カンゾウ・マオウ**を含む。体力中等度で、**関節や筋肉の腫れ**や**痛み**があるものの関節痛、筋肉痛、神経痛に適すとされる。

c ◯ 疎経活血湯は、鎮痛の目的で用いられる。構成生薬として、**カンゾウ**を含む。体力中等度で、痛みがあり、ときに**痺れ**があるものの関節痛、神経痛、腰痛、筋肉痛に適すとされる。

d ✕ 呉茱萸湯は、鎮痛の目的で用いられる。カンゾウを含まない。体力中等度以下で、**手足が冷えて肩がこり**、ときにみぞおちが膨満するものの頭痛、頭痛に伴う吐きけ・嘔吐、しゃっくりに適すとされる。

問 021 正答 **5**

a ◯ **妊娠中**にしばしば生じる**睡眠障害**は、ホルモンのバランスや体型の変化等が原因であり、睡眠改善薬の適用対象ではない。**妊婦**または妊娠していると思われる女性は、**睡眠改善薬の使用を避ける**。

b ✕ **アルコール**は、睡眠の質を**低下**させ、医薬品の**効果を妨げる**ことがある。

c ✕ 抑肝散加陳皮半夏は、**神経質・精神不安・不眠**の症状、**小児の疳**に用いられる。構成生薬として、**カンゾウ**を含む。体力中等度を目安として、**やや消化器が弱く**、神経がたかぶり、怒りやすい、イライラなどがあるものの神経症、不眠症、小児夜なき、小児疳症（神経過敏）、更年期障害、血の道症、歯ぎしりに適すとされる。

d ◯ 生薬成分（チョウトウコウ、サンソウニン、カノコソウ、チャボトケイソウ、ホップ）のみからなる**鎮静薬**であっても、**複数の鎮静薬の併用**や、**長期連用は避ける**べきである。

抗ヒスタミン成分を主薬とする催眠鎮静薬に関する記述の正誤について、正しい組み合わせを一つ選べ。

a 脳内におけるヒスタミン刺激を低下させることにより眠気を促す。

b 小児に使用しても副作用が生じる恐れはない。

c 慢性的な睡眠障害の人を対象とするものではない。

d 抗ヒスタミン成分を含有する医薬品を服用後は、一度目覚めた後であれば、眠気やだるさを感じても、自動車の運転を避ける必要はない。

	a	b	c	d
1	正	正	誤	誤
2	正	誤	正	誤
3	正	誤	誤	正
4	誤	誤	正	正
5	誤	誤	正	誤

《令和2年度／関西広域連合・福井／問26》

眠気を促す薬及びその配合成分に関する次の記述の正誤について、正しい組み合わせはどれか。

a ブロモバレリル尿素は、反復して摂取しても依存を生じることはない。

b ブロモバレリル尿素は、胎児に障害を引き起こす可能性があるため、妊婦又は妊娠していると思われる女性は使用を避けるべきである。

c 抗ヒスタミン成分を含有する睡眠改善薬を服用後は、翌日目が覚めたあとであっても、注意力の低下や寝ぼけ様症状、めまい、倦怠感を起こすことがある。

d アリルイソプロピルアセチル尿素を含む催眠鎮静薬の服用時は、飲酒を避ける必要はないが、アルコールが医薬品の効果を妨げることがある。

	a	b	c	d
1	正	正	誤	誤
2	誤	正	正	誤
3	誤	誤	正	正
4	誤	誤	誤	正
5	正	誤	誤	誤

《令和4年度／北陸・東海／問25（改題）》

問022 正答 **2**

a ⭘ 抗ヒスタミン成分によって、脳内におけるヒスタミン刺激が低下すると眠気が促される。

b ✕ 15歳未満の小児では、眠気とは反対の神経過敏や中枢興奮などの副作用が起きやすいため、抗ヒスタミン成分を含有する睡眠改善薬の使用を避ける。

c ⭘ 抗ヒスタミン成分を主薬とする催眠鎮静薬は、一時的な睡眠障害の緩和に用いられるものであり、慢性的に不眠症状がある人や、医療機関において不眠症の診断を受けている人を対象とするものではない。

d ✕ 抗ヒスタミン成分を含有する医薬品の服用後、翌日まで眠気やだるさを感じるときは、それらの症状が消失するまで自動車の運転等、危険を伴う機械の操作を避ける。

問023 正答 **2**

a ✕ ブロモバレリル尿素【鎮静成分】は、反復して摂取すると依存を生じることが知られており、本来の目的から逸脱した使用（乱用）がなされることがある。

b ⭘ ブロモバレリル尿素は、胎児に障害を引き起こす可能性があるため、妊婦または妊娠していると思われる女性は使用を避けるべきである。

c ⭘ 抗ヒスタミン成分を含有する睡眠改善薬を服用後は、翌日目が覚めたあとであっても、一時的な意識障害（例：注意力の低下、寝ぼけ様症状、判断力の低下）、めまい、倦怠感を起こすことがある。

d ✕ 飲酒とともにアリルイソプロピルアセチル尿素を含む催眠鎮静薬を服用すると薬効や副作用が増強されるおそれがあるため、その服用時には飲酒を避ける必要がある。

神経質、精神不安、不眠等の症状の改善を目的とした漢方処方製剤に関する記述の正誤について、正しい組み合わせを一つ選べ。

a 加味帰脾湯は、体力中等度以下で、心身が疲れ、血色が悪く、ときに熱感を伴うものの精神不安や神経症、不眠症に用いられる。

b 柴胡加竜骨牡蛎湯は、体力中等度以下で、心身が疲れ、精神不安、不眠などがあるものの不眠症に用いられる。

c 酸棗仁湯は、体力中等度以上で、精神不安があって、動悸、不眠、便秘などを伴う高血圧の随伴症状、神経症に用いられる。

d 抑肝散は、神経がたかぶり、怒りやすい、イライラなどがあるものの不眠症などに用いられ、また小児夜なきにも用いられる。

	a	b	c	d
1	正	正	誤	誤
2	正	誤	正	誤
3	誤	正	正	正
4	正	誤	誤	正
5	誤	正	誤	正

《令和元年度／関西広域連合／問28》

カフェインに関する記述のうち、正しいものの組み合わせはどれか。

a カフェインは、反復摂取により依存を形成することはない。

b カフェインには心筋を興奮させる作用があり、副作用として動悸が現れることがある。

❗c カフェインには腎臓におけるナトリウムイオン（同時に水分）の再吸収促進作用があり、尿量の減少をもたらす。

d カフェインには胃液分泌亢進作用があり、その結果、副作用として胃腸障害（食欲不振、悪心・嘔吐）が現れることがあるため、胃酸過多の人や胃潰瘍のある人は、安全使用の観点から留意すべきである。

1 （a, b）　　2 （a, c）　　3 （b, d）　　4 （c, d）

《令和２年度／北陸・東海／問26》

問024 正答 **4**

a ◯ **加味帰脾湯**は、**神経質・精神不安・不眠**の症状に用いられる。構成生薬として、**カンゾウ**を含む。体力中等度以下で、**心身が疲れ**、**血色が悪く**、ときに熱感を伴うものの貧血、不眠症、精神不安、神経症に適すとされる。

b ✕ **柴胡加竜骨牡蛎湯**は、**神経質・精神不安・不眠**の症状、**小児の疳**に用いられる。構成生薬として、**ダイオウ**を含む。**体力中等度以上**で、精神不安があって、動悸、不眠、便秘などを伴う**高血圧の随伴症状**（動悸、不安、不眠）、神経症、更年期神経症、**小児夜なき**、便秘に適すとされる。

c ✕ **酸棗仁湯**は、**神経質・精神不安・不眠**の症状に用いられる。構成生薬として、**カンゾウ**を含む。**体力中等度以下**で、心身が疲れ、精神不安、不眠などがあるものの不眠症、神経症に適すとされる。

d ◯ **抑肝散**は、**神経質・精神不安・不眠**の症状、**小児の疳**に用いられる。構成生薬として、**カンゾウ**を含む。体力中等度を目安として、**神経がたかぶり**、怒りやすい、**イライラ**などがあるものの神経症、不眠症、**小児夜なき**、小児疳症（神経過敏）、歯ぎしり、更年期障害、血の道症に適すとされる。

問025 正答 **3**

a ✕ **カフェイン**【キサンチン系成分】には、作用は弱いながら**反復摂取**により**依存**を形成するという性質がある。

b ◯ **カフェイン**には心筋を**興奮**させる作用があり、副作用として**動悸**が現れることがあるため、**心臓病のある人**は**服用を避ける**。

c ✕ **カフェイン**には腎臓における**ナトリウムイオン**（同時に**水分**）の**再吸収**を**抑制**する作用があり、**尿量の増加**（利尿）をもたらす。

d ◯ **カフェイン**には胃液分泌を**亢進**する作用があり、その結果、副作用として**胃腸障害**（食欲不振、悪心・嘔吐）が現れることがあるため、**胃酸過多の人**や**胃潰瘍**のある人は**服用を避ける**。

カフェインに関する次の記述について、（　　　）に入れるべき字句の正しい組み合わせを下欄から選びなさい。

　　眠気防止薬におけるカフェインの1回摂取量はカフェインとして（　a　）、1日摂取量はカフェインとして（　b　）が上限とされている。

	a	b
1	20mg	50mg
2	20mg	100mg
3	50mg	200mg
4	200mg	500mg
5	400mg	1,000mg

《令和元年度／四国／問24》

鎮暈薬及びその配合成分に関する以下の記述の正誤について、正しい組み合わせはどれか。

a ジフェニドール塩酸塩は、内耳にある前庭と脳を結ぶ神経（前庭神経）の調節作用のほか、内耳への血流を改善する作用を示す。

b ジメンヒドリナートは、延髄にある嘔吐中枢への刺激や内耳の前庭における自律神経反射を抑える作用を示す。

❶ c スコポラミン臭化水素酸塩水和物は、肝臓で速やかに代謝されてしまうため、抗ヒスタミン成分と比べて作用の持続時間は短い。

d 吐き気の防止に働くことを期待して、ビタミンAが補助的に配合されている場合がある。

	a	b	c	d
1	正	正	正	誤
2	誤	誤	正	正
3	正	正	誤	正
4	正	誤	誤	正
5	誤	正	正	誤

《令和2年度／東北／問27》

問026 正答 **4**

眠気防止薬におけるカフェインの1回摂取量はカフェインとして（a. **200mg**）、1日摂取量はカフェインとして（b. **500mg**）が上限とされている。

カフェインは他の医薬品、医薬部外品、食品（例：お茶、コーヒー）にも含まれるため、同時に摂取するとカフェインが**過量**となり、中枢神経系や循環器系への作用が強く現れるおそれがある。

問027 正答 **1**

a ◯ ジフェニドール塩酸塩【抗めまい成分】は、**内耳**にある前庭と脳を結ぶ神経（**前庭神経**）の調節作用のほか、**内耳**への**血流を改善**する作用を示す。

b ◯ ジメンヒドリナート【抗ヒスタミン成分】は、**延髄**にある**嘔吐中枢**への刺激や**内耳**の前庭における**自律神経反射**を抑える作用を示す。

c ◯ スコポラミン臭化水素酸塩水和物【抗コリン成分】は、肝臓で**速やかに**代謝されてしまうため、**抗ヒスタミン成分**等と比べて作用の持続時間は**短い**。

d ✕ **吐きけの防止**に働くことを期待して、**ピリドキシン塩酸塩**、**ニコチン酸アミド**、**リボフラビン**等のビタミン成分が補助的に配合されている場合がある。

医薬品を使用したことによる眠気を抑えるために眠気防止薬を使用することは、適切ではありません

問 028 重要度 ★★

乗物酔い防止薬の配合成分に関する記述の正誤について、正しい組み合わせを一つ選べ。

a 不安や緊張などの心理的要因による影響を和らげることを目的として、アリルイソプロピルアセチル尿素のような鎮静成分が配合されている場合がある。

b アミノ安息香酸エチルは、脳に軽い興奮を起こさせて平衡感覚の混乱によるめまいを軽減させることを目的として用いられる。

c メクリジン塩酸塩は、吐きけの防止・緩和を目的として配合されることがある抗ヒスタミン成分である。

d ジフェニドール塩酸塩は、胃粘膜への麻酔作用によって嘔吐刺激を和らげる。

	a	b	c	d
1	誤	正	正	誤
2	正	誤	正	正
3	正	正	正	正
4	正	誤	正	誤
5	誤	正	誤	正

《令和4年度／関西広域連合・福井／問30》

問 029 重要度 ★★

めまい及び乗物酔い防止薬に関する記述の正誤について、正しい組み合わせを一つ選びなさい。

a めまいは、体の平衡を感知して、保持する機能（平衡機能）に異常が生じて起こる症状であり、中枢神経系の障害など、様々な要因により引き起こされる。

b 副作用が強く現れるおそれがあるので、乗物酔い防止薬とかぜ薬やアレルギー用薬（鼻炎用内服薬を含む。）等との併用は避ける必要がある。

c 乗物酔い防止薬に3歳未満向けの製品はない。

d 乗物の運転操作をするときは、乗物酔い防止薬の使用を控える必要がある。

	a	b	c	d
1	誤	正	正	誤
2	正	正	正	正
3	正	誤	正	誤
4	正	正	誤	正
5	誤	誤	誤	正

《令和2年度／奈良／問67》

問028 正答 4

a ◯ 乗物酔いの発現には心理的な要因による影響も大きい。**アリルイソプロピルアセチル尿素【鎮静成分】**は、**不安**や**緊張**などの心理的な要因による影響を和らげる。

b ✕ **カフェイン、ジプロフィリン【キサンチン系成分】**は、脳に**軽い興奮**を起こさせて**平衡感覚の混乱**による**めまい**を軽減させる。

c ◯ **メクリジン塩酸塩【抗ヒスタミン成分】**は、乗物酔いによるめまい、吐きけ等の防止・緩和を目的とする。

d ✕ **アミノ安息香酸エチル【局所麻酔成分】**は、胃粘膜への**麻酔作用**によって嘔吐刺激を和らげ、乗物酔いに伴う**吐きけ**を抑える。

問029 正答 2

a ◯ **めまい**は、体の平衡を感知して、保持する機能（**平衡機能**）に異常が生じて起こる症状であり、**内耳**にある**平衡器官**の障害や、**中枢神経系**の障害など、さまざまな要因により引き起こされる。

b ◯ 抗ヒスタミン成分、抗コリン成分、鎮静成分、カフェイン類等の配合成分が重複して、**鎮静作用**や**副作用が強く現れる**おそれがあるので、**乗物酔い防止薬**と、かぜ薬や解熱鎮痛薬、催眠鎮静薬、鎮咳去痰薬、胃腸鎮痛鎮痙薬、アレルギー用薬（鼻炎用内服薬を含む）等との**併用は避ける**。

c ◯ **乗物酔い防止薬**に、**3歳未満の乳幼児向けの製品はない**。そうした乳幼児が乗物で移動中に機嫌が悪くなる場合は、気圧変化による耳の痛みなどの他の要因が考慮されるべきである。

d ◯ **抗めまい成分**、**抗ヒスタミン成分**、**抗コリン成分**および**鎮静成分**には、いずれも**眠気**を促す作用があり、また、**抗コリン成分**は、散瞳による**目のかすみ**、**異常なまぶしさ**を引き起こすことがある。そのため、乗物の運転操作をするときは、**乗物酔い防止薬**の**使用を控える**。

鎮暈薬（乗物酔い防止薬）に関する以下の記述の正誤について、正しい組み合わせはどれか。

a つわりに伴う吐きけへの対処として使用することは適当でない。

b 抗ヒスタミン成分による眠気は、カフェインの配合によって解消される。

c ジメンヒドリナートは、専ら乗物酔い防止薬に配合される抗ヒスタミン成分である。

d アミノ安息香酸エチルが配合されている場合には、6歳未満への使用は避ける必要がある。

	a	b	c	d
1	正	正	正	誤
2	誤	正	誤	正
3	正	誤	正	正
4	誤	誤	正	誤
5	正	正	誤	正

《令和元年度／北海道・東北／問27》

小児の疳を適応症とする生薬製剤・漢方処方製剤（小児鎮静薬）に関する記述の正誤について、正しい組み合わせを一つ選びなさい。

a 夜泣き、ひきつけ、疳の虫等の症状を鎮めるほか、小児における虚弱体質、消化不良などの改善を目的とする医薬品である。

b 症状の原因となる体質の改善を主眼としているものが多く、比較的長期間（1ヶ月位）継続して服用されることがある。

c 配合される生薬成分は、いずれも古くから伝統的に用いられており、作用が穏やかで小さな子供に使っても副作用がない。

d 柴胡加竜骨牡蛎湯を小児の夜泣きに用いる場合、1週間位服用しても症状の改善がみられないときには、さらに1週間位服用して様子を見ることが望ましい。

	a	b	c	d
1	誤	正	正	誤
2	正	誤	誤	正
3	正	正	正	誤
4	誤	誤	誤	正
5	正	正	誤	誤

《令和元年度／奈良／問69》

問 030 正答 **3**

a ◯ **乗物酔い防止薬**には、主として**吐きけ**を抑えることを目的とした成分も配合されるが、**つわりに伴う吐きけ**への対処として使用することは適当でない。

b ✕ **カフェイン**が配合されているからといって、**抗ヒスタミン成分**等の作用による**眠気が解消されるわけではない**。

c ◯ **ジメンヒドリナート**【**抗ヒスタミン成分**】は、**ジフェンヒドラミンテオクル酸塩**の一般名で、専ら乗物酔い防止薬に配合される。

d ◯ **アミノ安息香酸エチル**【**局所麻酔成分**】は、**メトヘモグロビン血症**を起こすおそれがあるため、**6歳未満の小児への使用を避ける**。

問 031 正答 **5**

a ◯ **小児鎮静薬**は、**夜泣き**、**ひきつけ**、**疳の虫**等の症状を鎮めるほか、小児における**虚弱体質**、**消化不良**などの改善を目的とする医薬品（生薬製剤・漢方処方製剤）である。

b ◯ **小児鎮静薬**は、症状の原因となる**体質の改善**を主眼としているものが多く、比較的長期間（**1か月位**）継続して服用するのが一般的である。

c ✕ **小児鎮静薬**に配合される生薬成分は、いずれも古くから伝統的に用いられているものであるが「**作用が穏やかで小さな子どもに使っても副作用がない**」**との安易な考え**で使用することは避ける。

d ✕ **柴胡加竜骨牡蛎湯**を**小児の夜泣き**に用いる場合、1週間位服用しても症状の改善がみられないときには、いったん**服用を中止**して**専門家に相談**する等、その漢方処方製剤の使用が適しているかどうかを見直すなどの対応が必要である。

呼吸器官に作用する薬

問032 重要度： ★　　　　　　　　　　　　check ☐☐☐

呼吸器官や鎮咳去痰薬に関する以下の記述の正誤について、正しい組み合わせを下から一つ選びなさい。

ア 咳は、気管や気管支に何らかの異変が起こったときに、その刺激が中枢神経系に伝わり、視床下部にある咳嗽中枢の働きによって引き起こされる反応である。

イ 呼吸器官に感染を起こしたときは、気道粘膜からの粘液分泌が増え、その粘液に気道に入り込んだ異物や粘膜上皮細胞の残骸などが混じって痰となる。

ウ 気道粘膜に炎症が生じたときにも咳が誘発され、また、炎症に伴って気管や気管支が拡張し喘息を生じることがある。

エ 鎮咳去痰薬には、錠剤、カプセル剤、顆粒剤、散剤、内用液剤、シロップ剤のほか、口腔咽喉薬の目的を兼ねたトローチ剤やドロップ剤がある。

	ア	イ	ウ	エ
1	正	正	正	誤
2	正	誤	誤	正
3	誤	正	誤	正
4	誤	正	誤	誤
5	誤	誤	正	誤

《令和3年度／九州・沖縄・三重／問71》

問033 重要度：★★★　　　　　　　　　　check ☐☐☐

次の記述は、鎮咳去痰薬及びその配合成分に関するものである。正しいものの組み合わせはどれか。

a メチルエフェドリン塩酸塩は、副交感神経系を刺激して気管支を拡張させる作用を示し、呼吸を楽にして咳や喘息の症状を鎮めることを目的として用いられる。

b トラネキサム酸は、痰の中の粘性タンパク質を溶解・低分子化して粘性を減少させる。

c ジヒドロコデインリン酸塩は、副作用として便秘が現れることがある。

d 鎮咳去痰薬は、咳を鎮める、痰の切れを良くする、また、喘息症状を和らげることを目的とする医薬品の総称である。

1 （a, b）　　**2** （a, c）　　**3** （b, d）　　**4** （c, d）

《令和2年度／東北／問29》

170

問032 正答 **3**

ア ✕ 咳は、**気管**や**気管支**に何らかの異変が起こったときに、その刺激が**中枢神経系**に伝わり、**延髄**にある**咳嗽中枢**の働きによって引き起こされる反応である。

イ ◯ **呼吸器官に感染**を起こしたときや、空気が汚れた環境で過ごしたり、タバコを吸いすぎたときなどには、気道粘膜からの**粘液分泌が増える**が、その粘液に気道に入り込んだ**異物**や粘膜上皮細胞の残骸などが混じって**痰**となる。**痰**が気道粘膜上に滞留すると**呼吸の妨げ**となるため、反射的に**咳**が生じて**痰**を排除しようとする。

ウ ✕ 気道粘膜に**炎症**を生じたときにも**咳**が誘発され、また、炎症に伴って気管や気管支が**収縮**して**喘息**（息が切れて、喉がゼーゼーと鳴る状態）を生じることがある。

エ ◯ **鎮咳去痰薬**には、錠剤、カプセル剤、顆粒剤、散剤、内用液剤、シロップ剤等のほか、**口腔咽喉薬**の目的を兼ねた**トローチ剤**や**ドロップ剤**がある。

問033 正答 **4**

a ✕ **メチルエフェドリン塩酸塩**【気管支拡張成分（アドレナリン作動成分）】は、**交感神経系**を刺激して**気管支を拡張**させる作用を示し、呼吸を楽にして咳や喘息の症状を鎮める。

b ✕ **トラネキサム酸**【抗炎症成分】は、気道の炎症を和らげる。

c ◯ **ジヒドロコデインリン酸塩**【鎮咳成分】は、胃腸の運動を**低下**させる作用も示し、副作用として**便秘**が現れることがある。

d ◯ **鎮咳去痰薬**は、咳を鎮める、**痰**の切れをよくする、また、**喘息**（息が切れて、喉がゼーゼーと鳴る状態）の症状を和らげることを目的とする。

次の記述は、鎮咳去痰薬に関するものである。正しいものの組み合わせはどれか。

a　ジヒドロコデインリン酸塩は、非麻薬性鎮咳成分と呼ばれる。

b　デキストロメトルファン臭化水素酸塩水和物は、中枢神経系に作用して咳を抑える成分である。

c　グアイフェネシンは、痰の中の粘性タンパク質を溶解・低分子化して粘性を減少させる。

d　カルボシステインは、粘液成分の含量比を調整し痰の切れを良くする。

　　1（a, b）　　2（a, c）　　3（b, d）　　4（c, d）

《令和元年度／北海道・東北／問28（改題）》

車で通勤する30歳女性が、仕事中に咳がひどく、周りに迷惑がかからないように咳を鎮めたいため、次の成分の一般用医薬品の鎮咳去痰薬を購入する目的で店舗を訪れた。

60 mL中：

成分	分量
ジヒドロコデインリン酸塩	30 mg
グアイフェネシン	170 mg
クロルフェニラミンマレイン酸塩	12 mg
無水カフェイン	62 mg

この女性に対する登録販売者の対応に関する記述の正誤について、正しい組み合わせを一つ選べ。

a　この医薬品は12歳未満の小児には使用できないことから、本人が使用することを確認した。

b　授乳中の人は、この医薬品を服用しないか、服用する場合は授乳を避ける必要があると購入者に説明した。

c　この医薬品には、鎮咳成分、去痰成分及び抗ヒスタミン成分が含まれることを説明した。

d　この医薬品を服用した後は、乗物又は機械類の運転操作を避けるよう説明した。

	a	b	c	d			a	b	c	d
1	正	正	正	正		4	正	正	誤	誤
2	誤	誤	正	正		5	正	誤	正	誤
3	誤	誤	誤	正						

《令和4年度／関西広域連合・福井／問42》

問034 正答 **3**

a ✗ ジヒドロコデインリン酸塩は、その作用本体であるジヒドロコデインが**モルヒネ**と同じ基本構造を持ち、**依存性**がある成分であることから、**麻薬性鎮咳成分**と呼ばれる。

b ◯ デキストロメトルファン臭化水素酸塩水和物【鎮咳成分】は、**中枢神経系**（延髄の咳嗽中枢）に作用して**咳**を抑える。

c ✗ グアイフェネシン【去痰成分】は、気道粘膜からの**粘液の分泌を促進**する。

d ◯ カルボシステイン【去痰成分】は、痰の中の**粘性タンパク質を溶解・低分子化**して粘性を減少させるとともに、**粘液成分の含量比を調整**し痰の切れをよくする。

問035 正答 **1**

a ◯ ジヒドロコデインリン酸塩【鎮咳成分】は、**12歳**未満の小児には**使用禁忌**となっている。

b ◯ ジヒドロコデインリン酸塩は、母乳移行により**乳児でモルヒネ中毒**が生じたとの報告があるため、授乳中の人は**服用しない**か、**授乳を避ける**必要がある。

c ◯ この医薬品には、**鎮咳成分**（ジヒドロコデインリン酸塩）、**去痰成分**（グアイフェネシン）および**抗ヒスタミン成分**（クロルフェニラミンマレイン酸塩）が含まれる。

d ◯ 眠気が促され、重大な事故につながるおそれがあるため、**抗ヒスタミン成分**が配合された内服薬を服用した後は、乗物または機械類の**運転操作を避ける**。また、眠気等が懸念されるため、**ジヒドロコデインリン酸塩**が配合されたかぜ薬、鎮咳去痰薬については、「服用後、乗物または機械類の**運転操作をしないこと**」とされている。

問 036 重要度 ★★　　　　　　　　　　　　check ☐☐☐

鎮咳去痰薬に配合される生薬成分に関する以下の記述のうち、**誤っているもの**を一つ選びなさい。

1. ゴミシは、マツブサ科のチョウセンゴミシの果実を基原とする生薬で、鎮咳作用を期待して用いられる。

2. ナンテンジツは、メギ科のシロミナンテン又はナンテンの果実を基原とする生薬で、知覚神経・末梢運動神経に作用して咳止めに効果があるとされる。

3. キキョウは、ユリ科のジャノヒゲの根の膨大部を基原とする生薬で、鎮咳、去痰、滋養強壮等の作用を期待して用いられる。

4. キョウニンは、バラ科のホンアンズ、アンズ等の種子を基原とする生薬で、体内で分解されて生じた代謝物の一部が延髄の呼吸中枢、咳嗽中枢を鎮静させる作用を示すとされる。

《令和 2 年度／九州・沖縄・北海道／問71（改題）》

問 037 重要度 ★★　　　　　　　　　　　　check ☐☐☐

次の生薬成分のうち、去痰作用を期待して鎮咳去痰薬に配合されるものとして、**誤っているもの**を一つ選びなさい。

1. シャゼンソウ

2. セキサン

3. オウヒ

4. センブリ

5. セネガ

《令和元年度／奈良／問71》

問036 正答 3

1 ○ **ゴミシ**（五味子）は、**マツブサ**科のチョウセンゴミシの**果実**を基原とする。**鎮咳**作用、**強壮**作用を期待して用いられる。

2 ○ **ナンテンジツ**（南天実）は、**メギ**科のシロミナンテン（シロナンテン）または**ナンテン**の**果実**を基原とする。知覚神経・末梢運動神経に作用して**咳止め**に効果があるとされる。

3 ✕ **キキョウ**（桔梗）は、**キキョウ**科のキキョウの**根**を基原とする。**痰**または痰を伴う**咳**に用いられる。

4 ○ **キョウニン**（杏仁）は、**バラ**科のホンアンズ、**アンズ**等の**種子**を基原とする。体内で分解されて生じた代謝物の一部が、延髄の呼吸中枢、**咳嗽中枢**を**鎮静**させる作用を示すとされる。

問037 正答 4

1 ○ **シャゼンソウ**（車前草）は、**オオバコ**科のオオバコの花期の**全草**を基原とする。**去痰作用**を期待して用いられる。また、日本薬局方収載のシャゼンソウは、煎薬として**咳**に対して用いられる。

2 ○ **セキサン**（石蒜）は、**ヒガンバナ**科のヒガンバナの**鱗茎**を基原とする。**去痰作用**を期待して用いられる。

3 ○ **オウヒ**（桜皮）は、**バラ**科の**ヤマザクラ**またはカスミザクラの**樹皮**を基原とする。**去痰作用**を期待して用いられる。

4 ✕ **センブリ**（千振）は、**リンドウ**科の**センブリ**の開花期の**全草**を基原とする。**苦味**による**健胃作用**を期待して用いられる。また、日本薬局方収載のセンブリ末は、健胃薬のほか**止瀉薬**としても用いられる。

5 ○ **セネガ**は、**ヒメハギ**科の**セネガ**またはヒロハセネガの**根**を基原とする。**去痰作用**を期待して用いられる。

咳止めや痰を出しやすくする目的で用いられる漢方処方製剤に関する記述のうち、正しいものの組み合わせを一つ選びなさい。

a　甘草湯は、短期間の服用に止め、連用しないこととされている。

❗b　柴朴湯は、むくみの症状のある人に適すとされる。

❗c　麦門冬湯は、水様痰の多い人には不向きとされる。

d　半夏厚朴湯は、構成生薬としてカンゾウを含み、炎症を和らげ、特に小児喘息や気管支喘息に用いられる。

1（a, b）　2（a, c）　3（b, d）　4（c, d）

《令和2年度／奈良／問69》

気管支拡張作用のあるマオウに関する次の記述の正誤について、正しい組み合わせはどれか。

❗a　発汗促進、利尿の作用も期待される。

b　心臓病、高血圧、糖尿病の診断を受けた人では、症状を悪化させるおそれがある。

c　副交感神経系を刺激して気管支を拡張させる。

	a	b	c
1	正	正	正
2	正	誤	正
3	正	正	誤
4	誤	正	正

《平成30年度／北関東・甲信越／問71（改題）》

以下の漢方処方製剤のうち、咳止めや痰を出しやすくする目的で用いられ、構成生薬としてマオウを含むものはどれか。

1　半夏厚朴湯

2　麦門冬湯

3　柴朴湯

4　五虎湯

《令和元年度／中国／問73》

問 038　正答 **2**

a ○ **甘草湯**は、短期間の服用に止め、**連用しない**。5〜6回使用しても咳や喉の痛みが鎮まらない場合には、漫然と継続せず、いったん使用を中止し、医師の診療を受けるなどの対応が必要である。

b ✕ **柴朴湯**は、**むくみ**の症状のある人等には**不向き**とされる。

c ○ **麦門冬湯**は、痰が切れにくい等の人に適し、**水様痰の多い人には不向き**とされる。

d ✕ **半夏厚朴湯**は、**カンゾウを含まない**。

問 039　正答 **3**

a ○ **マオウ**（麻黄）は、**マオウ**科の*Ephedra sinica* Stapf、*Ephedra intermedia* Schrenk et C.A.Meyer または*Ephedra equisetina* Bungeの**地上茎**を基原とする。**気管支拡張**のほか、**発汗促進**、**利尿**等の作用も期待される。

b ○ **マオウ**は、**交感神経系**への刺激作用によって、心臓血管系や、肝臓でのエネルギー代謝等にも影響が生じることが考えられる。**心臓病**、**高血圧**、**糖尿病**または**甲状腺機能亢進症**の診断を受けた人では、症状を悪化させるおそれがあり、**使用する前**にその適否につき、治療を行っている医師または処方薬の調剤を行った薬剤師に**相談**がなされるべきである。

c ✕ **マオウ**は、**交感神経系**を刺激して**気管支を拡張**させる。

問 040　正答 **4**

1 ✕ **半夏厚朴湯**は、マオウを含まない。

2 ✕ **麦門冬湯**は、**カンゾウ**を含むが、マオウを含まない。

3 ✕ **柴朴湯**は、**カンゾウ**を含むが、マオウを含まない。

4 ○ **五虎湯**は、**カンゾウとマオウ**を含む。

口腔咽喉薬及びうがい薬（含嗽薬）に関する以下の記述のうち、正しいものの組み合わせを下から一つ選びなさい。

ア トラネキサム酸は、声がれ、喉の荒れ、喉の不快感、喉の痛み又は喉の腫れの症状を鎮める。

イ 炎症を生じた粘膜組織の修復を促す作用を期待して、セチルピリジニウム塩化物が配合されている場合がある。

ウ ヨウ素系殺菌消毒成分が口腔内に使用される場合、結果的にヨウ素の摂取につながり、バセドウ病や橋本病などの甲状腺疾患の診断を受けた人の治療に悪影響（治療薬の効果減弱など）を生じるおそれがある。

❶エ ヨウ素は、食品に含まれるビタミンDと反応すると脱色を生じて殺菌作用が失われる。

1（ア、イ）　2（ア、ウ）　3（イ、エ）　4（ウ、エ）

《令和元年度／九州・沖縄／問73（改題）》

口腔咽喉薬及びうがい薬（含嗽薬）に関する記述の正誤について、正しい組み合わせはどれか。

a トローチ剤やドロップ剤は、有効成分が口腔内や咽頭部に早く行き渡るよう、噛み砕いて飲み込むように使用されることが重要である。

b 噴射式の液剤では、軽く息を吐きながら噴射することが望ましい。

c 含嗽薬は、水で用時希釈又は溶解して使用するものが多いが、調製した濃度が濃すぎても薄すぎても効果が十分得られない。

	a	b	c
1	誤	正	正
2	誤	誤	正
3	誤	誤	誤
4	正	誤	正
5	正	正	正

《令和元年度／中国／問74（改題）》

問 041 正答 **2**

ア ○ **トラネキサム酸**【抗炎症成分】は、**声がれ**、**喉の荒れ**、喉の不快感、喉の痛みまたは喉の腫れの症状を鎮める。

イ ✕ **セチルピリジニウム塩化物**【殺菌消毒成分】は、口腔内や喉に付着した**細菌**等の微生物を死滅させたり、その増殖を抑える。

ウ ○ **ヨウ素系殺菌消毒成分**が口腔内に使用される場合、結果的に**ヨウ素**の摂取につながり、**甲状腺**における**ホルモン**産生に影響を及ぼす可能性がある。バセドウ病や橋本病などの**甲状腺疾患**の診断を受けた人では、その治療に悪影響（治療薬の効果減弱など）を生じるおそれがあるため、**使用する前**にその適否につき、治療を行っている医師または処方薬の調剤を行った薬剤師に**相談**がなされるべきである。

エ ✕ **ヨウ素**は、レモン汁やお茶などに含まれる**ビタミンC**等の成分と反応すると**脱色**を生じて殺菌作用が**失われる**ため、**ヨウ素系殺菌消毒成分**が配合された含嗽薬では、そうした食品を摂取した**直後の使用や混合を避ける**ことが望ましい。

問 042 正答 **1**

a ✕ **口腔咽喉薬**（トローチ剤、ドロップ剤）に配合されている**殺菌消毒成分**は、**口腔内**および**咽頭部**において**局所的**に作用する。したがって、口中に含み、**噛まずにゆっくり溶かす**ようにして使用されることが重要であり、噛み砕いて飲み込んでしまうと殺菌消毒作用は期待できない。

b ○ **噴射式の液剤**では、息を吸いながら噴射すると気管支や肺に入ってしまうおそれがあるため、軽く**息を吐き**ながら噴射することが望ましい。

c ○ **含嗽薬**は、水で用時希釈または溶解して用いるものが多いが、調製した**濃度が濃すぎても薄すぎても効果が十分得られない**。

3章 主な医薬品とその作用

重要度 ★ check ☐☐☐

呼吸器官に作用する漢方処方製剤に関する記述の正誤について、正しい組み合わせはどれか。

a 麻杏甘石湯は、体力虚弱で、咳が出て、ときにのどが渇くものの咳、小児喘息、気管支喘息、気管支炎、感冒、痔の痛みに用いられ、胃腸の弱い人に適すとされる。

b 響声破笛丸は、しわがれ声、咽喉不快に適すとされるが、胃腸が弱く下痢しやすい人では、食欲不振、胃部不快感等の副作用が現れやすい等、不向きとされる。

c 甘草湯は、2種類の生薬からなる漢方処方製剤で、激しい咳、咽喉痛、口内炎、しわがれ声に、外用では痔・脱肛の痛みに用いられる。

d 白虎加人参湯は、体の虚弱な人（体力の衰えている人、体の弱い人）、胃腸虚弱で冷え症の人では、食欲不振、胃部不快感等の副作用が現れやすく不向きとされる。

	a	b	c	d			a	b	c	d
1	正	誤	誤	正		4	誤	正	誤	正
2	誤	正	誤	誤		5	誤	誤	正	誤
3	正	誤	正	誤						

《令和4年度／北陸・東海／問30》

胃腸に作用する薬

重要度 ★ check ☐☐☐

吐きけ及び嘔吐に関する以下の記述について、（　　　）の中に入れるべき字句の正しい組み合わせはどれか。

吐きけや嘔吐は、（ a ）にある嘔吐中枢の働きによって起こる。嘔吐中枢が刺激される経路はいくつかあるが、消化管での刺激が（ b ）系を通じて嘔吐中枢を刺激する経路や、内耳の前庭にある（ c ）の不調によって生じる刺激によって嘔吐中枢を刺激する経路がある。

	a	b	c
1	延髄	交感神経	聴覚器官
2	延髄	副交感神経	平衡器官
3	延髄	副交感神経	聴覚器官
4	中脳	交感神経	平衡器官
5	中脳	副交感神経	聴覚器官

《令和2年度／中国／問72》

問043　正答 4

a ✗ **麻杏甘石湯**は、**咳・痰**に用いられる。構成生薬として、**カンゾウ・マオウ**を含む。
体力中等度以上で、咳が出て、ときにのどが渇くものの咳、小児喘息、気管支喘息、気管支炎、感冒、痔の痛みに用いられる。胃腸の弱い人、発汗傾向の著しい人等には**不向き**とされる。

b ○ **響声破笛丸**は、**喉の痛み**に用いられる。構成生薬として、**カンゾウ・ダイオウ**を含む場合がある。**体力にかかわらず**使用でき、しわがれ声、咽喉不快に適すとされる。胃腸が弱く下痢しやすい人では、食欲不振、胃部不快感等の副作用が現れやすい等、不向きとされる。

c ✗ **甘草湯**は、**咳・痰**に用いられる。構成生薬が**カンゾウのみ**からなる漢方処方製剤で、**体力にかかわらず**使用でき、激しい咳、咽喉痛、口内炎、しわがれ声に、外用では痔・脱肛の痛みに用いられる。

d ○ **白虎加人参湯**は、**喉の痛み**に用いられる。構成生薬として、**カンゾウ**を含む。体力中等度以上で、**熱感**と**口渇**が強いものの喉の渇き、ほてり、湿疹・皮膚炎、皮膚のかゆみに適すとされる。**体の虚弱**な人（体力の衰えている人、体の弱い人）、胃腸虚弱で**冷え症**の人では、食欲不振、胃部不快感等の副作用が現れやすい等、不向きとされる。

問044　正答 2

吐きけや嘔吐は、（a. **延髄**）にある嘔吐中枢の働きによって起こる。嘔吐中枢が刺激される経路はいくつかあるが、消化管での刺激が（b. **副交感神経**）系を通じて嘔吐中枢を刺激する経路や、内耳の前庭にある（c. **平衡器官**）の不調によって生じる刺激によって嘔吐中枢を刺激する経路がある。

消化管での刺激が**副交感神経系**を通じて**嘔吐中枢を刺激**する経路では、胃の痙攣等によって吐きけが起きている場合がある。このほか、**大脳皮質の興奮**による刺激などがあり、また、延髄にある受容体が薬物などにより直接刺激されることによって誘発される嘔吐もある。

胃粘膜保護・修復成分に関する記述について、（　　　）の中に入れるべき正しい字句はどれか。なお、（　　　）内はすべて同じ字句が入る。

アルジオキサ、スクラルファートは（　　　）を含む成分であるため、透析を受けている人では使用を避ける必要がある。透析治療を受けていない人でも、長期連用は避ける必要がある。また、腎臓病の診断を受けた人では、（　　　）が体内に貯留しやすいため、使用する前にその適否につき、治療を行っている医師又は処方薬の調剤を行った薬剤師に相談がなされるべきである。

1　銅
2　鉄
3　亜鉛
4　アルミニウム
5　コバルト

《令和２年度／東北／問32》

健胃を目的とした生薬成分に関する次の記述の正誤について、正しい組み合わせはどれか。

a　オウバクは、ミカン科のキハダ又は *Phellodendron chinense* Schneider の周皮を除いた樹皮を基原とする生薬で、苦味による健胃作用を期待して用いられる。

b　ケイヒは、クスノキ科の *Cinnamomum cassia* J. Presl の樹皮又は周皮の一部を除いた樹皮を基原とする生薬で、香りによる健胃作用を期待して用いられる。

c　ゲンチアナは、クマ科の *Ursus arctos* Linné その他近縁動物の胆汁を乾燥したものを基原とする生薬で、苦味による健胃作用を期待して用いられるほか、消化補助成分として配合される場合もある。

d　ソウジュツは、ミカン科のウンシュウミカンの成熟した果皮を基原とする生薬で、香りによる健胃作用を期待して用いられる。

	a	b	c	d
1	正	誤	誤	正
2	正	正	正	正
3	正	正	誤	誤
4	誤	誤	正	正
5	誤	正	誤	誤

《令和２年度／北関東／問82（改題）》

問045　正答 **4**

アルジオキサ、スクラルファートは（**アルミニウム**）を含む成分であるため、透析を受けている人では使用を避ける必要がある。透析治療を受けていない人でも、長期連用は避ける必要がある。また、腎臓病の診断を受けた人では、（**アルミニウム**）が体内に貯留しやすいため、使用する前にその適否につき、治療を行っている医師又は処方薬の調剤を行った薬剤師に相談がなされるべきである。

胃粘膜保護・修復成分として配合される**アルジオキサ、スクラルファート**は、**胃粘液の分泌を促す**、胃粘膜を覆って**胃液による消化から保護する**、荒れた**胃粘膜の修復を促す**等の作用が期待される。

問046　正答 **3**

a ○ **オウバク**（黄柏）は、**ミカン**科の**キハダ**または*Phellodendron chinense* Schneiderの周皮を除いた**樹皮**を基原とする。**苦味**による**健胃**のほか、**収斂**による**止瀉**、**抗菌**、**抗炎症**、**血行促進**等の作用を期待して用いられる。

b ○ **ケイヒ**（桂皮）は、**クスノキ**科の*Cinnamomum cassia* J. Preslの**樹皮**または周皮の一部を除いた**樹皮**を基原とする。**香り**による**健胃作用**のほか、**発汗**を促して**解熱**を助ける作用を期待して用いられる。

c ✕ **ゲンチアナ**は、**リンドウ**科の*Gentiana lutea* Linnéの**根**および**根茎**を基原とする。**苦味**による**健胃作用**を期待して用いられる。

d ✕ **ソウジュツ**（蒼朮）は、**キク**科の**ホソバオケラ**、シナオケラまたはそれらの種間雑種の**根茎**を基原とする。**香り**による**健胃作用**を期待して用いられる。

主な健胃成分は下表のとおりである。

苦味による健胃	オウバク（黄柏）、オウレン（黄連）、センブリ（千振）、ゲンチアナ、リュウタン（竜胆）、ユウタン（熊胆）
香りによる健胃	ケイヒ（桂皮）、コウボク（厚朴）、ショウキョウ（生姜）、チョウジ（丁子）、チンピ（陳皮）、ソウジュツ（蒼朮）、ビャクジュツ（白朮）、ウイキョウ（茴香）、オウゴン（黄芩）
味覚・嗅覚刺激以外による健胃	乾燥酵母（胃腸の働きに必要な栄養素を補給することにより胃の働きを高める）、カルニチン塩化物（胃液分泌を促す、胃の運動を高める、胃壁の循環血流を増すなどの作用があり、胃の働きの低下、食欲不振の改善が期待できる）

+UP

胃の薬の配合成分に関する次の記述のうち、正しいものの組み合わせはどれか。

a リュウタンは、クマ科の *Ursus arctos* Linné その他近縁動物の胆汁を乾燥したものを基原とする生薬で、苦味による健胃作用を期待して用いられる。

b センブリは、味覚を刺激して反射的な唾液や胃液の分泌を促すことにより、弱った胃の働きを高めることを目的として、配合されている。

c デヒドロコール酸は、胆汁の分泌を促す作用（利胆作用）があるとされ、消化を助ける効果を期待して用いられる。

❗d ロートエキスは、吸収された成分の一部が母乳中に移行して乳児の脈が遅くなるおそれがある。

1（a，b）　　**2**（a，d）　　**3**（b，c）　　**4**（b，d）　　**5**（c，d）

《令和元年度／南関東／問72（改題）》

胃腸の不調を改善する目的で用いられる生薬及び漢方処方製剤に関する記述について、正しいものの組み合わせを一つ選べ。

a オウバク、オウレン、センブリ等の生薬成分が配合されている健胃薬は、苦くて非常に飲みにくいので、散剤をオブラート等で包んで飲むとよい。

b 安中散は、体力中等度以下で、腹部は力がなくて、胃痛又は腹痛があって、ときに胸やけや、げっぷ、胃もたれ、食欲不振、吐きけ、嘔吐などを伴うものの神経性胃炎、慢性胃炎、胃腸虚弱に適するとされる。

c 大黄甘草湯は体力に関わらず使用できる。便秘、便秘に伴う頭重、のぼせ、湿疹・皮膚炎、ふきでもの、食欲不振、腹部膨満、腸内異常発酵、痔などの症状の緩和に適すとされる。

d センナ、ダイオウが配合された瀉下薬は生薬由来であるため、授乳中の女性でも安心して使用できる。

1（a，b）　　**2**（b，c）　　**3**（b，d）　　**4**（c，d）

《令和２年度／関西広域連合・福井／問35（改題）》

問 047 正答 **3**

a ✗ **リュウタン**（竜胆）は、**リンドウ科のトウリンドウ**等の**根**および**根茎**を基原とする。**苦味**による**健胃作用**を期待して用いられる。クマ科の *Ursus arctos* Linné その他近縁動物の胆汁を乾燥したものを基原とする生薬は、ユウタン（熊胆）である。

b ◯ **健胃成分**（例：センブリ）は、**味覚**や**嗅覚**を刺激して反射的な**唾液**や**胃液**の分泌を促すことにより、弱った**胃の働きを高める**。

c ◯ **デヒドロコール酸【消化成分】**は、**胆汁の分泌を促す**作用（利胆作用）があるとされ、消化を助ける効果を期待して用いられる。

d ✗ **ロートエキス【胃液分泌抑制成分】**は、吸収された成分の一部が**母乳中**に移行して**乳児の脈が速くなる**（頻脈）おそれがあるため、**授乳中の女性**では**使用を避ける**か、または使用期間中の**授乳を避ける**。

問 048 正答 **2**

a ✗ **生薬成分**（例：オウバク、オウレン、センブリ、ゲンチアナ、リュウタン、ケイヒ、ユウタン）が配合されている**健胃薬**は、散剤を**オブラート**で包む等、味や香りを遮蔽する方法で服用されると**効果が期待できない**。

b ◯ **安中散**は、**胃の不調**に用いられる。構成生薬として、**カンゾウ**を含む。体力中等度以下で、**腹部は力がなくて**、胃痛または腹痛があって、ときに胸やけや、げっぷ、胃もたれ、食欲不振、吐きけ、嘔吐などを伴うものの神経性胃炎、慢性胃炎、胃腸虚弱に適するとされる。

c ◯ **大黄甘草湯**は、**腸の不調**に用いられる。構成生薬として、**カンゾウ・ダイオウ**を含む。**体力にかかわらず**使用できる。便秘、便秘に伴う頭重、のぼせ、湿疹・皮膚炎、吹き出物（にきび）、食欲不振（食欲減退）、腹部膨満、腸内異常発酵、痔などの症状の緩和に適すとされる。

d ✗ **センナ、ダイオウ**は、吸収された成分の一部が**乳汁中**に移行し、**乳児**に**下痢**を生じるおそれがあるため、**授乳中の女性**では**使用を避ける**か、または使用期間中の**授乳を避ける**。

3章 主な医薬品とその作用

胃腸の不調を改善する目的で用いられる漢方処方製剤に関する記述の正誤について、正しい組み合わせを一つ選べ。

a 六君子湯は、体力中等度以下で、胃腸が弱く、食欲がなく、みぞおちがつかえ、疲れやすく、貧血性で手足が冷えやすいものの食欲不振、胃痛などに用いられる。

b 人参湯は、体力中等度以上で、胃がもたれて消化が悪く、ときに吐きけ、食後に腹が鳴って下痢の傾向のあるものの食べすぎによる胃のもたれ、消化不良に用いられる。

c 桂枝加芍薬湯は、体力中等度以下で、腹部膨満感のあるもののしぶり腹、下痢、便秘に用いられる。

d 麻子仁丸は、体力中等度以下で、ときに便が硬く塊状なものの便秘に用いられる。

	a	b	c	d			a	b	c	d
1	誤	正	正	誤		**4**	正	誤	正	誤
2	正	誤	正	正		**5**	正	正	誤	正
3	誤	正	誤	正						

《令和元年度／関西広域連合／問34（改題）》

胃の薬に関する記述の正誤について、正しい組み合わせはどれか。

a 制酸薬は、胃液の分泌亢進による胃酸過多や、それに伴う胸やけ、腹部の不快感、吐きけ等の症状の緩和を目的としている。

b 消化薬は、弱った胃の働きを高めることを目的とする医薬品で、配合される成分は独特の味や香りを有し、唾液や胃液の分泌を促して胃の働きを活発にする。

❶ c 医薬部外品として製造販売されている整腸薬は、配合できる成分やその上限量が決められており、また、効能、効果の範囲も限定されている。

d 一般用医薬品には、制酸、消化、整腸等、それぞれの作用を目的とする成分を組み合わせた製品がある。

	a	b	c	d			a	b	c	d
1	正	誤	正	正		**4**	誤	正	正	正
2	誤	正	誤	正		**5**	正	正	誤	誤
3	正	誤	誤	誤						

《令和3年度／中国・四国／問74》

問 049　正答 **2**

a ◯　六君子湯は、胃の不調に用いられる。構成生薬として、**カンゾウ**を含む。体力中等度以下で、**胃腸が弱く**、食欲がなく、みぞおちがつかえ、**疲れやすく**、貧血性で**手足が冷えやすい**ものの胃炎、胃腸虚弱、胃下垂、消化不良、食欲不振、胃痛、嘔吐に適すとされる。

b ✕　人参湯は、胃の不調に用いられる。構成生薬として、**カンゾウ**を含む。**体力虚弱**で、**疲れやすくて手足等が冷えやすい**ものの胃腸虚弱、下痢、嘔吐、胃痛、腹痛、急・慢性胃炎に適すとされる。

c ◯　桂枝加芍薬湯は、腸の不調に用いられる。構成生薬として、**カンゾウ**を含む。体力中等度以下で、**腹部膨満感**のあるもののしぶり腹、腹痛、下痢、便秘に適すとされる。

d ◯　麻子仁丸は、腸の不調に用いられる。構成生薬として、**ダイオウ**を含む。体力中等度以下で、ときに**便が硬く塊状**なものの便秘、便秘に伴う頭重、のぼせ、湿疹・皮膚炎、吹き出物（にきび）、食欲不振（食欲減退）、腹部膨満、腸内異常醗酵、痔などの症状の緩和に適すとされる。

問 050　正答 **1**

a ◯　制酸薬は、胃液の分泌亢進による**胃酸過多**や、それに伴う胸やけ、腹部の不快感、吐きけ等の症状を緩和することを目的とする。その配合成分として、**胃酸の働きを弱める**もの、**胃液の分泌を抑える**ものなどが用いられる。

b ✕　消化薬は、炭水化物、脂質、タンパク質等の分解に働く**酵素**を補う等により、胃や腸の内容物の**消化を助ける**ことを目的とする。

c ◯　健胃薬、消化薬、整腸薬またはそれらの目的を併つ持つものには、**医薬部外品**として製造販売されている製品もあるが、それらは人体に対する作用が緩和なものとして、**配合できる成分**やその**上限量**が定められており、また、**効能・効果の範囲**も限定されている。

d ◯　一般用医薬品には、さまざまな胃腸の症状に幅広く対応できるよう、**制酸**、**胃粘膜保護**、**健胃**、**消化**、**整腸**、**鎮痛鎮痙**、**消泡**等、それぞれの作用を目的とする成分を組み合わせた製品（いわゆる**総合胃腸薬**）がある。

check ☐☐☐

腸及び腸の薬に関する記述の正誤について、正しい組み合わせを一つ選びなさい。

a 水分の吸収は、大半が大腸で行われ、腸内容物が糞便となる過程で適切な水分量に調整される。

b 瀉下薬については、相乗効果を得るため、複数の瀉下薬を併用することが望ましい。

c 収斂成分を主体とする止瀉薬については、細菌性の下痢や食中毒のときに使用して腸の運動を鎮めると、かえって状態を悪化させるおそれがある。

d マルツエキスは、瀉下薬としては比較的作用が穏やかなため、主に乳幼児の便秘に用いられる。

	a	b	c	d
1	誤	誤	正	正
2	正	正	誤	誤
3	正	誤	正	誤
4	誤	正	正	正
5	正	誤	誤	正

《令和元年度／奈良／問75》

---

check ☐☐☐

腸に作用する薬に含まれている成分に関する次の記述の正誤について、正しい組み合わせはどれか。

a ロペラミド塩酸塩は、海外において長期連用した場合に不安や記憶力減退等の精神神経症状が現れたとの報告があり、1週間以上継続して使用しないこととされている。

b トリメブチンマレイン酸塩は、重篤な副作用として肝機能障害を生じることがある。

c 沈降炭酸カルシウムは、腸管の運動を低下させる作用を示し、胃腸鎮痛鎮痙薬との併用を避ける必要がある。

	a	b	c
1	正	誤	誤
2	誤	正	誤
3	誤	誤	正
4	誤	誤	誤

《令和元年度／北関東・甲信越／問84》

問051 正答 **1**

a ✗ **水分の吸収**は、大半が**小腸**で行われる。**大腸**では、腸内容物が糞便となる過程で**適切な水分量**に調整がなされる。

b ✗ 複数の瀉下薬を併用すると、**激しい腹痛**を伴う下痢や、下痢に伴う**脱水症状**等を生じるおそれがあるため、どのような種類の瀉下成分を含有するものであっても、複数の瀉下薬の**併用は避ける**。

c ◯ **収斂成分**を主体とする止瀉薬については、**細菌性の下痢**や食中毒のときに使用して腸の運動を鎮めると、かえって**状態を悪化**させるおそれがある。**急性の激しい下痢**または腹痛・腹部膨満・吐きけ等の症状を伴う人では、細菌性の下痢や食中毒が疑われるため、安易な使用を避けることが望ましい。

d ◯ **マルツエキス**【瀉下成分】は、比較的**作用が穏やか**なため、主に**乳幼児**の便秘に用いられる。なお、**水分不足**に起因する便秘には効果が期待できない。

問052 正答 **2**

a ✗ **ビスマス**を含む成分（例：次没食子酸ビスマス、次硝酸ビスマス）は、海外において**長期連用**した場合に**精神神経症状**（不安、記憶力減退、注意力低下、頭痛等）が現れたとの報告があり、**1週間以上継続して使用しない**。

b ◯ **トリメブチンマレイン酸塩**【整腸成分】は、まれに重篤な副作用として**肝機能障害**を生じることがあるため、**肝臓病**の診断を受けた人では、**使用する前**にその適否につき、治療を行っている医師または処方薬の調剤を行った薬剤師に**相談**がなされるべきである。

c ✗ **ロペラミド塩酸塩**【止瀉成分】は、腸管の運動を**低下**させる作用を示し、**胃腸鎮痛鎮痙薬**との**併用を避ける**。

ヒマシ油に関する次の記述の正誤について、正しい組み合わせはどれか。

a ヒマシ（トウダイグサ科のトウゴマの種子）を圧搾して得られた脂肪油を用いた生薬である。

b 小腸でリパーゼの働きによって生じる分解物が、小腸を刺激することで瀉下作用をもたらすと考えられている。

c 母乳を与える女性では、吸収された成分の一部が乳汁中に移行して、乳児に下痢を引き起こすおそれがある。

d 瀉下作用は弱いため、妊婦または妊娠していると思われる女性に使用される。

	a	b	c	d
1	正	正	正	誤
2	正	誤	誤	正
3	正	誤	正	正
4	誤	正	誤	正
5	誤	正	正	誤

《令和2年度／北関東／問83（改題）》

瀉下薬の配合成分に関する記述の正誤について、正しい組み合わせはどれか。

a 酸化マグネシウムは、腸内容物の浸透圧を高めることで糞便中の水分量を増し、また、大腸を刺激して排便を促すことを目的として配合されている場合がある。

b ヒマシ油は、急激で強い瀉下作用（峻下作用）を示すため、防虫剤や殺鼠剤を誤って飲み込んだ場合のような脂溶性の物質による中毒に使用するとよい。

c カルメロースカルシウムは、腸管内で水分を吸収して腸内容物に浸透し、糞便のかさを増やすとともに糞便を柔らかくすることによる瀉下作用を目的として配合されている場合がある。

d ピコスルファートナトリウムは、胃や小腸で分解されることにより、大腸への刺激作用を示す。

	a	b	c	d
1	誤	誤	誤	正
2	正	正	正	正
3	正	誤	誤	正
4	誤	正	誤	誤
5	正	誤	正	誤

《令和元年度／中国／問79》

問053 正答 **1**

a ◯ **ヒマシ**（蓖麻子）は、**トウダイグサ科**の**トウゴマ**の**種子**である。**ヒマシ**を圧搾して得られた**脂肪油**が**ヒマシ油**である。

b ◯ **ヒマシ油**は、**小腸**でリパーゼの働きによって生じる分解物が、**小腸を刺激**することで**瀉下作用**をもたらす。腸内容物の**急速な排除**を目的として用いられる。

c ◯ **ヒマシ油**は、吸収された成分の一部が**乳汁中**に移行して、**乳児**に下痢を引き起こすおそれがあるため、**母乳を与える女性**では**使用を避ける**か、または使用期間中の**授乳を避ける**。

d ✕ **ヒマシ油**は、瀉下作用が**強い**ため、**妊婦**または妊娠していると思われる女性では**使用を避ける**。

問054 正答 **5**

a ◯ **酸化マグネシウム**【**瀉下**成分（無機塩類）】は、腸内容物の**浸透圧を高める**ことで糞便中の**水分量を増し**、また、**大腸を刺激**して排便を促す。

b ✕ **ヒマシ油**【瀉下成分（小腸刺激性）】は、**急激で強い瀉下作用**（峻下作用）を示し、主に誤食・誤飲等による**中毒**の場合など、腸管内の物質をすみやかに体外に排除させなければならない場合に用いられる。

ただし、ナフタレンやリン等がヒマシ油に溶け出して、中毒症状を増悪させるおそれがあるため、防虫剤や殺鼠剤を誤って飲み込んだ場合のような**脂溶性の物質による中毒**には**使用を避ける**。

c ◯ **カルメロースカルシウム**（カルボキシメチルセルロースカルシウム）【**瀉下**成分（膨潤性）】は、腸管内で**水分を吸収**して腸内容物に浸透し、糞便の**かさを増やす**とともに糞便を**柔らかくする**。

d ✕ **ピコスルファートナトリウム**【瀉下成分（大腸刺激性）】は、胃や小腸では分解されないが、大腸に生息する**腸内細菌**によって分解されて、**大腸への刺激**作用を示すようになる。

次の表は、ある瀉下薬に含まれている成分の一覧である。

> 3包（6g）中
>
> | プランタゴ・オバタ種皮 | 2,100 mg |
> |---|---|
> | センノシド（センノシドA・Bとして36 mg） | 55.4 mg |
> | ジオクチルソジウムスルホサクシネート（DSS） | 100 mg |

この瀉下薬に関する次の記述の正誤について、正しい組み合わせはどれか。

a プランタゴ・オバタ種皮は、主成分である麦芽糖が腸内細菌によって分解（発酵）して生じるガスによって便通を促すとされている。

b センノシドは、小腸でリパーゼの働きによって生じる分解物が、小腸を刺激することで瀉下作用をもたらすと考えられている。

c ジオクチルソジウムスルホサクシネート（DSS）には、腸内容物に水分が浸透しやすくする作用があり、糞便中の水分量を増して柔らかくすることによる瀉下作用を期待して用いられる。

	a	b	c			a	b	c
1	正	正	正		**4**	誤	正	正
2	正	正	誤		**5**	誤	誤	正
3	正	誤	誤					

《平成29年度／北関東・甲信越／問83》

整腸薬又は止瀉薬の配合成分に関する記述の正誤について、正しい組み合わせを一つ選べ。

a タンニン酸ベルベリンは、タンニン酸の抗菌作用とベルベリンの収斂作用による止瀉を期待して用いられる。

b トリメブチンマレイン酸塩は、腸内細菌のバランスを整える作用による整腸を期待して用いられる。

c ロペラミド塩酸塩は、水あたりや食あたりによる下痢の症状に用いることを目的として配合される。

d 次没食子酸ビスマスは、腸粘膜のタンパク質と結合して不溶性の膜を形成し、腸粘膜を引きしめることにより、腸粘膜を保護する。

	a	b	c	d			a	b	c	d
1	正	誤	正	正		**4**	誤	誤	誤	正
2	正	誤	正	誤		**5**	正	正	誤	正
3	誤	正	正	誤						

《令和4年度／関西広域連合・福井／問34》

問055 正答 **5**

a **✗** プランタゴ・オバタの**種子**または**種皮**は、**オオバコ科のプランタゴ・オバタ**を基原とする。腸管内で**水分**を吸収して腸内容物に浸透し、糞便の**かさを増やす**とともに糞便を**柔らかく**する。

b **✗** センノシド【瀉下成分（大腸刺激性）】は、胃や小腸で消化されないが、大腸に生息する**腸内細菌**によって分解され、分解生成物が**大腸を刺激**して瀉下作用をもたらすと考えられている。

c **○** ジオクチルソジウムスルホサクシネート（DSS）【瀉下成分】は、腸内容物に**水分**が浸透しやすくする作用があり、糞便中の水分量を増して**柔らかく**することによる瀉下作用を期待して用いられる。

問056 正答 **4**

a **✗** タンニン酸ベルベリン【止瀉成分（腸内殺菌成分）】は、タンニン酸とベルベリンの化合物であり、消化管内では**タンニン酸**（**収斂作用**）と**ベルベリン**（**抗菌作用**）に分かれて、それぞれが止瀉に働くことを期待して用いられる。

b **✗** トリメブチンマレイン酸塩【整腸成分】は、消化管（胃および腸）の**平滑筋**に直接作用して、**消化管の運動を調整**する作用（消化管運動が低下しているときは亢進的に、運動が亢進しているときは抑制的に働く）があるとされる。

c **✗** ロペラミド塩酸塩が配合された**止瀉薬**は、**食べすぎ・飲みすぎ**による下痢、**寝冷え**による下痢の症状に用いられることを目的としている。食あたりや水あたりによる下痢については適用対象でない。

d **○** 次没食子酸ビスマス【止瀉成分（収斂成分）】は、腸粘膜のタンパク質と結合して**不溶性の膜**を形成し、腸粘膜をひきしめる（**収斂**）ことにより、腸粘膜を保護する。

瀉下薬に含まれている成分に関する次の記述の正誤について、正しい組み合わせはどれか。

a センナは、マメ科の *Cassia angustifolia* Vahl 又は *Cassia acutifolia* Delile の小葉を基原とする生薬である。

b ダイオウは、腸内容物の浸透圧を高めることで糞便中の水分量を増す。

c センノシドは、吸収された成分の一部が乳汁中に移行することが知られている。

d カルメロースナトリウムは、分解して生じるガスによって便通を促す。

	a	b	c	d
1	誤	誤	正	正
2	誤	正	誤	正
3	正	正	正	誤
4	正	誤	正	誤
5	正	誤	誤	正

《令和２年度／甲信越／問84（改題）》

腸の薬（整腸薬、止瀉薬、瀉下薬）との相互作用に関する次の記述の正誤について、正しい組み合わせを下欄から選びなさい。

a 生菌成分が配合された整腸薬に、腸内殺菌成分が配合された止瀉薬を併用した場合、生菌成分の働きが腸内殺菌成分によって弱められる。

b ヒマシ油と駆虫薬の併用は、駆虫成分が腸管内にとどまらず吸収されやすくなり、全身性の副作用を生じる危険性が高まる。

c 食品には緩下作用（緩和な瀉下作用）を示すものはないため、食品との相互作用は考慮する必要はない。

d 医薬品の成分の中には副作用として便秘を生じるものがあり、止瀉薬と一緒にそうした成分を含有する医薬品が併用された場合、作用が強く現れるおそれがある。

	a	b	c	d
1	正	正	誤	正
2	正	誤	正	正
3	正	正	誤	誤
4	誤	正	正	誤
5	誤	誤	誤	正

《令和２年度／四国／問31（改題）》

問057 正答 **4**

a ◯ **センナ**は、マメ科の *Cassia angustifolia* Vahl または *Cassia acutifolia* Delile の小葉を基原とする。**大腸を刺激**して排便を促す。

b ✕ **ダイオウ**（大黄）は、タデ科の *Rheum palmatum* Linné、*Rheum tanguticum* Maximowicz、*Rheum officinale* Baillon、*Rheum coreanum* Nakai またはそれらの種間雑種の、通例、**根茎**を基原とする。**大腸を刺激**して排便を促す。

c ◯ **センノシド**は、吸収された成分の一部が**乳汁中**に移行し、**乳児**に**下痢**を生じるおそれがあるため、**授乳中**の女性では**使用を避ける**か、または使用期間中の**授乳を避ける**。

d ✕ **マルツエキス**は、主成分である**麦芽糖**が腸内細菌によって分解（発酵）して生じる**ガス**によって便通を促すとされている。

問058 正答 **1**

a ◯ **整腸薬**と**止瀉薬**は、いずれも効能・効果に**軟便**が含まれていることがあるが、**生菌成分**が配合された**整腸薬**に、**腸内殺菌成分**が配合された**止瀉薬**が併用された場合、**生菌成分**の働きが**腸内殺菌成分**によって**弱められる**。

b ◯ 駆除した寄生虫の排出を促すため**駆虫薬**と**瀉下薬**が併用されることがあるが、**駆虫薬とヒマシ油**の併用は、駆虫成分が腸管内にとどまらず**吸収されやすくなり**、**全身性の副作用**を生じる危険性が高まる。

c ✕ **食品**にも**緩下作用**を示すものがあるため、そうした食品（例：**センナの茎**を用いたもの）との**相互作用**についても留意されるべきである。

d ◯ 医薬品の成分の中には副作用として**便秘**や**下痢**を生じるものがあり、**止瀉薬**や**瀉下薬**と一緒にそうした成分を含有する医薬品が**併用**された場合、**作用が強く**現れたり、**副作用を生じやすく**なるおそれがある。

胃腸鎮痛鎮痙薬に含まれている成分に関する記述の正誤について、正しい組み合わせを一つ選びなさい。

a ブチルスコポラミン臭化物は、口渇、便秘、排尿困難等の副作用が現れることがある。

❗ b パパベリン塩酸塩は、中枢神経に働いて、主に胃液分泌を抑える。

c ロートエキスにより、母乳が出にくくなることがある。

❗ d オキセサゼインは、局所麻酔作用のほか、胃液分泌を抑える作用もある。

	a	b	c	d
1	誤	誤	正	正
2	正	正	誤	誤
3	誤	正	誤	誤
4	誤	正	正	正
5	正	誤	正	正

《令和元年度／奈良／問78》

胃腸鎮痛鎮痙薬の症状を抑える仕組みに関する以下の記述について、（　　　　）の中に入れるべき字句の正しい組み合わせはどれか。なお、3箇所の（　a　）及び2箇所の（　b　）内はいずれも同じ字句が入る。

　消化管の運動は（　a　）系の刺激により（　b　）し、また、（　a　）系は胃液分泌の（　b　）にも働く。そのため、（　a　）の伝達物質である（　c　）と受容体の反応を妨げることで、その働きを抑える成分が、胃痛、腹痛、さしこみを鎮めることのほか、胃酸過多や胸やけに対する効果も期待して用いられる。

	a	b	c
1	副交感神経	亢進	アセチルコリン
2	交感神経	亢進	アドレナリン
3	副交感神経	抑制	コリンエステラーゼ
4	交感神経	抑制	ノルアドレナリン

《令和3年度／中国・四国／問79》

問059 正答 **5**

a ◯ **ブチルスコポラミン臭化物**【抗コリン成分】は、散瞳による**目のかすみ**や**異常なまぶしさ**、顔のほてり、頭痛、眠気、**口渇**、**便秘**、**排尿困難**等の副作用が現れることがある。

b ✗ **パパベリン塩酸塩**は、消化管の**平滑筋に直接働いて**胃腸の**痙攣を鎮める**作用を示すとされる。胃液分泌を抑える作用は見出されない。

c ◯ 授乳中の女性が**ロートエキス**を使用した場合、**母乳が出にくくなる**ことがある。

d ◯ **オキセサゼイン**【局所麻酔成分】は、局所麻酔作用のほか、**胃液分泌を抑える**作用もあるとされる。

問060 正答 **1**

消化管の運動は（a.**副交感神経**）系の刺激により（b.**亢進**）し、また、（a.**副交感神経**）系は胃液分泌の（b.**亢進**）にも働く。そのため、（a.**副交感神経**）の伝達物質である（c.**アセチルコリン**）と受容体の反応を妨げることで、その働きを抑える成分が、胃痛、腹痛、さしこみを鎮めることのほか、胃酸過多や胸やけに対する効果も期待して用いられる。

アセチルコリンと受容体の反応を**妨げる**ことで、その働きを抑える成分を**抗コリン成分**という。抗コリン成分は、胃痛や腹痛、さしこみ（疝痛、癪）を鎮める（**鎮痛鎮痙**）。**胃酸過多**や**胸やけ**に対する効果を期待して配合される。

胃腸鎮痛鎮痙薬やその配合成分に関する記述のうち、正しいものの組み合わせはどれか。

a 原因不明の腹痛が30分以上続く場合は、医師の診療を受けるまでの当座の対処として、安易に胃腸鎮痛鎮痙薬を使用することは好ましくない。

b 消化管の粘膜及び平滑筋に対する麻酔作用による鎮痛鎮痙の効果を期待して、オキセサゼインのような局所麻酔成分が配合されている場合がある。

c 抗コリン成分のうち、ジサイクロミン塩酸塩は、副交感神経系の働きを抑える作用が消化管に限定される。

❶ d 下痢を伴う腹痛については、下痢よりも腹痛への対処が優先されるため、胃腸鎮痛鎮痙薬の適用となる。

1 (a, b)　　2 (a, c)　　3 (a, d)　　4 (b, c)　　5 (b, d)

《令和4年度／中国・四国／問76（改題）》

浣腸薬に関する記述の正誤について、正しい組み合わせはどれか。

a 繰り返し使用すると直腸の感受性の低下（いわゆる慣れ）が生じて効果が弱くなり、医薬品の使用に頼りがちになるため、連用しないこととされている。

b 注入剤の薬液を注入した後すぐに排便を試みると、薬液のみが排出されて効果が十分得られないことから、便意が強まるまでしばらく我慢する。

c グリセリンが配合された浣腸薬では、排便時に血圧低下を生じても、立ちくらみの症状が現れることはない。

	a	b	c
1	正	正	誤
2	誤	正	正
3	誤	正	誤
4	正	誤	正
5	正	正	正

《令和元年度／中国／問82》

解説

問061 正答 **1**

a ◯ 原因不明の痛みが**30分以上**続く等の場合には、基本的に**医療機関を受診**する。その際、医師の診療を受けるまでの当座の対処として**一般用医薬品**の胃腸鎮痛鎮痙薬が使用されると、痛みの発生部位が不明確となり、**原因の特定を困難**にすることがあるので、安易な使用は好ましくない。

b ◯ **オキセサゼイン**【局所麻酔成分】は、**消化管の粘膜**および**平滑筋**に対する**麻酔作用**による鎮痛鎮痙の効果を期待して用いられる。

c ✕ **ジサイクロミン塩酸塩**【抗コリン成分】が、副交感神経系の働きを抑える作用は**消化管に限定されない**。

d ✕ **下痢**に伴う**腹痛**については、基本的に**下痢**への対処が優先される。胃腸鎮痛鎮痙薬の適用となる症状でない。

問062 正答 **1**

a ◯ 浣腸薬は、繰り返し使用すると直腸の**感受性の低下**が生じるため、**連用しない**。また、便秘以外のときに直腸内容物の排除を目的として用いない。

b ◯ **注入剤の薬液**を注入した後すぐに排便を試みると、薬液のみが排出されて効果が十分得られないことから、**便意が強まる**までしばらく我慢する。薬液が漏れ出しそうな場合は肛門を脱脂綿等で押さえておくとよい。

c ✕ **グリセリン**が配合された**浣腸薬**では、排便時に**血圧低下**を生じて、**立ちくらみ**の症状が現れることがある。そうした症状は、体力の衰えている高齢者や心臓に基礎疾患がある人で特に現れやすいため、**高齢者**または**心臓病**の診断を受けた人では、**使用する前**にその適否につき、治療を行っている医師等に**相談**がなされるべきである。

3章 主な医薬品とその作用

199

問063 重要度 ★★　　　　　　　　check ☐☐☐

浣腸薬及びその配合成分に関する以下の記述の正誤について、正しい組み合わせはどれか。

- **a** ビサコジルは、直腸内で徐々に分解して炭酸ガスの微細な気泡を発生することで直腸を刺激する作用を期待して用いられる。
- **b** グリセリンが配合された浣腸薬は、肛門や直腸の粘膜に損傷があり出血している場合に使用される。
- **c** ソルビトールは、浸透圧の差によって腸管壁から水分を取り込んで直腸粘膜を刺激し、排便を促す効果を期待して用いられる。
- **d** 腹痛が著しい場合や便秘に伴って吐きけや嘔吐が現れた場合には、急性腹症の可能性があり、浣腸薬の配合成分の刺激によってその症状を悪化させるおそれがある。

	a	b	c	d
1	正	正	正	誤
2	誤	誤	正	正
3	誤	正	誤	正
4	正	誤	誤	正
5	誤	正	正	誤

《令和4年度／北海道・東北／問36》

問064 重要度 ★★　　　　　　　　check ☐☐☐

浣腸薬及びその配合成分に関する次の記述の正誤について、正しい組み合わせはどれか。

- **a** 炭酸水素ナトリウムを主薬とする坐剤では、まれに重篤な副作用としてショックを生じることがある。
- **b** 浣腸薬は、便秘の場合に排便を促すことを目的として、内服で用いる医薬品である。
- **c** 炭酸水素ナトリウムは、浸透圧の差によって腸管壁から水分を取り込んで直腸粘膜を刺激し、排便を促す効果を期待して用いられる。
- **d** 注入剤で半量等を使用した場合は、残量を再利用せずに廃棄する。

	a	b	c	d
1	正	誤	正	誤
2	正	誤	誤	正
3	誤	正	正	正
4	誤	正	誤	正
5	誤	誤	誤	正

《令和4年度／南関東／問75（改題）》

問063 正答 **2**

a ✗ ビサコジル【瀉下・浣腸成分】は、大腸のうち特に**結腸**や**直腸**の粘膜を刺激して、**排便を促す**と考えられている。また、**結腸**での**水分**の吸収を抑えて、**糞便のかさ**を増大させる働きもあるとされる。

b ✗ **グリセリン**が配合された**浣腸薬**は、肛門や直腸の粘膜に損傷があり出血しているときに使用されると、グリセリンが傷口から血管内に入って、赤血球の破壊（**溶血**）を引き起こす。また、**腎不全**を起こすおそれがあるため、**痔出血**の症状がある人では、**使用する前**にその適否につき、治療を行っている医師等に**相談**がなされるべきである。

c ◯ **ソルビトール**【浣腸成分】は、浸透圧の差によって腸管壁から**水分**を取り込んで**直腸粘膜**を刺激し、**排便を促す**効果を期待して用いられる。

d ◯ **腹痛が著しい**場合や、便秘に伴って**吐きけ**や**嘔吐**が現れた場合には、**急性腹症**（腸管の狭窄、閉塞、腹腔内器官の炎症等）の可能性があり、**浣腸薬**の配合成分の刺激によってその**症状を悪化**させるおそれがある。

問064 正答 **2**

a ◯ 浣腸薬（**坐剤**）に配合される**炭酸水素ナトリウム**は、まれに重篤な副作用として**ショック**を生じる。

b ✗ **浣腸薬**は、便秘の場合に排便を促すことを目的として、**直腸内**に適用される医薬品である。

c ✗ **炭酸水素ナトリウム**【浣腸成分】は、直腸内で徐々に分解して**炭酸ガス**の微細な気泡を発生することで**直腸**を刺激する作用を期待して用いられる。

d ◯ **注入剤**の半量等を使用する用法がある場合、残量を再利用すると感染のおそれがあるので**使用後は廃棄**する。

駆虫薬等に関する以下の記述の正誤について、正しい組み合わせはどれか。

a 駆虫薬は、一度に多く服用すると駆虫効果が高まる。

b 回虫や蟯虫の感染は、その感染経路から、通常、衣食を共にする家族全員にその可能性がある。

c 駆除した虫体や腸管内に残留する駆虫成分の排出を促すために併用される瀉下薬として、ヒマシ油が最適である。

d 回虫は、肛門から這い出してその周囲に産卵するため、肛門部の痒みやそれに伴う不眠、神経症を引き起こすことがある。

	a	b	c	d
1	誤	正	誤	誤
2	誤	誤	正	誤
3	誤	正	誤	正
4	正	誤	誤	正
5	正	誤	正	誤

《令和２年度／東北／問36》

駆虫薬に関する次の記述について、（　　　）に入れるべき字句の正しい組み合わせを下欄から選びなさい。

（　a　）は、蟯虫の呼吸や栄養分の代謝を抑えて殺虫作用を示すとされ、水に溶けにくいため消化管からの吸収は少ないとされている。

（　b　）は、（　c　）伝達を妨げて、回虫及び蟯虫の運動筋を麻痺させる作用を示し、虫体を排便とともに排出させることを目的として用いられる。

	a	b	c
1	パモ酸ピルビニウム	カイニン酸	セロトニン
2	カイニン酸	サントニン	セロトニン
3	ピペラジンリン酸塩	パモ酸ピルビニウム	アセチルコリン
4	サントニン	ピペラジンリン酸塩	セロトニン
5	パモ酸ピルビニウム	ピペラジンリン酸塩	アセチルコリン

《令和元年度／四国／問34》

問065 正答 **1**

a ✗ **駆虫薬**は、一度に多く服用しても駆虫効果が高まることはなく、かえって**副作用が現れやすく**なるため、定められた1日の服用回数や服用期間を守って適正に使用されることが重要である。

b ◯ 回虫や蟯虫の感染は、その感染経路から、通常、衣食を共にする**家族全員**にその可能性があり、保健所等において虫卵検査を受けて感染が確認された場合には、一緒に駆虫を図ることが基本となる。

c ✗ 駆除した虫体や腸管内に残留する駆虫成分の排出を促すため**瀉下薬**が併用されることがあるが、**ヒマシ油**を使用すると腸管内で駆虫成分が吸収されやすくなり、副作用を生じる危険性が高まるため、**ヒマシ油**との**併用は避ける**。

d ✗ 蟯虫は、肛門から這い出してその周囲に産卵するため、**肛門部**の**痒み**やそれに伴う**不眠**、神経症を引き起こすことがある。

問066 正答 **5**

（a. **パモ酸ピルビニウム**）は、蟯虫の呼吸や栄養分の代謝を抑えて殺虫作用を示すとされ、水に溶けにくいため消化管からの吸収は少ないとされている。

（b. **ピペラジンリン酸塩**）は、（c. **アセチルコリン**）伝達を妨げて、回虫及び蟯虫の運動筋を麻痺させる作用を示し、虫体を排便とともに排出させることを目的として用いられる。

パモ酸ピルビニウムは、水に溶けにくいため消化管からの吸収は少ないとされているが、**ヒマシ油**との併用は避ける。

問 067 重要度：★★★　　　　　　　　　　　　　　check ☐☐☐

駆虫薬及びその配合成分に関する次の記述の正誤について、正しい組み合わせはどれか。

a 一般用医薬品の駆虫薬が対象とする寄生虫は、回虫と旋毛虫である。

b カイニン酸を含む生薬成分として、インヨウカク（フジマツモ科のマクリの全藻を基原とする生薬）がある。

c サントニンは、服用後、一時的に物が黄色く見えたり、耳鳴り、口渇が現れることがある。

d 駆虫薬は、腸管内に生息する虫体のほか、虫卵にも作用する。

	a	b	c	d
1	正	正	正	正
2	正	誤	誤	正
3	正	誤	誤	誤
4	誤	誤	正	誤
5	誤	正	誤	正

《令和３年度／南関東／問77（改題）》

心臓などの器官や血液に作用する薬

問 068 重要度：★★　　　　　　　　　　　　　　check ☐☐☐

心臓などの器官や血液に作用する薬及びその配合成分に関する記述の正誤について、正しい組み合わせを一つ選べ。

a リュウノウは、中枢神経系の刺激作用による気つけの効果を期待して用いられる。

b パンテチンは、腸管におけるコレステロールの吸収を抑える作用を示す。

❶ c ビタミンB_{12}は、消化管内で鉄が吸収されやすい状態に保つことを目的として用いられる。

d ヘプロニカートは、末梢の血液循環を改善する作用を示すとされる。

	a	b	c	d
1	正	誤	正	誤
2	誤	正	正	誤
3	誤	誤	正	正
4	正	正	誤	誤
5	正	誤	誤	正

《令和２年度／関西広域連合・福井／問39》

解 説

問 067 正答 **4**

a ✗ 一般用医薬品の**駆虫薬**が対象とする寄生虫は、**回虫**と**蟯虫**である。条虫（いわゆるサナダ虫など）や吸虫、鉤虫、旋毛虫、鞭虫等の駆除を目的とする一般用医薬品はない。

b ✗ **カイニン酸**を含む生薬成分として、**マクリ**（フジマツモ科のマクリの全藻を基原とする生薬）がある。

c ◯ **サントニン**の服用後、一時的に物が**黄色**く見えたり、耳鳴り、口渇が現れることがある。

d ✗ **駆虫薬**は、**腸管内**に生息する**虫体**にのみ作用し、虫卵には作用が及ばない。

問 068 正答 **5**

a ◯ **リュウノウ**（竜脳）は、中枢神経系の刺激作用による**気つけ**の効果を期待して用いられる。

b ✗ **パンテチン**は、**LDL** 等の**異化排泄**を促進し、リポタンパクリパーゼ活性を高めて、**HDL** 産生を**高める**作用があるとされる。

c ✗ **ビタミンC**は、消化管内で**鉄**が吸収されやすい状態に保つ。

d ◯ **ヘプロニカート**は、遊離した**ニコチン酸**の働きによって末梢の**血液循環**を改善する作用を示すとされる。

用語解説

回虫……手指や食物に付着した虫卵が口から入ることで感染する。孵化した幼虫が腸管壁から体組織に入り込んで体内を巡り、肺に達した後に気道から再び消化管内に入って成虫となる。そのため腹痛や下痢、栄養障害等の消化器症状のほか、呼吸器等にも障害を引き起こすことがある。

蟯虫……手指や食物に付着した虫卵が口から入ることで感染する。肛門から這い出してその周囲に産卵するため、肛門部の痒みやそれに伴う不眠、神経症を引き起こすことがある。

強心薬及びその成分に関する次の記述の正誤について、正しい組み合わせはどれか。

- **a** 強心薬は、疲労やストレス等による軽度の心臓の働きの乱れを整えて、動悸や息切れ等の症状の改善を目的とする医薬品である。
- ❗ **b** 1日用量中センソ1mgを超えて含有する医薬品は、劇薬に指定されている。
- **c** ゴオウは、強心作用のほか、末梢血管の拡張による血圧降下、興奮を静める等の作用があるとされる。
- ❗ **d** 苓桂朮甘湯には、強心作用が期待される生薬が配合されている。

	a	b	c	d
1	正	正	正	正
2	誤	正	誤	正
3	正	誤	正	誤
4	正	誤	誤	誤
5	誤	正	正	誤

《令和元年度／北関東・甲信越／問72》

強心薬に配合される生薬成分に関する以下の記述の正誤について、正しい組み合わせはどれか。

- **a** ジンコウは、中枢神経系の刺激作用による気つけの効果を期待して用いられる。
- **b** レイヨウカクは、シカ科の *Cervus nippon* Temminck、*Cervus elaphus* Linné、*Cervus canadensis* Erxleben 又はその他同属動物の雄鹿の角化していない幼角を用いた生薬で、強心作用のほか、強壮、血行促進等の作用があるとされる。
- ❗ **c** ロクジョウは、強心作用のほか、強壮、血行促進の作用があるとされる。
- **d** インヨウカクは、強心作用のほか、呼吸中枢を刺激して呼吸機能を高めたり、意識をはっきりさせる作用がある。

	a	b	c	d
1	正	誤	誤	正
2	正	正	正	誤
3	誤	誤	正	誤
4	正	正	誤	正
5	誤	誤	正	正

《令和4年度／北海道・東北／問37（改題）》

問069 正答 **3**

a ◯ **強心薬**は、疲労やストレス等による**軽度の心臓の働きの乱れ**について、心臓の働きを整えて、**動悸**や**息切れ**等の症状の改善を目的とする医薬品である。**心筋**に作用して、その**収縮力を高める**とされる成分（**強心成分**）が主体として配合される。

b ✗ **センソ**（蟾酥）は、**ヒキガエル科**のアジアヒキガエル等の**耳腺**の分泌物を集めたものを基原とする。**微量で強い強心作用**を示す。
有効域が比較的狭い成分であり、1日用量中センソ**5mg**を超えて含有する医薬品は**劇薬**に指定されている。

c ◯ **ゴオウ**（牛黄）は、**ウシ科のウシ**の**胆嚢中**に生じた**結石**を基原とする。**強心作用**のほか、末梢血管の拡張による**血圧降下**、緊張や興奮を静める、血液の**循環**を促す、**解熱**等の作用があるとされる。

d ✗ **苓桂朮甘湯**には、強心作用が期待される**生薬**は含まれない。主に**利尿作用**により、**水毒**（漢方の考え方で、体の水分が停滞したり偏在して、その循環が悪いことを意味する）の排出を促すことを主眼としている。

問070 正答 **3**

a ✗ **ジンコウ**（沈香）は、**ジンチョウゲ科**のジンコウ、その他同属植物の**材**、特にその辺材の材質中に黒色の樹脂が沈着した部分を採取したものを基原とする。**鎮静**、**健胃**、**強壮**などの作用を期待して用いられる。

b ✗ **レイヨウカク**（羚羊角）は、**ウシ科のサイカレイヨウ**（高鼻レイヨウ）等の**角**を基原とする。**緊張や興奮を鎮める**作用等を期待して用いられる。

c ◯ **ロクジョウ**（鹿茸）は、**シカ科**の *Cervus nippon* Temminck、*Cervus elaphus* Linné、*Cervus canadensis* Erxleben またはその他同属動物の**雄鹿**の角化していない**幼角**を基原とする。**強心作用**の他、**強壮**、**血行促進**等の作用があるとされる。

d ✗ **インヨウカク**（淫羊藿）は、**メギ科のキバナイカリソウ**、**イカリソウ**、*Epimedium brevicornum* Maximowicz、*Epimedium wushanense* T. S. Ying、ホザキイカリソウまたはトキワイカリソウの地上部を基原とする。**強壮**、**血行促進**、**強精**（性機能の亢進）等の作用を期待して用いられる。

以下の血中コレステロールに関する記述について、（　　　）の中に入れるべき字句の正しい組み合わせはどれか。

　コレステロールは細胞の構成成分で、（　a　）や胆汁酸等の生理活性物質の産生に重要な物質である。コレステロールは水に（　b　）物質であるため、血液中では血漿タンパク質と結合したリポタンパク質となって存在する。リポタンパク質は比重によっていくつかの種類に分類されるが、そのうち（　c　）は、コレステロールを肝臓から末梢組織へと運ぶリポタンパク質である。

	a	b	c
1	副腎皮質ホルモン	溶けやすい	高密度リポタンパク質
2	副腎皮質ホルモン	溶けにくい	低密度リポタンパク質
3	副腎皮質ホルモン	溶けにくい	高密度リポタンパク質
4	副腎髄質ホルモン	溶けにくい	低密度リポタンパク質
5	副腎髄質ホルモン	溶けやすい	高密度リポタンパク質

《令和4年度／北海道・東北／問38》

問 072 重要度 ★★　　　check □□□

第1欄の記述は、脂質異常症に関するものである。（　　　）の中に入れるべき字句は第2欄のどれか。

第1欄
　医療機関で測定する検査値として、LDLが140mg/dL以上、HDLが40mg/dL未満、中性脂肪が（　　　）mg/dL以上のいずれかである状態を、脂質異常症という。

第2欄
1	40
2	50
3	130
4	140
5	150

《令和元年度／北海道・東北／問40》

問071 正答 2

コレステロールは細胞の構成成分で、(a. **副腎皮質ホルモン**) や胆汁酸等の生理活性物質の産生に重要な物質である。コレステロールは水に (b. **溶けにくい**) 物質であるため、血液中では血漿タンパク質と結合したリポタンパク質となって存在する。リポタンパク質は比重によっていくつかの種類に分類されるが、そのうち (c. **低密度リポタンパク質**) は、コレステロールを肝臓から末梢組織へと運ぶリポタンパク質である。

リポタンパク質のうち、**高密度リポタンパク質**（HDL）は、**末梢組織**のコレステロールを取り込んで**肝臓**へと運ぶ。

問072 正答 5

医療機関で測定する検査値として、LDLが140mg/dL以上、HDLが40mg/dL未満、中性脂肪が（**150**）mg/dL以上のいずれかである状態を、脂質異常症という。

血漿中の**リポタンパク質**のバランスの乱れは、生活習慣病を生じる以前の段階では**自覚症状を伴わない**ため、自分で気付いて医療機関の受診がなされるよりもむしろ、偶然または生活習慣病を生じて指摘されることが多い。
医療機関で測定する検査値として、以下の**いずれか**である状態を、**脂質異常症**という。

- LDLが **140mg/dL 以上**
- HDLが **40mg/dL 未満**
- 中性脂肪が **150mg/dL 以上**

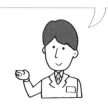

血漿中のリポタンパク質のバランスが乱れても、生活習慣病を生じる以前の段階では自覚症状はありません

高コレステロール改善薬及びその成分に関する次の記述の正誤について、正しい組み合わせはどれか。

- **a** 高コレステロール改善薬の使用は、食事療法、運動療法の補助的な位置づけである。
- **b** 高コレステロール改善薬は、血中コレステロール異常の改善、血中コレステロール異常に伴う末梢血行障害（手足の冷え、痺れ）の緩和等を目的として使用される医薬品である。
- **c** 大豆油不けん化物（ソイステロール）は、悪心（吐きけ）、胃部不快感、胸やけ、下痢等の消化器系の副作用が現れることがある。

	a	b	c		a	b	c
1	正	誤	正	4	正	正	誤
2	誤	正	正	5	正	正	正
3	正	誤	誤				

《令和2年度／甲信越／問73》

高コレステロール改善薬及びその配合成分に関する記述の正誤について、正しい組み合わせはどれか。

- **a** 生活習慣の改善を図りつつ、しばらくの間（1〜3か月）、高コレステロール改善薬の使用を続けてもなお、検査値に改善がみられない時には、遺伝的又は内分泌的要因も疑われるため、いったん使用を中止して医師の診療を受けるなどの対応が必要である。
- **b** 大豆油不けん化物（ソイステロール）には、腸管におけるコレステロールの吸収を抑える働きがあるとされる。
- **c** ビタミンEは、コレステロールからの過酸化脂質の生成を抑えるほか、末梢血管における血行を促進する作用があるとされ、血中コレステロール異常に伴う末梢血行障害（手足の冷え、痺れ）の緩和等を目的として用いられる。
- **d** 高コレステロール改善薬は、ウエスト周囲径（腹囲）を減少させるなどの痩身効果を目的とした医薬品である。

	a	b	c	d		a	b	c	d
1	誤	誤	正	正	4	正	正	正	誤
2	正	誤	誤	正	5	誤	正	正	正
3	正	正	誤	誤					

《令和2年度／北陸・東海／問38》

問073 正答 **5**

a ⭕ 生活習慣の改善が重要であり、**高コレステロール改善薬**の使用による対処は、**食事療法**、**運動療法**の補助的な位置づけである。

b ⭕ **高コレステロール改善薬**は、**血中コレステロール異常**の改善、血中コレステロール異常に伴う**末梢血行障害**の緩和等を目的として使用される医薬品で、血中コレステロール異常の改善を促すとされる成分が主体として配合される。

c ⭕ **大豆油不けん化物（ソイステロール）**、**リノール酸**を含む植物油、**ポリエンホスファチジルコリン**、**パンテチン**は、悪心（吐きけ）、胃部不快感、胸やけ、下痢等の**消化器系の副作用**が現れることがある。

問074 正答 **4**

a ⭕ 生活習慣の改善を図りつつ、**1〜3か月**、**高コレステロール改善薬**の使用を続けても**検査値**に改善がみられない時には、遺伝的要因または内分泌的要因（糖尿病、腎疾患、甲状腺疾患等によって生じるコレステロール異常）も疑われるため、いったん**使用を中止して医師の診療を受ける**などの対応が必要である。

b ⭕ **大豆油不けん化物（ソイステロール）**は、**腸管**における**コレステロール**の吸収を**抑える**。

c ⭕ **ビタミンE**（トコフェロール酢酸エステル）は、**コレステロール**からの**過酸化脂質**の生成を抑えるほか、**末梢血管**における**血行を促進**する作用があるとされる。血中コレステロール異常に伴う**末梢血行障害**の緩和等を目的として用いられる。

d ❌ **高コレステロール改善薬**は、結果的に**生活習慣病の予防**につながるものであるが、ウエスト周囲径（腹囲）を減少させるなどの**痩身効果を目的とする医薬品ではない**。

貧血に関する記述のうち、誤っているものはどれか。

1 一般的な症状として、疲労、動悸、息切れ、血色不良、頭痛、耳鳴り、めまい、微熱、皮膚や粘膜の蒼白（青白くなること）、下半身のむくみ等が現れる。

2 鉄分の摂取不足を生じても、ただちに貧血の症状は現れないが、持続的に鉄が欠乏すると、ミオグロビンが減少して貧血症状が現れる。

3 鉄欠乏状態を生じる要因としては、日常の食事からの鉄分の摂取不足及び鉄の消化管からの吸収障害による鉄の供給量の不足、消化管出血等が挙げられる。

4 体の成長が著しい年長乳児や幼児、月経血損失のある女性、鉄要求量の増加する妊婦・母乳を与える女性では、鉄欠乏状態を生じやすい。

《平成29年度／中国／問83》

貧血用薬（鉄製剤）及びその配合成分に関する記述のうち、正しいものの組み合わせを1つ選びなさい。

a 貧血は、その原因によりビタミン欠乏性貧血、鉄欠乏性貧血等に分類されるが、鉄製剤で改善できるのは、鉄欠乏性貧血のみである。

b 鉄分の吸収は、空腹時のほうが高いとされているが、消化器系への副作用を軽減するには、食後に服用することが望ましい。

c 鉄欠乏性貧血を予防するため、貧血の症状がみられる以前から予防的に鉄製剤を使用することが適当である。

❶ d 葉酸は、消化管内で鉄が吸収されやすい状態に保つことを目的として配合されている。

1（a, b）　**2**（a, c）　**3**（b, d）　**4**（c, d）

《令和4年度／奈良／問78》

問075 正答 **2**

1 ⭕ **貧血**の一般的な症状として、**疲労**、**動悸**、**息切れ**、**血色不良**、頭痛、耳鳴り、めまい、微熱、皮膚や粘膜の蒼白（青白くなること）、下半身のむくみ等が現れる。

2 ❌ **鉄分の摂取不足**を生じても、初期には**貯蔵鉄**や**血清鉄**が減少するのみでヘモグロビン量自体は変化せず、ただちに貧血の症状は現れない。しかし、**持続的**に鉄が欠乏すると、**ヘモグロビン**が減少して**貧血症状**が現れる。

3 ⭕ **鉄欠乏状態**を生じる要因として、日常の食事からの鉄分の**摂取不足**および鉄の消化管からの**吸収障害**による鉄の供給量の不足、**消化管出血**等が挙げられる。

4 ⭕ 体の成長が著しい**年長乳児**や**幼児**、**月経血損失**のある女性、鉄要求量の増加する**妊婦・母乳を与える女性**では、鉄欠乏状態を生じやすい。

問076 正答 **1**

a ⭕ 貧血は、その原因によりビタミン欠乏性貧血、鉄欠乏性貧血等に分類される。貧血のうち鉄製剤で改善できるのは、**鉄欠乏性貧血**のみである。

b ⭕ 鉄分の吸収は**空腹時**のほうが**高い**とされているが、消化器系の副作用（例：吐きけ、嘔吐、食欲不振、胃部不快感、腹痛、便秘、下痢）を軽減するには、**食後に服用**することが望ましい。

c ❌ 貧血の症状がみられる以前から**予防的**に**貧血用薬**（鉄製剤）を使用することは**適当でない**。

d ❌ **葉酸**は、正常な**赤血球**の形成に働く。

貧血用薬は、鉄欠乏性貧血に対して不足している鉄分を補充し、造血機能の回復を図る医薬品です

3章

主な医薬品とその作用

貧血用薬に配合される鉄以外の金属成分に関する以下の記述について、（　　　）の中に入れるべき字句の正しい組み合わせを下から一つ選びなさい。なお、同じ記号の（　　　）内には同じ字句が入ります。

（　ア　）は、ヘモグロビンの産生過程で、鉄の代謝や輸送に重要な役割を持つ。補充した鉄分を利用してヘモグロビンが産生されるのを助ける目的で、硫酸（　ア　）が配合される場合がある。

（　イ　）は、赤血球ができる過程で必要不可欠なビタミンB_{12}の構成成分であり、骨髄での造血機能を高める目的で、硫酸（　イ　）が配合されている場合がある。

（　ウ　）は、糖質・脂質・タンパク質の代謝をする際に働く酵素の構成物質であり、エネルギー合成を促進する目的で、硫酸（　ウ　）が配合されている場合がある。

	ア	イ	ウ
1	銅	コバルト	マンガン
2	銅	マンガン	コバルト
3	マンガン	コバルト	銅
4	コバルト	マンガン	銅
5	コバルト	銅	マンガン

《令和2年度／九州・沖縄・北海道／問78》

循環器用薬及びその配合成分に関する次の記述の正誤について、正しい組み合わせはどれか。

a　七物降下湯は、体力中等度以上で、のぼせ気味で顔面紅潮し、精神不安、みぞおちのつかえ、便秘傾向などのあるものの高血圧の随伴症状（のぼせ、肩こり、耳なり、頭重、不眠、不安）、鼻血、痔出血、便秘、更年期障害、血の道症に適すとされる。

b　ルチンは、ビタミン様物質の一種で、高血圧等における毛細血管の補強、強化の効果を期待して用いられる。

c　ユビデカレノンは、別名コエンザイムQ10とも呼ばれる。

	a	b	c			a	b	c
1	正	正	正		4	誤	正	誤
2	正	誤	誤		5	誤	正	正
3	誤	誤	正					

《令和2年度／南関東／問79（改題）》

問077 正答 **1**

（ア．**銅**）は、ヘモグロビンの産生過程で、鉄の代謝や輸送に重要な役割を持つ。補充した鉄分を利用してヘモグロビンが産生されるのを助ける目的で、硫酸（ア．**銅**）が配合される場合がある。

（イ．**コバルト**）は、赤血球ができる過程で必要不可欠なビタミン B_{12} の構成成分であり、骨髄での造血機能を高める目的で、硫酸（イ．**コバルト**）が配合されている場合がある。

（ウ．**マンガン**）は、糖質・脂質・タンパク質の代謝をする際に働く酵素の構成物質であり、エネルギー合成を促進する目的で、硫酸（ウ．**マンガン**）が配合されている場合がある。

貧血用薬には、鉄以外の金属として、**銅**、**コバルト**、**マンガン**も配合される。

問078 正答 **5**

a ✕ 七物降下湯（しちもつこうかとう）は、**高血圧の随伴症状**に用いられる。体力中等度**以下**で、**顔色が悪くて疲れやすく**、胃腸障害のないものの**高血圧に伴う随伴症状**（のぼせ、肩こり、耳鳴り、頭重（ずおも））に適すとされる。

b 〇 **ルチン（ビタミン様物質の一種）**は、**高血圧**等における**毛細血管**の補強、強化の効果を期待して用いられる。

c 〇 **ユビデカレノン**は、**コエンザイムQ10**とも呼ばれる。

問079 重要度 ★★★　　　　　　　　　　　　　　check ☐☐☐

ユビデカレノンに関する次の記述の正誤について、正しい組み合わせはどれか。

- a 肝臓や心臓などの臓器に多く存在し、エネルギー代謝に関与する酵素の働きを助ける成分である。
- ❗b 摂取された栄養素からエネルギーが産生される際に主にビタミンCとともに働く。
- c 医薬品的な効能効果が標榜又は暗示されていなければ、食品（いわゆる健康食品）の素材として流通させることが可能である。
- d 15歳未満の小児向けのユビデカレノンを含有する一般用医薬品も存在する。

	a	b	c	d
1	正	正	誤	正
2	誤	正	正	誤
3	誤	誤	誤	正
4	正	誤	正	誤
5	誤	正	誤	誤

《令和元年度／北関東・甲信越／問75》

問080 重要度 ★★　　　　　　　　　　　　　　check ☐☐☐

循環器用薬及びその成分に関する次の記述の正誤について、正しい組み合わせはどれか。

- ❗a 生薬成分であるコウカは、末梢の血行を促してうっ血を除く作用があるとされる。
- b ユビデカレノンは、心筋の酸素利用効率を高めて収縮力を高めることによって血液循環の改善効果を示すとされている。
- c イノシトールヘキサニコチネートは、ニコチン酸が遊離し、そのニコチン酸の働きによって末梢の血液循環を改善する作用を示すとされる。

	a	b	c
1	正	誤	誤
2	誤	正	正
3	正	正	正
4	誤	正	誤

《令和3年度／北関東・甲信越／問75（改題）》

216

問079　正答 **4**

a ○ **ユビデカレノン**は、**エネルギー代謝**に関与する酵素の働きを助ける。

b ✕ **ユビデカレノン**は、摂取された栄養素からエネルギーが産生される際に**ビタミンB群**とともに働く。

c ○ **コエンザイムQ10**（ユビデカレノンの別名）については、医薬品的な効能効果が標榜または暗示されていなければ、**食品**（いわゆる健康食品）の素材として流通することが可能となっており、そうした食品と医薬品の**ユビデカレノン**を併せて摂取した場合、胃部不快感や吐きけ、下痢等の**副作用が現れやすく**なるおそれがある。

d ✕ **小児**において心疾患による動悸、息切れ、むくみの症状があるような場合には、**医師の診療**を受けることが優先されるべきであり、**一般用医薬品**に **15歳未満の小児**向けの**ユビデカレノンを含有する製品はない**。

問080　正答 **3**

a ○ **コウカ**（紅花）は、**キク科のベニバナ**の管状花をそのまままたは黄色色素の大部分を除いたもので、ときに圧搾して板状としたものを基原とする。**末梢の血行を促して**うっ血を除く作用があるとされ、日本薬局方収載の**コウカ**を煎じて服用する製品は、**冷え症**および**血色不良**に用いられる。

b ○ **ユビデカレノン**は、**心筋の酸素利用効率を高めて収縮力を高める**ことによって**血液循環の改善効果**を示すとされ、**軽度**な心疾患により日常生活の身体活動を少し越えたときに起こる**動悸**、**息切れ**、**むくみ**の症状に用いられる。

c ○ **イノシトールヘキサニコチネート**は、遊離した**ニコチン酸**の働きによって末梢の**血液循環**を改善する作用を示すとされる。

問081 重要度： ★　　　　　　　　　　　　　　check ☐☐☐

痔及び痔疾用薬に関する記述の正誤について、正しい組み合わせはどれか。

a 痔は、肛門付近の血管がうっ血し、肛門に負担がかかることによって生じる肛門の病気の総称で、その主な病態としては、痔核、裂肛、痔瘻がある。

b 一般用医薬品の痔疾用薬には、肛門部又は直腸内に適用する外用薬（外用痔疾用薬）と内服して使用する内用薬（内用痔疾用薬）がある。

c 外用痔疾用薬は、痔核（いぼ痔）又は裂肛（切れ痔）による痛み、痒み、腫れ、出血等の緩和、患部の消毒を目的とする坐剤、軟膏剤（注入軟膏を含む。）又は外用液剤である。

d 外用痔疾用薬の坐剤及び注入軟膏は、成分が循環血流中に入ることはないため、痔疾用薬の成分と同種の作用を有する成分を含む内服薬の併用による影響はない。

	a	b	c	d			a	b	c	d
1	誤	誤	正	正		4	正	正	正	誤
2	正	誤	誤	正		5	誤	正	正	正
3	正	正	誤	誤						

《令和3年度／北陸・東海／問41》

問082 重要度： ★★　　　　　　　　　　　　　check ☐☐☐

外用痔疾用薬の配合成分に関する以下の記述の正誤について、正しい組み合わせを下から一つ選びなさい。

ア リドカインは、局所麻酔成分であり、痔に伴う痛み・痒みを和らげる目的で用いられる。

イ ジフェンヒドラミン塩酸塩は、殺菌消毒成分であり、痔疾患に伴う局所の感染を防止することを目的として用いられる。

ウ グリチルレチン酸は、比較的緩和な抗炎症作用を示す成分として用いられる。

エ 酸化亜鉛は、抗ヒスタミン成分であり、痔に伴う痒みを和らげることを目的として用いられる。

	ア	イ	ウ	エ			ア	イ	ウ	エ
1	正	正	誤	正		4	誤	正	正	誤
2	正	誤	正	誤		5	誤	誤	正	正
3	正	誤	誤	誤						

《令和4年度／九州・沖縄／問80》

問081 正答 **4**

a ◯ **痔**は、肛門付近の血管が**うっ血**し、肛門に負担がかかることで生じる肛門の病気の総称である。主な病態としては、**痔核**、**裂肛**、**痔瘻**がある。

b ◯ 一般用医薬品の痔疾用薬には、肛門部または直腸内に適用する外用薬（**外用痔疾用薬**）と内服して使用する内用薬（**内用痔疾用薬**）がある。

c ◯ **外用痔疾用薬**は、**痔核**（いぼ痔）または**裂肛**（切れ痔）による痛み、痒み、腫れ、出血等の緩和、患部の消毒を目的とする**坐剤**、**軟膏剤**（注入軟膏を含む。）または**外用液剤**である。

d ✗ 外用痔疾用薬の**坐剤**および**注入軟膏**は、成分の一部が**直腸**で吸収されて**循環血流中**に入るため、痔疾用薬の成分と同種の作用を有する成分を含む**内服薬**等が併用されると、**効き目が強すぎ**たり、**副作用が現れやすく**なることがある。

問082 正答 **2**

ア ◯ **リドカイン**【局所麻酔成分】は、皮膚や粘膜周辺の**知覚神経**に作用して刺激の神経伝導を可逆的に遮断し、痔に伴う**痛み・痒み**を和らげる。

イ ✗ **ジフェンヒドラミン塩酸塩**【抗ヒスタミン成分】は、痔に伴う**痒み**を和らげる。

ウ ◯ **グリチルレチン酸**【抗炎症成分】は、比較的緩和な**抗炎症作用**を示す。

エ ✗ **酸化亜鉛**【収斂保護止血成分】は、粘膜表面に**不溶性の膜**を形成することによる、**粘膜の保護・止血**を目的として用いられる。

プラスUP

	痔の主な病態	
	痔核（じかく）	肛門に存在する細かい血管群が部分的に拡張し、肛門内にいぼ状の腫れが生じたもので、いぼ痔とも呼ばれる。歯状線より上部の直腸粘膜にできたものを内痔核といい、歯状線より下部の肛門の出口側にできたものを外痔核という
	裂肛（れっこう）	肛門の出口からやや内側の上皮に傷が生じた状態で、切れ痔（裂け痔）とも呼ばれる
	痔瘻（じろう）	肛門内部の肛門腺窩と呼ばれる小さなくぼみに糞便のかすがたまって炎症・化膿を生じた状態。炎症・化膿が進行すると、肛門周囲の皮膚部分から膿があふれ、その膿により周辺部の皮膚がかぶれ、赤く腫れて激痛を生じる

65歳男性で排便に伴う切れ痔の痛みと出血の症状があるため、次の成分の一般用医薬品の外用痔疾用薬を購入する目的で店舗を訪れた。

1個（1.4 g）中：

成分	分量
リドカイン塩酸塩	60 mg
メチルエフェドリン塩酸塩	5 mg
ヒドロコルチゾン酢酸エステル	5 mg
イソプロピルメチルフェノール	2 mg
アラントイン	20 mg
卵黄油	100 mg
ユーカリ油	2 mg

この外用痔疾用薬に関する記述の正誤について、正しい組み合わせを一つ選べ。

a　この医薬品に配合されるリドカイン塩酸塩は、まれに重篤な副作用としてショック（アナフィラキシー）を生じることがある。

b　この医薬品には、交感神経系を刺激する成分が配合されているので、高齢者ではその適否を十分考慮し、使用する場合には慎重な使用がなされることが重要である。

c　この医薬品には、血管収縮作用による止血効果を期待して、アラントインが配合されている。

d　この医薬品には、粘膜表面に不溶性の膜を形成することによる、粘膜の保護・止血を目的として、卵黄油が配合されている。

	a	b	c	d
1	正	正	誤	正
2	正	正	誤	誤
3	誤	正	正	誤
4	誤	正	誤	正
5	誤	誤	正	誤

《令和4年度／関西広域連合・福井／問40》

問083 正答 **1**

a ◯ **リドカイン塩酸塩**が配合された**坐剤**および**注入軟膏**では、まれに重篤な副作用として**ショック（アナフィラキシー）**を生じることがある。

b ◯ **高齢者**では、**心臓病**や**高血圧**、**糖尿病**の基礎疾患がある場合が多く、また、一般的に**心悸亢進**や**血圧上昇**、**血糖値上昇**を招きやすいため、**メチルエフェドリン塩酸塩**を使用する前にその適否を十分考慮し、使用する場合にはそれらの初期症状等に常に留意する等、慎重な使用がなされることが重要である。

c ✗ **アラントイン【組織修復成分】**は、痔による肛門部の創傷の治癒を促す。

d ◯ 卵黄油**【収斂保護止血成分】**は、粘膜表面に**不溶性の膜**を形成することによる、**粘膜の保護・止血**を目的として用いられる。

収斂保護止血成分

粘膜表面に不溶性の膜を形成することによる、粘膜の保護・止血を目的として、タンニン酸、酸化亜鉛、硫酸アルミニウムカリウム、卵黄油等が配合されている場合がある。

タンニン酸については、ロートエキス・タンニン坐剤や複方ロートエキス・タンニン軟膏のように、鎮痛鎮痙作用を示すロートエキスと組み合わせて用いられることもある。

問 084　重要度：★★　check ☐☐☐

痔及び痔疾用薬に関する次の記述の正誤について、正しい組み合わせを下欄から選びなさい。

a 痔核は、便秘等により硬くなった糞便を排泄する際や、下痢の便に含まれる多量の水分が肛門の粘膜に浸透して炎症を起こしやすくなった状態で、勢いよく便が通過する際に粘膜が傷つけられることで生じる。

b 坐剤及び注入軟膏は、局所に適用されるものであるため、全身的な影響を考慮する必要はない。

c クロタミトンは、比較的緩和な抗炎症作用を示す成分として、配合されている場合がある。

d 乙字湯は、体力中等度以上で、大便がかたく、便秘傾向のあるものの痔核、切れ痔等に適すとされるが、体の虚弱な人や胃腸が弱く下痢しやすい人には不向きとされる。

	a	b	c	d
1	誤	誤	誤	正
2	正	正	正	誤
3	誤	正	誤	誤
4	誤	誤	正	誤
5	正	誤	誤	正

《令和元年度／四国／問38》

問 085　重要度：★★　check ☐☐☐

内用痔疾用薬の配合成分に関する以下の記述の正誤について、正しい組み合わせはどれか。

a セイヨウトチノミは、殺菌作用を期待して配合される。

b カイカは、主に止血効果を期待して配合される。

c ビタミンEは、うっ血を改善する効果を期待して配合される。

d オウゴンは、抗炎症作用を期待して配合される。

	a	b	c	d
1	正	正	誤	正
2	正	誤	誤	正
3	正	誤	正	誤
4	誤	正	正	誤
5	誤	正	正	正

《令和4年度／北海道・東北／問42（改題）》

問084 正答 **1**

a ✗ 痔核は、肛門に存在する細かい血管群が部分的に拡張し、肛門内に**いぼ状の腫れ**が生じたものである。便秘や長時間同じ姿勢でいる等、肛門部に**過度の圧迫**をかけることが、痔核を生じる主な要因とされる。

b ✗ 外用痔疾用薬は局所に適用されるものであるが、**坐剤**および**注入軟膏**では、成分の一部が直腸粘膜から吸収されて**循環血流中**に入りやすく、**全身的な影響**を生じることがある。

c ✗ **クロタミトン**【局所刺激成分】は、局所への穏やかな**熱感刺激**によって**痒み**を抑える。

d ○ 乙字湯は、痔の症状に用いられる。構成生薬として、**カンゾウ・通常ダイオウ**を含む。

　　体力中等度以上で、**大便がかたく**、**便秘傾向**のあるものの痔核（いぼ痔）、切れ痔、便秘、軽度の脱肛に適すとされる。**体の虚弱な人**（体力の衰えている人、体の弱い人）、**胃腸が弱く下痢しやすい人**では、悪心・嘔吐、激しい腹痛を伴う下痢等の副作用が現れやすい等、不向きとされる。

問085 正答 **5**

a ✗ **セイヨウトチノミ**は、**トチノキ科のセイヨウトチノキ**（マロニエ）の**種子**を基原とする。内用痔疾用薬では主に**抗炎症作用**を、外用痔疾用薬では**抗炎症**、**血行促進**等の作用を期待して用いられる。

b ○ **カイカ**（槐花）は、**マメ科のエンジュ**の蕾を基原とする。主に**止血効果**を期待して用いられる。

c ○ **ビタミンE**は、肛門周囲の末梢血管の**血行を促して**、うっ血を改善する効果を期待して用いられる。

d ○ **オウゴン**（黄芩）は、**シソ科のコガネバナ**の周皮を除いた**根**を基原とする。内用痔疾用薬では主に**抗炎症作用**を、胃の薬では**香り**による**健胃作用**を期待して用いられる。

問 086 重要度 ★★ check ☐☐☐

痔疾用薬の配合成分に関する次の記述のうち、正しいものの組み合わせはどれか。

a ジブカイン塩酸塩は、毛細血管を補強、強化して出血を抑える働きがある。

b カルバゾクロムは、痔に伴う痛み・痒みを和らげることを目的として用いられる。

c アルクロキサは、痔による肛門部の創傷の治癒を促す効果を期待して用いられる。

d カイカクは、マメ科のエンジュの成熟果実を基原とする生薬で、主に止血効果を期待して用いられる。

1（a, b）　**2**（a, c）　**3**（b, d）　**4**（c, d）

《令和3年度／北関東・甲信越／問89》

問 087 重要度 ★ check ☐☐☐

次の記述にあてはまる漢方処方製剤として、最も適切なものはどれか。

体力に関わらず使用でき、排尿異常があり、ときに口が渇くものの排尿困難、排尿痛、残尿感、頻尿、むくみに適すとされる。

1 五積散　　　　　　　**4** 清上防風湯
2 四物湯　　　　　　　**5** 猪苓湯
3 黄連解毒湯

《令和4年度／北関東・甲信越／問89》

問 088 重要度 ★ check ☐☐☐

第1欄の記述は、泌尿器用薬として用いられる漢方処方製剤に関するものである。該当する漢方処方製剤は第2欄のどれか。

第1欄

体力中等度以下で、疲れやすくて、四肢が冷えやすく尿量減少し、むくみがあり、ときに口渇があるものの下肢痛、腰痛、しびれ、高齢者のかすみ目、痒み、排尿困難、頻尿、むくみ、高血圧に伴う随伴症状の改善（肩こり、頭重、耳鳴り）に適すとされるが、胃腸が弱く下痢しやすい人、のぼせが強く赤ら顔で体力の充実している人では、胃部不快感、腹痛、のぼせ、動悸等の副作用が現れやすい等、不向きとされる。

第2欄

1 牛車腎気丸　　　　　**4** 葛根湯加川芎辛夷
2 猪苓湯　　　　　　　**5** 十味敗毒湯
3 当帰芍薬散

《令和2年度／北陸・東海／問42》

問 086 正答 **4**

a ✕ **ジブカイン塩酸塩**【局所麻酔成分】は、皮膚や粘膜周辺の**知覚神経**に作用して刺激の神経伝導を**可逆的**に遮断し、痔に伴う**痛み・痒み**を和らげることを目的として用いられる。

b ✕ **カルバゾクロム**【止血成分】は、**毛細血管を補強、強化**して出血を抑える働きがあるとされ、**止血効果**を期待して用いられる。

c ◯ **アルクロキサ**（アルミニウムクロルヒドロキシアラントイネートの別名）【組織修復成分】は、痔による肛門部の**創傷の治癒**を促す。

d ◯ **カイカク**（槐角）は、マメ科の**エンジュ**の**成熟果実**を基原とする。主に**止血効果**を期待して用いられる。

問 087 正答 **5**

猪苓湯は、**泌尿器**の症状に用いられる。

体力にかかわらず使用でき、排尿異常があり、ときに**口が渇く**ものの排尿困難、排尿痛、残尿感、頻尿、むくみに適すとされる。

問 088 正答 **1**

牛車腎気丸は、**泌尿器**の症状に用いられる。

体力中等度以下で、**疲れやすくて、四肢が冷えやすく尿量減少**し、**むくみ**があり、ときに**口渇**があるものの下肢痛、腰痛、しびれ、高齢者のかすみ目、痒み、排尿困難、頻尿、むくみ、高血圧に伴う随伴症状の改善（肩こり、頭重、耳鳴り）に適すとされる。

胃腸が弱く下痢しやすい人、**のぼせが強く赤ら顔で体力の充実**している人では、胃部不快感、腹痛、のぼせ、動悸等の副作用が現れやすい等、不向きとされる。

まれに重篤な副作用として、**肝機能障害**、**間質性肺炎**を生じることが知られている。

泌尿器用薬として用いられる生薬成分に関する以下の記述の正誤について、正しい組み合わせはどれか。

a　ウワウルシは、尿路の殺菌消毒効果を期待して用いられる。

b　カゴソウは、利尿作用を期待して用いられる。

c　キササゲは、利尿作用を期待して用いられる。

d　モクツウは、利尿作用を期待して用いられる。

	a	b	c	d			a	b	c	d
1	正	誤	正	正		4	誤	正	誤	正
2	正	正	誤	誤		5	誤	誤	正	誤
3	正	正	正	正						

《令和4年度／北海道・東北／問43》

第1欄の記述は、泌尿器用薬として用いられる漢方処方製剤に関するものである。該当する漢方処方製剤は第2欄のどれか。

第1欄

　体力中等度以下で、疲れやすくて尿量減少又は多尿で、ときに手足のほてり、口渇があるものの排尿困難、残尿感、頻尿、むくみ、痒み、夜尿症、しびれに適すとされるが、胃腸が弱く下痢しやすい人では、胃部不快感、腹痛、下痢等の副作用が現れやすい等、不向きとされる。

第2欄

1　猪苓湯　　　　　　　4　麻子仁丸
2　茵蔯蒿湯　　　　　　5　六味丸
3　当帰飲子

《平成30年度／北陸・東海／問41》

次の記述に当てはまる漢方処方製剤として、最も適切なものを1つ選びなさい。

　体力中等度以上で、下腹部に熱感や痛みがあるものの排尿痛、残尿感、尿の濁り、こしけ（おりもの）、頻尿に適すとされ、構成生薬としてカンゾウを含む。

1　牛車腎気丸　　　　　4　猪苓湯
2　八味地黄丸　　　　　5　竜胆瀉肝湯
3　六味丸

《令和4年度／奈良／問81》

問089 正答 **3**

a ◯ **ウワウルシ**は、**ツツジ科のクマコケモモ**の葉を基原とする。**利尿作用**のほかに、経口的に摂取した後、尿中に排出される分解代謝物が**抗菌作用**を示し、**尿路の殺菌消毒効果**を期待して用いられる。

b ◯ **カゴソウ**（夏枯草）は、**シソ科のウツボグサの花穂**を基原とする。**利尿作用**を期待して用いられる。

c ◯ **キササゲ**（木大角豆）は、**ノウゼンカズラ**科のキササゲ等の**果実**を基原とする。**利尿作用**を期待して用いられる。

d ◯ **モクツウ**（木通）は、**アケビ科のアケビまたはミツバアケビの蔓性の茎**を、通例、横切りしたものを基原とする。**利尿作用**を期待して用いられる。

問090 正答 **5**

六味丸は、**泌尿器**の症状に用いられる。

体力中等度以下で、**疲れやすくて尿量減少**または**多尿**で、ときに手足のほてり、**口渇**があるものの排尿困難、残尿感、頻尿、むくみ、痒み、夜尿症、しびれに適すとされる。

胃腸が弱く下痢しやすい人では、胃部不快感、腹痛、下痢等の副作用が現れやすい等、不向きとされる。

問091 正答 **5**

竜胆瀉肝湯は、**泌尿器**の症状に用いられる。構成生薬として、**カンゾウ**を含む。

体力中等度以上で、**下腹部に熱感**や**痛み**があるものの排尿痛、残尿感、**尿の濁り**、こしけ（おりもの）、頻尿に適すとされる。

胃腸が弱く下痢しやすい人では、胃部不快感、下痢等の副作用が現れやすい等、不向きとされる。

問092 重要度 ★　　　　　　　　　　　　check ☐☐☐

次の記述は、婦人薬と月経等に関するものである。正しいものの組み合わせは
どれか。

a 月経以外の不規則な出血があった場合は、すみやかに医療機関を受診するよ
う勧める必要がある。

b 膣に適用する薬剤は、全て局所に用いられるため、成分が吸収されて循環血
液中に移行することはない。

c 女性ホルモン成分は、長期連用で血栓症を生じる可能性がある。

d おりものは、女性生殖器の異常を示しているものなので、程度や色などに関
係なく、少量でもみられた場合は医療機関の受診を勧める必要がある。

　　1（a, c）　　**2**（a, d）　　**3**（b, c）　　**4**（b, d）

《平成30年度／北海道・東北／問42》

問093 重要度 ★★　　　　　　　　　　　check ☐☐☐

婦人薬とその適用対象となる体質・症状等に関する以下の記述の正誤について、
正しい組み合わせを下から一つ選びなさい。

ア 更年期における血の道症の症状とは、臓器・組織の形態的異常があり、抑う
つや寝つきが悪くなる、神経質、集中力の低下等の精神神経症状が現れる病
態のことである。

イ 血の道症は、流産、人工妊娠中絶、避妊手術などが原因で起こることもあり、
年齢的に必ずしも更年期に限らない。

ウ 女性の月経は、子宮内膜が剥がれ落ち、経血と共に排出される生理現象で、
一生のうち妊娠可能な期間に、妊娠期間中などを除き、ほぼ毎月、周期的に
起こる。

エ サフランは、鎮静、鎮痛のほか、女性の滞っている月経を促す作用を期待し
て用いられる。

	ア	イ	ウ	エ			ア	イ	ウ	エ
1	正	正	正	正		**4**	誤	正	正	正
2	正	正	誤	誤		**5**	誤	誤	誤	正
3	正	誤	正	誤						

《令和3年度／九州・沖縄・三重／問81（改題）》

問092 正答 **1**

a ⭕ 月経以外の不規則な出血（**不正出血**）がある場合は、速やかに医療機関を受診して**専門医の診療**を受けるなどの対応が必要である。

b ❌ **女性ホルモン成分**は、適用部位（**膣粘膜**、**外陰部**）から吸収されて**循環血液中**に移行する。

c ⭕ **女性ホルモン成分**は、**長期連用**により**血栓症**を生じるおそれがあり、また、**乳がん**や**脳卒中**などの発生確率が高まる可能性もある。

d ❌ **おりもの**は、**女性の生殖器**からの**分泌物**で、卵巣が働いている間は、程度の差はあるものの、**ほとんどの女性**にみられる。

問093 正答 **4**

ア ❌ **血の道症**とは、臓器・組織の**形態的異常がなく**、**抑うつ**や寝つきが悪くなる、**神経質**、集中力の低下等の**精神神経症状**が現れる病態をいう。

イ ⭕ **血の道症**は、**月経**、**妊娠**、**分娩**、**産褥**（分娩後、母体が通常の身体状態に回復するまでの期間）、**更年期**等の生理現象や、**流産**、**人工妊娠中絶**、**避妊手術**などを原因とする異常生理によって起こるとされ、範囲が更年期障害よりも広く、年齢的に必ずしも**更年期に限らない**。

ウ ⭕ 女性の**月経**は、子宮の内壁を覆っている膜（**子宮内膜**）が剥がれ落ち、血液（**経血**）とともに排出される生理現象で、一生のうち**妊娠可能**な期間に、妊娠期間中などを除き、ほぼ**毎月**、周期的に起こる。

エ ⭕ **サフラン**は、**アヤメ科**のサフランの**柱頭**を基原とする。**鎮静**、**鎮痛**のほか、女性の滞っている**月経を促す**作用を期待して用いられる。日本薬局方収載のサフランを煎じて服用する製品は、**冷え症**および**血色不良**に用いられる。

女性に現れる症状と婦人薬に関する次の記述について、正しいものの組み合わせを下欄から選びなさい。

a 閉経の前後には、更年期と呼ばれる移行的な時期があり、体内の女性ホルモンの量が大きく変動することがある。

b 月経前症候群は、月経の約10～3日前に現れ、月経終了と共に消失する腹部膨満感、頭痛、乳房痛などの身体症状や感情の不安定、抑うつなどの精神症状を主体とする。

c 婦人薬は、月経及び月経周期に伴って起こる症状を中心として、女性に現れる特有な諸症状（血行不順、自律神経系の働きの乱れ、生理機能障害等の全身的な不快症状）の緩和と、保健を主たる目的とする医薬品である。

d 月経周期は、約21日～40日と幅があり、個人差があるのは、卵巣で産生される女性ホルモンのみが関与しているからである。

    1（a, c）   **2**（a, d）   **3**（b, c）   **4**（b, d）

《令和元年度／四国／問40（改題）》

婦人薬に配合される成分に関する次の記述の正誤について、正しい組み合わせはどれか。

a コウブシは、鎮静、鎮痛のほか、女性の滞っている月経を促す作用を期待して配合されている場合がある。

❶ b モクツウは、滋養強壮作用を目的として配合されている場合がある。

c センキュウは、血行を改善し、血色不良や冷えの症状を緩和するほか、強壮、鎮静、鎮痛等の作用を期待して用いられる。

d ビタミンB_6は、血行を促進する作用を目的として配合されている場合がある。

	a	b	c	d
1	正	正	誤	誤
2	正	誤	誤	正
3	正	誤	正	誤
4	誤	誤	正	正

《令和4年度／北関東・甲信越／問76》

問094 正答 1

a ⭕ **閉経の前後**には、**更年期**（閉経周辺期）と呼ばれる移行的な時期があり、体内の**女性ホルモンの量が大きく**変動することがある。

b ❌ <ruby>月経前症候群<rt>げっけいぜん</rt></ruby>は、月経の約**10〜3日前**に現れ、**月経開始**とともに消失する<ruby>腹部膨満感<rt>ぼうまんかん</rt></ruby>、**頭痛**、<ruby>乳房痛<rt>にゅうぼうつう</rt></ruby>などの身体症状や、**感情の不安定**、抑うつなどの精神症状を主体とする。

c ⭕ 婦人薬は、**月経**および**月経周期**に伴って起こる症状を中心として、**女性**に現れる特有な諸症状（**血行不順**、**自律神経系**の働きの乱れ、生理機能障害等の全身的な**不快症状**）の緩和と、保健を主たる目的とする医薬品である。その効能・効果として、**血の道症**、**更年期障害**、**月経異常**およびそれらに随伴する冷え症、月経痛、腰痛、頭痛、のぼせ、肩こり、めまい、<ruby>動悸<rt>どうき</rt></ruby>、息切れ、手足のしびれ、こしけ（おりもの）、血色不良、便秘、むくみ等に用いられる。

d ❌ **月経周期**は、**個人差**があり、約21日〜40日と幅がある。種々のホルモンの複雑な相互作用によって調節されており、**視床下部**や<ruby>下垂体<rt>かすいたい</rt></ruby>で産生される**ホルモン**と、**卵巣**で産生される**女性ホルモン**が月経周期に関与している。

問095 正答 3

a ⭕ **コウブシ**（香附子）は、**カヤツリグサ科のハマスゲの根茎**を基原とする。**鎮静**、**鎮痛**のほか、女性の滞っている**月経を促す**作用を期待して用いられる。

b ❌ **モクツウ**（木通）は、**利尿作用**を期待して婦人薬に配合されている。

c ⭕ **センキュウ**（川芎）は、**セリ科のセンキュウの根茎**を、通例、湯通ししたものを基原とする。**血行**を改善し、血色不良や冷えの症状を緩和するほか、**強壮**、**鎮静**、**鎮痛**等の作用を期待して用いられる。

d ❌ **ビタミンB₆**は疲労時に消耗しがちな**ビタミンの補給**を目的として、**ビタミンE**は**血行を促進**する作用を目的として婦人薬に配合されている。

婦人薬に関する以下の記述のうち、正しいものの組み合わせを下から一つ選びなさい。

ア 妊婦又は妊娠していると思われる女性は、エチニルエストラジオールやエストラジオールといった女性ホルモン成分を摂取することが望ましい。

イ エチニルエストラジオールやエストラジオールを含有する婦人薬において、外用薬は製造販売されていない。

ウ ジオウは、ゴマノハグサ科のアカヤジオウ等の根又はそれを蒸したものを基原とする生薬である。

エ 婦人薬には、疲労時に消耗しがちなビタミンの補給を目的として、ビタミンB_1やビタミンCが配合されている場合がある。

1（ア、イ）　　**2**（ア、ウ）　　**3**（イ、エ）　　**4**（ウ、エ）

《令和4年度／九州・沖縄／問81（改題）》

第1欄の記述は、婦人薬として用いられる漢方処方製剤に関するものである。該当する漢方処方製剤は第2欄のどれか。

第1欄

　比較的体力があり、ときに下腹部痛、肩こり、頭重、めまい、のぼせて足冷えなどを訴えるものの、月経不順、月経異常、月経痛、更年期障害、血の道症、肩こり、めまい、頭重、打ち身（打撲症）、しもやけ、しみ、湿疹・皮膚炎、にきびに適すとされるが、体の虚弱な人（体力の衰えている人、体の弱い人）では不向きとされる。

第2欄

　1　温経湯
　2　加味逍遙散
　3　桂枝茯苓丸
　4　四物湯
　5　柴胡桂枝乾姜湯

《令和元年度／北陸・東海／問43》

問096 正答 **4**

ア ✗ 妊娠中の**女性ホルモン成分**の摂取によって胎児の**先天性異常**の発生が報告されており、**妊婦**または妊娠していると思われる女性では**使用を避ける**。

イ ✗ エチニルエストラジオール等の**女性ホルモン成分**を含有する婦人薬は、**エストラジオール**を補充するもので、**膣粘膜**または**外陰部**に適用される医薬品（外用薬）である。

ウ ◯ **ジオウ**（地黄）は、**ゴマノハグサ**科のアカヤジオウ等の**根**またはそれを蒸したものを基原とする。**血行**を改善し、血色不良や冷えの症状を緩和するほか、**強壮**、**鎮静**、**鎮痛**等の作用を期待して用いられる。

エ ◯ **ビタミンB₁**、**ビタミンC**は、疲労時に消耗しがちな**ビタミンの補給**を目的として婦人薬に配合されている。

問097 正答 **3**

桂枝茯苓丸は、女性の**月経**や**更年期障害**に伴う諸症状に用いられる。

比較的体力があり、ときに下腹部痛、肩こり、頭重、めまい、**のぼせて足冷え**などを訴えるものの、月経不順、月経異常、月経痛、更年期障害、血の道症、肩こり、めまい、頭重、打ち身（打撲症）、しもやけ、しみ、湿疹・皮膚炎、にきびに適すとされる。

体の虚弱な人（体力の衰えている人、体の弱い人）では不向きとされる。

まれに重篤な副作用として、**肝機能障害**を生じることが知られている。

用語解説

月経……子宮内膜が剥がれ落ち、血液（経血）とともに排出される生理現象で、一生のうち妊娠可能な期間に、妊娠期間中などを除き、ほぼ毎月、周期的に起こる。
更年期障害……更年期（閉経の前後の移行的な時期）においては、月経周期が不規則になるほか、不定愁訴として血の道症の症状に加え、冷え症、腰痛、頭痛、頭重、ほてり、のぼせ、立ちくらみ等の症状が起こることがあり、こうした症候群をいう。

問098 重要度：　★

check ☐☐☐

次の記述にあてはまる漢方処方製剤として、最も適切なものを一つ選べ。

　体力中等度以下で、冷え症、貧血気味、神経過敏で、動悸、息切れ、ときにねあせ、頭部の発汗、口の渇きがあるものの更年期障害、血の道症、不眠症、神経症、動悸、息切れ、かぜの後期の症状、気管支炎に適すとされる。

　まれに重篤な副作用として、間質性肺炎、肝機能障害を生じることが知られている。

1	温経湯	**4**	四物湯
2	当帰芍薬散	**5**	柴胡桂枝乾姜湯
3	桂枝茯苓丸		

《令和４年度／関西広域連合・福井／問41》

問099 重要度：　★

check ☐☐☐

次の記述にあてはまる漢方処方製剤として、最も適切なものはどれか。

　体力中等度又はやや虚弱で、冷えがあるものの胃腸炎、腰痛、神経痛、関節痛、月経痛、頭痛、更年期障害、感冒に適すとされるが、体の虚弱な人（体力の衰えている人、体の弱い人）、胃腸の弱い人、発汗傾向の著しい人では、不向きとされる。構成生薬としてマオウを含む。

1	加味逍遙散	**4**	五積散
2	柴胡桂枝乾姜湯	**5**	当帰芍薬散
3	四物湯		

《令和３年度／南関東／問84》

問100 重要度：　★★

check ☐☐☐

50歳女性、婦人病の症状に良い漢方処方製剤はないかドラッグストアに相談に来られた。状態や症状を確認したところ、体力は中等度以下で、のぼせ感があり、肩がこり、疲れやすく、精神不安やいらだちなどの精神神経症状、ときに便秘の傾向のあるものの冷え性、虚弱体質、月経不順、月経困難、更年期障害、不眠症があることがわかった。次の漢方処方製剤のうち、最も推奨すべきものはどれか。

1	桃核承気湯
2	加味逍遙散
3	温清飲
4	五積散

《令和３年度／北関東・甲信越／問76》

問 098 正答 **5**

柴胡桂枝乾姜湯は、女性の**月経**や**更年期障害**に伴う諸症状の緩和に用いられる。構成生薬として、**カンゾウ**を含む。

　体力中等度以下で、冷え症、貧血気味、神経過敏で、動悸、息切れ、ときにねあせ、頭部の発汗、**口の渇き**があるものの更年期障害、血の道症、不眠症、神経症、かぜの後期の症状、気管支炎に適すとされる。

　まれに重篤な副作用として、**間質性肺炎**、**肝機能障害**を生じることが知られている。

問 099 正答 **4**

五積散は、女性の**月経**や**更年期障害**に伴う諸症状に用いられる。構成生薬として、**カンゾウ・マオウ**を含む。**体力中等度またはやや虚弱**で、**冷え**があるものの胃腸炎、腰痛、神経痛、関節痛、月経痛、頭痛、更年期障害、感冒に適すとされる。**体の虚弱**な人（体力の衰えている人、体の弱い人）、**胃腸の弱い人**、**発汗傾向の著しい人**では、不向きとされる。

問 100 正答 **2**

加味逍遙散は、女性の**月経**や**更年期障害**に伴う諸症状に用いられる。構成生薬として、**カンゾウ**を含む。

　体力中等度**以下**で、**のぼせ感**があり、肩がこり、**疲れやすく**、精神不安やいらだちなどの精神神経症状、ときに便秘の傾向のあるものの冷え症、虚弱体質、月経不順、月経困難、更年期障害、血の道症、不眠症に適すとされる。

　胃腸の弱い人では悪心（吐きけ）、嘔吐、胃部不快感、下痢等の副作用が現れやすい等、不向きとされる。

　まれに重篤な副作用として、**肝機能障害**、**腸間膜静脈硬化症**を生じることが知られている。

内服で用いられる婦人薬には、通常、複数の生薬成分が配合されているため、他の婦人薬や、生薬成分を含有する医薬品（例：鎮静薬、胃腸薬、内用痔疾用薬、滋養強壮保健薬、漢方処方製剤）と併用した場合、同じ生薬成分または同種の作用を示す生薬成分の重複摂取となり、効き目が強すぎたり、副作用が起こりやすくなるおそれがある。

婦人薬として使用される次の漢方処方製剤のうち、カンゾウを**含まないもの**はどれか。

1 当帰芍薬散
2 加味逍遙散
3 桃核承気湯
4 柴胡桂枝乾姜湯
5 五積散

《令和4年度／南関東／問82》

内服アレルギー用薬

アレルギーに関する記述について、（　　　）の中に入れるべき字句の正しい組み合わせを一つ選べ。なお、2箇所の（　c　）には、いずれも同じ字句が入る。

　アレルゲンが皮膚や粘膜から体内に入り込むと、その物質を特異的に認識した（　a　）によって（　b　）が刺激され、細胞間の刺激の伝達を担う生理活性物質である（　c　）やプロスタグランジン等の物質が遊離する。遊離した（　c　）は、血管拡張、血管透過性亢進等の作用を示す。

	a	b	c
1	免疫グロブリン	肥満細胞	ヒスタミン
2	免疫グロブリン	肥満細胞	アドレナリン
3	免疫グロブリン	交感神経	ヒスタミン
4	肥満細胞	交感神経	アドレナリン
5	肥満細胞	副交感神経	アドレナリン

《令和元年度／関西広域連合／問42》

236

問101 正答 **1**

1 ◯ 当帰芍薬散は、カンゾウを含まない。

2 ✕ 加味逍遙散は、**カンゾウ**を含む。

3 ✕ 桃核承気湯は、**カンゾウ、ダイオウ**を含む。

4 ✕ 柴胡桂枝乾姜湯は、**カンゾウ**を含む。

5 ✕ 五積散は、**カンゾウ、マオウ**を含む。

問102 正答 **1**

　アレルゲンが皮膚や粘膜から体内に入り込むと、その物質を特異的に認識した（a. **免疫グロブリン**）によって（b. **肥満細胞**）が刺激され、細胞間の刺激の伝達を担う生理活性物質である（c. **ヒスタミン**）やプロスタグランジン等の物質が遊離する。遊離した（c. **ヒスタミン**）は、血管拡張、血管透過性亢進等の作用を示す。

　肥満細胞から遊離した**ヒスタミン**は、周囲の器官や組織の表面に分布する特定のタンパク質（**受容体**）と反応することで、**血管拡張**（血管の容積が拡張する）、**血管透過性亢進**（血漿タンパク質が組織中に漏出する）等の作用を示す。

用語解説

肥満細胞

マスト細胞とも呼ばれる。身体中の血管周囲、特に皮膚・皮下組織、肺、消化管、肝臓に存在しており、免疫機構の一端を担う。なお、肥満細胞の名称は、ヒスタミンやプロスタグランジン等の生理活性物質を細胞内に貯蔵するために細胞自体が大きくなることから付いたものであり、肥満症との関連性はない。

アレルギー及びアレルギー用薬に関する次の記述のうち、誤っているものはどれか。

1　蕁麻疹については、アレルゲンとの接触以外に、皮膚への物理的な刺激によって生じるものも知られている。

2　アレルゲンを厳密に特定するには医療機関における検査を必要とする。

3　一般用医薬品のアレルギー用薬は、慢性的な症状の緩和に用いられるものである。

4　蕁麻疹や鼻炎等のアレルギー症状に対する医薬品の使用は、基本的に対症療法である。

《令和2年度／北関東／問77（改題）》

アレルギー及びアレルギー用薬（鼻炎用内服薬も含む。）に関する以下の記述のうち、誤っているものはどれか。

1　一般用医薬品には、アトピー性皮膚炎による慢性湿疹の治療に用いることを目的とするものがある。

2　皮膚感染症（たむし、疥癬等）により、湿疹やかぶれ等に似た症状が現れた場合、アレルギー用薬で一時的に痒みの緩和を図ることは適当でなく、皮膚感染症そのものに対する対処を優先する必要がある。

3　アレルギー用薬と鼻炎用点鼻薬でも同じ成分又は同種の作用を有する成分が重複することもあり、それらは相互に影響し合わないとの誤った認識に基づいて、併用されることのないよう注意が必要である。

4　皮膚症状が治まると喘息が現れるというように、種々のアレルギー症状が連鎖的に現れることがある。

《令和3年度／北海道・東北／問45》

問 103　正答 **3**

1 ◯ **蕁麻疹**については、**アレルゲン**との接触以外に、皮膚への**物理的な刺激**等によって**ヒスタミン**が肥満細胞から遊離して生じるもの（例：寒冷蕁麻疹、日光蕁麻疹、心因性蕁麻疹）も知られている。

2 ◯ **アレルゲン**を厳密に特定するには**医療機関**における検査を必要とし、その上で、アレルゲンに対して徐々に体を慣らしていく治療法（**減感作療法**）もある。

3 ✕ 一般用医薬品のアレルギー用薬（鼻炎用内服薬を含む）は、**一時的**な症状の緩和に用いられるものであり、**長期連用**は避ける。

4 ◯ **アレルギー症状**（例：蕁麻疹、鼻炎）に対する医薬品の使用は、基本的に**対症療法**である。

問 104　正答 **1**

1 ✕ **一般用医薬品**（漢方処方製剤を含む）には、**アトピー性皮膚炎**による**慢性湿疹**等の治療に用いることを目的とするものはないことから、アトピー性皮膚炎が疑われる場合やその診断が確定している場合は、医師の受診を勧める。

2 ◯ 皮膚感染症（たむし、疥癬等）により、湿疹やかぶれ等に似た症状が現れることがあるが、その場合、**アレルギー用薬**によって一時的に痒み等の緩和を図ることは適当でなく、**皮膚感染症**そのものへの対処を優先する。

3 ◯ **アレルギー用薬**（**鼻炎用内服薬を含む**）と**鼻炎用点鼻薬**のように、**内服薬**と**外用薬**でも同じ成分または同種の作用を有する成分が**重複**することもあり、それらは相互に影響し合わないとの誤った認識に基づいて、併用されることのないよう注意が必要である。

4 ◯ **皮膚症状**が治まると**喘息**が現れるというように、種々の**アレルギー症状**が連鎖的に現れることがあるが、このような場合、一般用医薬品によって一時的な対処を図るよりも、**医療機関**で総合的な診療を受けた方がよい。

内服アレルギー用薬（鼻炎用内服薬を含む。）及びその成分に関する次の記述の正誤について、正しい組み合わせはどれか。

- **a** 医療機関でセレギリン塩酸塩等のモノアミン酸化酵素阻害剤が処方されて治療を受けている人は、プソイドエフェドリン塩酸塩が配合された鼻炎用内服薬の使用を避ける必要がある。

- **b** 抗ヒスタミン成分は、ヒスタミンの働きのみを選択的に抑えるので、排尿困難の症状がある人、緑内障の診断を受けた人も問題なく使用できる。

- **c** 皮膚や鼻粘膜の炎症を和らげることを目的として、グリチルリチン酸モノアンモニウムが配合されている場合がある。

- **d** メキタジンについては、まれに重篤な副作用としてショック（アナフィラキシー）、肝機能障害、血小板減少を生じることがある。

	a	b	c	d
1	正	誤	正	正
2	正	正	誤	誤
3	誤	誤	誤	正
4	誤	正	正	正
5	誤	誤	正	誤

《令和３年度／北関東・甲信越／問78（改題）》

アレルギー用薬の配合成分に関する以下の記述のうち、誤っているものを一つ選びなさい。

- **1** プソイドエフェドリン塩酸塩は、他のアドレナリン作動成分に比べて中枢神経系に対する作用が強く、副作用として不眠や神経過敏が現れることがある。

- **2** メチルエフェドリン塩酸塩は、依存性があるアドレナリン作動成分であり、長期間にわたって連用された場合、薬物依存につながるおそれがある。

- **3** ベラドンナ総アルカロイドは、鼻腔内の粘液分泌腺からの粘液の分泌を抑えるとともに、鼻腔内の刺激を伝達する交感神経系の働きを抑えることによって、鼻汁分泌やくしゃみを抑える目的で用いられる。

- **4** サイシンは、ウマノスズクサ科のケイリンサイシン又はウスバサイシンの根及び根茎を基原とする生薬で、鎮痛、鎮咳、利尿等の作用を有するとされ、鼻閉への効果を期待して用いられる。

《平成30年度／九州・沖縄／問84（改題）》

問105 正答 1

a ○ **パーキンソン病**の治療のため、医療機関で**セレギリン塩酸塩**等のモノアミン酸化酵素阻害剤が処方されて治療を受けている人は、体内でのプソイドエフェドリンの代謝が**妨げ**られて副作用が現れやすくなるおそれが高くなることから、**プソイドエフェドリン塩酸塩**が配合された鼻炎用内服薬の**使用を避ける**。

b ✕ **抗ヒスタミン成分**は、ヒスタミンの働きを抑える作用以外に**抗コリン作用**も示すため、**排尿困難**の症状がある人、**緑内障**の診断を受けた人では、症状の悪化を招くおそれがある。

c ○ **グリチルリチン酸モノアンモニウム**【抗炎症成分】は、皮膚や鼻粘膜の**炎症**を和らげる。

d ○ **メキタジン**【抗ヒスタミン成分】は、まれに重篤な副作用として**ショック**（アナフィラキシー）、**肝機能障害**、**血小板減少**を生じることがある。

問106 正答 3

1 ○ **プソイドエフェドリン塩酸塩**【アドレナリン作動成分】は、他のアドレナリン作動成分に比べて**中枢神経系**に対する作用が**強く**、副作用として**不眠**や**神経過敏**が現れることがある。

2 ○ **メチルエフェドリン塩酸塩**【アドレナリン作動成分】は、**依存性**があり、長期間にわたって連用された場合、**薬物依存**につながるおそれがある。

3 ✕ **ベラドンナ総アルカロイド**【抗コリン成分】は、鼻腔内の粘液分泌腺からの**粘液の分泌**を抑えるとともに、鼻腔内の刺激を伝達する**副交感神経系**の働きを抑えることによって、**鼻汁分泌やくしゃみ**を抑える。

4 ○ **サイシン**（細辛）は、**ウマノスズクサ科**のケイリンサイシンまたはウスバサイシンの**根**および**根茎**を基原とする。鎮痛、鎮咳、利尿等の作用を有するとされ、**鼻閉**への効果を期待して用いられる。

鼻炎用内服薬及びその配合成分に関する記述のうち、誤っているものはどれか。

1 鼻粘膜の炎症による腫れを和らげることを目的として、グリチルリチン酸二カリウムが配合されている場合がある。

2 ケトチフェンフマル酸塩は、肥満細胞から遊離したヒスタミンが受容体と反応するのを促すことにより、ヒスタミンの働きを助ける作用を示す。

3 鼻腔内の粘液分泌腺からの粘液の分泌を抑えるとともに、鼻腔内の刺激を伝達する副交感神経系の働きを抑えることによって、鼻汁分泌やくしゃみを抑えることを目的として、抗コリン成分のヨウ化イソプロパミドが配合されている場合がある。

4 内服薬として摂取されたアドレナリン作動成分は、吸収されて循環血流に入り全身的に作用する。

《令和3年度／北陸・東海／問44（改題）》

内服アレルギー用薬の漢方処方製剤に関する記述のうち、正しいものの組み合わせはどれか。

❶ a 茵蔯蒿湯や辛夷清肺湯は、いずれも構成生薬としてカンゾウを含む。

b 十味敗毒湯は化膿性皮膚疾患・急性皮膚疾患の初期に適すとされる。

c 葛根湯加川芎辛夷の構成生薬であるマオウは、中枢神経系に対する作用が比較的強いとされ、依存性がある成分である。

d 体力中等度以上の人に適応される処方として、皮膚の症状を主とする人には辛夷清肺湯が、鼻の症状を主とする人には消風散がある。

    1（**a, c**）   **2**（**a, d**）   **3**（**b, c**）   **4**（**b, d**）   **5**（**c, d**）

《令和4年度／中国・四国／問85》

問107　正答 **2**

1 ◯ **グリチルリチン酸二カリウム**【抗炎症成分】は、皮膚や鼻粘膜の**炎症**を和らげる。

2 ✕ **ケトチフェンフマル酸塩**【抗ヒスタミン成分】は、**肥満細胞**から遊離した**ヒスタミン**が受容体と反応するのを妨げることにより、ヒスタミンの働きを**抑える**作用を示す。

3 ◯ **ヨウ化イソプロパミド**【抗コリン成分】は、鼻腔内の粘液分泌腺からの**粘液の分泌を抑える**とともに、鼻腔内の刺激を伝達する**副交感神経系**の働きを抑えることによって、**鼻汁分泌やくしゃみ**を抑える。

4 ◯ **内服薬**（例：鼻炎用内服薬）として摂取された**アドレナリン作動成分**は、吸収されて**循環血流**に入り**全身的**に作用する。

問108　正答 **3**

a ✕ 茵蔯蒿湯は、**ダイオウ**を含む。カンゾウは含まない。**辛夷清肺湯**は、カンゾウを含まない。

b ◯ 十味敗毒湯は、体力中等度なものの皮膚疾患で、**発赤**があり、ときに化膿するものの**化膿性皮膚疾患・急性皮膚疾患の初期**、蕁麻疹、湿疹・皮膚炎、水虫に適すとされる。

c ◯ 葛根湯加川芎辛夷は、**カンゾウ、マオウ**（麻黄）を含む。**マオウ**は、**中枢神経系**に対する作用が他の成分に比べ**強い**とされ、**依存性**がある成分である。

d ✕ 皮膚の症状を主とする人に適すとされるものとして、**茵蔯蒿湯、十味敗毒湯、消風散、当帰飲子**がある。鼻の症状を主とする人に適すとされるものとして、**葛根湯加川芎辛夷、小青竜湯、荊芥連翹湯、辛夷清肺湯**がある。

問109 重要度：★★　　　　　　　　　　　check ☐☐☐

鼻に用いる薬及びその配合成分に関する記述のうち、**誤っているもの**はどれか。

1　ナファゾリン塩酸塩が配合された点鼻薬は、過度に使用されると逆に鼻づまりがひどくなりやすい。

2　クロモグリク酸ナトリウムは、アレルギー性の副鼻腔炎には効果がない。

3　同種の作用を有する成分が重複する可能性があるため、鎮咳去痰薬、外用痔疾用薬、点眼薬の併用には注意が必要である。

4　スプレー式鼻炎用点鼻薬の使用前には、鼻をよくかんでおく必要がある。

《令和3年度／中国・四国／問90》

問110 重要度：★★★　　　　　　　　　　　check ☐☐☐

鼻炎用点鼻薬に含まれている成分に関する次の記述の正誤について、正しい組み合わせはどれか。

a　ナファゾリン塩酸塩は、交感神経系を刺激して鼻粘膜を通っている血管を収縮させることにより、鼻粘膜の充血や腫れを和らげる。

b　クロモグリク酸ナトリウムは、肥満細胞からのヒスタミンの遊離を抑える。

c　ケトチフェンフマル酸塩は、鼻粘膜を清潔に保ち、細菌による二次感染を防止する。

d　リドカインは、鼻粘膜の過敏性や痛みや痒みを抑える。

	a	b	c	d
1	正	正	誤	誤
2	正	正	誤	正
3	正	誤	正	誤
4	誤	誤	誤	正
5	誤	誤	正	誤

《令和元年度／北関東・甲信越／問79（改題）》

問109 正答 **2**

1 ⭕ アドレナリン作動成分（例：**ナファゾリン塩酸塩**）が配合された**点鼻薬**は、**過度に使用**されると鼻粘膜の血管が反応しなくなり、逆に血管が**拡張**して二次充血を招き、**鼻づまり**（鼻閉）がひどくなりやすい。

2 ❌ **クロモグリク酸ナトリウム**【抗アレルギー成分】は、**アレルギー性でない**鼻炎や副鼻腔炎に対しては**無効**である。

3 ⭕ **アドレナリン作動成分**は、**鎮咳去痰薬**に**気管支拡張成分**として配合されているほか、**外用痔疾用薬**に**止血成分**として配合されていたり、**点眼薬**にも結膜の**充血**を取り除く目的で配合されている場合もある。これらの医薬品との併用がなされた場合、同種の作用を有する成分が重複し、**効き目が強すぎ**たり、**副作用が現れやすく**なるおそれがある。

4 ⭕ 噴霧後に鼻汁とともに逆流する場合があるので、**スプレー式鼻炎用点鼻薬**の使用前には、**鼻をよくかんでおく**必要がある。

問110 正答 **2**

a ⭕ **ナファゾリン塩酸塩**【アドレナリン作動成分】は、**交感神経系を刺激**して鼻粘膜を通っている**血管を収縮**させることにより、鼻粘膜の**充血**や**腫れ**を和らげる。

b ⭕ **クロモグリク酸ナトリウム**【抗アレルギー成分】は、肥満細胞からの**ヒスタミンの遊離**を抑える。

c ❌ **ケトチフェンフマル酸塩**【抗ヒスタミン成分】は、肥満細胞から遊離した**ヒスタミンの働き**を抑える。

d ⭕ **リドカイン**【局所麻酔成分】は、鼻粘膜の**過敏性**や**痛み**、**痒み**を抑える。

重要度 ★★　　　　　　　　　　check ☐☐☐

点鼻薬に関する以下の記述について、（　　　）の中に入れるべき字句の正しい組み合わせはどれか。

　鼻炎用点鼻薬は、（　a　）、アレルギー性鼻炎又は副鼻腔炎による諸症状のうち、鼻づまり、鼻みず（鼻汁過多）、くしゃみ、頭重（頭が重い）の緩和を目的として、鼻腔内に適用される外用液剤である。鼻炎用内服薬との主な違いとしては、（　b　）が主体となっていることである。

	a	b
1	急性鼻炎	抗炎症成分
2	慢性鼻炎	抗ヒスタミン成分
3	急性鼻炎	抗ヒスタミン成分
4	慢性鼻炎	アドレナリン作動成分
5	急性鼻炎	アドレナリン作動成分

《令和4年度／中国・四国／問86》

眼科用薬

重要度 ★　　　　　　　　　　check ☐☐☐

次のうち、角膜の乾燥を防ぐ目的で眼科用薬に配合される成分として正しいものの組み合わせはどれか。

a　ベルベリン硫酸塩

b　ヒドロキシプロピルメチルセルロース

c　ネオスチグミンメチル硫酸塩

d　精製ヒアルロン酸ナトリウム

　　1（a, c）　　2（a, d）　　3（b, c）　　4（b, d）

《令和4年度／北関東・甲信越／問91（改題）》

問111 正答 **5**

　鼻炎用点鼻薬は、**急性鼻炎**、**アレルギー性鼻炎**または**副鼻腔炎**による諸症状のうち、鼻づまり、鼻みず（鼻汁過多）、くしゃみ、頭重（頭が重い）の緩和を目的として、**鼻腔内**に適用される**外用液剤**である。

　鼻炎用内服薬との主な違いとして、鼻粘膜の充血を和らげる成分（**アドレナリン作動成分**）が主体となっている。

問112 正答 **4**

a ✗ **ベルベリン硫酸塩**【抗炎症成分】は、ベルベリンによる**抗炎症作用**を期待して用いられる。

b ○ **ヒドロキシプロピルメチルセルロース**は、角膜の**乾燥**を防ぐ。

c ✗ **ネオスチグミンメチル硫酸塩**は、**コリンエステラーゼの働きを抑える**作用を示し、**毛様体**における**アセチルコリン**の働きを**助ける**ことで、**目の調節機能**を改善する。

d ○ **精製ヒアルロン酸ナトリウム**は、角膜の**乾燥**を防ぐ。

3章　主な医薬品とその作用

用語解説
眼科用薬
目の疲れやかすみ、痒み等の症状の緩和を目的として、結膜嚢（結膜で覆われた眼瞼の内側と眼球の間の空間）に適用する外用薬のこと。眼科用薬として、点眼薬（人工涙液、一般点眼薬、抗菌性点眼薬、アレルギー用点眼薬）、洗眼薬、コンタクトレンズ装着液がある。

眼科用薬に関する記述の正誤について、正しい組み合わせはどれか。

a 眼科用薬は、目の疲れやかすみ、痒みなど一般的に自覚される症状の緩和を目的として、角膜に適用する外用薬である。

b 一般用医薬品の点眼薬は、その主たる配合成分から、人工涙液、一般点眼薬、抗菌性点眼薬、アレルギー用点眼薬に大別される。

c 洗眼薬は、目の洗浄、眼病予防に用いられるもので、主な配合成分として涙液成分のほか、抗炎症成分、抗ヒスタミン成分等が用いられる。

d 目の症状には視力の異常、目（眼球、眼瞼等）の外観の変化、目の感覚の変化等があり、これらの症状が現れた時、目以外の病気による可能性もあり、その場合には特に脳が原因であることが多く知られている。

	a	b	c	d
1	誤	正	正	正
2	正	誤	誤	誤
3	正	正	正	誤
4	正	誤	誤	正
5	誤	正	誤	正

《令和4年度／中国・四国／問88》

目及び眼科用薬に関する次の記述の正誤について、正しい組み合わせはどれか。

a 一般用医薬品の点眼薬には、緑内障の症状改善を目的とした製品がある。

b 1回使い切りタイプとして防腐剤を含まない点眼薬では、ソフトコンタクトレンズ装着時にも使用できるものがある。

c アスパラギン酸カリウムは、新陳代謝を促し、目の疲れを改善する効果を期待して配合されている場合がある。

d 長引く目の充血症状は、目以外の異変を含む、重大な疾患による可能性もあるため、目の充血を除去する眼科用薬を5〜6日間使用しても症状の改善がみられない場合には、漫然と使用を継続せず専門家に相談すべきである。

	a	b	c	d
1	正	誤	正	誤
2	正	正	誤	正
3	誤	誤	誤	正
4	誤	正	正	正
5	誤	誤	正	誤

《令和4年度／北関東・甲信越／問90》

問113 正答 **1**

a **✗** **眼科用薬**は、目の疲れやかすみ、痒みなどの一般的に自覚される症状の緩和を目的として、結膜囊に適用する**外用薬**（**点眼薬、洗眼薬、コンタクトレンズ装着液**）である。

b **○** **一般用医薬品の点眼薬**は、①**人工涙液**、②**一般点眼薬**、③**抗菌性点眼薬**、④**アレルギー用点眼薬**に分類できる。

c **○** 洗眼薬は、目の**洗浄**、**眼病予防**（水泳のあと、埃や汗が目に入ったとき等）に用いられるもので、主な配合成分として**涙液成分**のほか、**抗炎症成分**、**抗ヒスタミン成分**等が用いられる。

d **○** 目の症状には、**視力の異常**、**目の外観の変化**、**目の感覚の変化**等がある。これらの症状が現れた時、目そのものが原因であることが多いが、目以外の病気による可能性もあり、特に**脳**が原因であることが多く知られている。

問114 正答 **4**

a **✗** **一般用医薬品**の点眼薬には、**緑内障**の症状を改善できるものはない。目のかすみが**緑内障**による症状であった場合には**効果が期待できない**ばかりでなく、配合されている成分によっては、**緑内障の悪化**につながるおそれがある。

b **○** 1回使い切りタイプとして**防腐剤**を含まない製品（点眼薬）では、**ソフトコンタクトレンズ装着時**にも使用できるものがある。

c **○** **アスパラギン酸カリウム**【アミノ酸成分】は、新陳代謝を促し、**目の疲れ**を改善する効果を期待して用いられる。

d **○** **長引く目の充血症状**は、目以外の異変を含む、重大な疾患による可能性も考えられるため、5～6日間使用して症状の改善がみられない場合には、漫然と使用を継続することなく、医療機関（**眼科**）を受診する必要性を含め、専門家に相談がなされるべきである。

眼科用薬の使用上の注意に関する次の記述について、正しいものを一つ選びなさい。

1 白内障と診断された人が、アドレナリン作動成分を含む点眼薬を使用すると、眼圧の低下をまねき、その治療を妨げるおそれがあるため、使用前にその適否について、治療を行っている医師等に相談がなされるべきである。

2 ソフトコンタクトレンズは、水分を含みやすく、防腐剤などの配合成分がレンズに吸着されて、角膜に障害を引き起こす原因となるおそれがあるため、装着したままの点眼は避けることとされている製品が多い。

3 点眼後は、薬液を早く乾燥させるため、しばらく眼瞼を開いたままにすることとされている。

4 眼科用薬に配合されるサルファ剤は、細菌及び真菌の感染に対する効果を有しているが、ウイルスの感染に対する効果はないので、3～4日間使用しても症状の改善がみられない場合には、眼科専門医の診療を受けるなどの対応が必要である。

《令和2年度／四国／問42（改題）》

眼科用薬の配合成分とその配合目的の関係について、正しいものの組み合わせを下欄から選びなさい。

a ナファゾリン塩酸塩 ─ 目の充血を除去する

b アズレンスルホン酸ナトリウム ─ 角膜の乾燥を防ぐ

c 硫酸亜鉛水和物 ─ 外部の刺激から保護する

d コンドロイチン硫酸ナトリウム ─ 眼粘膜の組織修復を促す

1（a, c）　2（a, d）　3（b, c）　4（b, d）

《令和元年度／四国／問43（改題）》

問115 正答 **2**

1 ✕ 緑内障と診断された人が、**アドレナリン作動成分を含む点眼薬**を使用すると、**眼圧の上昇**を招き、**緑内障を悪化**させたり、その**治療を妨げる**おそれがあるため、使用前にその適否について、治療を行っている**医師等に相談**がなされるべきである。

2 ◯ **ソフトコンタクトレンズ**は、**水分**を含みやすく、配合成分の**防腐剤**等がレンズに吸着されて、**角膜**に障害を引き起こす原因となるおそれがあるため、**装着したままの点眼は避ける**こととされている製品が多い。ただし、1回使い切りタイプとして防腐剤を含まない製品では、ソフトコンタクトレンズ装着時にも使用できるものがある。

3 ✕ 点眼後は、しばらく**眼瞼**（まぶた）を**閉じて**、薬液を結膜嚢内に行き渡らせる。

4 ✕ **サルファ剤**は、すべての**細菌**に対して効果があるというわけではなく、また、**ウイルス**や真菌の感染に対する効果はないので、3〜4日使用しても症状の改善がみられない場合には、**眼科専門医の診療を受ける**などの対応が必要である。

問116 正答 **1**

a ◯ **ナファゾリン塩酸塩**【アドレナリン作動成分】は、結膜を通っている**血管を収縮**させて目の**充血**を除去する。

b ✕ **アズレンスルホン酸ナトリウム**（水溶性アズレン）【組織修復成分】は、炎症を生じた眼粘膜の**組織修復**を促す。

c ◯ **硫酸亜鉛水和物**【収斂成分】は、眼粘膜のタンパク質と結合して**皮膜**を形成し、外部の刺激から保護する。

d ✕ **コンドロイチン硫酸ナトリウム**は、角膜の**乾燥**を防ぐ。

問117 重要度 ★★ check ☐☐☐

眼科用薬に含まれるビタミン成分に関する以下の記述のうち、正しいものを一つ選びなさい。

1　ビタミンB_2は、アミノ酸の代謝や神経伝達物質の合成に関与していることから、目の疲れ等の症状を改善する効果を期待して用いられる。

2　ビタミンB_6は、角膜の酸素消費能を増加させ組織呼吸を亢進し、ビタミンB_6欠乏が関与する角膜炎に対して改善効果を期待して用いられる。

3　ビタミンB_{12}は、視細胞が光を感受する反応に関与していることから、視力調整等の反応を改善する効果を期待して用いられる。

4　パンテノールは、自律神経系の伝達物質の産生に重要な成分であり、目の調節機能の回復を促す効果を期待して用いられる。

《令和4年度／九州・沖縄／問89》

問118 重要度 ★★ check ☐☐☐

眼科用薬に配合されている成分とその配合目的に関する記述のうち、正しい組み合わせはどれか。

a　ナファゾリン硝酸塩　—　目の充血除去

b　ベルベリン硫酸塩　—　炎症を抑える

c　プラノプロフェン　—　眼粘膜の組織修復を促す

d　スルファメトキサゾール　—　目の疲れを改善する

　　1（a, b）　2（a, c）　3（b, c）　4（b, d）　5（c, d）

《令和3年度／中国・四国／問91（改題）》

問117 正答 **4**

1 ✗ **ビタミンB₂**は、その活性体（リボフラビンの活性体）であるフラビンアデニンジヌクレオチドが、**角膜の酸素消費能**を増加させて組織呼吸を亢進し、**ビタミンB₂**欠乏が関与する**角膜炎**に対する改善効果を期待して用いられる。

2 ✗ **ビタミンB₆**は、**アミノ酸**の代謝や**神経伝達物質**の合成に関与していることから、**目の疲れ**等の症状を改善する効果を期待して用いられる。

3 ✗ **ビタミンB₁₂**は、**目の調節機能**を助ける作用を期待して用いられる。

4 ◯ **パンテノール**は、**自律神経系の伝達物質**の産生に重要な成分（ビタミン成分）で、**目の調節機能**の回復を促す。

問118 正答 **1**

a ◯ **ナファゾリン硝酸塩**【アドレナリン作動成分】は、結膜を通っている**血管を収縮**させて目の**充血**を除去する。

b ◯ **ベルベリン硫酸塩**【抗炎症成分】は、比較的緩和な**抗炎症作用**を示す。

c ✗ **プラノプロフェン**【抗炎症成分（非ステロイド性)】は、炎症の原因となる物質の生成を抑える作用を示し、**目の炎症**を改善する効果を期待して用いられる。

d ✗ **スルファメトキサゾール**【抗菌成分（サルファ剤)】は、**細菌感染**（ブドウ球菌や連鎖球菌）による**結膜炎**や**ものもらい**（麦粒腫）、**眼瞼炎**などの化膿性の症状を改善する。

+UP 眼科用薬に含まれるビタミン成分と作用

成分名	作用
ビタミンA（レチノール類）	視力調整などの反応の改善
ビタミンB₂（リボフラビン類）	角膜炎の改善
ビタミンB₅（パントテン酸・パンテノール類）、ビタミンB₁₂（コバラミン類）	目の調節機能の回復関係
ビタミンB₆（ピリドキシン・ピリドキサール類）	目の疲れの改善
ビタミンE（トコフェロール類）	結膜充血、疲れ目の改善

眼科用薬及びその配合成分に関する記述のうち、正しいものの組み合わせはどれか。

a 人工涙液は、目の疲れや痒み、結膜充血等の症状を抑える成分が配合されている。

b イプシロン－アミノカプロン酸は、炎症の原因となる物質の生成を抑える作用を示し、目の炎症を改善する効果を期待して用いられる。

❗c ビタミンEは、目の調節機能を助ける作用を期待して用いられる。

d 全身性の副作用として、皮膚に発疹、発赤、痒み等が現れることがある。

1（a, b） **2**（a, c） **3**（a, d） **4**（b, c） **5**（b, d）

《平成30年度／中国／問90》

眼科用薬の配合成分に関する以下の記述について、（　　　）の中に入れるべき字句の正しい組み合わせはどれか。

（ a ）は、視細胞が光を感受する反応に関与していることから、視力調整等の反応を改善する効果を期待して用いられる。

自律神経系の伝達物質の産生に重要な成分である（ b ）等は、目の調節機能の回復を促す効果を期待して用いられる。

	a	b
1	ビタミンB_{12}	パントテン酸カルシウム
2	ビタミンB_{12}	アスパラギン酸ナトリウム
3	ビタミンB_6	パントテン酸カルシウム
4	ビタミンA	パントテン酸カルシウム
5	ビタミンA	アスパラギン酸ナトリウム

《令和2年度／中国／問92》

問119 正答 **5**

a ✗ 一般点眼薬には、目の**疲れ**や**痒み**、**結膜充血**等の症状を抑える成分が配合されている。

b ○ **イプシロン-アミノカプロン酸**【抗炎症成分】は、炎症の原因となる物質の生成を抑える作用を示し、目の**炎症**を改善する効果を期待して用いられる。

c ✗ **ビタミンE**は、末梢の微小循環を促進させることにより、**結膜充血**、**疲れ目**等の症状を改善する効果を期待して用いられる。

d ○ **眼科用薬**に共通する**全身性の副作用**としては、**皮膚**に発疹、発赤、痒み等が現れることがある。

問120 正答 **4**

（a. **ビタミンA**）は、視細胞が光を感受する反応に関与していることから、視力調整等の反応を改善する効果を期待して用いられる。

自律神経系の伝達物質の産生に重要な成分である（b. **パントテン酸カルシウム**）等は、目の調節機能の回復を促す効果を期待して用いられる。

ビタミンAとして、**パルミチン酸レチノール**、**酢酸レチノール**等が用いられる。また、自律神経系の伝達物質の産生に重要な成分として、**パントテン酸カルシウム**等が用いられる。

用語解説

結膜

眼瞼の裏側と眼球前方の強膜（白目の部分）とを結ぶように覆って、組織を保護している。薄い透明な膜であるため、中を通っている血管を外部から容易に観察することができる。

皮膚に用いる薬

皮膚に用いる薬に関する次の記述の正誤について、正しい組み合わせを下欄から選びなさい。

a 外皮用薬は、表皮の角質層が柔らかくなることで有効成分が浸透しやすくなることから、入浴後に用いるのが効果的とされる。

b 貼付剤を患部やその周辺に汗が付着した状態で貼付すると、有効成分の浸透性が向上するため、清浄にして貼付することが望ましい。

c スプレー剤を使用する場合、吸入によりめまいや吐きけ等を生じることがあるので、周囲の人にも十分注意して使用する必要がある。

d 液剤は、軟膏に比べて有効成分の浸透性が低い。

	a	b	c	d			a	b	c	d
1	誤	誤	正	誤		4	正	正	誤	誤
2	誤	正	正	正		5	正	誤	正	誤
3	正	誤	正	正						

《令和2年度／四国／問43（改題）》

きず口等の殺菌消毒成分に関する以下の記述の正誤について、正しい組み合わせはどれか。

a アクリノールは、真菌、結核菌及びウイルスに対して殺菌・消毒作用を示す。

b ヨウ素系殺菌消毒成分（ポビドンヨードやヨードチンキ）は、結核菌を含む一般細菌類、真菌類、ウイルスに対して殺菌・消毒作用を示す。

c チモールは、細菌や真菌類のタンパク質を変性させることにより殺菌・消毒作用を示す。

d クロルヘキシジングルコン酸塩は、結核菌やウイルスに対する殺菌・消毒作用はない。

	a	b	c	d			a	b	c	d
1	正	正	誤	誤		4	誤	正	正	正
2	正	正	誤	正		5	誤	誤	誤	正
3	正	誤	正	誤						

《令和2年度／東北／問48》

問121 正答 **5**

a ◯ **外皮用薬**の場合、表皮の**角質層**が柔らかくなって有効成分が**浸透しやすく**なるため、**入浴後**に用いると効果的である。

b ✕ **外皮用薬**の場合、適用する皮膚表面に**汚れ**や**皮脂**が多く付着していると有効成分の**浸透性が低下**するため、患部を清浄にしてから使用することが重要である。

c ◯ **スプレー剤**の場合、吸入により**めまい**や**吐きけ**等を生じることがあるので、できるだけ**吸入しない**よう、また、周囲の人にも十分注意して使用する必要がある。

d ✕ 液剤の場合、有効成分の**浸透性が高い**が、患部に対する**刺激が強い**。

問122 正答 **4**

a ✕ **アクリノール**【殺菌消毒成分】は、**黄色**の色素で、**一般細菌類**の一部（連鎖球菌、黄色ブドウ球菌などの化膿菌）に対する殺菌消毒作用を示す。**真菌**、**結核菌**、**ウイルス**に対しては**効果がない**。

b ◯ **ヨウ素系殺菌消毒成分**は、**ヨウ素**による**酸化作用**により、**結核菌**を含む**一般細菌類**、**真菌類**、**ウイルス**に対して殺菌消毒作用を示す。

c ◯ **チモール**【殺菌消毒成分】は、**細菌**や**真菌類**の**タンパク質**を変性させることにより殺菌消毒作用を示す。

d ◯ **クロルヘキシジングルコン酸塩**【殺菌消毒成分】は、**一般細菌類**、**真菌類**に対して比較的広い殺菌消毒作用を示す。**結核菌**や**ウイルス**に対しては**効果がない**。

問123 重要度 ★★★　　　　　　　　　　　　check ☐☐☐

消毒薬及びその配合成分に関する次の記述の正誤について、正しい組み合わせはどれか。

a オキシドール（過酸化水素水）は、一般細菌類、真菌に対する殺菌消毒作用を示す。

b ヨウ素系殺菌消毒成分は、外用薬として用いた場合でも、まれにショック（アナフィラキシー）のような全身性の重篤な副作用を生じることがある。

c エタノールは、皮膚刺激性が強いため、脱脂綿やガーゼに浸して患部に貼付することは避けるべきである。

	a	b	c
1	正	正	正
2	誤	誤	正
3	誤	正	正
4	正	誤	誤

《令和3年度／北関東・甲信越／問92（改題）》

問124 重要度 ★★★　　　　　　　　　　　　check ☐☐☐

外皮用薬に用いられるきず口等の殺菌消毒成分に関する以下の記述について、（　　　）の中に入れるべき字句の正しい組み合わせはどれか。

（　a　）は、ヨウ素をポリビニルピロリドン（PVP）と呼ばれる担体に結合させて水溶性とし、徐々にヨウ素が遊離して殺菌作用を示すように工夫されたものである。

陽性界面活性成分である（　b　）は、石けんとの混合によって殺菌消毒効果が低下するので、石けんで洗浄した後に使用する場合には、石けんを十分に洗い流す必要がある。

	a	b
1	ポビドンヨード	ベンザルコニウム塩化物
2	ポビドンヨード	エタノール
3	アクリノール	ベンザルコニウム塩化物
4	ヨードチンキ	エタノール
5	ヨードチンキ	ベンザルコニウム塩化物

《平成30年度／中国／問92（改題）》

問123 正答 **3**

a ✗ **オキシドール（過酸化水素水）**は、**一般細菌類の一部**（連鎖球菌、黄色ブドウ球菌などの化膿菌）に対する殺菌消毒作用を示す。

b ○ **ヨウ素系殺菌消毒成分**は、**外用薬**として用いた場合でも、まれに**ショック（アナフィラキシー）**のような全身性の重篤な副作用を生じることがあるため、**ヨウ素**に対する**アレルギーの既往**がある人では**使用を避ける**。

c ○ **エタノール**は、皮膚刺激性が**強い**ため、患部表面を軽く清拭するにとどめ、脱脂綿やガーゼに浸して患部に貼付することは避けるべきである。

問124 正答 **1**

（a. **ポビドンヨード**）は、ヨウ素をポリビニルピロリドン（PVP）と呼ばれる担体に結合させて水溶性とし、徐々にヨウ素が遊離して殺菌作用を示すように工夫されたものである。

陽性界面活性成分である（b. **ベンザルコニウム塩化物**）は、石けんとの混合によって殺菌消毒効果が低下するので、石けんで洗浄した後に使用する場合には、石けんを十分に洗い流す必要がある。

ヨウ素の殺菌力は**アルカリ性**になると低下するため、ヨウ素系殺菌消毒成分（ポビドンヨードを含む）の使用にあたって石けんを用いる場合には、石けん分を**よく洗い落とす**必要がある。また、**外皮用薬のポビドンヨード**は、口腔咽喉薬や含嗽薬として用いられる場合より**高濃度**で配合されているため、誤って原液を**口腔粘膜に適用しない**よう注意する。

一般的な創傷への対応に関する記述の正誤について、正しい組み合わせを一つ選べ。

a 火傷（熱傷）の場合は、水疱（水ぶくれ）が破れると、そこから感染を起こして、化膿することがあるため、冷やした後は、水疱を破らないようにする。

b 創傷部への殺菌消毒薬の繰り返しの使用は、皮膚常在菌を殺菌したり、殺菌消毒成分により組織修復が妨げられることで、治癒が遅れることがある。

c 最近では、創傷面に浸出してきた液の中に表皮再生の元になる細胞を活性化させる成分が含まれているため乾燥させない方が早く治癒するという考えも広まってきている。

d 出血しているときは、創傷部に清潔なガーゼやハンカチ等を当てて、創傷部を心臓より高くして圧迫すると止血効果が高い。

	a	b	c	d
1	正	正	正	誤
2	正	正	誤	正
3	正	誤	正	正
4	誤	正	正	正
5	正	正	正	正

《令和３年度／関西広域連合・福井／問49》

皮膚に用いる薬の配合成分に関する記述のうち、正しいものの組み合わせはどれか。

a ヒドロコルチゾン酢酸エステルはステロイド性抗炎症成分であり、外用の場合は痒みや発赤などの皮膚症状を抑えることを目的として用いられる。

b 非ステロイド性抗炎症成分であるウフェナマートは、筋肉痛、関節痛、打撲、捻挫等による鎮痛を目的として用いられる。

c ステロイド性抗炎症成分をコルチゾンに換算して１ g 又は1mL中0.025mgを超えて含有する製品では、長期連用を避ける必要がある。

d ステロイド性抗炎症成分は、末梢組織の免疫機能を増強させる作用を示し、細菌、真菌、ウイルス等による皮膚感染時に使用される。

1 （a, b）　　**2** （a, c）　　**3** （b, d）　　**4** （b, c）　　**5** （c, d）

《令和４年度／中国・四国／問92》

問125 正答 **5**

a ◯ 火傷（熱傷）の場合は、できるだけ早く、**水道水**などで熱傷部を**冷やす**ことが重要である。水疱（水ぶくれ）が破れるとそこから感染を起こして化膿することがあるため、冷やした後は**水疱**を**破らない**ようにガーゼ等で軽く覆うとよい。

b ◯ 創傷部に**殺菌消毒薬を繰り返し**適用すると、皮膚常在菌が殺菌されてしまい、また、殺菌消毒成分により組織修復が妨げられて、かえって**治癒しにくく**なったり、**状態を悪化**させることがある。

c ◯ 創傷面に浸出してきた液の中に**表皮再生**の元になる細胞を活性化させる成分が含まれているため、**乾燥させない**方が早く治癒するという考え方から、創傷面を乾燥させない絆創膏も販売されている。

d ◯ **出血**しているときは、創傷部に清潔なガーゼやハンカチ等を当てて**圧迫**し、**止血**する（5分間程度は圧迫を続ける）。このとき、創傷部を**心臓より高く**して圧迫すると、止血効果が高い。

問126 正答 **2**

a ◯ ヒドロコルチゾン酢酸エステル【抗炎症成分（ステロイド性）】は、外用の場合、末梢組織（患部局所）における**炎症を抑える**作用を示し、特に、**痒みや発赤**などの皮膚症状を抑えることを目的として用いられる。

b ✕ ウフェナマート【抗炎症成分（非ステロイド性）】は、**皮膚の炎症**によ**るほてりや痒み**等の緩和を目的として用いられる。

c ◯ **ステロイド性抗炎症成分**を**コルチゾン**に換算して1g中または1mL中**0.025mgを超えて**含有する製品（外皮用薬）では、特に**長期連用を避ける**。

d ✕ **ステロイド性抗炎症成分**は、末梢組織の**免疫機能を低下**させる作用を示し、細菌、真菌、ウイルス等による**皮膚感染**（みずむし・たむし等の白癬症、にきび、化膿症状）や持続的な刺激感の副作用が現れることがある。

外皮用薬の配合成分に関する次の記述のうち、正しいものの組み合わせはどれか。

a ウフェナマートは、炎症を生じた組織に働いて、細胞膜の安定化、活性酸素の生成抑制などの作用により、抗炎症作用を示すと考えられている。

b イブプロフェンピコノールは、イブプロフェンの誘導体であり、筋肉痛、関節痛、肩こりに伴う肩の痛み、腰痛に用いられる。

c テシットデシチンは、局所麻酔成分であり、きり傷、擦り傷等の創傷面の痛みや、湿疹、皮膚炎等による皮膚の痒みを和らげることを目的として配合されている場合がある。

d ハッカ油は、皮膚に温感刺激を与え、末梢血管を拡張させて患部の血行を促す効果を期待して配合されている。

1 （a、b）　　2 （a、c）　　3 （b、c）　　4 （b、d）　　5 （c、d）

《令和2年度／南関東／問89（改題）》

外皮用薬及びその配合成分に関する記述の正誤について、正しい組み合わせはどれか。

a ヘパリン類似物質には、血液凝固を抑える働きがあるため、出血しやすい人、出血が止まりにくい人、出血性血液疾患（血友病、血小板減少症等）の診断を受けた人では、使用を避ける必要がある。

b ステロイド性抗炎症成分が配合された一般用医薬品の外皮用薬を使用して症状が抑えられた場合には、長期間にわたって使用することが適切である。

c 紫外線により、使用中又は使用後しばらくしてから重篤な光線過敏症が現れることがあるため、ケトプロフェンが配合された外皮用薬を使用している間及び使用後も当分の間は、天候にかかわらず、戸外活動を避けるとともに、日常の外出時も塗布部を衣服、サポーター等で覆い、紫外線に当たるのを避ける必要がある。

d きり傷、擦り傷等の創傷面の痛みや、あせも、虫さされ等による皮膚の痒みを和らげることを目的として、局所麻酔成分であるポリエチレンスルホン酸ナトリウムが配合されている場合がある。

	a	b	c	d			a	b	c	d
1	誤	正	正	誤		4	正	誤	正	誤
2	正	誤	正	正		5	正	正	誤	正
3	誤	正	誤	正						

《令和3年度／北陸・東海／問49》

問127 正答 **2**

a ◯ **ウフェナマート**【**抗炎症成分（非ステロイド性）**】は、末梢組織（患部局所）におけるプロスタグランジンの産生を抑える作用については必ずしも明らかにされておらず、炎症を生じた組織に働いて、**細胞膜の安定化、活性酸素の生成抑制**などの作用により、**抗炎症作用**を示すと考えられている。

b ✕ **イブプロフェンピコノール**は、**イブプロフェン**の誘導体であるが、外用での**鎮痛作用はほとんど期待できない**。吹き出物に伴う**皮膚の発赤**や**腫れ**を抑えるほか、**吹き出物**（面皰）の拡張を抑える作用があるとされ、専ら**にきび治療薬**として用いられる。

c ◯ **テシットデシチン**【**局所麻酔成分**】は、きり傷、擦り傷、掻き傷等の**創傷面の痛み**や、湿疹、皮膚炎、かぶれ、あせも、虫さされ等による**皮膚の痒み**を和らげる。

d ✕ **ハッカ油**は、皮膚表面に**冷感刺激**を与え、軽い炎症を起こして反射的な血管の拡張による患部の**血行を促す**効果、また、**知覚神経を麻痺**させることによる**鎮痛・鎮痒**の効果が期待される。

問128 正答 **4**

a ◯ **ヘパリン類似物質**には、血液凝固を抑える働きがあるため、**出血しやすい人**、出血が止まりにくい人、出血性血液疾患（血友病、血小板減少症、紫斑症等）の診断を受けた人では**使用を避ける**。

b ✕ **ステロイド性抗炎症成分**が配合された一般用医薬品の**外皮用薬**を使用して症状が抑えられた場合でも、**長期間**にわたって使用することは**適切でない**。

c ◯ **紫外線**により、使用中または使用後しばらくしてから**重篤**な**光線過敏症**が現れることがあるため、**ケトプロフェン**が配合された外皮用薬を使用している間および使用後も当分の間は、天候にかかわらず、**戸外活動を避ける**とともに、日常の外出時も塗布部を衣服、サポーター等で覆い、紫外線に当たるのを避ける。

d ✕ **ポリエチレンスルホン酸ナトリウム**【**血行促進成分**】は、患部局所の**血行を促す**ことを目的として用いられる。

次のうち、非ステロイド性抗炎症成分として、正しいものの組み合わせはどれか。

a デキサメタゾン

b ウフェナマート

c ケトプロフェン

d ピロキシリン

　　1（a，b）　　2（a，d）　　3（b，c）　　4（c，d）

《令和３年度／北海道・東北／問56》

外皮用薬の配合成分に関する記述の正誤について、正しい組み合わせはどれか。

a 非ステロイド性抗炎症成分は、プロスタグランジンの産生を抑える作用を示す。

b 皮膚に温感刺激を与え、末梢血管を拡張させて患部の血行を促す効果を期待して、ユーカリ油が配合されている場合がある。

c 損傷皮膚の組織の修復を促す作用を期待して、アラントインやビタミンA油が配合されている場合がある。

	a	b	c
1	正	誤	誤
2	誤	正	誤
3	正	正	正
4	正	誤	正
5	誤	正	正

《平成30年度／中国／問91》

問129 正答 **3**

ウフェナマート、ケトプロフェンは、**非ステロイド性抗炎症成分**である。
デキサメタゾンは、**ステロイド性抗炎症成分**である。**ピロキシリン**（ニトロセ
ルロース）は、**収斂・皮膚保護成分**である。

問130 正答 **4**

a ◯ **非ステロイド性抗炎症成分**は、分子内に副腎皮質ホルモン（ステロイド
ホルモン）と共通する化学構造を持たず、**プロスタグランジンの産生を
抑える**作用を示す。

b ✕ **ユーカリ油**【冷感刺激成分】は、皮膚表面に**冷感刺激**を与え、軽い炎症
を起こして反射的な血管の拡張による患部の**血行**を促す効果、また、知
覚神経を麻痺させることによる**鎮痛・鎮痒**の効果を期待して用いられる。

c ◯ **アラントイン、ビタミンA油**【組織修復成分】は、損傷皮膚の**組織の修
復**を促す作用を期待して用いられる。

用語解説 **プロスタグランジン**

不飽和脂肪酸から生合成される生理活性物質で、痛みや発熱等の原因となる。視床下部
の温熱中枢に作用して体温設定を高くし、あるいは体の各部位で発生した発痛信号を増
幅して脳に痛みを強く認識させる役割を担う。また、月経の起こる過程にも関与すると
考えられている。

外皮用薬の配合成分に関する記述の正誤について、正しい組み合わせを一つ選べ。

- a インドメタシンは、肥満細胞から遊離したヒスタミンとその受容体タンパク質との結合を妨げる。

- b ノニル酸ワニリルアミドは、皮膚表面に冷感刺激を与え、軽い炎症を起こして反射的な血管の拡張による患部の血行を促す効果を期待して用いられる。

- c 酸化亜鉛は、患部のタンパク質と結合して皮膜を形成し、皮膚を保護する作用を示す。

- d ヘパリン類似物質は、創傷面に浸透して、その部位を通っている血管を収縮させることによる止血効果を期待して用いられる。

	a	b	c	d
1	正	正	誤	誤
2	正	誤	正	誤
3	正	誤	誤	正
4	誤	誤	正	正
5	誤	誤	正	誤

《令和3年度／関西広域連合・福井／問50》

肌の角質化及びそれを改善する配合成分に関する次の記述の正誤について、正しい組み合わせはどれか。

- a たこ（胼胝）は、角質層の一部が単純に肥厚したもので芯がなく、通常、痛みは伴わない。

- b ウイルス性のいぼ（疣贅）は1〜2年で自然寛解することが多い。

- c 角質軟化薬のうち、うおのめ（鶏眼）に用いる製品については、医薬品としてのみ認められている。

- d イオウは、角質層を構成するケラチンを変質させることにより、角質軟化作用を示す。

	a	b	c	d
1	誤	正	誤	誤
2	正	正	正	誤
3	正	正	誤	正
4	正	誤	正	正
5	誤	誤	正	正

《令和2年度／甲信越／問91》

問131 正答 **5**

a ✗ 外用薬で用いられる**抗ヒスタミン成分**は、適用部位の組織に浸透して、**肥満細胞**から遊離した**ヒスタミン**とその**受容体タンパク質**との**結合を妨げる**。**インドメタシン**【非ステロイド性抗炎症成分】は、**プロスタグランジン**の**産生を抑える**。

b ✗ **ノニル酸ワニリルアミド**【温感刺激成分】は、皮膚に**温感刺激**を与え、末梢血管を**拡張**させて患部の**血行を促す**効果を期待して用いられる。

c ◯ **酸化亜鉛**【収斂・皮膚保護成分】は、患部のタンパク質と結合して**皮膜**を形成し、皮膚を保護する作用を示す。

d ✗ **ヘパリン類似物質**【血行促進成分】は、患部局所の**血行を促す**ことを目的として用いられる。また、**抗炎症作用**や**保湿作用**も期待される。

問132 正答 **3**

a ◯ **うおのめ**（鶏眼）は、角質の芯が**真皮にくい込んでいる**ため、圧迫されると**痛み**を感じる。一方、**たこ**（胼胝）は、角質層の一部が単純に肥厚したもので**芯がなく**、通常、**痛みを伴わない**。

b ◯ **いぼ**（疣贅）は、ウイルス性のものと老人性のものに大別される。**ウイルス性**のものは、1〜2年で**自然寛解**することが多い。

c ✗ **角質軟化薬**のうち、配合成分やその濃度等があらかじめ定められた範囲内である製品については、**医薬部外品（うおのめ・たこ用剤）**として製造販売されているが、**いぼ**に用いる製品については、**医薬品**としてのみ認められている。

d ◯ **イオウ**は、皮膚の**角質層**を構成する**ケラチン**を変質させることにより、**角質軟化作用**を示す。併せて**抗菌作用**、**抗真菌作用**も期待され、**にきび用薬**に配合されている場合もある。

皮膚に用いる薬に配合される抗菌成分及び抗真菌成分に関する次の記述の正誤について、正しい組み合わせはどれか。

a バシトラシンは、細菌のDNA合成を阻害することにより抗菌作用を示す。

b ホモスルファミンは、細菌の細胞壁合成を阻害することにより抗菌作用を示す。

c オキシコナゾール硝酸塩は、副作用としてかぶれ、腫れ、刺激感等が現れることがある。

d ピロールニトリンは、患部を酸性にすることにより、皮膚糸状菌の発育を抑える目的で用いられる。

	a	b	c	d
1	誤	正	正	正
2	誤	誤	正	誤
3	正	誤	正	正
4	正	正	誤	誤
5	誤	正	誤	誤

《令和3年度／南関東／問91》

みずむし・たむし用薬の配合成分に関する次の記述の正誤について、正しい組み合わせはどれか。

a ミコナゾール硝酸塩は、皮膚糸状菌の細胞膜を構成する成分の産生を妨げたり、細胞膜の透過性を変化させることにより、その増殖を抑える。

b ブテナフィン塩酸塩は、患部を酸性にすることで、皮膚糸状菌の発育を抑える。

c シクロピロクスオラミンは、皮膚糸状菌の細胞膜に作用して、その増殖・生存に必要な物質の輸送機能を妨げ、その増殖を抑える。

d モクキンピ（アオイ科のムクゲの幹皮を基原とする生薬）のエキスは、皮膚糸状菌の増殖を抑える作用を期待して用いられる。

	a	b	c	d
1	正	正	正	正
2	正	誤	正	正
3	誤	正	誤	正
4	正	誤	誤	誤
5	誤	正	正	誤

《令和4年度／南関東／問90》

問 133 正答 **2**

a ✗ **バシトラシン**【抗菌成分】は、**細菌**の**細胞壁合成**を阻害することにより抗菌作用を示す。

b ✗ **ホモスルファミン**【抗菌成分（サルファ剤）】は、**細菌のDNA合成**を阻害することにより抗菌作用を示す。

c ◯ **オキシコナゾール硝酸塩**【抗真菌成分（イミダゾール系）】は、副作用として**かぶれ**、腫れ、刺激感等が現れることがある。イミダゾール系成分が配合されたみずむし薬でかぶれたことがある人は、**他のイミダゾール系成分**が配合された製品も**避ける**べきである。

d ✗ **ピロールニトリン**【抗真菌成分】は、菌の**呼吸**や**代謝**を妨げることにより、皮膚糸状菌の増殖を抑える。単独での抗真菌作用は**弱い**ため、他の抗真菌成分と組み合わせて配合される。

問 134 正答 **2**

a ◯ **ミコナゾール硝酸塩**【抗真菌成分（イミダゾール系）】は、**皮膚糸状菌**の**細胞膜を構成する成分**の産生を妨げたり、**細胞膜の透過性**を変化させることにより、その増殖を抑える。

b ✗ **ウンデシレン酸**【抗真菌成分】は、患部を**酸性**にすることで、**皮膚糸状菌**の発育を抑える。

c ◯ **シクロピロクスオラミン**【抗真菌成分】は、皮膚糸状菌の細胞膜に作用して、その増殖・生存に必要な**物質の輸送機能**を妨げ、その増殖を抑える。

d ◯ **モクキンピ**（木槿皮）は、**アオイ科**の**ムクゲ**の**幹皮**を基原とする。そのエキスは、**皮膚糸状菌**の増殖を抑える。

> 皮膚糸状菌（白癬菌）という真菌が皮膚に寄生することによって起こる疾患がみずむしだよ

問135 重要度 ★★

みずむし・たむし等とその治療に関する記述について、（　　　）の中に入れるべき字句の正しい組み合わせを一つ選べ。

　みずむし、たむし等は、（　a　）という真菌類の一種が皮膚に寄生することによって起こる表在性真菌感染症である。スリッパやタオルなどを介して、他の保菌者やペットから感染することも多い。ブテナフィン塩酸塩は、（　a　）の（　b　）を構成する成分の産生を妨げることにより、その増殖を抑える。

	a	b
1	アクネ菌	細胞膜
2	アクネ菌	細胞壁
3	白癬菌	細胞壁
4	白癬菌	細胞膜
5	黄色ブドウ球菌	細胞膜

問136 重要度 ★★★

毛髪用薬の配合成分に関する記述のうち、正しいものの組み合せはどれか。

a　ヒノキチオールは、ヒノキ科のタイワンヒノキ、ヒバ等から得られた精油成分で、抗菌、抗炎症などの作用を期待して用いられる。

b　カルプロニウム塩化物は、末梢組織（適用局所）において抗コリン作用を示し、頭皮の血管を拡張、毛根への血行を促すことによる発毛効果を期待して用いられる。

c　女性ホルモンによる脱毛抑制効果を期待して、女性ホルモン成分の一種であるエストラジオール安息香酸エステルが配合されている場合がある。

d　カシュウは、ウコギ科の植物を基原とした生薬で、血行促進、抗炎症などの作用を期待して用いられる。

　　1（a, b）　　2（a, c）　　3（b, d）　　4（c, d）

問135 正答 4

みずむし、たむし等は、(a. **白癬菌**) という真菌類の一種が皮膚に寄生することによって起こる表在性真菌感染症である。スリッパやタオルなどを介して、他の保菌者やペットから感染することも多い。ブテナフィン塩酸塩は、(a. **白癬菌**) の (b. **細胞膜**) を構成する成分の産生を妨げることにより、その増殖を抑える。

湿疹か皮膚糸状菌による皮膚感染かはっきりしない場合に、抗真菌成分（ブテナフィン塩酸塩を含む）が配合された医薬品を使用することは適当でない。

問136 正答 2

a ○ **ヒノキチオール**は、**ヒノキ科**のタイワンヒノキ、ヒバ等から得られた精油成分である。毛髪用薬では**抗菌**、**抗炎症**等の作用を、歯槽膿漏薬（外用薬）では殺菌消毒、抗炎症等の作用を期待して用いられる。

b ✕ **カルプロニウム塩化物**は、末梢組織（適用局所）において**アセチルコリン**に類似した作用（**コリン作用**）を示し、頭皮の**血管を拡張**、毛根への**血行を促す**ことによる**発毛効果**を期待して用いられる。

c ○ **エストラジオール安息香酸エステル**【女性ホルモン成分】は、**男性ホルモン**の働きが過剰であることも**脱毛**の一因とされているため、**女性ホルモン**による**脱毛抑制効果**を期待して用いられる。

d ✕ **カシュウ**（何首烏）は、**タデ科**の**ツルドクダミ**の**塊根**を基原とする。**頭皮**における脂質代謝を高めて、余分な**皮脂**を取り除く作用を期待して用いられる。

用語解説 毛髪用薬

毛髪用薬は、脱毛の防止、育毛、ふけや痒みを抑えることなどを目的として、頭皮に適用する医薬品。配合成分やその分量などの人体に対する作用が緩和なものは、医薬部外品（育毛剤、養毛剤）として扱われる。壮年性脱毛症、円形脱毛症、粃糠性脱毛症、瀰漫性脱毛症に対する効能・効果は、医薬品としてのみ認められている。

歯や口中に用いる薬

問 137　重要度：★★　　　check ☐☐☐

歯や口中の症状及び歯や口中に用いる薬に関する記述の正誤について、正しい組み合わせはどれか。

a 歯痛は、多くの場合、歯の齲蝕とそれに伴う歯髄炎によって起こる。

b 外用薬は、口腔内を清浄にしてから使用することが重要である。

c 口内炎が長期間にわたって症状が長引いている場合は、口腔粘膜に生じた腫瘍である可能性がある。

d 歯痛薬は、歯の齲蝕による歯痛を応急的に鎮め、歯の齲蝕を修復する医薬品である。

	a	b	c	d
1	正	誤	誤	正
2	正	誤	正	誤
3	誤	誤	正	正
4	誤	正	誤	誤
5	正	正	正	誤

《令和3年度／中国・四国／問94（改題）》

問 138　重要度：★★　　　check ☐☐☐

歯痛・歯槽膿漏薬の配合成分とその配合目的との関係の正誤について、正しい組み合わせはどれか。

a フィノールカンフル　―　齲蝕を生じた部分における細菌の繁殖を抑える

b フィトナジオン　―　炎症を起こした歯周組織からの出血を抑える

c ビタミンE　―　歯周組織の血行を促す

d カルバゾクロム　―　知覚神経の伝達を遮断して痛みを鎮める

	a	b	c	d
1	誤	誤	正	正
2	正	誤	誤	正
3	正	正	誤	誤
4	正	正	正	誤
5	誤	正	正	正

《令和元年度／北陸・東海／問51（改題）》

問137 正答 **5**

a ⭕ **歯痛**は、多くの場合、**歯の齲蝕**（むし歯）とそれに伴う**歯髄炎**によって起こる。

b ⭕ **外用薬**の場合、歯痛薬、歯槽膿漏薬のいずれについても、口腔内に食べ物のかすなどが残っている状態のままでは十分な効果が期待できないため、口腔内を**清浄**にしてから使用することが重要である。

c ⭕ **口内炎や舌炎が長期間**にわたって症状が長引いている場合には、口腔粘膜に生じた**腫瘍**である可能性がある。

d ❌ **歯痛薬**は、歯の齲蝕による**歯痛を応急的**に鎮めることを目的とする一般用医薬品である。歯痛薬によって歯の齲蝕が修復されることはない。

問138 正答 **4**

a ⭕ **歯科用フェノールカンフル**【殺菌消毒成分】は、齲蝕を生じた部分における**細菌の繁殖**を抑える。

b ⭕ **フィトナジオン**【止血成分】は、血液の**凝固機能**を正常に保つ働きがあり、炎症を起こした歯周組織からの**出血を抑える**作用が期待できる。

c ⭕ **ビタミンE**は、歯周組織の**血行を促す**効果が期待できる。

d ❌ **カルバゾクロム**【止血成分】は、炎症を起こした歯周組織からの**出血を抑える**作用が期待できる。

3章

主な医薬品とその作用

> 歯の齲蝕のほか、第三大臼歯（親知らず）の伸長による痛みも、歯痛として認識されることがありますが、この場合、歯痛薬（外用）の効果は期待できません

問 139 重要度 ★★　　　　　　　　　　　　　　check ☐☐☐

歯痛・歯槽膿漏薬の配合成分とその配合目的との関係の正誤について、正しい組み合わせはどれか。

a イソプロピルメチルフェノール　―　歯肉溝での細菌の繁殖を抑える。

b グリチルリチン酸二カリウム　――　歯周組織の炎症を和らげる。

c アラントイン　――――――――　炎症を起こした歯周組織の修復を促す。

d チモール　――――――――――　歯の齲蝕（むし歯）により露出した知覚神経の伝達を遮断して痛みを鎮める。

	a	b	c	d
1	正	正	正	誤
2	正	正	誤	正
3	正	誤	正	正
4	誤	正	正	正
5	正	正	正	正

《令和 4 年度／北陸・東海／問 52》

問 140 重要度 ★★　　　　　　　　　　　　　　check ☐☐☐

歯痛・歯槽膿漏薬の配合成分とその配合目的の組み合わせのうち、正しいものの組み合わせはどれか。

a 銅クロロフィリンナトリウム　―　歯周組織の修復を促す作用

b テーカイン　―　歯周組織の炎症を和らげる作用

c ミルラ　―　血行を促進する作用

d フェノール　―　細菌の繁殖を抑える作用

　　1（a，b）　　2（a，d）　　3（b，c）　　4（b，d）　　5（c，d）

《令和 2 年度／南関東／問 92（改題）》

問139 正答 **1**

a ⭕ **イソプロピルメチルフェノール**【殺菌消毒成分】は、歯肉溝での**細菌の繁殖を抑える**。

b ⭕ **グリチルリチン酸二カリウム**【抗炎症成分】は、歯周組織の**炎症を和らげる**。

c ⭕ **アラントイン**【組織修復成分】は、炎症を起こした**歯周組織の修復**を促す。

d ❌ **チモール**【殺菌消毒成分】は、歯肉溝での**細菌の繁殖を抑える**。

問140 正答 **2**

a ⭕ **銅クロロフィリンナトリウム**【組織修復成分】は、炎症を起こした**歯周組織の修復**を促す作用のほか、歯肉炎に伴う**口臭を抑える**効果が期待される。

b ❌ **テーカイン**【局所麻酔成分】は、齲蝕により露出した歯髄を通っている**知覚神経の伝達**を遮断して痛みを鎮める。

c ❌ **ミルラ**（没薬）は、**カンラン**科のミルラノキ等の植物の皮部の傷口から流出して凝固した**樹脂**を基原とする。咽頭粘膜を**ひきしめる**（収斂）作用のほか、**抗菌作用**も期待して用いられる。

d ⭕ **フェノール**【殺菌消毒成分】は、齲蝕を生じた部分における**細菌の繁殖**を抑える。

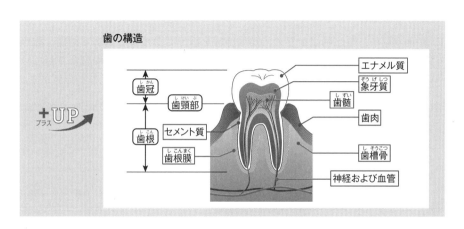

歯の構造

3章 主な医薬品とその作用

歯や口中に用いる薬に関する次の記述について、**誤っているもの**を一つ選びなさい。

1 口腔咽喉薬や含嗽薬を使用する場合は、間隔を置かずに使用すると効果的である。

2 歯周病については、状態が軽いうちは自己治療が可能とされている。

3 口内炎や舌炎が再発を繰り返す場合には、ベーチェット病などの可能性も考えられるため、医療機関を受診するなどの対応が必要である。

4 一般用医薬品にも副作用として、口内炎等が現れるものがあり、一般の生活者においては、それが副作用による症状と認識されずに、口内炎用薬による対処を図ろうとする場合があり、医薬品の販売等に従事する専門家は、状況の把握に努めることが重要である。

《令和2年度／四国／問48》

口の中の疾患やそれに用いる薬に関する以下の記述の正誤について、正しい組み合わせを下から一つ選びなさい。

ア 歯槽膿漏薬は、歯肉炎、歯槽膿漏の諸症状、歯痛の緩和を目的とする医薬品である。

イ 口内炎や舌炎は、口腔の粘膜上皮に水疱や潰瘍ができて痛み、ときに口臭を伴う。

ウ アスコルビン酸は、コラーゲン代謝を改善して炎症を起こした歯周組織の修復を助け、また、毛細血管を強化して炎症による腫れや出血を抑える効果を期待して配合される場合がある。

エ 歯痛の際に、冷感刺激を与えて知覚神経を麻痺させることによる鎮痛・鎮痒の効果を期待して、メントール、カンフル等の冷感刺激成分が配合されていることがある。

	ア	イ	ウ	エ
1	正	正	誤	正
2	正	誤	正	誤
3	誤	正	正	正
4	誤	正	正	誤
5	誤	誤	誤	正

《令和3年度／九州・沖縄・三重／問95》

問141 正答 **1**

1 ✕ **口腔咽喉薬**や**含嗽薬**を使用する場合は、**十分な間隔**を置くべきである。

2 ◯ 歯周病（**歯肉炎**、**歯槽膿漏**）については、状態が軽いうちは**自己治療**が可能とされるが、日頃の**十分な歯磨き**等によって歯肉溝での細菌の繁殖を抑えることが重要である。

3 ◯ **口内炎**や**舌炎**が**再発を繰り返す**場合は、**ベーチェット病**などの可能性も考えられるため、**医療機関を受診**するなどの対応が必要である。また、その症状が**長引く**場合は、口腔粘膜に生じた**腫瘍**である可能性もある。

4 ◯ **一般用医薬品の副作用**として**口内炎**を生じることがある。この場合、一般の生活者においては、それが副作用による症状と認識せずに、**口内炎用薬**による対処を図ろうとすることもある。そのため、医薬品の販売等に従事する専門家においては、**口内炎用薬**を使用しようとする人の状況の把握に努める必要がある。

問142 正答 **3**

ア ✕ **歯槽膿漏薬**は、**歯肉炎**、**歯槽膿漏**の諸症状（歯肉からの出血や膿、歯肉の腫れ、むずがゆさ、口臭、口腔内の粘り等）の緩和を目的とする医薬品である。歯痛の緩和には、**歯痛薬**（外用）のほか、**解熱鎮痛薬**が用いられる。

イ ◯ **口内炎**や**舌炎**は、いずれも**口腔粘膜**に生じる**炎症**で、代表的な口腔疾患である。口腔の粘膜上皮に水疱や潰瘍ができて**痛み**、ときに**口臭**を伴う。

ウ ◯ ビタミンC（例：**アスコルビン酸**）は、**コラーゲン代謝**を改善して炎症を起こした**歯周組織の修復**を助け、また、**毛細血管を強化**して炎症による**腫れ**や**出血**を抑える効果を期待して用いられる。

エ ◯ **冷感刺激成分**（例：**メントール**、**カンフル**）は、**冷感刺激**を与えて**知覚神経を麻痺**させることによる鎮痛・鎮痒の効果を期待して用いられる。

3章 主な医薬品とその作用

口内炎用薬に関する以下の記述の正誤について、正しい組み合わせはどれか。

a 口腔粘膜の炎症を和らげることを目的として、グリチルリチン酸二カリウムが用いられる。

b 患部からの細菌感染を防止することを目的として、クロルヘキシジン塩酸塩が配合されている場合がある。

c 口腔粘膜の炎症には、ステロイド性抗炎症薬の長期連用が推奨される。

d 口腔粘膜の組織修復を促す作用を期待して、アズレンスルホン酸ナトリウム（水溶性アズレン）が配合されている場合がある。

	a	b	c	d
1	誤	正	正	正
2	正	正	誤	正
3	正	誤	誤	正
4	正	誤	正	誤
5	誤	正	正	誤

《令和元年度／北海道・東北／問53》

口内炎用薬及びその配合成分に関する次のa～cの記述の正誤について、正しい組み合わせを一つ選びなさい。

a 茵蔯蒿湯は、体の虚弱な人や胃腸が弱く下痢しやすい人では、激しい腹痛を伴う下痢等の副作用が現れやすい等、不向きとされる。

b ポビドンヨードは、患部からの細菌感染を防止することを目的としている。

c シコンは、組織修復促進、抗菌などの作用を期待して用いられる。

	a	b	c
1	正	正	正
2	正	誤	正
3	誤	誤	正
4	正	誤	誤
5	誤	正	誤

《平成30年度／大阪／問51》

問143 正答 **2**

a ◯ **グリチルリチン酸二カリウム**【抗炎症成分】は、口腔粘膜の**炎症**を和らげる。

b ◯ **クロルヘキシジン塩酸塩**【殺菌消毒成分】は、患部からの**細菌感染**を防止する。

c ✕ **口腔内**に適用されるため、**ステロイド性抗炎症成分**が配合されている場合には、その含有量によらず**長期連用を避ける**。

d ◯ 炎症を生じた**粘膜組織の修復**を促す作用を期待して、**アズレンスルホン酸ナトリウム（水溶性アズレン）**が配合されている場合がある。

問144 正答 **1**

a ◯ 茵蔯蒿湯は、**皮膚**の症状、**口内炎**に用いられる。構成生薬として、**ダイオウ**を含む。**体の虚弱**な人（体力の衰えている人、体の弱い人）、**胃腸が弱く下痢しやすい人**では、**激しい腹痛**を伴う**下痢**等の副作用が現れやすい等、不向きとされる。

b ◯ **ポビドンヨード**【殺菌消毒成分】は、患部からの**細菌感染**を防止する。

c ◯ **シコン**（紫根）は、**ムラサキ科**のムラサキの**根**を基原とする。**組織修復促進**、**抗菌**、**新陳代謝促進**、**抗炎症**等の作用を期待して用いられる。

✍ 学習のコツ

ダイオウに関する注意事項

- ダイオウに含まれるセンノシドが腸内細菌により分解され、その分解生成物が大腸を刺激すると瀉下作用をもたらす
- 瀉下を目的としない漢方処方製剤の場合、ダイオウによってもたらされる瀉下は副作用となる
- ダイオウを含む漢方処方製剤の場合、瀉下薬との併用に注意する
- ダイオウを含む瀉下薬の場合、妊婦では腸の急激な動きに刺激されて流産・早産を誘発する
- 一部が乳汁中に移行し、乳児に下痢を起こすおそれがある

禁煙補助剤

問145 重要度 ★★★　　　　　　　　　　check □□□

ニコチン及びニコチンを有効成分とする禁煙補助剤に関する記述のうち、正しいものの組み合わせはどれか。

a 咀嚼剤は、大量に使用しても禁煙達成が早まるものでなく、かえってニコチン過剰摂取による副作用のおそれがある。

b 妊婦又は妊娠していると思われる女性、母乳を与える女性では、禁煙することが推奨されるので、禁煙補助剤を積極的に使用することが望ましい。

c インスリン製剤を使用している人は、ニコチンがインスリンの血糖降下作用に拮抗して、効果を妨げるおそれがあるため、禁煙補助剤を使用する前に、治療を行っている医師又は処方薬を調剤した薬剤師に相談するなどの対応が必要である。

d 禁煙補助剤に配合されるニコチンは、アドレナリン作動成分が配合された医薬品（鎮咳去痰薬、鼻炎用薬、痔疾用薬等）との併用により、その作用を減弱させるおそれがある。

1（a, c）　2（b, c）　3（b, d）　4（a, d）

《平成30年度／北陸・東海／問53》

問146 重要度 ★★　　　　　　　　　　check □□□

禁煙補助剤に関する記述について、正しいものの組み合わせを１つ選びなさい。

a 咀嚼剤は、噛むことで放出されたニコチンが胃粘膜から吸収されて循環血液中に移行することを目的としている。

b 咀嚼剤は、口腔内が酸性になるとニコチンの吸収が促進されるため、炭酸飲料を摂取した後はしばらく使用を避ける。

c ニコチン離脱症状を軽減しながら、徐々に禁煙補助剤の使用量を減らしていくこととし、初めから無理に減らそうとしないほうが、結果的に禁煙達成につながる。

d 重い心臓病等の基礎疾患がある人では、循環器系に重大な悪影響を及ぼすおそれがあるため、使用を避ける必要がある。

1（a, b）　2（a, c）　3（b, d）　4（c, d）

《令和４年度／奈良／問91》

問145 正答 **1**

a ⭕ 禁煙補助剤（咀嚼剤）は、大量に使用しても禁煙達成が早まるものでなく、かえって**ニコチン過剰摂取**による副作用のおそれがあるため、1度に**2個以上の使用を避ける**。

b ❌ **妊婦**または妊娠していると思われる女性、**母乳を与える女性**では、摂取された**ニコチン**により**胎児**または**乳児**に影響が生じるおそれがあるため、**使用を避ける**。

c ⭕ 糖尿病（**インスリン製剤**を使用している人）の診断を受けた人では、**ニコチン**がインスリンの血糖降下作用に拮抗して、**効果を妨げる**おそれがあるため、**禁煙補助剤**を**使用する前**にその適否につき、治療を行っている医師または処方薬を調剤した薬剤師に**相談**するなどの対応が必要である。

d ❌ **禁煙補助剤**に配合されるニコチンは、**交感神経系**を興奮させる作用を示し、**アドレナリン作動成分**が配合された医薬品（鎮咳去痰薬、鼻炎用薬、痔疾用薬等）との併用により、その作用を**増強**させるおそれがある。

問146 正答 **4**

a ❌ **禁煙補助剤**の咀嚼剤では、噛むことにより口腔内で**ニコチン**が放出され、**口腔粘膜**から吸収されて**循環血液中**に移行する。

b ❌ 口腔内が**酸性**になると**ニコチン**の吸収が**低下**するため、コーヒーや炭酸飲料など口腔内を**酸性**にする食品を摂取した後しばらくは、禁煙補助剤（咀嚼剤）の**使用を避ける**。

c ⭕ 禁煙補助剤によりニコチン離脱症状を軽減しながら、**徐々に禁煙補助剤の使用量を減らしていく**こととし、初めから無理に減らそうとしないほうが、結果的に禁煙達成につながるとされる。

d ⭕ **重い心臓病**等の基礎疾患がある人（3か月以内の**心筋梗塞発作**がある人、**重い狭心症・不整脈**と診断された人）では、循環器系に重大な悪影響を及ぼすおそれがあるため、**使用を避ける**必要がある。

3章 主な医薬品とその作用

281

滋養強壮保健薬

問147 重要度： ★　　　　　　　　　　　　check ☐☐☐

滋養強壮保健薬に関する以下の記述の正誤について、正しい組み合わせはどれか。

a 滋養強壮保健薬は、体調不良を生じやすい状態や体質の改善、特定の栄養素の不足による症状の改善又は予防等を目的としている。

b 医薬部外品の保健薬の効能・効果の範囲は、滋養強壮、虚弱体質の改善、病中・病後の栄養補給等に限定されない。

❗ c ゴオウの配合は、医薬品においてのみ認められている。

d 1種類以上のビタミンを主薬とし、そのビタミンの有効性が期待される症状及びその補給に用いられることを目的とする内服薬をビタミン主薬製剤という。

	a	b	c	d
1	正	正	正	正
2	正	誤	正	正
3	正	誤	誤	誤
4	誤	正	誤	誤
5	誤	誤	正	誤

《平成30年度／北海道・東北／問51（改題）》

問148 重要度： ★★　　　　　　　　　　　check ☐☐☐

滋養強壮保健薬として用いられるビタミンAに関する記述について、（　　　）の中に入れるべき字句の正しい組み合わせはどれか。

ビタミンA主薬製剤は、（ a ）、ビタミンA油、肝油等が主薬として配合された製剤で、目の乾燥感の緩和、妊娠・授乳期、病中病後の体力低下時等のビタミンAの補給に用いられる。一般用医薬品におけるビタミンAの1日分量は（ b ）国際単位が上限となっている。

	a	b
1	レチノールパルミチン酸エステル	10000
2	エルゴカルシフェロール	6000
3	トコフェロール	6000
4	レチノールパルミチン酸エステル	4000
5	エルゴカルシフェロール	10000

《平成29年度／近畿／問55》

282

問147 正答 **2**

a ⭕ **滋養強壮保健薬**は、体調不良を生じやすい状態や体質の改善、特定の**栄養素の不足**による症状の改善または予防等を目的として、**ビタミン成分**、**カルシウム**、**アミノ酸**、**生薬成分**等が配合された医薬品である。

b ✖ **医薬部外品の保健薬**の効能・効果の範囲は、**滋養強壮**、**虚弱体質の改善**、**病中・病後の栄養補給**等に限定されている。

c ⭕ **医薬部外品の保健薬**は、配合成分や分量は人体に対する作用が**緩和なもの**に限られる。**カシュウ**、**ゴオウ**、**ゴミシ**、**ジオウ**、**ロクジョウ**等の生薬成分の配合は、**医薬品のみ**に認められている。

d ⭕ **ビタミン主薬製剤**（いわゆるビタミン剤）とは、**滋養強壮保健薬**のうち、**1種類以上**のビタミンを主薬とし、そのビタミンの有効性が期待される症状およびその補給に用いられることを目的とする**内服薬**をいう。

問148 正答 **4**

ビタミンA主薬製剤は、（a. **レチノールパルミチン酸エステル**）、ビタミンA油、肝油等が主薬として配合された製剤で、目の乾燥感の緩和、妊娠・授乳期、病中病後の体力低下時等のビタミンAの補給に用いられる。一般用医薬品におけるビタミンAの1日分量は（b. **4000**）国際単位が上限となっている。

妊娠3か月前から妊娠3か月までの間にビタミンAを1日**10000国際単位**以上摂取した妊婦から生まれた**新生児**において**先天異常**の割合が上昇したとの報告がある。

問149 重要度：★★ check □□□

滋養強壮保健薬の配合成分とその配合目的との関係の正誤について、正しい組み合わせはどれか。

a チアミン硝化物 ── 軟骨成分の形成及び修復

b アスコルビン酸ナトリウム ── 歯ぐきからの出血・鼻血の予防

c トコフェロールコハク酸エステル ── 手足のしびれ・冷えの症状の緩和

❗ d リボフラビン酪酸エステル ── 目の充血、目の痒みの症状の緩和

	a	b	c	d
1	誤	誤	正	正
2	正	誤	誤	正
3	正	正	誤	誤
4	正	正	正	誤
5	誤	正	正	正

《令和4年度／北陸・東海／問54》

問150 重要度：★★★ check □□□

ビタミンに関する記述の正誤について、正しい組み合わせはどれか。

a ビタミンB_2は、赤血球の形成を助け、また、神経機能を正常に保つために重要な栄養素である。

❗ b ビタミンEは、下垂体や副腎系に作用してホルモン分泌の調節に関与するとされており、生理が早く来たり、経血量が多くなったりすることがある。

c ビタミンDの欠乏症としては、高カルシウム血症、異常石灰化が知られている。

d ビタミンAは、夜間視力を維持したり、皮膚や粘膜の機能を正常に保つために重要な栄養素である。

	a	b	c	d
1	正	誤	正	誤
2	正	誤	正	正
3	正	正	誤	誤
4	誤	正	正	正
5	誤	正	誤	正

《平成30年度／近畿／問53》

問149 正答 **5**

a ✗ **コンドロイチン硫酸**は軟骨組織の主成分で、**軟骨成分を形成**および**修復**する働きがあるとされる。

b ◯ **アスコルビン酸ナトリウム**が主薬として配合された製剤【ビタミンC主薬製剤】は、**しみ**、**そばかす**、日焼け・かぶれによる**色素沈着**の症状の緩和、**歯ぐきからの出血・鼻血**の予防、また、肉体疲労時、病中病後の体力低下時、老年期における**ビタミンC**の補給に用いられる。

c ◯ **トコフェロールコハク酸エステル**が主薬として配合された製剤【ビタミンE主薬製剤】は、**末梢血管障害**による肩・首すじの**こり**、**手足のしびれ・冷え**、**しもやけ**の症状の緩和、更年期における肩・首すじのこり、冷え、手足のしびれ、のぼせ・ほてり、月経不順、また、老年期における**ビタミンE**の補給に用いられる。

d ◯ **リボフラビン酪酸エステル**が主薬として配合された製剤【ビタミンB_2主薬製剤】は、**口角炎**、**口唇炎**、**口内炎**、舌の炎症、湿疹、**皮膚炎**、かぶれ、ただれ、**にきび**・吹き出物、肌あれ、**赤ら顔**に伴う**顔のほてり**、**目の充血**、**目の痒み**の症状の緩和、また、肉体疲労時、妊娠・授乳期、病中病後の体力低下時における**ビタミンB_2**の補給に用いられる。

問150 正答 **5**

a ✗ **ビタミンB_{12}**は、**赤血球**の形成を助け、また、**神経機能**を正常に保つために重要な栄養素である。

b ◯ **ビタミンE**は、**下垂体**や**副腎系**に作用して**ホルモン分泌**の調節に関与するとされており、ときに**生理**が早く来たり、**経血量**が多くなったりすることがある。この現象は内分泌のバランス調整による一時的なものである。

c ✗ **ビタミンD**の過剰症としては、**高カルシウム血症**、**異常石灰化**が知られている。

d ◯ **ビタミンA**は、**夜間視力**を維持し、**皮膚**や**粘膜**の機能を正常に保つ。

ビタミン成分に関する記述の正誤について、正しい組み合わせを１つ選びなさい。

a ビタミンB_2は、赤血球の形成を助け、神経機能を正常に保つ作用がある。

b ビタミンCは、メラニンの産生を抑える作用がある。

c ビタミンDは、腸管でのカルシウム吸収及び尿細管でのカルシウム再吸収を促して、骨の形成を助ける作用がある。

d ビタミンB_1は、脂質の代謝に関与し、皮膚や粘膜の機能を正常に保つ作用がある。

```
     a   b   c   d
1    誤  正  正  誤
2    正  誤  誤  正
3    正  誤  正  誤
4    誤  正  誤  正
5    正  誤  正  正
```

《令和３年度／奈良／問92（改題）》

滋養強壮保健薬の配合成分とその配合目的の組み合わせのうち、正しいものの組み合わせはどれか。

a システイン　―　肝臓においてアルコールを分解する酵素の働きを助け、アセトアルデヒドの代謝を促す

b アミノエチルスルホン酸（タウリン）　―　骨格筋に溜まった乳酸の分解を促す

c アスパラギン酸ナトリウム　―　虚弱体質、腺病質における骨歯の発育促進、妊娠・授乳期の骨歯の脆弱予防に用いられる

❗**d** ヘスペリジン　―　ビタミンCの吸収を助ける

1（a，b）　　**2**（a，c）　　**3**（a，d）　　**4**（b，c）　　**5**（b，d）

《令和元年度／南関東／問95（改題）》

問151 正答 **1**

a ✗ ビタミンB₂は、脂質の代謝に関与し、**皮膚**や**粘膜**の機能を正常に保つために重要な栄養素である。

b ○ ビタミンCは、体内の脂質を**酸化**から守る作用（**抗酸化作用**）を示し、**皮膚**や**粘膜**の機能を正常に保つために重要な栄養素である。**メラニンの産生を抑える**働きもあるとされる。

c ○ ビタミンDは、腸管での**カルシウム吸収**および尿細管での**カルシウム再吸収**を促して、**骨の形成**を助ける栄養素である。

d ✗ ビタミンB₁は、**炭水化物**からのエネルギー産生に不可欠な栄養素で、**神経**の正常な働きを維持する作用がある。また、**腸管運動**を促進する働きもある。

問152 正答 **3**

a ○ **システイン**は、皮膚における**メラニンの生成を抑える**とともに、皮膚の新陳代謝を活発にして**メラニンの排出を促す**働き、また、肝臓において**アルコールを分解する**酵素の働きを助け、**アセトアルデヒドの代謝を促す**働きがあるとされる。

b ✗ **アスパラギン酸ナトリウム**は、**アスパラギン酸**が生体における**エネルギーの産生効率**を高めるとされ、**骨格筋**に溜まった**乳酸の分解**を促す等の働きを期待して用いられる。

c ✗ **カルシウム主薬製剤**は、虚弱体質、腺病質における**骨歯の発育促進**、妊娠・授乳期の**骨歯の脆弱予防**に用いられる。

d ○ **ヘスペリジン**は、**ビタミン様物質**の一つで、**ビタミンC**の吸収を助ける等の作用があるとされる。

問153 重要度 ★★ 　　　　　　　　　　　check ☐☐☐

滋養強壮保健薬に関する以下の記述の正誤について、正しい組み合わせを下から一つ選びなさい。

ア 数種類の生薬をアルコールで抽出した薬用酒は、出産直後で出血を伴っている人の滋養強壮に用いられる。

イ 滋養強壮保健薬に配合される脂溶性ビタミンは、過剰摂取により過剰症を生じるおそれがある。

❶ ウ ビタミン等の補給を目的とするものとして医薬部外品の保健薬があるが、神経痛、しみ・そばかす等のような特定部位の症状に対する効能・効果について認められている医薬部外品はない。

エ 滋養強壮保健薬は漫然と使用を継続することなく、症状によっては医療機関を受診する等、適切な対処が図られることが重要である。

	ア	イ	ウ	エ
1	正	正	正	正
2	正	誤	正	誤
3	誤	正	正	正
4	誤	正	誤	誤
5	誤	誤	誤	正

《令和2年度／九州・沖縄・北海道／問94》

問154 重要度 ★★ 　　　　　　　　　　　check ☐☐☐

滋養強壮保健薬に関する次の記述の正誤について、正しい組み合わせはどれか。

a 十全大補湯は、胃腸の弱い人では、胃部不快感の副作用が現れやすい等、不向きとされる。

❶ b ニンジンは、神経系の興奮や副腎皮質の機能亢進等の作用により、外界からのストレス刺激に対する抵抗力や新陳代謝を高めるとされる。

c グルクロノラクトンは、肝臓の働きを助け、肝血流を促進する働きがあり、全身倦怠感や疲労時の栄養補給を目的として配合されている場合がある。

	a	b	c
1	正	誤	誤
2	正	正	正
3	誤	誤	正
4	誤	正	正
5	誤	誤	誤

《令和4年度／北関東・甲信越／問96》

問153 正答 **3**

ア ✕ **薬用酒**には**血行を促進**させる作用があることから、**手術や出産の直後**等で出血しやすい人では**使用を避ける**。

イ ◯ ビタミン成分等は、多く摂取したからといって適用となっている症状の改善が早まるものでなく、むしろ**脂溶性ビタミン**では、過剰摂取により**過剰症**を生じるおそれがある。

ウ ◯ ビタミン等の補給を目的とするものとして**医薬部外品**の保健薬があるが、**特定部位**の症状（例：神経痛、筋肉痛、関節痛、しみ・そばかす）に対する効能・効果については、**医薬品**においてのみ認められている。

エ ◯ **滋養強壮保健薬**は、ある程度継続して使用されることによって効果が得られる性質の医薬品であるが、**1か月位**服用しても症状の改善がみられない場合には、**栄養素の不足**以外の要因が考えられるため、漫然と使用を継続することなく、症状によっては**医療機関を受診**する等、適切な対処が図られることが重要である。

問154 正答 **2**

a ◯ 十全大補湯（じゅうぜんたいほとう）は、**滋養強壮**に用いられる。構成生薬として、**カンゾウ**を含む。

体力虚弱なものの病後・術後の体力低下、疲労倦怠（けんたい）、食欲不振、ねあせ、手足の冷え、貧血に適すとされる。

胃腸の弱い人では、胃部不快感の副作用が現れやすい等、不向きとされる。

b ◯ **ニンジン**（人参）は、**ウコギ科**の**オタネニンジン**の細根を除いた**根**またはこれを軽く湯通ししたものを基原とする。神経系の興奮や副腎皮質の機能亢進（こうしん）等の作用により、外界からの**ストレス刺激**に対する**抵抗力**や新陳代謝を高めるとされ、**滋養強壮作用**を目的として用いられる。

c ◯ **グルクロノラクトン**は、**肝臓の働き**を助け、**肝血流**を促進するため、全身倦怠感や疲労時の栄養補給に用いられる。

第1欄の記述は、滋養強壮保健薬に配合されることがある生薬成分に関するものである。該当する生薬成分は第2欄のどれか。

第1欄

　　ハトムギの種皮を除いた種子を基原とする生薬で、肌荒れやいぼに用いられる。ビタミンB₂主薬製剤やビタミンB₆主薬製剤、瀉下薬等の補助成分として配合されている場合もある。

第2欄

　　1　ニンジン
　　2　ヨクイニン
　　3　ジオウ
　　4　オウギ
　　5　ショウマ

《令和元年度／北陸・東海／問54》

漢方処方製剤・生薬製剤

第1欄の記述は、漢方処方製剤の適用となる症状・体質、主な副作用に関するものである。第1欄の記述に該当する漢方処方製剤として正しいものは第2欄のどれか。

第1欄

　　体力中等度以上で、のぼせぎみで顔色赤く、いらいらして落ち着かない傾向のあるものの鼻出血、不眠症、神経症、胃炎、二日酔い、血の道症、めまい、動悸、更年期障害、湿疹・皮膚炎、皮膚のかゆみ、口内炎に適すとされるが、体の虚弱な人（体力の衰えている人、体の弱い人）では不向きとされる。まれに重篤な副作用として肝機能障害、間質性肺炎、腸間膜静脈硬化症が起こることが知られている。

第2欄

　　1　黄連解毒湯
　　2　防已黄耆湯
　　3　防風通聖散
　　4　小柴胡湯
　　5　清上防風湯

《令和4年度／北海道・東北／問56》

問 155　正答 2

ヨクイニン（薏苡仁）は、**イネ科**の**ハトムギ**の種皮を除いた**種子**を基原とする。**肌荒れ**や**いぼ**に用いられる。

ビタミンB$_2$主薬製剤やビタミンB$_6$主薬製剤、瀉下薬等の補助成分として配合されている場合もある。

問 156　正答 1

黄連解毒湯は、**ほてり**に用いられる。

体力中等度以上で、**のぼせぎみで顔色赤く**、**いらいらして落ち着かない**傾向のあるものの鼻出血、不眠症、神経症、胃炎、二日酔い、血の道症、めまい、動悸、更年期障害、湿疹・皮膚炎、皮膚のかゆみ、口内炎に適すとされる。

体の虚弱な人（体力の衰えている人、体の弱い人）では不向きとされる。

まれに重篤な副作用として**肝機能障害**、**間質性肺炎**、**腸間膜静脈硬化症**が起こることが知られている。

鼻出血、**二日酔い**に用いられる場合には、漫然と長期の使用は避け、**5〜6**回使用しても症状の改善がみられないときは、いったん使用を中止して専門家に相談する。

ハトムギの種子は、医薬品としても、お茶としても流通しているが、いぼを取り除く効果が得られるのは医薬品の方のみである。お茶として流通しているハトムギの種子は、その有効成分の含量等が不明であるため、おいしさを味わうために用いるものといえる。

問157 重要度 ★★★　　　　　　　　　　　check □□□

漢方の特徴および漢方薬使用における基本的な考え方に関する記述について、正しいものの組み合わせはどれか。

- **a** 日本の漢方医学に基づく漢方薬は、現代中国で利用されている中医学に基づく中薬、韓国の韓医学に基づく韓方薬とすべて考え方は同じで、区別されてはいない。

- **b** 漢方薬は、漢方独自の病態認識である「証」に基づいて用いるが、漢方の病態認識とは虚実、陰陽、五臓のことであり、気血水は含まれない。

- **c** 漢方処方製剤の用法用量において、適用年齢の下限が設けられていない場合であっても、生後3か月未満の乳児には使用しないこととされている。

- **d** 一般の生活者では「漢方薬は作用が穏やかで、副作用が少ない」などという認識がなされていることがあるが、まれに肝機能障害や間質性肺炎のような重篤な副作用が起きることがある。

1 （a，b）　　**2** （a，c）　　**3** （b，d）　　**4** （c，d）

《令和元年度／福井／問55》

問158 重要度 ★★★　　　　　　　　　　　check □□□

第1欄の記述は、カンゾウ、マオウ及びダイオウを含む漢方処方製剤に関するものである。該当する漢方処方製剤は第2欄のどれか。

第1欄

　　体力が充実して、腹部に皮下脂肪が多く、便秘がちなものの高血圧や肥満に伴う動悸・肩こり・のぼせ・むくみ・便秘、蓄膿症（副鼻腔炎）、湿疹・皮膚炎、ふきでもの（にきび）、肥満症に適すとされるが、体の虚弱な人（体力の衰えている人、体の弱い人）、胃腸が弱く下痢しやすい人、発汗傾向の著しい人では、激しい腹痛に伴う下痢等の副作用が現れやすい等、不向きとされる。

第2欄

- **1**　十全大補湯
- **2**　防風通聖散
- **3**　大柴胡湯
- **4**　清上防風湯
- **5**　黄連解毒湯

《令和3年度／北陸・東海／問56（改題）》

問157 正答 **4**

a ✗ 現代**中国**で利用されている**中医学**に基づく薬剤は、**中薬**と呼ばれ、**漢方薬ではない**。また、**韓国**の伝統医学である**韓医学**で用いられている薬剤は、**韓方薬**で、これも**漢方薬とは区別**されている。

b ✗ 漢方薬は、漢方独自の病態認識である「**証**」に基づいて用いる。漢方の病態認識には、**虚実**、**陰陽**、**気血水**、**五臓**などがある。

c ○ **漢方処方製剤**は、用法用量において適用年齢の下限が設けられていない場合であっても、**生後3か月未満の乳児には使用しない**。

d ○ 一般の生活者においては、「**漢方薬はすべからく作用が穏やかで、副作用が少ない**」との**誤った認識**がなされていることがあり、副作用を看過する要因となりやすい。しかし、漢方処方製剤においても、**間質性肺炎**や**肝機能障害**のような重篤な副作用が起きることがあり、また、**証に適さない**漢方処方製剤が使用されたために、**症状の悪化**や**副作用**を引き起こす場合もある。

問158 正答 **2**

防風通聖散は、**肥満症**に用いられる。構成生薬として、**カンゾウ・マオウ・ダイオウ**を含む。

　体力が充実して、腹部に皮下脂肪が多く、便秘がちなものの高血圧や肥満に伴う動悸・肩こり・のぼせ・むくみ・便秘、蓄膿症（副鼻腔炎）、湿疹・皮膚炎、吹き出物（にきび）、肥満症に適すとされる。

　体の虚弱な人（体力の衰えている人、体の弱い人）、**胃腸が弱く下痢しやすい**人、発汗傾向の著しい人では、激しい腹痛を伴う下痢等の副作用が現れやすい等、不向きとされる。

一般用医薬品として使用される漢方処方製剤に関する記述のうち、正しいものはどれか。

1　漢方処方製剤を利用する場合、患者の「証」に合った漢方処方が選択されれば効果が期待でき、合わない漢方処方が選択されたとしても、副作用は招きにくいとされている。

2　漢方処方製剤の使用においても、腸間膜静脈硬化症のような重篤な副作用が起きることがある。

3　漢方処方を構成する生薬には、複数の処方で共通しているものがあり、同じ生薬成分を含む漢方処方製剤を併用した方が効果が高く、副作用のおそれもない。

4　漢方処方製剤には、医療用医薬品と相互作用を示すものはない。

《令和3年度／中国・四国／問97》

次の記述は、生薬に関するものである。該当する生薬として、正しいものを1つ選びなさい。

サルノコシカケ科のマツホドの菌核で、通例、外層をほとんど除いたものを基原とする生薬で、利尿、健胃、鎮静等の作用を期待して用いられる。

1　サイコ

2　ボウフウ

3　ショウマ

4　ブクリョウ

5　レンギョウ

《令和4年度／奈良／問95》

問159 正答 **2**

1 ✗ 漢方処方製剤を利用する場合、患者の「証」に合った漢方処方が選択されれば**効果**が期待できるが、合わないものが選択された場合には、効果が得られないばかりでなく、**副作用**を生じやすくなる。

2 ◯ **加味逍遙散**、**辛夷清肺湯**、**黄連解毒湯**、**防風通聖散**、**清上防風湯**では、まれに重篤な副作用として**腸間膜静脈硬化症**を生じることがある。

3 ✗ 漢方処方を構成する生薬には、複数の処方で共通しているものがあり、**同じ生薬**を含む**漢方処方製剤が併用**された場合、**作用が強く現れ**たり、**副作用を生じやすく**なるおそれがある。

4 ✗ **小柴胡湯**と**インターフェロン製剤**のように、漢方処方製剤と医療用医薬品との**相互作用**が知られているものもある。**インターフェロン製剤**で治療を受けている人は、**間質性肺炎**の副作用が現れるおそれが高まるため、**小柴胡湯の使用を避ける**。

問160 正答 **4**

　ブクリョウ（茯苓）は、**サルノコシカケ**科の**マツホド**の**菌核**で、通例、外層をほとんど除いたものを基原とする。**利尿**、**健胃**、**鎮静**等の作用を期待して用いられる。

「証」と「しばり」

しばり	証	
体力が充実して	実の病態	虚実
体力中等度で	虚実の尺度で中間の病態	
体力虚弱で	虚の病態	
体力にかかわらず	虚実にかかわらず幅広く	
のぼせぎみで顔色が赤く	陽の病態	陰陽
疲れやすく冷えやすいもの	陰の病態	
口渇があり、尿量が減少するもの	水毒	気血水
皮膚の色つやが悪く	血虚	
胃腸虚弱で	脾胃虚弱の病態	五臓
イライラして落ち着きのないもの	肝の失調状態（肝陽上亢）	

問161 重要度： ★　　　　　　　　　　　check ☐☐☐

消毒薬に関する以下の記述について、（　　　）の中に入れるべき字句の適切な組み合わせを下から一つ選びなさい。

　（　ア　）・消毒は生存する微生物の数を減らすために行われる処置であり、また（　イ　）は物質中のすべての微生物を殺滅又は除去することである。消毒薬の効果は、温度による影響を（　ウ　）。

	ア	イ	ウ
1	殺菌	滅菌	受けない
2	殺菌	滅菌	受ける
3	殺菌	除菌	受ける
4	滅菌	殺菌	受けない
5	滅菌	殺菌	受ける

《令和元年度／九州・沖縄／問96》

問162 重要度： ★★　　　　　　　　　　check ☐☐☐

消毒薬及びその配合成分に関する記述のうち、正しいものの組み合わせを一つ選びなさい。

- **❶ a** 手指又は皮膚の殺菌・消毒を目的とする消毒薬は、医薬品としてのみ製造販売されている。
- **b** 消毒薬を誤って飲み込んだ場合、一般的な家庭における応急処置としては、誤飲してから数分以内に多量の牛乳又は水を飲ませるのがよい。
- **c** エタノールのウイルスに対する不活性効果は、イソプロパノールよりも低い。
- **d** サラシ粉は、漂白作用があり、毛、絹、ナイロン、アセテート、ポリウレタン、色・柄物等には使用を避ける必要がある。

　　1（a, b）　　**2**（a, c）　　**3**（b, d）　　**4**（c, d）

《令和2年度／奈良／問97》

問161　正答 **2**

（ア．**殺菌**）・消毒は生存する微生物の数を減らすために行われる処置であり、また（イ．**滅菌**）は物質中のすべての微生物を殺滅または除去することである。消毒薬の効果は、温度による影響を（ウ．**受ける**）。

　消毒薬が微生物を死滅させるしくみおよび効果は、**殺菌消毒成分**の**種類**、**濃度**、**温度**、**時間**、消毒対象物の**汚染度**によって異なる。また、**微生物**の種類や**状態**などによっても異なる。

問162　正答 **3**

a ✗ 手指または皮膚の殺菌・消毒を目的とする消毒薬のうち、配合成分やその濃度等が**あらかじめ定められた範囲内**である製品は、**医薬部外品**として流通することが認められている。

b ◯ **消毒薬を誤飲**した場合、一般的な家庭における応急処置として、通常は多量の**牛乳**などを飲ませる。手元に何もないときはまず**水**を飲ませる。

c ✗ **エタノール**のウイルスに対する不活性効果は、**イソプロパノール**よりも**高い**。

d ◯ **サラシ粉**【殺菌消毒成分（塩素系）】は、**漂白作用**があり、毛、絹、ナイロン、アセテート、ポリウレタン、色・柄物等には使用を避ける必要がある。

用語解説　**サラシ粉**

次亜塩素酸カルシウムの粉末のこと。塩素系殺菌消毒成分で、専ら器具、設備等の殺菌・消毒に用いられる。強い酸化力により一般細菌類、真菌類、ウイルス全般に対する殺菌消毒作用を示すが、皮膚刺激性が強いため、通常人体の消毒には用いられない。

殺菌消毒成分に関する記述の正誤について、正しい組み合わせはどれか。

a　クレゾール石けん液は、結核菌を含む一般細菌類、真菌類に対して比較的広い殺菌消毒作用を示すが、大部分のウイルスに対する殺菌消毒作用はない。

b　エタノールは、粘膜刺激性があり、粘膜面や目の回り、傷がある部分への使用は避けることとされている。

c　次亜塩素酸ナトリウムは、皮膚刺激性が弱いため、手指の消毒に適している。

d　トリクロロイソシアヌル酸は、プール等の大型設備の殺菌・消毒に用いられることが多い。

	a	b	c	d
1	正	正	正	誤
2	正	正	誤	正
3	正	正	誤	誤
4	誤	誤	正	誤
5	誤	正	誤	正

《平成30年度／近畿／問57（改題）》

消毒薬の取扱い上の注意に関する記述のうち、正しいものの組み合わせはどれか。

a　日本薬局方に収載されているクレゾール石けん液は、原液を水で希釈して用いられるが、刺激性が強いため、原液が直接皮膚に付着しないようにする必要がある。

b　原末や濃厚液を誤って飲み込んだ場合は、自己判断で安易に吐き出させることは避けることとされている。

c　アルカリ性の消毒薬が誤って目に入った場合は、直ちに中和剤を用いて中和することとされている。

❗ d　次亜塩素酸ナトリウムは、アルカリ性の洗剤・洗浄剤と反応して有毒な塩素ガスが発生するため、混ざらないように注意する必要がある。

1　（a, b）　　2　（b, c）　　3　（c, d）　　4　（a, d）

《令和元年度／北陸・東海／問57》

問163 正答 **2**

a ◯ **クレゾール石けん液**【殺菌消毒成分】は、**結核菌**を含む**一般細菌類**、**真菌類**に対して比較的広い殺菌消毒作用を示す。大部分の**ウイルス**に対しては**効果がない**。

b ◯ **エタノール**【殺菌消毒成分】は、**粘膜刺激性**があり、**粘膜面**や**目**の回り、**傷**がある部分への**使用を避ける**。

c ✕ 次亜塩素酸ナトリウム【殺菌消毒成分（塩素系）】は、**皮膚刺激性が強い**ため、通常、人体の消毒には用いられない。

d ◯ **トリクロロイソシアヌル酸**【殺菌消毒成分（有機塩素系）】は、塩素臭や刺激性、金属腐食性が比較的抑えられており、プール等の**大型設備**の殺菌・消毒に用いられることが多い。

問164 正答 **1**

a ◯ 日本薬局方に収載されている**クレゾール石けん液**は、原液を水で希釈して用いられるが、**刺激性が強い**ため、原液が直接皮膚に付着しないようにする必要がある。付着した場合には直ちに石けん水と水で**洗い流し**、炎症等を生じたときには**医師の診療**を受けるなどの対応が必要である。

b ◯ 消毒薬の原末や濃厚液を**誤飲した場合**は、自己判断で安易に**吐き出させることは避ける**。

c ✕ アルカリが**目に入った場合**は早期に**十分な水洗**がされることが重要であり、アルカリを酸で中和するといった処置は、熱を発生して刺激をかえって強め、状態が悪化するおそれがあるため適切ではない。

d ✕ **次亜塩素酸ナトリウム**は、**酸性**の洗剤・洗浄剤と反応して有毒な**塩素ガス**が発生するため、混ざらないように注意する必要がある。

消毒薬及びその配合成分に関する次の記述の正誤について、正しい組み合わせはどれか。

a イソプロパノールは、粘膜刺激性があり、粘膜面や目の回り、傷がある部分への使用は避けることとされている。

b 次亜塩素酸ナトリウムは、吐瀉物や血液等が床等にこぼれたときの殺菌消毒にも適しており、有機物の影響を受けないので、殺菌消毒の対象物をあらかじめ洗浄する必要はない。

❶ **c** サラシ粉は、強い還元力により一般細菌類、真菌類、ウイルス全般に対する殺菌消毒作用を示す。

d アルカリ性の消毒薬が誤って皮膚に付着した際は、症状をすみやかに軽減するため、中和剤を使用するのが効果的である。

	a	b	c	d
1	誤	正	誤	正
2	誤	正	誤	誤
3	正	誤	誤	誤
4	正	正	正	正
5	正	誤	正	誤

〈令和2年度／南関東／問98〉

以下の消毒薬の成分のうち、専ら器具、設備等の殺菌・消毒に用いられる成分の正しいものの組み合わせはどれか。

a 次亜塩素酸ナトリウム

b クレゾール石けん液

c トリクロロイソシアヌル酸

d クロルヘキシジングルコン酸塩

　1（a, b）　　**2**（a, c）　　**3**（b, c）　　**4**（b, d）　　**5**（c, d）

〈令和2年度／中国／問99（改題）〉

問165 正答 **3**

a ⭕ **イソプロパノール**【殺菌消毒成分】は、**粘膜刺激性**があり、**粘膜面**や**目**の回り、**傷**がある部分への**使用を避ける**。

b ❌ **次亜塩素酸ナトリウム**【殺菌消毒成分（塩素系）】は、吐瀉物や血液等が床等にこぼれたときの殺菌消毒にも適しているが、**有機物の影響を受けやすい**ので、殺菌消毒の対象物を**洗浄した後**に使用した方が効果的である。

c ❌ **サラシ粉**【殺菌消毒成分（塩素系）】は、強い**酸化力**により**一般細菌類**、**真菌類**、**ウイルス全般**に対する殺菌消毒作用を示す。

d ❌ **アルカリ性**の消毒薬が誤って皮膚に付着した際は、念入りに**水洗**し、**中和剤は用いない**。

問166 正答 **2**

　クレゾール石けん液、**クロルヘキシジングルコン酸塩**は、いずれも**手指・皮膚**の消毒のほか、**器具等**の殺菌・消毒にも用いられる成分である。

　次亜塩素酸ナトリウム、**トリクロロイソシアヌル酸**は、いずれも**専ら器具等**の殺菌・消毒に用いられる成分である。

通常の健康状態にある人では、生体に元来備わっている防御機能が働くため、一般的には、石けんで十分に手洗いを行い、器具等については煮沸消毒等を行うといった対応により食中毒を防止することができる。しかし、煮沸消毒が困難な器具等もあり、また、食中毒の流行時期や、明らかに感染者が身近に存在するような場合には、集団感染を防止するため念入りに消毒薬を用いた処置を行うことが有効とされる。

問167 重要度 ★★　　　　　　　　　　　　　　check ☐☐☐

衛生害虫及び殺虫剤・忌避剤に関する次の記述の正誤について、正しい組み合わせはどれか。

- **a** ノミは、元来、ペスト等の病原細菌を媒介する衛生害虫である。
- **b** シラミは、散髪や洗髪、入浴による除去、衣服の熱湯処理などの物理的方法では防除できないため、医薬品による防除が必要である。
- **c** 蒸散剤は、容器中の医薬品を煙状又は霧状にして一度に全量放出させるものである。
- **❶ d** ディートを含有する忌避剤（医薬品及び医薬部外品）は、生後6ヶ月未満の乳児について、顔面への使用を避け、1日の使用限度（1日1回）を守って使用する必要がある。

	a	b	c	d
1	正	誤	誤	誤
2	誤	正	正	誤
3	正	誤	正	誤
4	誤	正	誤	正
5	正	正	誤	正

《令和4年度／南関東／問99》

問168 重要度 ★★　　　　　　　　　　　　　　check ☐☐☐

衛生害虫、殺虫剤・忌避剤及びその配合成分に関する記述のうち、正しいものの組み合わせを1つ選びなさい。

- **a** トコジラミは、カメムシ目に属する昆虫で、刺されると激しい痒痛を生じる。
- **b** イエダニは、ヒトを刺すことはないが、ダニの糞や死骸がアレルゲンとなって気管支喘息やアトピー性皮膚炎などを引き起こすことがある。
- **c** 殺虫剤・忌避剤は、衛生害虫の防除を目的とするもので、人体に対する作用が緩和な製品については医薬部外品として製造販売されている。
- **d** 有機リン系殺虫成分は、かつて広く使用されたが、残留性や体内蓄積性の問題から、現在ではオルトジクロロベンゼンが使用されているのみである。

1（a, b）　　**2**（a, c）　　**3**（b, d）　　**4**（c, d）

《令和3年度／奈良／問97》

問 167 正答 **1**

a ◯ **ノミ**による保健衛生上の害は、主に吸血されたときの**痒み**^{かゆ}であるが、元来、ノミは病原細菌（例：**ペスト**）を媒介する衛生害虫である。

b ✕ **シラミ**の防除は、医薬品による方法以外に**物理的方法**もある。物理的方法としては、**散髪**や**洗髪**、**入浴**による除去、衣服の**熱湯処理**などがある。

c ✕ **蒸散剤**は、殺虫成分を基剤に混ぜて整形し、加熱したときまたは常温で**徐々に揮散**するようにしたものである。

d ✕ **ディート**を含有する忌避剤^{きひざい}（医薬品および医薬部外品）は、**生後6か月**未満の乳児への**使用を避ける**。

   また、生後6か月から**12歳未満**までの小児については、**顔面への使用を避け**、以下の使用限度を守って使用する。
   • 6か月以上2歳未満：1日1回
   • 2歳以上12歳未満：1日1〜3回

問 168 正答 **2**

a ◯ **トコジラミ**は、シラミの一種でなく**カメムシ**目に属する昆虫で、**ナンキンムシ**とも呼ばれる。刺されると**激しい痒痛**^{ようつう}を生じ、**アレルギー反応**による全身の発熱、睡眠不足、神経性の消化不良を起こすことがある。

b ✕ **ヒョウヒダニ類**、**ケナガコナダニ**は、ヒトを刺すことはないが、ダニの糞や死骸が**アレルゲン**となって**気管支喘息**^{ぜんそく}や**アトピー性皮膚炎**などを引き起こすことがある。

c ◯ ハエ、ダニ、蚊等の**衛生害虫**の防除を目的とする**殺虫剤・忌避剤**^{きひざい}のうち、人体に対する作用が**緩和**な製品は、**医薬部外品**として製造販売されている。

d ✕ **有機塩素系殺虫成分**は、日本ではかつて広く使用され、感染症の撲滅に大きな効果を上げたが、残留性や体内蓄積性の問題から、現在では**オルトジクロロベンゼン**がウジ、ボウフラの防除の目的で使用されているのみである。

問169 重要度 ★★★　　　　　　　　　　　　　check □□□

殺虫剤の配合成分に関する次の記述のうち、（　　　）の中に入れるべき字句の正しい組み合わせはどれか。

　プロポクスルは、代表的な（　a　）系殺虫成分であり、殺虫作用はアセチルコリンを分解する酵素（アセチルコリンエステラーゼ）と（　b　）に結合してその働きを阻害することによる。一般に有機リン系殺虫成分に比べて毒性は（　c　）。

	a	b	c			a	b	c
1	カーバメイト	不可逆的	高い		4	ピレスロイド	不可逆的	低い
2	カーバメイト	可逆的	低い		5	ピレスロイド	可逆的	高い
3	カーバメイト	不可逆的	低い					

《令和元年度／南関東／問99》

問170 重要度 ★　　　　　　　　　　　　　　check □□□

殺虫剤に関する以下の記述のうち、正しいものの組み合わせを下から一つ選びなさい。

❗ **ア** ピレスロイド系殺虫成分であるペルメトリンは、シラミの駆除を目的とする製品の場合、殺虫成分で唯一人体に直接適用されるものである。

　イ 毒餌剤を使用する場合、乳幼児等が誤って口に入れたりしないよう、十分注意する必要がある。

　ウ 燻蒸剤を使用する場合、燻蒸処理が完了するまでの間、部屋を締め切って退出する必要がある。

　エ 殺虫剤を使用する場合、同じ殺虫成分を長期間連用することが望ましい。

　　1（ア、ウ）　　**2**（ア、エ）　　**3**（イ、ウ）　　**4**（イ、エ）

《平成30年度／九州・沖縄／問98》

問171 重要度 ★★　　　　　　　　　　　　　check □□□

次の記述は、衛生害虫の防除を目的とする殺虫剤の成分に関するものである。該当する成分として、正しいものを1つ選びなさい。

　神経細胞に直接作用して神経伝達を阻害することにより殺虫作用を示す。

　1 メトキサジアゾン　　　　　**4** フタルスリン

　2 ピリプロキシフェン　　　　**5** ディート

　3 プロペタンホス

《令和3年度／奈良／問98（改題）》

問169 正答 **2**

　プロポクスルは、代表的な（a. **カーバメイト**）系殺虫成分であり、殺虫作用はアセチルコリンを分解する酵素（アセチルコリンエステラーゼ）と（b. **可逆的**）に結合してその働きを阻害することによる。一般に有機リン系殺虫成分に比べて毒性は（c. **低い**）。

　一般に**有機リン系殺虫成分**に比べて**毒性は低い**が、高濃度または多量に曝露_{ばくろ}して呼吸困難等の症状が出た場合には、医師の診療を受けるなどの対応が必要である。

問170 正答 **3**

ア ✕　**フェノトリン**【殺虫成分（ピレスロイド系）】は、**シラミ**の駆除を目的とする製品の場合、殺虫成分で唯一、**人体**に直接適用されるものである。

イ 〇　**毒餌剤**（誘因殺虫剤）は、害虫が潜んでいる場所や通り道に置いて、害虫が**摂食**したときに殺虫効果を発揮するものである。**乳幼児**等が誤って口に入れたりしないよう、十分留意する必要がある。

ウ 〇　**燻蒸剤**_{くんじょうざい}を使用する場合、燻蒸処理が完了するまでの間、部屋を締め切って**退出**する必要がある。処理後は**換気**を十分に行い、ダニやゴキブリの死骸を取り除くために掃除機をかけることも重要である。

エ ✕　**殺虫剤**を使用する場合、殺虫作用に対する**抵抗性**が生じるのを避けるため、同じ殺虫成分を長期間連用せず、いくつかの殺虫成分を**順番に使用**していくことが望ましい。

問171 正答 **4**

1 ✕　メトキサジアゾンは、**オキサジアゾール系殺虫成分**である。

2 ✕　ピリプロキシフェンは、**昆虫成長阻害成分**である。

3 ✕　プロペタンホスは、**有機リン系殺虫成分**である。

4 〇　**ピレスロイド系殺虫成分**（例：**フタルスリン**）は、神経細胞に**直接作用**して**神経伝達**を阻害することにより殺虫作用を示す。

5 ✕　ディートは、**忌避成分**である。

重要度： ★★　　　　　　　　　　　　check ☐☐☐

第1欄の記述は、殺虫成分に関するものである。第1欄の記述に該当する殺虫成分として正しいものは第2欄のどれか。

第1欄

　　除虫菊の成分から開発された成分で、比較的速やかに自然分解して残効性が低いため、家庭用殺虫剤に広く用いられている。

第2欄

1　ダイアジノン
2　フェノトリン
3　メトプレン
4　フェニトロチオン
5　オルトジクロロベンゼン

《令和3年度／北海道・東北／問59（改題）》

一般用検査薬

問173 重要度： ★★　　　　　　　　　　　　check ☐☐☐

一般用検査薬に関する記述の正誤について、正しい組み合わせはどれか。

a　一般用検査薬は、薬局においてのみ取り扱うことが認められている。

b　検査薬は、対象とする生体物質を特異的に検出するため、結果が陰性の場合は検体中に対象物質が存在していないことを意味する。

c　偽陽性とは、対象物質が検体中に存在していないにもかかわらず、検査対象外の物質と非特異的な反応が起こって検査結果が陽性となった場合をいう。

d　悪性腫瘍の診断に関係するものは一般用検査薬の対象外であるが、染色体異常など、一部の遺伝性疾患については、一般用検査薬の対象となっている。

	a	b	c	d
1	正	正	誤	誤
2	正	正	誤	正
3	正	誤	誤	誤
4	誤	誤	正	正
5	誤	誤	正	誤

《令和元年度／福井／問59（改題）》

問172 正答 **2**

ピレスロイド系殺虫成分（例：フェノトリン）は、除虫菊の成分から開発された成分で、比較的速やかに自然分解して残効性が低いため、家庭用殺虫剤に広く用いられている。

ダイアジノン、フェニトロチオンは、いずれも有機リン系殺虫成分である。メトプレンは、昆虫成長阻害成分である。オルトジクロロベンゼンは、有機塩素系殺虫成分である。

問173 正答 **5**

a ✗ 一般用検査薬については、薬局または医薬品の販売業において取り扱うことが認められている。

b ✗ 検査薬は、対象とする生体物質を特異的に検出するように設計されている。しかし、検体中の対象物質の濃度が極めて低い場合には検出反応が起こらずに陰性の結果が出ることになる。

c ⭕ 偽陽性とは、検体中に存在していないにもかかわらず、検査対象外の物質と非特異的な反応が起こって検査結果が陽性となった場合をいう。

d ✗ 悪性腫瘍、心筋梗塞や遺伝性疾患など重大な疾患の診断に関係するものは、一般用検査薬の対象外である。

原液を用時希釈して用いるものや、長期間にわたって持続的に殺虫成分を放出させたり、一度に大量の殺虫成分を放出させるもの、劇薬に該当するものといった、取扱い上、人体に対する作用が緩和とはいえない製品は医薬品として扱われます

一般用検査薬に関する記述のうち、誤っているものはどれか。

1 検体中に対象物質が存在しているにもかかわらず、その濃度が検出感度以下であったり、検出反応を妨害する他の物質の影響等によって、検査結果が陰性となった場合を偽陰性という。

2 一般的な妊娠検査薬の検査は、月経予定日が過ぎて概ね1週目以降が推奨されている。

3 尿糖・尿タンパク同時検査の場合、早朝尿（起床直後の尿）を検体とするが、尿糖が検出された場合には、食後の尿について改めて検査して判断する必要がある。

4 妊娠検査薬は、閉経期に入っている人では、検査結果が陽性となることはない。

《令和2年度／中国／問65（改題）》

尿中の糖・タンパク値に異常を生じる要因に関する記述について、（　　　）の中に入れるべき字句の正しい組み合わせはどれか。なお、同じ記号の（　　　）内には同じ字句が入る。

　泌尿器系の機能が正常に働いていて、また、血糖値が正常であれば、糖分やタンパク質は腎臓の（　a　）においてほとんどが再吸収される。

　尿糖値に異常を生じる要因は、一般に（　b　）と結びつけて捉えられることが多いが、腎性糖尿等のように（　b　）を伴わない場合もある。尿中のタンパク値に異常を生じる要因については、腎臓機能障害によるものとして腎炎や（　c　）、尿路に異常が生じたことによるものとして尿路感染症、尿路結石等がある。

	a	b	c
1	尿細管	高血糖	ネフローゼ
2	糸球体	高血糖	膀胱炎
3	尿細管	高血圧	膀胱炎
4	集合管	高血糖	ネフローゼ
5	糸球体	高血圧	ネフローゼ

《令和元年度／北陸・東海／問59》

問 174 正答 **4**

1 ○ **偽陰性**とは、検体中に存在しているにもかかわらず、その濃度が**検出感度以下**であったり、検出反応を妨害する**他の物質の影響**等によって、検査結果が**陰性**となった場合をいう。

2 ○ 一般的な**妊娠検査薬**は、**月経予定日**が過ぎておおむね**1週目以降**の検査が推奨されている。それよりも早い時期に検査がなされ、陰性の結果が出たとしても、単なる月経の遅れを意味するのか、実際には妊娠していて尿中hCGが検出感度に達していないことによる偽陰性であるのかを判別することはできない。

3 ○ **尿糖・尿タンパク同時検査**の場合、**早朝尿**（起床直後の尿）を検体とする。**尿糖**が検出された場合には、**食後の尿**について改めて検査して判断する。

4 ✗ **妊娠検査薬**は、**閉経期**に入っている人であっても、検査結果が**陽性**となることがある。

問 175 正答 **1**

　泌尿器系の機能が正常に働いていて、また、血糖値が正常であれば、糖分やタンパク質は腎臓の（a. **尿細管**）においてほとんどが再吸収される。

　尿糖値に異常を生じる要因は、一般に（b. **高血糖**）と結びつけて捉えられることが多いが、腎性糖尿等のように（b. **高血糖**）を伴わない場合もある。尿中のタンパク値に異常を生じる要因については、腎臓機能障害によるものとして腎炎や（c. **ネフローゼ**）、尿路に異常が生じたことによるものとして尿路感染症、尿路結石等がある。

　検査結果が陽性の場合には、疾患の確定診断や適切な治療につなげるため、早期に医師の診断を受ける必要がある。

問176 重要度 ★★　　　　　　　　　　check □□□

尿糖・尿タンパク検査薬の使用に関する以下の記述のうち、**誤っているもの**はどれか。

1　激しい運動の直後は、尿タンパク検査を避ける必要がある。

2　中間尿を採取して検査することが望ましい。

3　採尿後は、速やかに検査することが望ましい。

4　検査薬を長時間尿に浸す必要がある。

《令和4年度／北海道・東北／問60》

問177 重要度 ★★★　　　　　　　　　check □□□

妊娠検査薬及びヒト絨毛性性腺刺激ホルモン（以下「hCG」という。）に関する以下の記述のうち、**誤っているもの**を一つ選びなさい。

1　妊娠検査薬は高温になる場所に放置されたり、冷蔵庫内に保管されていたりすると、設計どおりの検出感度を発揮できなくなるおそれがある。

❷ 2　実際に妊娠が成立してから4週目前後における尿中のhCG濃度を検出感度としている。

3　検体としては、尿中のhCGが検出されやすい早朝尿（起床直後の尿）が向いているが、尿が濃すぎると、かえって正確な結果が得られないこともある。

4　妊娠検査薬は、その結果をもって直ちに妊娠しているか否かを断定するための医薬品である。

《令和元年度／九州・沖縄／問100》

3章はここまでだよ。忘れないうちに復習しておこう

310

問176 正答 **4**

1 ○ **尿タンパク**検査の場合、原則として**早朝尿**（起床直後の尿）を検体とし、**激しい運動の直後**の尿は避ける必要がある。

2 ○ 出始めの尿では、尿道や外陰部等に付着した細菌や分泌物が混入することがあるため、**中間尿**を採取して検査することが望ましい。

3 ○ 採取した尿を放置すると、雑菌の繁殖等によって尿中の成分の分解が進み、検査結果に影響を与えるおそれがあるので、なるべく採尿後**速やかに検査**することが望ましい。

4 ✕ 長い間尿に浸していると**検出成分が溶け出し**てしまい、正確な検査結果が得られなくなることがある。

問177 正答 **4**

1 ○ **尿中hCG**の検出反応は、hCGと特異的に反応する**抗体**や**酵素**を用いた反応であるため、**温度**の影響を受けることがある。妊娠検査薬が高温になる場所に放置されたり、冷蔵庫内に保管されていたりすると、設計どおりの検出感度を発揮できなくなるおそれがある。

2 ○ **妊娠検査薬**は、通常、実際に**妊娠が成立**してから**4週目**前後の尿中hCG濃度を検出感度としている。

3 ○ 採尿のタイミングとして、**妊娠検査薬の検体**としては、**尿中hCG**が検出されやすい**早朝尿**が向いているが、尿が濃すぎると、かえって正確な結果が得られないこともある。

4 ✕ **妊娠検査薬**は、妊娠の**早期判定の補助**として**尿中のhCG**の有無を調べるものであり、その結果をもって直ちに妊娠しているか否かを**断定する**ことはできない。

医薬品、医療機器等の品質、有効性及び安全性の確保等に関する法律の目的等

問001 重要度：★★★　　　　check □□□

次の記述は、法第1条の条文である。（　　　）の中に入れるべき字句の正しい組み合わせを一つ選べ。

第1条　この法律は、医薬品、医薬部外品、（　a　）、医療機器及び再生医療等製品（以下「医薬品等」という。）の品質、有効性及び安全性の確保並びにこれらの使用による保健衛生上の危害の発生及び拡大の防止のために必要な規制を行うとともに、（　b　）の規制に関する措置を講ずるほか、医療上特にその必要性が高い医薬品、医療機器及び再生医療等製品の（　c　）の促進のために必要な措置を講ずることにより、保健衛生の向上を図ることを目的とする。

	a	b	c
1	健康食品	指定薬物	製造販売
2	化粧品	麻薬及び向精神薬	研究開発
3	化粧品	指定薬物	研究開発
4	化粧品	麻薬及び向精神薬	製造販売
5	健康食品	麻薬及び向精神薬	研究開発

《令和2年度／関西広域連合・福井／問81》

問002 重要度：★　　　　check □□□

次の記述は、医薬品医療機器等法第1条の6の条文である。（　）の中に入れるべき字句の正しい組み合わせはどれか。

第一条の六　（　a　）は、医薬品等を適正に使用するとともに、これらの（　b　）に関する知識と理解を深めるよう（　c　）ならない。

	a	b	c
1	国民	有効性及び安全性	努めなければ
2	国民	信頼性及び品質管理	努めなければ
3	医療関係者	有効性及び安全性	努めなければ
4	医療関係者	信頼性及び品質管理	研修を受けなければ
5	医療関係者	有効性及び安全性	研修を受けなければ

《令和元年度／北関東・甲信越／問8》

問001 正答 **3**

第1条　この法律は、医薬品、医薬部外品、（a. **化粧品**）、医療機器及び再生医療等製品（以下「医薬品等」という。）の品質、有効性及び安全性の確保並びにこれらの使用による保健衛生上の危害の発生及び拡大の防止のために必要な規制を行うとともに、（b. **指定薬物**）の規制に関する措置を講ずるほか、医療上特にその必要性が高い医薬品、医療機器及び再生医療等製品の（c. **研究開発**）の促進のために必要な措置を講ずることにより、保健衛生の向上を図ることを目的とする。

- この法律とは、**医薬品、医療機器等の品質、有効性及び安全性の確保等に関する法律**のことで、**医薬品医療機器等法**、あるいは**薬機法**と呼ばれる。
- 品質、有効性および安全性の確保並びにこれらの使用による保健衛生上の危害の発生および拡大の防止のために必要な規制として、例えば、次のようなものが該当する。
  - 医薬品の**製造、製造販売、販売**の規制
  - 医薬品の**取扱方法**および**記載事項**
  - 医薬品の**広告規制**
  - 医薬品の**製造販売後の安全対策**に関する規制
- **指定薬物**とは、精神毒性を有する蓋然性が高く、かつ、人体に使用された場合に保健衛生上の危害を生じるおそれがある薬物として指定されたものをいう。
- 研究開発促進の対象は、**医薬品**、**医療機器**および**再生医療等製品**に限られる。医薬部外品と化粧品については、医療上必要なものではないため、対象に含まれていない。

問002 正答 **1**

第一条の六　（a. **国民**）は、医薬品等を適正に使用するとともに、これらの（b. **有効性及び安全性**）に関する知識と理解を深めるよう（c. **努めなければ**）ならない。

登録販売者は、購入者が求める知識、理解に応えることが求められている。

313

問003 重要度： ★　　　　　　　　　　　　check ☐☐☐

次の記述は、医薬品医療機器等法第１条の５第１項の条文である。（　　　）に入れるべき字句の正しい組み合わせを下欄から選びなさい。なお、２つの（　b　）内には同じ字句が入ります。

　医師、歯科医師、薬剤師、獣医師その他の（　a　）は、医薬品等の有効性及び安全性その他これらの（　b　）に関する知識と理解を深めるとともに、これらの使用の対象者（略）及びこれらを購入し、又は譲り受けようとする者に対し、これらの（　b　）に関する事項に関する（　c　）な情報の提供に努めなければならない。

	a	b	c
1	登録販売者	適正な使用	正確かつ適切
2	登録販売者	具体的な使用方法	わかりやすく詳細
3	医薬関係者	適正な使用	わかりやすく詳細
4	医薬関係者	適正な使用	正確かつ適切
5	医薬関係者	具体的な使用方法	正確かつ適切

《令和２年度／四国／問82（改題）》

問004 重要度： ★★　　　　　　　　　　　check ☐☐☐

次の記述は、販売従事登録に関するものである。正しいものの組み合わせはどれか。

a 販売従事登録申請の際、申請者が精神の機能の障害により業務を適正に行うに当たって必要な認知、判断及び意思疎通を適切に行うことができないおそれがある者である場合は、当該申請者に係る精神の機能の障害に関する医師の診断書を申請書に添付しなければならない。

b 登録販売者の住所地に変更が生じたときは、その旨を登録を受けた都道府県知事に届け出なければならない。

c 二以上の都道府県において販売従事登録を受けようと申請した者は、当該申請を行った都道府県知事のうちいずれか一の都道府県知事の登録のみを受けることができる。

❶ d 登録販売者が死亡し、又は失踪の宣告を受けたときは、戸籍法による死亡又は失踪の届出義務者は、10日以内に、登録販売者名簿の登録の消除を申請しなければならない。

　　1（a, b）　　2（a, c）　　3（b, d）　　4（c, d）

《令和２年度／東北／問89（改題）》

314

問 003 正答 4

　医師、歯科医師、薬剤師、獣医師その他の（a. **医薬関係者**）は、医薬品等の有効性及び安全性その他これらの（b. **適正な使用**）に関する知識と理解を深めるとともに、これらの使用の対象者（略）及びこれらを購入し、又は譲り受けようとする者に対し、これらの（b. **適正な使用**）に関する事項に関する（c. **正確かつ適切**）な情報の提供に努めなければならない。

　医薬関係者には、**登録販売者**も含まれる。

問 004 正答 2

a ○ **販売従事登録**の申請書の添付書類として、申請者が精神の機能の障害により業務を適正に行うに当たって必要な認知、判断および意思疎通を適切に行うことができないおそれがある者である場合は、**医師の診断書**（当該申請者に係る**精神の機能の障害**に関するもの）を添えなければならない。

b ✕ 登録販売者は、**登録事項**（例：**本籍地都道府県名**（日本国籍を有していない者については、その国籍）、**氏名**、**生年月日**、**性別**）に**変更**を生じたときは、**30日以内**に、その旨を登録を受けた都道府県知事に**届け**なければならない。「登録販売者の住所地」は、登録事項でないため、変更の届出を行う必要はない。

c ○ 同時に複数の都道府県で販売従事登録を受けることはできない。二つ以上の都道府県において販売従事登録を受けようと申請した者は、当該申請を行った都道府県知事のうち**いずれか一つ**の都道府県知事の登録のみを受けることができる。

d ✕ 登録販売者が**死亡**し、または**失踪の宣告**を受けたときは、戸籍法による死亡または失踪の届出義務者は、**30日以内**に、登録販売者名簿の**登録の消除**を申請しなければならない。

問005 重要度 ★　　　　　　　　　　　　　check ☐☐☐

医薬品医療機器等法施行規則第159条の9の規定に基づき、登録販売者が、登録販売者名簿の登録事項の変更の届出が必要となる事項として、正しいものはどれか。

1　住所の変更

2　勤務先の変更

3　本籍地都道府県名（日本国籍を有していない者については、その国籍）の変更

4　過去5年間のうち、登録販売者として業務に従事した期間が通算して2年の有無の変更

《平成30年度／北関東・甲信越／問2》

問006 重要度 ★　　　　　　　　　　　　　check ☐☐☐

都道府県知事が、登録販売者の登録を消除しなければならないとされている次の事項の正誤について、正しい組み合わせはどれか。

a　他の都道府県の店舗販売業の店舗に異動するとき。

b　死亡し、若しくは失踪の宣告を受けたことが確認されたとき。

c　偽りその他不正の手段により販売従事登録を受けたことが判明したとき。

```
     a   b   c
1    正   正   正
2    誤   正   正
3    誤   誤   正
4    正   誤   誤
```

《令和2年度／甲信越／問2》

問007 重要度 ★　　　　　　　　　　　　　check ☐☐☐

医薬品医療機器等法施行規則第159条の8第1項に規定されている販売従事登録の登録事項について、**誤っているもの**はどれか。

1　登録番号及び登録年月日

2　本籍地都道府県名、氏名、生年月日及び性別

3　登録販売者試験合格の年月

4　厚生労働大臣が必要と認める事項

5　試験施行地都道府県名

《平成30年度／近畿／問82》

問005 正答 **3**

　登録販売者は、以下の**登録事項**に**変更**を生じたときは、**30日以内**に、その旨を**届け出**なければならない。

• **本籍地都道府県名**（日本国籍を有していない者については、その国籍）

• **氏名**

• 生年月日

• 性別

• 適正に医薬品を販売するに足るものであることを確認するために都道府県知事が必要と認める事項

問006 正答 **2**

　都道府県知事は、登録販売者が以下のいずれかに該当する場合には、その**登録を消除**しなければならない。

①登録の**消除の申請**がされたとき、または、登録販売者が**死亡**し、もしくは**失踪の宣告**を受けたことが確認されたとき

②**欠格事由**（法第5条第3号イからトまで）のいずれかに該当するに至ったとき

③偽りその他**不正の手段**により販売従事登録を受けたことが判明したとき

問007 正答 **4**

　販売従事登録を行うため、都道府県に備え付けられた登録販売者名簿には、以下の事項が登録される。

①**登録番号**および**登録年月日**

②**本籍地都道府県名**（日本国籍を有していない者については、その国籍）、**氏名**、**生年月日**および**性別**

③**登録販売者試験合格の年月**および**試験施行地都道府県名**

④適正に医薬品を販売するに足るものであることを確認するために**都道府県知事**が必要と認める事項

問 008 重要度：★★　　　　　　　　　　　check ☐☐☐

日本薬局方（以下「日局」という。）に関する次の記述の正誤について、正しい組み合わせはどれか。

a 日局とは、厚生労働大臣が、薬事・食品衛生審議会の意見を聴いて定めたものである。

❗ b 日局を定める目的は、医薬品の性状及び品質の適正を図るためである。

c 日局では、保健医療上重要な医薬品について、必要な規格・基準及び標準的試験法等を定めている。

	a	b	c
1	正	誤	正
2	正	正	誤
3	誤	誤	正
4	誤	正	誤
5	正	正	正

《令和2年度／北関東／問2（改題）》

問 009 重要度：★★　　　　　　　　　　　check ☐☐☐

医薬品に関する次の記述の正誤について、正しい組み合わせはどれか。

a 動物の疾病の治療に使用されることが目的とされている医薬品は、医薬品医療機器等法の規制対象外である。

b 医薬品は、厚生労働大臣により製造業の許可を受けた者でなければ製造をしてはならない。

c 薬局及び医薬品の販売業においては、不正表示医薬品を販売の目的で陳列してはならない。

❗ d 「やせ薬」を標榜した「無承認無許可医薬品」は、医薬品医療機器等法第2条第1項で定義する医薬品に含まれる。

	a	b	c	d
1	正	誤	誤	正
2	誤	正	正	誤
3	正	誤	正	正
4	誤	正	正	正
5	正	正	誤	誤

《令和4年度／南関東／問42（改題）》

問008 正答 **5**

　日本薬局方（日局）とは、**厚生労働大臣**が、医薬品の**性状**および**品質**の適正を図るため、**薬事・食品衛生審議会**の意見を聴いて、**保健医療上重要な**医薬品（有効性および安全性に優れ、医療上の必要性が高く、国内外で広く使用されているもの）について、必要な**規格・基準**および**標準的試験法**等を定めたものである。

問009 正答 **4**

a ✗ 人または**動物**の疾病の**診断**、**治療**または**予防**に使用されることが目的とされている物であって、**機械器具等**でないもの（医薬部外品および再生医療等製品を除く）は、**医薬品**に該当するため、医薬品医療機器等法による規制の対象となる（法第2条第1項第2号）。

b 〇 **厚生労働大臣**により**製造業の許可**を受けた者でなければ医薬品の**製造**をしてはならない（法第13条第1項）。

c 〇 製造販売元の製薬企業、製造業者のみならず、薬局および医薬品の販売業においても、**不正表示医薬品**を販売し、**授与**し、または販売・授与の目的で**貯蔵**し、もしくは**陳列**してはならない。

d 〇 **やせ薬**を標榜した**無承認無許可医薬品**は、人の身体の**機能**に影響を及ぼすことが目的とされている**医薬品**（法第2条第1項第3号）に該当するが、必要な承認および許可を受けたものではないため、**取締り**の対象となる。

　機械器具等の「等」とは、歯科材料、医療用品、衛生用品、プログラムまたはプログラム記録媒体をいう。これらの物であって、疾病の診断、治療または予防等に使用されるものは、医薬品や医薬部外品ではなく、医療機器として規制されている。

4章　薬事関係法規・制度

医薬品医療機器等法第2条第1項で規定される医薬品の定義に関する記述について、（　　　　）の中に入れるべき字句の正しい組み合わせはどれか。なお、同じ記号の（　　　）内には同じ字句が入る。

（定義）

第二条　この法律で「医薬品」とは、次に掲げる物をいう。

一　（　a　）に収められている物

二　（　b　）の疾病の（　c　）に使用されることが目的とされている物であって、機械器具等（機械器具、歯科材料、医療用品、衛生用品並びにプログラム（電子計算機に対する指令であって、一の結果を得ることができるように組み合わされたものをいう。以下同じ。）及びこれを記録した記録媒体をいう。以下同じ。）でないもの（医薬部外品及び再生医療等製品を除く。）

三　（　b　）の身体の構造又は機能に影響を及ぼすことが目的とされている物であって、機械器具等でないもの（医薬部外品、化粧品及び再生医療等製品を除く。）

	a	b	c
1	日本薬局方	人	治療又は予防
2	日本薬局方	人又は動物	診断又は治療
3	日本薬局方	人又は動物	診断、治療又は予防
4	医薬品医療機器等法施行令別表	人	診断又は治療
5	医薬品医療機器等法施行令別表	人又は動物	診断、治療又は予防

《令和2年度／北陸・東海／問81》

一般用医薬品及び要指導医薬品に関する記述のうち、正しいものはどれか。

1　一般用医薬品及び要指導医薬品は、「薬剤師その他の医薬関係者から提供された情報に基づく需要者の選択により使用されることが目的とされているもの」とされている。

2　一般用医薬品の効能効果は、通常、診断疾患名（例えば、胃炎等）で示されている。

❶3　要指導医薬品に分類されると、分類が変更になることはない。

《令和2年度／中国／問44（改題）》

問010 正答 **3**

（定義）

第二条　この法律で「医薬品」とは、次に掲げる物をいう。

一　（a. **日本薬局方**）に収められている物

二　（b. **人又は動物**）の疾病の（c. **診断、治療又は予防**）に使用されることが目的とされている物であって、機械器具等（機械器具、歯科材料、医療用品、衛生用品並びにプログラム（電子計算機に対する指令であって、一の結果を得ることができるように組み合わされたものをいう。以下同じ。）及びこれを記録した記録媒体をいう。以下同じ。）でないもの（医薬部外品及び再生医療等製品を除く。）

三　（b. **人又は動物**）の身体の構造又は機能に影響を及ぼすことが目的とされている物であって、機械器具等でないもの（医薬部外品、化粧品及び再生医療等製品を除く。）

問011 正答 **1**

1 ○　**一般用医薬品**とは、「医薬品のうち、その効能及び効果において人体に対する作用が**著しくない**ものであつて、**薬剤師その他の医薬関係者から提供された情報に基づく需要者の選択により使用されることが目的とされているもの**（要指導医薬品を除く）をいう」（法第4条第5項第4号）。

　　要指導医薬品とは、次に掲げる医薬品（略）のうち、「その効能及び効果において人体に対する作用が**著しくない**ものであつて、**薬剤師その他の医薬関係者から提供された情報に基づく需要者の選択により使用されることが目的とされているもの**であり、かつ、その適正な使用のために**薬剤師の対面**による**情報の提供及び薬学的知見に基づく指導**が行われることが必要なものとして、**厚生労働大臣**が薬事・食品衛生審議会の意見を聴いて**指定**するものをいう」（法第4条第5項第3号）。

2 ✕　**医療用医薬品**の効能効果は、通常、**診断疾患名**（例：胃炎、胃・十二指腸潰瘍（かいよう））で示されている。

3 ✕　**要指導医薬品**は、所定の期間を経過し、**薬事・食品衛生審議会**において、一般用医薬品として取り扱うことが適切であると認められたものについては、**一般用医薬品**に分類される。

医薬品医療機器等法第57条に照らして、医薬品の分類・取り扱い等に関する次の記述の正誤について正しい組み合わせはどれか。

a 医薬品は、その全部若しくは一部が有毒若しくは有害な物質からなっているためにその医薬品を保健衛生上危険なものにするおそれがある物とともに収められていてはならない。

b 医薬品は、その全部若しくは一部が有毒若しくは有害な物質からなっているためにその医薬品を保健衛生上危険なものにするおそれがある容器若しくは被包（内包を含む。）に収められていてはならない。

c 医薬品の容器又は被包は、その医薬品の使用方法を誤らせやすいものであってはならない。

	a	b	c
1	正	正	正
2	正	正	誤
3	誤	誤	正
4	誤	正	正
5	誤	誤	誤

《令和2年度／北関東／問4》

医薬品の販売広告に関する次の記述の正誤について、正しい組み合わせを下欄から選びなさい。

a 一般用医薬品は、医師の診断・治療によらなければ、一般に治癒が期待できない疾患について、自己治療が可能であるかのような広告表現は認められない。

b 医薬品の使用前・使用後の写真を掲げた広告で、効能効果等の保証表現となるものは認められない。

c 医薬品の効能効果について最大級の表現を行うことは不適当である。

	a	b	c
1	正	誤	誤
2	誤	正	正
3	正	正	誤
4	正	正	正
5	正	誤	正

《令和2年度／四国／問99（改題）》

問012 正答 **1**

以下に該当する医薬品は、**販売**し、**授与**し、または販売・授与の目的で**製造**し、**輸入**し、**貯蔵**し、**陳列**してはならない（法第57条）。

①その全部または一部が**有毒・有害な物質**からなっているために、その医薬品を保健衛生上**危険なものにするおそれがある物**とともに収められている医薬品

②その全部または一部が**有毒・有害な物質**からなっているために、その医薬品を保健衛生上**危険なものにするおそれがある容器・被包**（内包を含む）に収められている医薬品

③その医薬品の**使用方法を誤らせやすい容器・被包**に収められている医薬品

問013 正答 **4**

a ○ **一般用医薬品**は、医師による診断・治療によらなければ一般に治癒（ちゆ）が期待できない疾患（例：**がん**、**糖尿病**、**心臓病**）について自己治療が可能であるかのような広告表現は**認められない**。

b ○ 医薬品の**使用前**・**使用後**の図画・写真等にかかわらず、効能効果等の**保証表現**となる図画・写真等を掲げる広告は**認められない**。

c ○ 医薬品の**効能効果**または**安全性**について、**最大級の表現**またはこれに類する表現等を行うことは**不適当**とされている。

 最大級の表現とは、大げさに誇張したものを意味する。例えば、決定的な効能、最高の性能、究極の安全性といった表現が該当する。

問 014 重要度 ★★★　　　　　　　　　　　　　　　　check □□□

法に関する次のa～cの（　　　）に入る字句の正しい組み合わせを下表から
一つ選びなさい。

第五十六条　次の各号のいずれかに該当する医薬品は、販売し、授与し、又は販
　　売若しくは授与の目的で製造し、輸入し、貯蔵し、若しくは陳列してはならない。
一　日本薬局方に収められている医薬品であつて、その（　a　）が日本薬局方で
　　定める基準に適合しないもの
二から五　（省略）
六　その全部又は一部が（　b　）又は変質若しくは変敗した物質から成つている
　　医薬品
七　（省略）
八　（　c　）その他疾病の原因となるものにより汚染され、又は汚染されているお
　　それがある医薬品
九　（省略）

	a	b	c
1	成分又は分量	不潔な物質	病原微生物
2	性状又は品質	有害な物質	血液
3	成分又は分量	有害な物質	血液
4	性状又は品質	不潔な物質	病原微生物
5	成分又は分量	有害な物質	病原微生物

《平成30年度／大阪／問83》

問 015 重要度 ★★★　　　　　　　　　　　　　　　　check □□□

要指導医薬品に関する次の記述の正誤について、正しい組み合わせはどれか。

- **a** 医師等の診療によらなければ一般に治癒が期待できない疾患（例えば、がん、
　心臓病等）に対する効能効果が認められている。
- **b** 医師等の管理・指導の下で患者が自己注射を行う医薬品は、要指導医薬品と
　して製造販売されている。
- **c** あらかじめ定められた用量に基づき、適正使用することによって効果を期待
　するものである。
- **d** 要指導医薬品は、厚生労働大臣が薬事・食品衛生審議会の意見を聴いて指定
　する。

	a	b	c	d			a	b	c	d
1	誤	誤	正	誤		**4**	正	誤	誤	正
2	正	正	正	誤		**5**	誤	正	誤	正
3	誤	誤	正	正						

《令和元年度／南関東／問43》

問014 正答 **4**

第五十六条　次の各号のいずれかに該当する医薬品は、販売し、授与し、又は販売若しくは授与の目的で製造し、輸入し、貯蔵し、若しくは陳列してはならない。

一　日本薬局方に収められている医薬品であって、その（a. **性状又は品質**）が日本薬局方で定める**基準に適合しない**もの

二　法第41条第3項の規定によりその基準（基本要件基準）が定められた体外診断用医薬品であって、その性状、品質又は性能がその**基準に適合しない**もの

三　製造販売の承認等を受けた医薬品であって、その成分若しくは分量又は性状、品質若しくは性能がその**承認等の内容と異なる**もの

四　法第14条第1項等の規定により厚生労働大臣が基準を定めて指定した医薬品であって、その成分若しくは分量（成分が不明のものにあっては、その本質又は製造方法）又は性状、品質若しくは性能がその**基準に適合しない**もの

五　法第42条第1項の規定によりその基準（法定の基準）が定められた医薬品であって、その**基準に適合しない**もの

六　その全部又は一部が（b. **不潔な物質**）又は変質若しくは**変敗**した物質から成っている医薬品

七　**異物**が混入し、又は付着している医薬品

八　（c. **病原微生物**）その他疾病の原因となるものにより汚染され、又は汚染されているおそれがある医薬品

九　着色のみを目的として、**厚生労働省令で定めるタール色素**（医薬品用タール色素）**以外のタール色素**が使用されている医薬品

問015 正答 **3**

a ✗ **一般用医薬品**および**要指導医薬品**では、医師等の診療によらなければ一般に治癒（ちゆ）が期待できない疾患（例：**がん、心臓病**）に対する効能効果は**認められていない**。

b ✗ **一般用医薬品**および**要指導医薬品**では、侵襲性（しんしゅうせい）の高い使用方法（例：**注射**）は用いられていない。

c ○ **一般用医薬品**および**要指導医薬品**は、あらかじめ**定められた用量**に基づき、**適正使用**することによって効果を期待するものである。

d ○ **要指導医薬品**は、本来一般用医薬品に相当するような新医薬品等の中から、**厚生労働大臣**が薬事・食品衛生審議会の意見を聴いて**指定**する。

要指導医薬品に関する次の記述の正誤について、正しい組み合わせを下欄から選びなさい。

a　要指導医薬品は、その効能及び効果において人体に対する作用が著しくないものであり、効能効果の表現は通常、診断疾患名（例えば、胃炎、胃・十二指腸潰瘍等）で示されている。

b　医師等の管理・指導の下で、患者が自己注射や自己採血等行う医薬品は、要指導医薬品として製造販売されている。

c　要指導医薬品は、医師又は歯科医師が診察をして、患者の容態に合わせて処方量を決めて交付するものであり、薬剤師の対面による情報の提供及び薬学的知見に基づく指導が行われることが必要である。

d　要指導医薬品は、薬剤師その他の医薬関係者から提供された情報に基づく需要者の選択により使用されることが目的とされているものである。

	a	b	c	d		a	b	c	d
1	正	誤	誤	正	4	正	正	正	誤
2	誤	誤	誤	正	5	誤	正	誤	誤
3	誤	正	正	正					

《令和元年度／四国／問84（改題）》

医薬品に関する以下の記述のうち、正しいものの組み合わせを下から一つ選びなさい。

ア　要指導医薬品は、医師若しくは歯科医師によって使用され又はこれらの者の処方箋若しくは指示によって使用されることが目的とされているものである。

イ　検査薬において、血液を検体とするものなど検体の採取に身体への直接のリスクを伴うものは、一般用医薬品としては認められていないが、要指導医薬品としては認められているものがある。

ウ　一般用医薬品のリスク区分は、安全性に関する新たな知見や副作用の発生状況等を踏まえ、変更されることがある。

エ　医療用医薬品の効能効果は、通常、診断疾患名で示されている。

1　（ア、イ）　　2　（ア、ウ）　　3　（イ、エ）　　4　（ウ、エ）

《令和元年度／九州・沖縄／問102（改題）》

問016 正答 **2**

a ✕ **一般用医薬品**および**要指導医薬品**の効能効果は、通常、**一般の生活者が判断**できる症状（例えば、胃痛、胸やけ、むかつき、もたれ等）で示されている。

b ✕ **医師等の管理・指導**の下で、患者が**自己注射**や**自己採血**等を行う医薬品は、**医療用医薬品**として製造販売等されている。

c ✕ **医療用医薬品**は、**医師**または**歯科医師**が診察をして**患者の容態**に合わせて**処方量**を決めて交付するものである。

d ◯ **一般用医薬品**および**要指導医薬品**は、薬剤師その他の**医薬関係者**から提供された情報に基づく**需要者**の選択により使用されることが目的とされているものである。

問017 正答 **4**

ア ✕ **医療用医薬品**は、**医師**もしくは**歯科医師**によって使用され、またはこれらの者の**処方箋**もしくは**指示**によって使用されることを目的として供給されるものである。

イ ✕ 人体に直接使用されない**検査薬**の場合、検体の採取に身体への**直接のリスク**を伴うもの（例えば、**血液**を検体とするもの）は、**一般用医薬品**または**要指導医薬品**として**認められていない**。

ウ ◯ **第一類医薬品**、**第二類医薬品**または**第三類医薬品**の分類は、安全性に関する新たな知見や副作用の発生状況等を踏まえ、**適宜見直し**が図られている。

エ ◯ **医療用医薬品**の効能効果は、通常、**診断疾患名**（例えば、胃炎、胃・十二指腸潰瘍等）で示されている。

毒薬又は劇薬に関する記述のうち、正しいものの組み合わせはどれか。

a 劇薬については、容器等に黒地に白枠、白字をもって、当該医薬品の品名及び「劇」の文字が記載されていなければならない。

b 毒薬とは、毒性が強いものとして厚生労働大臣が薬事・食品衛生審議会の意見を聴いて指定する医薬品をいう。

c 業務上毒薬又は劇薬を取り扱う者は、それらを他の物と区別して貯蔵、陳列しなければならない。

d 毒薬又は劇薬は、要指導医薬品に該当することはない。

1（a, b） **2**（a, c） **3**（b, c） **4**（b, d） **5**（c, d）

《令和３年度／中国・四国／問45（改題）》

毒薬又は劇薬に関する以下の記述の正誤について、正しい組み合わせはどれか。

❗a 毒薬を、14歳未満の者に交付することは禁止されている。

b 毒薬又は劇薬で、一般用医薬品のものはない。

c 業務上劇薬を取り扱う者は、劇薬を貯蔵し、又は陳列する場所には、必ず鍵を施さなければならない。

d 劇薬とは、医薬品医療機器等法第44条第2項の規定に基づき、劇性が強いものとして厚生労働大臣が薬事・食品衛生審議会の意見を聴いて指定する医薬品をいう。

	a	b	c	d
1	正	正	誤	正
2	正	誤	正	誤
3	誤	正	正	誤
4	正	誤	誤	正
5	誤	正	正	正

《令和元年度／北海道・東北／問83（改題）》

問018 正答 **3**

a ✗ 劇薬については、それを収める**直接の容器等**に**白地**に**赤枠**、**赤字**をもって、当該医薬品の**品名**および**「劇」の文字**が記載されていなければならない。

b ◯ **毒薬**とは、**毒性が強い**ものとして**厚生労働大臣**が**薬事・食品衛生審議会**の意見を聴いて**指定**する**医薬品**をいう。

c ◯ 業務上**毒薬**または**劇薬**を取り扱う者（薬局開設者または医薬品の販売業者を含む。）は、それらを**他の物**と**区別**して**貯蔵**、**陳列**しなければならない。

d ✗ **毒薬**または**劇薬**は、**要指導医薬品**に該当することはある。

問019 正答 **1**

a ◯ **毒薬**または**劇薬**を、**14歳未満の者**その他安全な取扱いに不安のある者に交付することは禁止されている（法第47条）。

b ◯ 現在のところ、**毒薬**または**劇薬**で、**一般用医薬品**のものはない。

c ✗ 業務上**毒薬**を取り扱う者は、**毒薬**を貯蔵、陳列する場所には、**鍵**を施さなければならない（法第48条第2項）。

d ◯ **劇薬**とは、**劇性が強い**ものとして**厚生労働大臣**が薬事・食品衛生審議会の意見を聴いて**指定**する医薬品をいう（法第44条第2項）。

毒性と劇性の違いは絶対的な基準で表現することはできないため、毒薬と劇薬は、相対的な危険性の程度によって区分される。なお、中毒量と薬用量が極めて接近しているもの、副作用の発現率が高いもの、副作用の程度が重篤なもの、薬用量において薬理作用が激しいもの等が、毒薬または劇薬に指定される。

以下の事項のうち、店舗販売業者が劇薬を一般の生活者に対して販売する際に、医薬品医療機器等法の規定により、当該医薬品を譲り受ける者から交付を受ける文書に記載されていなければならないものとして、正しいものの組み合わせを下から一つ選びなさい。

ア 使用目的

イ 譲受人の生年月日

ウ 譲受人の職業

エ 譲渡人の氏名

1（ア、イ）　2（ア、ウ）　3（イ、エ）　4（ウ、エ）

《令和4年度／九州・沖縄／問116》

生物由来製品に関する記述の正誤について、正しい組み合わせを一つ選びなさい。

a 厚生労働大臣が、都道府県知事の意見を聴いて指定するものである。

b 現在のところ、生物由来製品として指定された要指導医薬品はない。

c 生物由来の原材料が用いられているものであっても、指定の対象になるとは限らない。

d 製品の使用による感染症の発生リスクに着目して指定されている。

	a	b	c	d
1	正	正	誤	正
2	正	正	正	誤
3	誤	誤	正	正
4	誤	正	正	正
5	正	誤	誤	誤

《令和元年度／奈良／問48》

問020 正答 **2**

　毒薬または劇薬を、一般の生活者に対して販売または譲渡する際には、当該医薬品を譲り受ける者から、以下の事項が記入され、署名または記名押印された文書の交付を受けなければならない。

① 品名
② 数量
③ 使用目的
④ 譲渡年月日
⑤ 譲受人の氏名、住所および職業

問021 正答 **4**

a ✗ 生物由来製品は、厚生労働大臣が薬事・食品衛生審議会の意見を聴いて指定する。

b 〇 一般用医薬品または要指導医薬品には生物由来の原材料が用いられているものがあるが、現在のところ、生物由来製品として指定されたものはない。

c 〇 生物由来の原材料（有効成分に限らない）が用いられているものであっても、現在の科学的知見において、感染症の発生リスクの蓋然性（がいぜんせい）が極めて低いものについては、生物由来製品の指定の対象とならない。

d 〇 生物由来製品は、製品の使用による感染症の発生リスクに着目して指定されている。

一般用医薬品のリスク区分に関する記述のうち、正しいものの組み合わせはどれか。

a 一般用医薬品は、その保健衛生上のリスクに応じて第1類医薬品、第2類医薬品又は第3類医薬品に分類され、さらに第2類医薬品のうち特別の注意を要するものとして厚生労働大臣が指定するものを指定第2類医薬品としている。

b 第1類医薬品は、その副作用等により日常生活に支障を来す程度の健康被害が生ずるおそれがあるすべての一般用医薬品が指定される。

c 第2類医薬品は、日常生活に支障を来す程度ではないが、副作用等により身体の変調・不調が起こるおそれのあるものが指定される。

d 第3類医薬品は、第1類医薬品及び第2類医薬品以外の一般用医薬品で、保健衛生上のリスクが比較的低い一般用医薬品である。

1（a, b）　2（b, c）　3（c, d）　4（a, d）

《令和元年度／北陸・東海／問82》

一般用医薬品のリスク区分に応じた情報提供に関する記述の正誤について、正しい組み合わせを一つ選びなさい。

a 一般用医薬品は、購入者がそのリスクの程度について判別しやすいよう、各製品の外部の容器又は被包に、当該医薬品が分類されたリスク区分ごとに定められた事項を記載することが義務づけられている。

b 指定第二類医薬品を販売又は授与する場合には、当該指定第二類医薬品を購入しようとする者等が、禁忌事項を確認すること及び当該医薬品の使用について薬剤師又は登録販売者に相談することを勧める旨を確実に認識できるようにするために必要な措置を講じなければならない。

c 第一類医薬品を販売する場合には、購入者から説明を要しない旨の意思の表明があり、薬剤師が、当該第一類医薬品が適正に使用されると認められると判断した場合には、情報提供は必ずしも必要ではない。

	a	b	c
1	誤	誤	正
2	正	正	誤
3	誤	誤	誤
4	誤	正	誤
5	正	正	正

《令和元年度／奈良／問60》

問022 正答 4

a ○ **一般用医薬品**は、その保健衛生上のリスクに応じて、①**第一類医薬品**、②**第二類医薬品**、③**第三類医薬品**に区分される。

さらに、**第二類医薬品**のうち特別の注意を要するものとして**厚生労働大臣**が指定するものを**指定第二類医薬品**としている。

b ✗ **第一類医薬品**は、その副作用等により**日常生活に支障**を来す程度の健康被害が生ずるおそれがある一般用医薬品のうち、その使用に関し**特に注意**が必要なもの等が指定される。

c ✗ **第二類医薬品**は、その副作用等により**日常生活に支障**を来す程度の健康被害が生ずるおそれがある一般用医薬品が指定される。

d ○ **第三類医薬品**は、第一類医薬品および第二類医薬品**以外の**一般用医薬品である。第三類医薬品には、保健衛生上のリスクが**比較的低い**一般用医薬品が区分される。

問023 正答 5

a ○ **一般用医薬品**は、購入者が第一類医薬品、第二類医薬品または第三類医薬品のいずれの**リスク区分**に分類されるかを確認し、その**リスクの程度**について判別しやすいよう、各製品の外箱等に、**リスク区分ごと**に定められた事項を記載することが義務づけられている。

b ○ **指定第二類医薬品**を販売または授与する場合には、当該指定第二類医薬品を購入しようとする者等が、①**禁忌事項**を確認すること、②当該医薬品の使用について薬剤師または登録販売者に**相談**することを勧める旨を**確実に認識**できるようにするために必要な措置を講じなければならない。

c ○ **第一類医薬品**の購入者から**説明を要しない旨**の意思の表明があり、**薬剤師**が、当該第一類医薬品が**適正に使用される**と判断した場合には、第一類医薬品を販売する際の**情報提供義務は適用されない**。

法第50条の規定により、要指導医薬品及び一般用医薬品の直接の容器又は被包に記載されていなければならない事項について、正しいものの組み合わせを一つ選べ。

a 製造業者の氏名又は名称及び住所

b 製造番号又は製造記号

c 製造年月日

d 指定第二類医薬品にあっては、枠の中に「2」の数字

　　1（a, b）　　**2**（a, c）　　**3**（b, c）　　**4**（b, d）

《令和元年度／関西広域連合／問85》

医薬品に関する記述のうち、誤っているものはどれか。

1 医薬品の直接の容器又は直接の被包（以下「容器等」という。）が小売りのために包装されている場合において、医薬品医療機器等法の規定に基づく容器等への記載が、外部の容器又は被包（以下「外箱等」という。）を透かして容易に見ることができないときには、その外箱等にも同様の事項が記載されていなければならない。

2 厚生労働大臣は、第一類医薬品又は第二類医薬品の指定に資するよう医薬品に関する情報の収集に努めなければならない。

3 医薬品医療機器等法第50条の規定に基づく法定表示事項及び同法第52条第2項の規定に基づく添付文書等への記載については、他の文字、記事、図画、又は図案に比較して見やすい場所にされていなければならず、かつ、購入者等が読みやすく理解しやすい用語による正確なものでなければならない。

4 第一類医薬品は、保健衛生上のリスクが比較的低い成分が配合された一般用医薬品である。

《令和3年度／北陸・東海／問81（改題）》

問024 正答 **4**

医薬品の**直接の容器等の法定表示事項**は、以下のとおりである。

- **製造販売業者**等の氏名または名称および住所
- **名称**（日本薬局方に収載されている医薬品では日局において定められた名称、また、その他の医薬品で一般的名称があるものではその一般的名称）
- **製造番号**または**製造記号**
- 重量、容量または個数等の**内容量**
- **日本薬局方**に収載されている医薬品については「**日本薬局方」の文字**等
- 「**要指導医薬品**」の文字
- **一般用医薬品のリスク区分**を示す字句
- 日本薬局方に収載されている医薬品以外の医薬品における**有効成分の名称**およびその**分量**
- 誤って人体に散布、噴霧等された場合に健康被害を生じるおそれがあるものとして厚生労働大臣が指定する医薬品（**殺虫剤**等）における「**注意‐人体に使用しないこと」の文字**
- 適切な保存条件の下で**3年**を超えて性状および品質が**安定でない**医薬品等、厚生労働大臣の指定する医薬品における**使用の期限**
- **配置販売品目以外**の一般用医薬品にあっては、「**店舗専用」の文字**
- **指定第二類医薬品**にあっては、枠の中に「**2」の数字**

問025 正答 **4**

1 ◯ 医薬品の容器等が小売りのために包装されている場合において、**直接の容器等の法定表示事項**が、外部の容器等（外箱等）を透かして容易に見ることができないときには、**外箱等**にも**その法定表示事項**が記載されていなければならない。

2 ◯ 厚生労働大臣は、**第一類医薬品**または**第二類医薬品の指定**に資するよう医薬品に関する**情報の収集**に努めるとともに、必要に応じてこれらの**指定を変更**しなければならない。

3 ◯ 直接の容器等の**法定表示事項**（法第50条）および**添付文書等への記載事項**（法第52条第2項）については、他の文字、記事、図画、または図案に比較して**見やすい場所**にされていなければならず、かつ、購入者等が読みやすく**理解しやすい用語**による**正確**なものでなければならない。

4 ✕ **第一類医薬品**は、保健衛生上のリスクが**特に高い**成分が配合された一般用医薬品である。

一般用医薬品のリスク区分に関する次の記述のうち、正しいものの組み合わせはどれか。

a 第一類医薬品は、既存の要指導医薬品及び一般用医薬品と有効成分、分量、用法用量、効能効果等が明らかに異なるもののうち、一般用医薬品とされた医薬であり、一般用医薬品としての使用経験が少なく、より慎重に取り扱われる必要があり、その承認を受けてから厚生労働省令で定める期間を経過しないものが含まれる。

b 第二類医薬品は、その成分や使用目的等から、その副作用等により日常生活に支障を来す程度の健康被害が生ずるおそれがある保健衛生上のリスクが比較的高い一般用医薬品である。

c 第三類医薬品とは、第一類医薬品及び第二類医薬品以外の一般用医薬品で、副作用等により身体の変調・不調が起こるおそれのないものである。

d 第三類医薬品である医薬品の分類が、第一類医薬品又は第二類医薬品に変更されることはない。

1（a, b）　2（a, c）　3（a, d）　4（b, c）　5（b, d）

《令和2年度／南関東／問46（改題）》

次の記述は、医薬品の添付文書への記載事項に関するものである。正しいものの組み合わせはどれか。

a 最新の論文その他により得られた知見に基づき、用法用量その他使用及び取扱い上必要な注意等が記載されていなければならない。

b 虚偽又は誤解を招くおそれのある事項を記載してはならない。

c 法定記載事項は、原則として邦文で記載されていなければならないが、外国で製造されたものは英文記載が認められている。

d 記載内容が適切でない医薬品を販売してはならないとされているが、違反に対する罰則規定はない。

1（a, b）　2（a, c）　3（b, d）　4（c, d）

《平成30年度／北海道・東北／問86》

問026 正答 **1**

a ⃝ **第一類医薬品**には、以下の一般用医薬品が含まれる。
①保健衛生上の**リスクが特に高い成分**が配合されたもの
②**既存の要指導医薬品および一般用医薬品**と有効成分、分量、用法用量、効能効果等が**明らかに異なるもの**のうち、一般用医薬品とされた医薬であり、**一般用医薬品としての使用経験が少なく**、より慎重に取り扱われる必要があり、その承認を受けてから厚生労働省令で定める**期間を経過しないもの**

b ⃝ **第二類医薬品**は、その副作用等により**日常生活に支障を来す程度**の健康被害が生ずるおそれがある一般用医薬品（保健衛生上の**リスクが比較的高いもの**）である。

c ✕ **第三類医薬品**は、第一類医薬品および第二類医薬品以外の一般用医薬品で、日常生活に支障を来す程度ではないが、副作用等により**身体の変調・不調**が起こるおそれはある。

d ✕ **第三類医薬品**に分類されている医薬品について、**日常生活に支障を来す程度**の副作用を生じるおそれがあることが明らかとなった場合には、**第一類医薬品**または**第二類医薬品**に分類が変更されることもある。

問027 正答 **1**

a ⃝ 添付文書には、当該医薬品に関する**最新の論文**その他により得られた知見に基づき、**用法用量**その他使用および取扱い上必要な注意等が記載されていなければならない。

b ⃝ 添付文書には、当該医薬品に関し**虚偽**または**誤解**を招くおそれのある事項が**記載されていてはならない**。

c ✕ 添付文書の**法定記載事項**は、**邦文**でされていなければならない。

d ✕ 添付文書への記載が適切になされていない医薬品（**不正表示医薬品**）を販売してはならず、違反した者は2年以下の**懲役**もしくは200万円以下の**罰金**に処し、またはこれを併科することとされている。

医薬部外品に関する記述のうち、正しいものはどれか。

1　医薬部外品を一般小売店において販売等する場合、医薬部外品の販売業の許可が必要である。

2　脱毛の防止、育毛又は除毛の目的のために使用される機械器具も含まれる。

3　直接の容器又は直接の被包には、「医薬部外品」の文字の表示が義務付けられていない。

4　指定医薬部外品は、用法用量や使用上の注意を守り適正に使用することが他の医薬部外品と比べて重要であるため、実際に製品を使用する際に必要な注意が促されるよう、各製品の容器や包装に識別表示がなされている。

《令和3年度／中国・四国／問46（改題）》

医薬部外品に関する次の記述の正誤について、正しい組み合わせはどれか。

a　医薬品と同様に、不良医薬部外品及び不正表示医薬部外品の販売は禁止されている。

b　薬用化粧品類、薬用石けん、薬用歯みがき類等のように、化粧品としての使用目的を有する医薬部外品がある。

c　医薬部外品を製造販売する場合には、製造業の許可が必要である。

d　衛生害虫類（ねずみ、はえ、蚊、のみその他これらに類する生物）の防除のため使用される医薬部外品には、「防除用医薬部外品」の表示がなされている。

	a	b	c	d
1	正	誤	正	正
2	正	正	誤	正
3	誤	誤	正	正
4	誤	正	誤	誤
5	正	正	正	誤

《令和元年度／北関東・甲信越／問6》

問028 正答 **4**

1 ✗ 医薬部外品は、**一般小売店**において販売等することができる。販売業の許可を受ける必要はない。

2 ✗ 脱毛の防止、**育毛**または**除毛**のために使用される物であって、**機械器具等**でなく、**人体**に対する作用が**緩和なもの**は、**医薬部外品**である。

3 ✗ **医薬部外品**は、その**直接の容器等**に、「**医薬部外品」の文字**が記載されていなければならない。

4 ◯ かつては医薬品であったが医薬部外品へ移行された製品群（「**指定医薬部外品**」の表示のある製品群）については、用法用量や使用上の注意を守って適正に使用することが**他の医薬部外品**と比べてより重要であるため、一般の生活者が購入時に容易に判別することができ、また、実際に製品を使用する際に必要な注意が促されるよう、各製品の容器や包装等に**識別表示**がなされている。

問029 正答 **2**

a ◯ **不良医薬部外品**および**不正表示医薬部外品**の販売は**禁止**されている（法第60条により準用する第56条、第57条）。

b ◯ **化粧品の使用目的**を有する製品について、**医薬品的な効能効果**を表示・標榜しようとする場合（例：薬用化粧品類、薬用石けん、薬用歯みがき類）には、**医薬部外品**として承認されている。

c ✗ **医薬部外品**を**製造販売**する場合には、**製造販売業の許可**が必要である（法第12条第1項）。

d ◯ 医薬部外品のうち、**衛生害虫類の防除**のため使用される製品群には、「**防除用医薬部外品**」の表示がなされている。

医薬部外品に関する次のa〜cの記述の正誤について、正しい組み合わせを一つ選びなさい。

a　その効能効果があらかじめ定められた範囲内であって、成分や用法等に照らして人体に対する作用が緩和であることを要件として、医薬品的な効能効果を表示・標榜することが認められている。

b　鼻づまり、くしゃみ等のかぜに伴う諸症状の緩和を効能効果の範囲とするものがある。

❗c　ねずみ、蚊などの防除の目的のために使用される機械器具も含まれる。

	a	b	c
1	正	正	正
2	正	正	誤
3	誤	誤	正
4	正	誤	誤
5	誤	正	誤

《平成30年度／大阪／問87》

医薬部外品及び化粧品に関する次の記述の正誤について、正しい組み合わせはどれか。

a　防除用医薬部外品については、直接の容器又は直接の被包に「指定医薬部外品」と表示しなければならない。

b　化粧品を業として販売、授与又は販売若しくは授与の目的で貯蔵、若しくは陳列する場合には、医薬品医療機器等法に基づき、化粧品の販売業の許可を受ける必要がある。

c　医薬部外品を業として販売、授与又は販売若しくは授与の目的で貯蔵、若しくは陳列する場合には、医薬品のような販売業の許可は必要ない。

	a	b	c
1	正	正	誤
2	正	誤	誤
3	正	誤	正
4	誤	正	正
5	誤	誤	正

《平成30年度／南関東／問46（改題）》

問 030 正答 **2**

a ⭕ **医薬部外品**は、**医薬品的な効能効果**を表示・標榜することが認められている。ただし、**あらかじめ定められた範囲内**の効能効果であって、**人体**に対する作用が**緩和である**ことが要件となっている。

b ⭕ 「**鼻づまり、くしゃみ等のかぜに伴う諸症状の緩和**」は、医薬部外品の効能効果の範囲に含まれる。

鼻づまり改善薬	
胸またはのど等に適用することにより、鼻づまりやくしゃみ等のかぜに伴う諸症状の緩和を目的とする外用剤（蒸気を吸入して使用するものを含む）	【効能効果の範囲】 鼻づまり、くしゃみ等のかぜに伴う諸症状の緩和

c ✖ **機械器具等**である物は、**医薬部外品に該当しない**。

問 031 正答 **5**

a ✖ **直接**の容器等に「**指定医薬部外品**」の表示のあるものは、防除用医薬部外品ではなく、かつては**医薬品**であったが、**医薬部外品**へ移行された製品群である。

b ✖ **化粧品**を販売等する場合、医薬品のような販売業の**許可は必要ない**。

c ⭕ **医薬部外品**を販売等する場合、医薬品のような販売業の**許可は必要ない**。

用語解説

直接の容器または被包

医薬品が直に収められている容器（例：ビンのような固形の容れ物）または被包（例：紙のような容れ物）をいう。なお、直接の被包に内袋（例：防湿などを目的としたビニールの袋）は含まれない。

化粧品に関する記述の正誤について、正しい組み合わせを一つ選べ。

a 人の身体の構造若しくは機能に影響を及ぼすことを目的としているものは、化粧品に含まれない。

b 化粧品は、「人の身体を清潔にし、美化し、魅力を増し、容貌を変え、又は皮膚若しくは毛髪を健やかに保つ」の範囲内で定められた効能効果のみ表示・標榜することができる。

c 化粧品を業として製造販売する場合には、製造販売業の許可を受けた者が、あらかじめ品目ごとに届出を行う必要がある。ただし、厚生労働大臣が指定する成分を含有する化粧品である場合は、品目ごとの承認を得る必要がある。

❶ d 化粧品の直接の容器又は直接の被包には、「化粧品」の文字の表示が義務付けられている。

	a	b	c	d
1	正	誤	正	正
2	正	正	正	誤
3	正	正	誤	誤
4	誤	正	誤	正
5	誤	誤	正	正

《令和元年度／関西広域連合／問87》

化粧品の効能効果として表示・標榜することが認められている範囲に関する以下の記述の正誤について、正しい組み合わせはどれか。

a 皮膚の水分、油分を補い保つ。

b 体臭を防止する。

c 脱毛を防止する。

d 口唇にうるおいを与える。

	a	b	c	d
1	誤	誤	誤	正
2	正	正	正	正
3	正	誤	誤	正
4	誤	正	正	誤
5	正	正	誤	誤

《令和４年度／北海道・東北／問88》

問032 正答 **2**

a ◯ ①人の疾病の**診断**、**治療**もしくは**予防**に使用されること、②人の身体の**構造**もしくは**機能**に影響を及ぼすことを目的とするものは、**化粧品に含まれない**。

b ◯ **化粧品**は、「人の身体を**清潔**にし、**美化**し、**魅力**を増し、**容貌**を変え、又は**皮膚**若しくは**毛髪を健やか**に保つ」の範囲内においてのみ効能効果を表示・標榜することが認められる。

c ◯ **化粧品**を業として**製造販売**する場合には、その製造販売業の許可を受けた者が、**あらかじめ**品目ごとに製造販売の**届出**を行わなければならない。ただし、厚生労働大臣が**指定する成分**を含有する**化粧品**である場合は、品目ごとに製造販売の**承認**を受けなければならない。

d ✕ 「**化粧品**」**の文字**は、化粧品の直接の容器等の**法定表示事項ではない**。

問033 正答 **3**

a ◯ 「**皮膚の水分、油分を補い保つ**」は、化粧品の効能効果の範囲に含まれる。

b ✕ 「体臭を防止する」は、化粧品の効能効果として認められていない。なお、「**体臭の防止**」は、**医薬部外品（腋臭防止剤）**の効能効果の範囲に含まれる。

c ✕ 「脱毛を防止する」は、化粧品の効能効果として認められていない。なお、「**脱毛の防止**」は、**医薬部外品（育毛剤）**の効能効果の範囲に含まれる。

d ◯ 「**口唇にうるおいを与える**」は、化粧品の効能効果の範囲に含まれる。

4章
薬事関係法規・制度

343

重要度： ★ check ☐☐☐

以下のうち、化粧品の効能効果として標榜が認められているものの組み合わせを下から一つ選びなさい。

ア 肌にはりを与える。

イ 日やけによるシミ、ソバカスを薄くする。

ウ 毛髪をしなやかにする。

エ 肌荒れを改善する。

　　1（ア、イ）　　**2**（ア、ウ）　　**3**（イ、エ）　　**4**（ウ、エ）

《令和元年度／九州・沖縄／問106》

問 035 重要度： ★ check ☐☐☐

1〜5で示される効能効果のうち、化粧品の効能効果の範囲として誤っているものはどれか。

1 肌にツヤを与える。

2 口唇を滑らかにする。

3 乾燥による小ジワを目立たなくする。

4 頭皮、毛髪のうるおいを保つ。

5 くせ毛、ちぢれ毛又はウェーブ毛髪をのばし、保つ。

《令和3年度／北陸・東海／問85》

問 036 重要度： ★★ check ☐☐☐

保健機能食品等の食品に関する以下の記述のうち、誤っているものはどれか。

1 健康食品は、健康増進法によって定義されている。

2 食品として販売等されている製品であっても、その成分本質、効能効果の標榜内容等に照らして医薬品とみなされる場合には、無承認無許可医薬品として、取締りの対象となる。

3 特定保健用食品とは、食生活において特定の保健の目的で摂取をする者に対し、その摂取により当該保健の目的が期待できる旨の表示をする食品である。

4 経口的に摂取される物が医薬品に該当するか否かについては、一般の生活者から見て必ずしも明確でない場合があるため、無承認無許可医薬品の指導取締りの一環として「医薬品の範囲に関する基準」が示されている。

《令和3年度／北海道・東北／問91（改題）》

問034 正答 **2**

ア ⭕️ 「肌にはりを与える」は、化粧品の効能効果の範囲に含まれる。

イ ❌ 「日やけによるシミ、ソバカスを防ぐ」であれば、化粧品の効能効果の範囲に含まれるが、「薄くする」という表現は認められていない。

ウ ⭕️ 「毛髪をしなやかにする」は、化粧品の効能効果の範囲に含まれる。

エ ❌ 「肌荒れを防ぐ」であれば、化粧品の効能効果の範囲に含まれるが、「改善する」という表現は認められていない。

問035 正答 **5**

1 ⭕️ 「肌にツヤを与える」は、化粧品の効能効果の範囲に含まれる。

2 ⭕️ 「口唇を滑らかにする」は、化粧品の効能効果の範囲に含まれる。

3 ⭕️ 「乾燥による小ジワを目立たなくする」は、化粧品の効能効果の範囲に含まれる。

4 ⭕️ 「頭皮、毛髪のうるおいを保つ」は、化粧品の効能効果の範囲に含まれる。

5 ❌ 「くせ毛、ちぢれ毛又はウェーブ毛髪をのばし、保つ」は、化粧品ではなく、**医薬部外品（パーマネント・ウェーブ用剤）**の効能効果の範囲に含まれる。

問036 正答 **1**

1 ❌ **健康食品**という単語は、**法令**（健康増進法を含む）で**定義された用語ではないが**、一般に用いられている単語である。

2 ⭕️ 外形上、**食品**として販売等されている製品であっても、その**成分本質**、効能効果の標榜内容等に照らして**医薬品**とみなされる場合には、**無承認無許可医薬品**として、医薬品医療機器等法に基づく**取締り**の対象となる。

3 ⭕️ **特定保健用食品**とは、**健康増進法**に基づく許可または承認を受けて、食生活において**特定の保健**の目的で摂取をする者に対し、その摂取により**当該保健の目的が期待できる旨**の表示をする食品である。

4 ⭕️ **経口的**に摂取される物が**医薬品**に該当するか否かについては、一般の生活者から見て必ずしも明確でない場合があるため、**無承認無許可医薬品**の指導取締りの一環として「医薬品の範囲に関する基準」（昭和46年6月1日薬発第476号）が示されている。

4章 薬事関係法規・制度

保健機能食品等の食品に関する次の記述の正誤について、正しい組み合わせはどれか。

a 食品衛生法において、食品とは、医薬品及び医薬部外品以外のすべての飲食物であると規定されている。

b 機能性表示食品は、事業者の責任において、科学的根拠に基づいた機能性を表示し、販売後に安全性及び機能性の根拠に関する情報などが、消費者庁長官へ届け出られたものである。

c ビタミンEを栄養成分として含有している栄養機能食品に栄養表示する場合は、「ビタミンEは、抗酸化作用により、体内の脂質を酸化から守り、細胞の健康維持を助ける栄養素です。」と栄養成分の機能の表示をしなければならない。

❶ d 葉酸を栄養成分として含有している栄養機能食品は、「多量に摂取すると軟便（下痢）になることがあります。」という注意喚起表示が必須である。

	a	b	c	d
1	正	正	誤	誤
2	誤	誤	正	誤
3	誤	正	誤	正
4	誤	正	正	誤
5	正	誤	正	正

〈令和元年度／南関東／問48〉

「医薬品の範囲に関する基準」で示されている医薬品に該当する要素として、正しいものの組み合わせを一つ選びなさい。

a 製品表示などに医薬品的な効能効果が標榜又は暗示されていること

b 錠剤やカプセル剤のような医薬品的な形状であること（食品である旨が明示されている場合に限る。）

c 服用時期、服用間隔、服用量等の医薬品的な用法用量の記載があること（調理のために使用方法、使用量等を定めている場合を除く。）

d 成分本質（原材料）が、人その他の生物（植物を除く。）に由来するものを含むこと

1（a, b）　　**2**（a, c）　　**3**（b, d）　　**4**（c, d）

〈令和元年度／奈良／問59〉

問 037　正答 **2**

a ✗ **食品**とは、医薬品、医薬部外品および再生医療等製品**以外のすべての飲食物**をいう（食品安全基本法第2条、食品衛生法第4条第1項）。

b ✗ **機能性表示食品**は、**事業者の責任**において、科学的根拠に基づいた機能性を表示し、**販売前**に安全性および機能性の根拠に関する情報などが**消費者庁長官へ届け出**られたものである。

c 〇 **ビタミンE**を栄養成分として含有(がんゆう)している栄養機能食品の**栄養機能表示**は、以下のとおりである。
- ビタミンEは、**抗酸化作用**により、体内の**脂質**を**酸化**から守り、細胞の健康維持を助ける栄養素です

d ✗ **葉酸**を栄養成分として含有している栄養機能食品の**注意喚起表示**は、以下のとおりである。
- 本品は、多量摂取により疾病(しっぺい)が治癒(ちゆ)したり、より健康が増進するものではありません
- 1日の摂取目安量を守ってください
- 本品は、胎児の正常な発育に寄与する栄養素ですが、多量摂取により胎児の発育が良くなるものではありません

問 038　正答 **2**

医薬品の範囲に関する基準では、**医薬品**に該当する要素として、以下のように示されている。

①**成分本質**（原材料）が、**専ら医薬品**として使用される成分本質を含むこと（食品添加物と認められる場合を除く）

②**医薬品的な効能効果**が標榜または暗示されていること（製品表示や添付文書によるほか、チラシ、パンフレット、刊行物、インターネット等の広告宣伝物等による場合も含む）

③アンプル剤や舌下錠(ぜっかじょう)、口腔用(こうくう)スプレー剤等、**医薬品的な形状**であること（ただし、**錠剤**、**丸剤**、**カプセル剤**、**顆粒剤**、**散剤**等の形状については、**食品である旨**が明示されている場合に限り、当該形状のみをもって医薬品への該当性の判断がなされることはない）

④服用時期、服用間隔、服用量等の**医薬品的な用法用量**の記載があること（調理のために使用方法、使用量等を定めている場合を除く）

保健機能食品等の食品に関する記述の正誤について、正しい組み合わせを一つ選べ。

a 特別用途食品（特定保健用食品を除く）は、健康増進法に基づく許可又は承認を受けて、乳児、幼児、妊産婦又は病者の発育又は健康の保持若しくは回復の用に供することが適当な旨を医学的・栄養学的表現で記載し、かつ、用途を限定した食品である。

b いわゆる健康食品に医薬品的な効能効果を標榜した場合には、無承認無許可医薬品として、取締りの対象となることがある。

c 栄養機能食品とは、事業者の責任において、科学的根拠に基づいた機能性を表示し、販売前に安全性及び機能性の根拠に関する情報などが消費者庁長官へ届け出られたものである。

d 特定保健用食品の中には、その許可の際に必要とされる有効性の科学的根拠のレベルに達しないものの、一定の有効性が確認されるものについて、限定的な科学的根拠である旨の表示をすることを条件として許可された「条件付き特定保健用食品」という区分がある。

	a	b	c	d
1	正	正	正	誤
2	正	正	誤	正
3	正	誤	正	正
4	誤	正	正	正
5	正	正	正	正

《令和３年度／関西広域連合・福井／問89（改題）》

以下のうち、特別用途食品でないものを一つ選びなさい。

1 病者用食品

2 妊産婦、授乳婦用食品

3 いわゆる健康食品

4 乳児用食品

5 えん下困難者用食品

《令和２年度／九州・沖縄・北海道／問114》

問039 正答 **2**

a ◯ **特別用途食品**（特定保健用食品を除く）は、**乳児**、**幼児**、**妊産婦**または**病者**の発育または健康の保持もしくは回復の用に供することが適当な旨を医学的・栄養学的表現で記載し、かつ、用途を限定したもので、**健康増進法**に基づく**許可**または**承認**を受け、「**特別の用途に適する旨**の表示」をする食品である。

b ◯ **いわゆる健康食品**に、特定の保健の用途に適する旨の効果等を表示・標榜する場合は、医薬品の**効能効果を暗示する**ものとみなされ、**無承認無許可医薬品**として、医薬品医療機器等法に基づく**取締りの対象**となる。

c ✕ **栄養機能食品**は、1日当たりの摂取目安量に含まれる**栄養成分の量**が、**基準に適合**している食品である。

d ◯ 特定保健用食品の許可の際に必要とされる有効性の**科学的根拠のレベルに達しない**ものの、**一定の有効性**が確認されるものは、限定的な科学的根拠である旨の表示をすることを条件として許可されている。この条件で許可された特定保健用食品を「**条件付き特定保健用食品**」と区分している。

問040 正答 **3**

特別用途食品には、以下の5つがある。

- **病者用**食品
- **妊産婦**、**授乳婦用**食品（粉乳）
- **乳児用**食品（調製粉乳）
- **えん下困難者用**食品
- **特定保健用食品**

保健機能食品等に関する記述の正誤について、正しい組み合わせはどれか。

- **a** 特定保健用食品とは、個別に生理的機能や特定の保健機能を示す有効性や安全性等に関する審査を受け、許可又は承認を取得したものである。

- **b** 機能性表示食品は、特定の保健の目的が期待できる（健康の維持及び増進に役立つ）という食品の機能性を表示することができ、消費者庁長官の個別の許可を受けたものである。

- **c** 栄養機能食品は、栄養表示しようとする場合に、1日当たりの摂取目安量に含まれる栄養成分の量が基準に適合していれば、その栄養成分の機能の表示を行う義務はない。

- **d** いわゆる健康食品の製品中に医薬品成分が検出された場合は、無承認無許可医薬品として、取締りの対象となる。

	a	b	c	d
1	正	正	誤	正
2	正	正	誤	誤
3	正	誤	誤	正
4	誤	正	正	正
5	正	誤	正	誤

《令和元年度／中国／問47》

食品表示基準に基づく栄養機能食品における栄養成分と栄養機能表示との関係について、正しいものの組み合わせはどれか。

（栄養成分）　　　　　　　　（栄養機能表示）

- **a** パントテン酸 ― パントテン酸は、皮膚や粘膜の健康維持を助ける栄養素です。

- **b** ビタミンB_1 ―― ビタミンB_1は、たんぱく質からのエネルギーの産生と皮膚や粘膜の健康維持を助ける栄養素です。

- **c** 鉄 ―――― 鉄は、赤血球の形成を助ける栄養素です。鉄は、多くの体内酵素の正常な働きと骨の形成を助ける栄養素です。

- **d** ビタミンE ―― ビタミンEは、抗酸化作用により、体内の脂質を酸化から守り、細胞の健康維持を助ける栄養素です。

1（a, c）　　**2**（a, d）　　**3**（b, c）　　**4**（b, d）

《令和4年度／北海道・東北／問89》

問 041 正答 **3**

a ◯ **特定保健用食品**として**特定の保健の用途**を表示するためには、個別に生理的機能や特定の保健機能を示す有効性や安全性等に関する審査を受け、**許可**または**承認**を取得することが必要である。

b ✕ **機能性表示食品**は、**特定の保健の目的**が期待できる（健康の維持および増進に役立つ）という食品の機能性を表示することはできるが、消費者庁長官の個別の**許可を受けたものではない**。

c ✕ **栄養機能食品**では、**栄養成分の機能表示**と併せて、当該栄養成分を摂取する上での**注意事項**を適正に表示することが求められている。

d ◯ いわゆる**健康食品**の製品中に**医薬品成分**が検出された場合は、**無承認無許可医薬品**として、医薬品医療機器等法に基づく**取締りの対象**となる。

問 042 正答 **2**

a ◯ **パントテン酸**を栄養成分として含有している栄養機能食品の**栄養機能表示**は、以下のとおりである。
  • パントテン酸は、**皮膚**や**粘膜の健康維持**を助ける栄養素です

b ✕ **ビタミンB_1**を栄養成分として含有している栄養機能食品の栄養機能表示は、以下のとおりである。
  • ビタミンB_1は、**炭水化物**からのエネルギー産生と**皮膚**や**粘膜の健康維持**を助ける栄養素です

c ✕ **鉄**を栄養成分として含有している栄養機能食品の**栄養機能表示**は、以下のとおりである。
  • 鉄は、**赤血球**を作るのに必要な栄養素です

d ◯ **ビタミンE**を栄養成分として含有している栄養機能食品の**栄養機能表示**は、以下のとおりである。
  • ビタミンEは、**抗酸化作用**により、体内の**脂質**を**酸化**から守り、細胞の健康維持を助ける栄養素です

次の1〜5で示される成分のうち、カルシウムの吸収を高める食品として特定保健用食品に認められているものはどれか。

1 ポリデキストロース

2 カゼインドデカペプチド

3 大豆たんぱく質

4 グアバ葉ポリフェノール

5 カゼインホスホペプチド

《令和3年度／北海道・東北／問92》

総称して保健機能食品と呼ばれる食品の組み合わせとして、正しいものはどれか。

1 特定保健用食品、栄養機能食品、機能性表示食品

2 特定保健用食品、栄養機能食品、健康食品

3 特別用途食品、栄養機能食品、健康食品

4 特定保健用食品、栄養補助食品、機能性表示食品

5 特別用途食品、栄養補助食品、健康食品

《令和2年度／甲信越／問5》

以下の栄養成分のうち、栄養機能表示と併せて「本品は、胎児の正常な発育に寄与する栄養素ですが、多量摂取により胎児の発育が良くなるものではありません。」という注意喚起表示がされることがあるものとして、正しいものを一つ選びなさい。

1 葉酸

2 カルシウム

3 ビタミンA

4 マグネシウム

5 亜鉛

《令和4年度／九州・沖縄／問108》

問 043　正答 **5**

1 ✖ **ポリデキストロース**を保健機能成分として含有（がんゆう）している特定保健用食品の表示内容は、**おなかの調子を整える**等である。

2 ✖ カゼインドデカペプチドを保健機能成分として含有している特定保健用食品の表示内容は、**血圧が高めの方に適する**等の血圧関係である。

3 ✖ **大豆たんぱく質**を保健機能成分として含有している特定保健用食品の表示内容は、**コレステロールが高めの方に適する**等のコレステロール関係である。

4 ✖ **グアバ葉ポリフェノール**を保健機能成分として含有している特定保健用食品の表示内容は、**血糖値が気になる方に適する**、**食後の血糖値の上昇を緩やかにする**等の血糖値関係である。

5 ⭕ **カゼインホスホペプチド**を保健機能成分として含有している特定保健用食品の表示内容は、**カルシウム等の吸収を高める**等のミネラルの吸収関係である。

問 044　正答 **1**

　①**特定保健用食品**、②**栄養機能食品**、③**機能性表示食品**を総称して、**保健機能食品**という。

問 045　正答 **1**

　葉酸を栄養成分として含有している栄養機能食品の**注意喚起表示**は、以下のとおりである。

- 本品は、多量摂取により疾病が治癒したり、より健康が増進するものではありません
- １日の摂取目安量を守ってください
- 本品は、胎児の正常な発育に寄与する栄養素ですが、**多量摂取により胎児の発育が良くなるものではありません**

4
章

薬事関係法規・制度

問046 重要度 ★★　　　　　　　　　　check □□□

第1欄の記述は、栄養機能食品の栄養成分に関する栄養機能表示である。
（　　　）の中に入れるべき字句は第2欄のどれか。なお、（　　　）内にはどちらも同じ字句が入る。

第1欄

（　　　）は、赤血球の形成を助ける栄養素です。

（　　　）は、多くの体内酵素の正常な働きと骨の形成を助ける栄養素です。

第2欄

　1　亜鉛　　**4**　マグネシウム
　2　鉄　　　**5**　銅
　3　葉酸

《令和4年度／北陸・東海／問100》

医薬品の販売業の許可

問047 重要度 ★★　　　　　　　　　　check □□□

薬局に関する次の記述のうち、誤っているものはどれか。

　1　医薬品医療機器等法において、薬局は、「薬剤師が販売又は授与の目的で調剤の業務並びに薬剤及び医薬品の適正な使用に必要な情報の提供及び薬学的知見に基づく指導の業務を行う場所（その開設者が併せ行う医薬品の販売業に必要な場所を含む。）」と定義されている。

　2　薬局の管理者は、薬局に関する必要な業務を遂行し、必要な事項を遵守するために必要な能力及び経験を有する者でなければならない。

　3　薬局開設者は、薬局の管理者の意見を尊重するとともに、法令遵守のために措置を講ずる必要があるときは、当該措置を講じ、かつ、講じた措置の内容を記録し、これを適切に保存しなければならない。

　4　健康サポート薬局とは、患者が継続して利用するために必要な機能及び個人の主体的な健康の保持増進への取組を積極的に支援する機能を有する薬局をいう。

　5　医師若しくは歯科医師又は薬剤師が診療又は調剤に従事する他の医療提供施設と連携し、薬剤の適正な使用の確保のために専門的な薬学的知見に基づく指導を実施するために必要な機能を有する薬局は、傷病の区分ごとに、その所在地の都道府県知事の認定を受けて地域連携薬局と称することができる。

《令和4年度／南関東／問48（改題）》

問046 正答 **5**

銅を栄養成分として含有している栄養機能食品の栄養機能表示は、以下のとおりである。

- 銅は、**赤血球の形成**を助ける栄養素です
- 銅は、多くの体内酵素の正常な働きと骨の形成を助ける栄養素です

問047 正答 **5**

1 ◯ 薬剤師が販売または授与の目的で**調剤**の業務並びに薬剤および医薬品の適正な使用に必要な**情報の提供**および**薬学的知見に基づく指導**の業務を行う場所（その開設者が併せ行う**医薬品の販売業**に必要な場所を含む）を**薬局**という。

2 ◯ 薬局の管理者は、薬局に関する必要な業務を遂行し、必要な事項（例：その薬局の従事者の監督）を遵守するために**必要な能力および経験**を有する者でなければならない。

3 ◯ **薬局開設者**は、**薬局の管理者**の意見を**尊重**するとともに、法令遵守のために措置を講ずる必要があるときは、当該措置を講じ、かつ、講じた**措置の内容**（措置を講じない場合にあっては、その旨およびその理由）を**記録**し、これを適切に**保存**しなければならない。

4 ◯ 患者が**継続して利用**するために必要な機能および個人の主体的な健康の保持増進への取組を**積極的に支援**する機能を有する薬局を**健康サポート薬局**という。

5 ✕ 医師もしくは歯科医師または薬剤師が診療または調剤に従事する**他の医療提供施設**と連携し、薬剤の適正な使用の確保のために**専門的な薬学的知見**に基づく指導を実施するために必要な機能を有する薬局は、**傷病の区分**ごとに、その所在地の**都道府県知事**の**認定**を受けて**専門医療機関連携薬局**と称することができる。

問 048 重要度 ★★★　　　　　　　　　　　　　　　check ☐☐☐

医薬品の販売業の許可に関する以下の記述のうち、正しいものはどれか。

1 医薬品の販売業の許可は、5年ごとに、その更新を受けなければ、その期間の経過によって、その効力を失う。

2 薬局における医薬品の販売行為は、薬局の業務に付随して行われる行為であるため、医薬品の販売業の許可は必要としない。

3 医薬品の販売業の許可を受ければ、販売のために医薬品をあらかじめ小分けすることができる。

4 卸売販売業の許可を受けた者は、業として、一般の生活者に対して直接医薬品を販売することができる。

《令和元年度／北海道・東北／問87》

問 049 重要度 ★★★　　　　　　　　　　　　　　　check ☐☐☐

医薬品の販売業に関する次の記述について、正しいものの組み合わせを下欄から選びなさい。

a 医薬品医療機器等法第24条第1項では、薬局開設者又は医薬品の販売業の許可を受けた者でなければ、業として、医薬品を販売の目的で貯蔵してはならない、と規定されている。

b 医薬品の販売業の許可は、店舗販売業又は配置販売業の許可の2種類に分けられている。

❶ **c** 店舗販売業では、医薬品の包装を開封して販売することはできない。

d 配置販売業の許可は、6年ごとにその更新を受けなければ、その期間の経過によってその効力を失う。

1（a，b）　　**2**（a，d）　　**3**（b，c）　　**4**（c，d）

《平成30年度／四国／問90》

問 048 正答 **2**

1 ✗ 医薬品の販売業の許可は、**6年ごと**に、その**更新**を受けなければ、その期間の経過によって、その効力を失う。

2 ○ **薬局開設者**または**医薬品の販売業の許可を受けた者**でなければ、業として、医薬品を販売等してはならない（法第24条第1項）と規定されているように、**薬局における医薬品の販売行為**は、医薬品の販売業の**許可を必要としない**。

3 ✗ **薬局開設者**または**医薬品の販売業者**が、販売のために医薬品（例：一般用医薬品）を**あらかじめ小分け**する行為は、無許可製造、無許可製造販売に該当するため**認められない**。

4 ✗ **卸売販売業者**は、業として**一般の生活者**に対して直接医薬品の販売等を行うことが**認められていない**。

問 049 正答 **2**

a ○ **薬局開設者**または**医薬品の販売業の許可を受けた者**でなければ、業として、医薬品を**販売**し、**授与**し、または販売もしくは授与の目的で**貯蔵**し、もしくは**陳列**（配置することを含む）してはならない（法第24条第1項）。

b ✗ 医薬品の販売業の許可は、**店舗販売業**の許可、**配置販売業**の許可または**卸売販売業**の許可の**3種類**に分けられている。

c ✗ 薬局、**店舗販売業**および**卸売販売業**では、**特定の購入者**の求めに応じて医薬品の包装を開封して**分割販売**することができる。

d ○ **薬局開設の許可**および**医薬品の販売業の許可**（配置販売業の許可を含む）は、いずれも**6年**ごとの**更新制**となっている。

更新とは、許可の有効期間の満了に際して、従前の許可に代えて同一の内容をもつ新たな許可の処分をすることをいう。医薬品の販売業の許可が失効した後において、その業務を引き続き行った場合は、医薬品の無許可販売に該当する。

医薬品の販売に関する次の記述の正誤について、正しい組み合わせはどれか。

a 医薬品の販売業の許可のうち、一般の生活者に対して医薬品を販売等することができるのは、店舗販売業及び卸売販売業の許可を受けた者だけである。

b 薬剤師が店舗管理者であれば、店舗販売業の許可を受けた店舗において、医療用医薬品の販売ができる。

c 卸売販売業者は、配置販売業者に対し、いかなる場合であっても要指導医薬品を販売することができない。

	a	b	c
1	正	正	正
2	正	正	誤
3	正	誤	正
4	誤	正	正
5	誤	誤	正

《令和3年度／北関東・甲信越／問7（改題）》

薬局に関する記述のうち、正しいものはどれか。

1 調剤を実施する薬局は、医療法（昭和23年法律第205号）において、医療提供施設と位置づけられてはいない。

2 薬局で取り扱うことができる医薬品は、医療用医薬品及び要指導医薬品のみである。

3 薬局開設者が薬剤師でないときは、その薬局で薬事に関する実務に従事する薬剤師のうちから管理者を指定して実地に管理させなければならない。

4 薬局として開設の許可を受けていないものは、どのような場所であっても薬局の名称を付してはならない。

《令和元年度／中国／問50》

問 050 　正答 **5**

a ✗ 　**医薬品の販売業**の許可のうち、**一般の生活者**に対して医薬品を販売等することができるのは、**店舗販売業**の許可および**配置販売業**の許可だけである。

b ✗ 　（薬剤師が店舗管理者であってもなくても、）**店舗販売業**の許可では、**一般用医薬品および要指導医薬品以外の医薬品**（例：医療用医薬品）を販売することができない。

c ◯ 　**卸売販売業者**は、**配置販売業者**に対し、**一般用医薬品以外の医薬品**（例：要指導医薬品）を販売または授与してはならない。

問 051 　正答 **3**

1 ✗ 　**調剤**を実施する**薬局**は、**医療提供施設**としても位置づけられている（医療法第1条の2第2項）。

2 ✗ 　**薬局**では、**医療用医薬品**のほか、**要指導医薬品**および**一般用医薬品**を取り扱うことができる。

3 ◯ 　**薬局開設者**が**薬剤師でない**ときは、その薬局で薬事に関する実務に従事する**薬剤師**のうちから**管理者を指定**して実地に管理させなければならない。その管理者は、保健衛生上支障を生ずるおそれがないよう薬局の業務につき**必要な注意**をしなければならず、薬局開設者に対して**必要な意見**を述べなければならない。

4 ✗ 　**医薬品を取り扱う場所**であって、**薬局**として**開設の許可**を受けていないものは、病院または診療所の**調剤所**を除き、**薬局の名称を付してはならない**。

薬局における薬剤師不在時間に関する記述の正誤について、正しい組み合わせを一つ選べ。

a あらかじめ予定されている定期的な在宅対応により薬剤師が不在となる時間は、薬剤師不在時間として認められる。

b 恒常的に薬剤師が不在となる時間であっても、学校薬剤師の業務に従事する時間であれば、薬剤師不在時間として認められる。

c 薬剤師不在時間内であっても、調剤室を閉鎖する必要はなく、登録販売者は第二類医薬品又は第三類医薬品を販売できる。

d 薬剤師不在時間内は、薬局の管理を行う薬剤師が、薬剤師不在時間内に当該薬局において勤務している従事者と連絡ができる体制を備えている必要がある。

	a	b	c	d
1	正	誤	正	正
2	正	誤	正	誤
3	誤	正	正	誤
4	誤	誤	誤	正
5	正	正	誤	正

《令和2年度／関西広域連合・福井／問91》

薬局開設者が、第一類医薬品を販売する場合、薬剤師に必要な情報を提供させるにあたって用いる書面に、医薬品医療機器等法施行規則第159条の15第2項の規定に基づき、必ず記載しなければならない当該医薬品に関する事項として、正しいものの組み合わせはどれか。

a 有効成分の名称

b 効能又は効果

c 使用の期限

d 製造番号又は製造記号

1 （a, b）　　2 （a, d）　　3 （b, c）　　4 （c, d）

《平成30年度／北関東・甲信越／問10》

問052 正答 **4**

a, b ✗ 学校薬剤師の業務やあらかじめ予定されている定期的な業務によって、**恒常的**に薬剤師が不在となる時間は、**薬剤師不在時間**として**認められない**。

c ✗ **薬剤師不在時間内**は、調剤室を閉鎖しなければならない。
　　薬剤師不在時間内であっても、**登録販売者**が販売できる医薬品は、**第二類医薬品**または**第三類医薬品**である。

d ◯ **薬剤師不在時間内**は、薬局の**管理を行う薬剤師**（薬局の管理者）が、薬剤師不在時間内に当該薬局において勤務している**従事者**（登録販売者、一般従事者）**と連絡**ができる体制を備えていることが求められる。

問053 正答 **1**

　薬局開設者が**第一類医薬品**を（一般の生活者に）販売する場合には、その薬局において医薬品の販売または授与に従事する**薬剤師**に、以下の事項を記載した**書面**を用いて、必要な**情報を提供**させなければならない。

①当該第一類医薬品の**名称**
②当該第一類医薬品の**有効成分の名称**およびその**分量**
③当該第一類医薬品の**用法および用量**
④当該第一類医薬品の**効能または効果**
⑤当該第一類医薬品に係る使用上の注意のうち、保健衛生上の危害の発生を防止するために必要な事項
⑥その他当該第一類医薬品を販売し、または授与する薬剤師がその適正な使用のために必要と判断する事項

店舗管理者に関する記述の正誤について、正しい組み合わせを一つ選びなさい。

- **a** 第二類医薬品又は第三類医薬品のみを販売する店舗の店舗管理者は、必ず登録販売者でなければならない。
- **b** 店舗管理者は、一般従事者として薬剤師又は登録販売者の管理及び指導の下に実務に従事した期間又は登録販売者として業務に従事した期間が通算して5年以上の者でなければならない。
- **c** 店舗の管理者が薬剤師である場合、要指導医薬品及び第一類医薬品を登録販売者が販売又は授与することができる。
- **d** 第一類医薬品を販売する店舗の店舗管理者を登録販売者とする場合には、店舗管理者を補佐する薬剤師を置かなければならない。

	a	b	c	d
1	正	正	誤	誤
2	誤	正	正	誤
3	誤	誤	正	正
4	誤	誤	誤	正
5	正	誤	誤	誤

《平成29年度／奈良／問49》

配置販売業に関する記述の正誤について、正しい組み合わせを1つ選びなさい。

- **a** 区域管理者は、保健衛生上支障を生ずるおそれがないように、その区域の業務につき、必要な注意をしなければならない。
- **b** 購入者の居宅等に医薬品をあらかじめ預けておき、配置販売業者が次回訪問時に医薬品使用の有無に関わらず代金を請求する販売形態である。
- **c** 区域管理者が薬剤師である配置販売業者は、一般用医薬品及び要指導医薬品を販売することができる。
- **d** 配置販売業者は、その業務に係る都道府県の区域のうち、区域管理者が薬剤師である区域において、第一類医薬品を開封して分割販売することが認められている。

	a	b	c	d
1	正	誤	正	正
2	誤	誤	誤	正
3	誤	正	誤	正
4	正	誤	誤	誤
5	正	正	正	誤

《令和3年度／奈良／問45（改題）》

問 054 正答 **4**

a ✕ **第二類医薬品**または**第三類医薬品**を販売し、授与する店舗の**店舗管理者**は、その店舗において医薬品の販売または授与に従事している**薬剤師**または**登録販売者**でなければならない。

b ✕ 以下の登録販売者でなければ、**第二類医薬品**または**第三類医薬品**を販売する店舗の**店舗管理者**になることができない。
①過去**5年間**のうち、従事期間が通算して**2年以上**の登録販売者
②過去**5年間**のうち、従事期間が通算して**1年以上**であり、かつ、【**毎年度受講**する必要がある**研修**】と【店舗の管理および法令遵守に関する**追加的な研修**】を修了している登録販売者
③従事期間が通算して**1年以上**であり、かつ、過去に**店舗管理者**または**区域管理者**として業務に従事した経験のある登録販売者

c ✕ 店舗販売業者は、**要指導医薬品**または**第一類医薬品**については、**薬剤師**に販売または授与させなければならない。

d ◯ **登録販売者**（所定の要件を満たした者に限る）を、**第一類医薬品**を販売する店舗の**店舗管理者**とすることもできるが、この場合、店舗管理者を**補佐**する**薬剤師**を置かなければならない。

問 055 正答 **4**

a ◯ **区域管理者**は、保健衛生上支障を生ずるおそれがないように、その業務に関し配置員を監督するなど、その**区域の業務**につき、**必要な注意**をしなければならず、また、**配置販売業者**に対して**必要な意見**を**書面**により述べなければならない。

b ✕ **配置販売業**は、購入者の居宅等に医薬品を**あらかじめ預けて**おき、購入者がこれを**使用した後**でなければ**代金請求権**を生じない（**先用後利**）といった販売形態である。

c ✕ **配置販売業者**は、**一般用医薬品**のうち**経年変化**が起こりにくいこと等の基準（**配置販売品目基準**）に適合するもの以外の医薬品を販売してはならない。

d ✕ **配置販売業**では、医薬品（第一類医薬品を含む）を開封して**分割販売**することが禁止されている。

配置販売業に関する次の記述の正誤について、正しい組み合わせはどれか。

a 配置販売業の許可は、一般用医薬品を、配置により販売又は授与する業務について、配置しようとする区域をその区域に含む都道府県ごとに、その都道府県知事が与えることとされている。

b 配置販売業者又はその配置員は、医薬品の配置販売に従事しようとするときは、配置販売業者の氏名及び住所、配置販売に従事する者の氏名及び住所並びに区域及びその期間を、あらかじめ、配置販売に従事しようとする区域の都道府県知事に届け出なければならない。

c 一般用医薬品のうち経年変化が起こりにくいこと等の基準に適合するもの以外の医薬品を販売等してはならないこととされている。

	a	b	c
1	誤	正	正
2	正	正	誤
3	正	正	正
4	正	誤	誤
5	誤	誤	正

《令和元年度／北関東・甲信越／問15》

配置販売業に関する次の記述の正誤について、正しい組み合わせはどれか。

a 配置販売業者は、その業務に係る都道府県の区域を、自ら管理し、又は当該都道府県の区域において配置販売に従事する配置員のうちから指定したものに管理させなければならない。

b 購入者の居宅等に常備薬として用いる製品をひと揃い収めた「配置箱」を預けることは、医薬品医療機器等法上、貯蔵に該当する。

c 薬局開設者又は店舗販売業者が、配置による販売又は授与の方法で医薬品を販売等しようとする場合には、別途、配置販売業の許可を受ける必要はない。

d 配置販売業者が、店舗による販売又は授与の方法で医薬品を販売等しようとする場合には、別途、薬局の開設又は店舗販売業の許可を受ける必要がある。

	a	b	c	d
1	正	正	正	誤
2	正	誤	正	正
3	正	誤	誤	正
4	誤	誤	正	誤
5	誤	正	誤	正

《令和３年度／南関東／問52（改題）》

問 056 正答 **3**

a ◯ **配置販売業の許可**は、**一般用医薬品**を、**配置**により販売し、または授与する業務について行う（法第25条第2号）。

　配置販売業の許可は、配置しようとする区域をその区域に含む**都道府県**ごとに、その**都道府県知事**が与える（法第30条第1項）。

b ◯ **配置販売業者**またはその**配置員**は、医薬品の配置販売に従事しようとするときは、①配置販売業者の氏名および住所、②配置販売に従事する者の氏名および住所、③配置販売に従事する区域およびその期間を、**あらかじめ**、配置販売に従事しようとする**区域**の**都道府県知事**に**届け出**なければならない（法第32条）。

c ◯ **配置販売業者**は、配置販売品目基準（**一般用医薬品**のうち**経年変化が起こりにくい**ことその他の厚生労働大臣の定める基準）に適合するもの**以外**の医薬品を販売してはならない（法第31条）。

問 057 正答 **3**

a ◯ **配置販売業者**は、その業務に係る都道府県の区域を、**自ら管理し**、または当該都道府県の区域において配置販売に従事する**配置員**のうちから**指定**したものに**管理させ**なければならない。

b ✕ 購入者の居宅等に常備薬として用いる製品をひと揃い収めた「**配置箱**」を預けることは、医薬品医療機器等法上、**陳列**に該当する。

c ✕ **薬局開設者**または**店舗販売業者**が、配置による販売または授与の方法で医薬品を販売等しようとする場合には、別途、**配置販売業の許可**を受ける必要がある。

d ◯ **配置販売業者**が、**店舗**による販売または授与の方法で医薬品を販売等しようとする場合には、別途、**薬局開設の許可**または**店舗販売業の許可**を受ける必要がある。

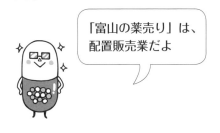

「富山の薬売り」は、配置販売業だよ

問 058 重要度 ★★★　check ☐☐☐

次の記述は、医薬品医療機器等法第33条第1項の条文である。（　　　）の中に入れるべき字句の正しい組み合わせはどれか。

第三十三条　配置販売業者又はその配置員は、その（　a　）の都道府県知事が発行する（　b　）の交付を受け、かつ、これを（　c　）しなければ、医薬品の配置販売に従事してはならない。

	a	b	c
1	住所地	許可証	携帯
2	住所地	身分証明書	掲示
3	住所地	身分証明書	携帯
4	勤務地	身分証明書	掲示
5	勤務地	許可証	携帯

《令和元年度／北海道・東北／問91》

問 059 重要度 ★★★　check ☐☐☐

店舗管理者が薬剤師である店舗において、店舗販売業者が登録販売者により販売させることができるものとして、正しいものの組み合わせを一つ選びなさい。

a　第一類医薬品

b　要指導医薬品

c　指定第二類医薬品

d　第二類医薬品

1（a，b）　2（a，c）　3（b，d）　4（c，d）

《令和2年度／奈良／問57》

問 060 重要度 ★★　check ☐☐☐

店舗販売業者が、第二類医薬品を登録販売者に販売させる際、購入者に対して伝えさせなければならない事項に関する次の記述のうち、正しいものの組み合わせはどれか。

a　販売した日時

b　販売した店舗の所在地

c　販売した店舗の電話番号その他連絡先

d　販売した登録販売者の氏名

1（a，b）　2（a，c）　3（a，d）　4（b，c）　5（c，d）

《令和4年度／北関東・甲信越／問13》

問058 正答 3

第三十三条　配置販売業者又はその配置員は、その（a. **住所地**）の都道府県知事が発行する（b. **身分証明書**）の交付を受け、かつ、これを（c. **携帯**）しなければ、医薬品の配置販売に従事してはならない。

　なお、「その住所地」とは、配置販売業者の場合は**その業者の所在地**を、配置員の場合は**その者の住所地**を意味している。

問059 正答 4

　登録販売者は、以下の医薬品の販売に従事することができる。

- **第二類医薬品**（指定第二類医薬品を含む）
- **第三類医薬品**

問060 正答 5

　店舗販売業者は、**第二類医薬品**を販売するに当たっては、**薬剤師**または**登録販売者**に、以下の事項を購入しようとする者に**伝え**させなければならない。
①当該第二類医薬品を販売した**薬剤師**または**登録販売者の氏名**
②当該**店舗の名称**
③当該**店舗の電話番号**その他連絡先

4章 薬事関係法規・制度

問061 重要度 ★★ check ☐☐☐

薬局開設者が、その薬局において医薬品の販売に従事する薬剤師に要指導医薬品を販売させる方法に関する記述の正誤について、正しい組み合わせを一つ選びなさい。

a 購入しようとする者が、当該要指導医薬品を使用しようとする者であることを確認しなければならない。

b 当該要指導医薬品を販売した者の氏名、当該薬局の名称及び電話番号その他連絡先は、希望者のみに対して伝えることで差し支えない。

c 当該要指導医薬品を購入しようとする者及び当該要指導医薬品を使用しようとする者の他の薬局開設者又は店舗販売業者からの医薬品(当該要指導医薬品を除く)の購入又は譲受けの状況を確認しなければならない。

d 販売に従事する薬剤師は、要指導医薬品購入希望者へ情報提供及び指導を行い、その内容を理解したこと並びに質問がないことを確認した後に、当該医薬品を販売することができる。

	a	b	c	d
1	正	誤	誤	正
2	正	正	誤	誤
3	誤	正	正	誤
4	誤	正	誤	正
5	誤	誤	正	誤

《平成29年度／奈良／問51(改題)》

問062 重要度 ★★ check ☐☐☐

1〜5の事項のうち、配置販売業者が第1類医薬品を配置したときに、医薬品医療機器等法施行規則第149条の5第3項の規定により、書面に記載し、2年間保存しなければならないこととされている事項として**誤っているもの**はどれか。

1 品名

2 数量

3 配置した日時

4 配置した場所

5 医薬品の購入者等が情報提供の内容を理解したことの確認の結果

《令和3年度／北陸・東海／問92》

368

問 061 正答 **1**

a ◯ 当該要指導医薬品を**購入しようとする者**が、当該要指導医薬品を**使用しようとする者**であることを**確認**しなければならない。この場合において、購入しようとする者が、使用しようとする者でない場合は、当該者が薬剤師等である場合を除き、正当な理由の有無を確認しなければならない。

b ✗ 当該要指導医薬品を**販売した薬剤師の氏名**、当該**薬局の名称**、**当該薬局の電話番号**その他連絡先を、購入しようとする者に伝えなければならない。

c ✗ 当該要指導医薬品を購入しようとする者および当該要指導医薬品を使用しようとする者の他の薬局開設者または店舗販売業者からの**当該要指導医薬品の購入または譲受けの状況**（当該要指導医薬品の他店からの入手状況）を確認しなければならない。このときに確認した事項を勘案し、適正な使用のために必要と認められる数量に限り、販売することができる。

d ◯ 情報の提供および指導を受けた者が、当該情報の提供および指導の**内容を理解したこと**並びに**質問がないことを確認した後**に、販売することができる。また、当該要指導医薬品を購入しようとする者から**相談があった場合**には、**情報の提供または指導**を行った後に、販売することができる。さらに、（一）当該要指導医薬品を**販売した薬剤師の氏名**、（二）当該**薬局の名称**、（三）**当該薬局の電話番号**その他連絡先を、購入しようとする者に伝えなければならない。

問 062 正答 **4**

　配置販売業者は、**第一類医薬品**を配置したときは、以下の事項を**書面**に記載し、2年間保存しなければならない。

①**品名**
②**数量**
③配置した**日時**
④配置した**薬剤師の氏名**、**情報提供**を行った**薬剤師の氏名**
⑤購入者等が情報提供の**内容を理解**したことの**確認**の結果

問063 重要度 ★★　　　　　　　　　　　　　　　check ☐☐☐

以下の事項のうち、店舗販売業者が要指導医薬品又は第一類医薬品を販売した際に、医薬品の購入等に関する記録として書面に記載しなければならない項目について**誤っているもの**を一つ選びなさい。

1 品名

2 数量

3 販売の日時

4 購入者の氏名

5 購入者が情報提供の内容を理解したことの確認の結果

《令和4年度／九州・沖縄／問111》

問064 重要度 ★★　　　　　　　　　　　　　　　check ☐☐☐

以下のうち、要指導医薬品の情報提供及び指導を行う場合において、医薬品医療機器等法施行規則第158条の12第4項で定めるところにより、薬局開設者又は店舗販売業者が従事する薬剤師にあらかじめ確認させなければならない事項として、**誤っているもの**を一つ選びなさい。

1 住所

2 当該要指導医薬品に係る購入、譲受け又は使用の経験の有無

3 性別

4 他の薬剤又は医薬品の使用の状況

5 現にかかっている他の疾病がある場合は、その病名

《平成29年度／九州・沖縄／問111（改題）》

370

問063　正答 **4**

　店舗販売業者は、**要指導医薬品**または**第一類医薬品**を（一般の生活者に）販売したときは、以下の事項を書面に記載し、２年間保存しなければならない。

①**品名**
②**数量**
③販売した**日時**
④**販売した薬剤師の氏名、情報提供等**を行った**薬剤師の氏名**
⑤購入者が情報提供等の**内容を理解**したことの**確認**の結果

問064　正答 **1**

　薬局開設者または店舗販売業者は、要指導医薬品の情報の提供および指導を行わせるに当たっては、当該薬剤師に、あらかじめ、以下の事項を確認させなければならない。

①**年齢**
②**他の**薬剤または医薬品の**使用の状況**
③**性別**
④**症状**
⑤「④」の症状に関して**医師または歯科医師の診断**を受けたか否かの別および診断を受けたことがある場合にはその**診断の内容**
⑥**現に**かかっている他の疾病がある場合は、その**病名**
⑦**妊娠**しているか否かおよび妊娠中である場合は**妊娠週数**
⑧**授乳**しているか否か
⑨当該要指導医薬品に係る**購入、譲受け**または**使用の経験**の有無
⑩調剤された薬剤または医薬品の**副作用**その他の事由によると疑われる疾病にかかったことがあるか否か、かかったことがある場合はその**症状**、その**時期**、当該薬剤または**医薬品の名称**、**有効成分**、**服用した量**および**服用の状況**
⑪その他情報の提供を行うために確認することが必要な事項

薬局における要指導医薬品又は一般用医薬品のリスク区分に応じた情報提供等に関する次の記述の正誤について、正しい組み合わせはどれか。

- **a** 薬局開設者は、薬剤師、薬局開設者、医薬品の製造販売業者、製造業者若しくは販売業者、医師、歯科医師若しくは獣医師又は病院、診療所若しくは飼育動物診療施設の開設者に販売し、又は授与する場合を除き、要指導医薬品を使用しようとする者以外の者に対して、正当な理由なく要指導医薬品を販売し、又は授与してはならない。

- **b** 第一類医薬品を分割販売する場合、その直接の容器又は直接の被包に分割販売を行う薬局の名称及び所在地を表示又は記載しなければならないが、分割販売を行う薬局開設者の氏名又は名称は表示及び記載する必要はない。

- **c** 指定第二類医薬品については、積極的な情報提供の機会がより確保されるよう、陳列方法を工夫する等の対応が求められる。

- **d** 第三類医薬品を販売する場合、販売した薬剤師又は登録販売者の氏名、当該薬局の名称及び当該薬局の電話番号その他連絡先を、当該医薬品を購入しようとする者に伝えなければならない。

	a	b	c	d
1	正	正	誤	誤
2	正	誤	正	正
3	誤	誤	誤	誤
4	誤	誤	正	誤
5	正	正	誤	正

《令和2年度／北関東／問9》

問 065 正答 **2**

a ⭕ 薬局開設者は、**要指導医薬品を使用しようとする者以外の者**に対しては、**薬剤師等**に販売等する場合を除き、正当な理由なく**要指導医薬品**を販売等してはならない。

b ✖ 薬局において医薬品を**分割販売**する場合、その直接の容器等に、以下の事項が記載されていなければならない。
①**分割販売を行う者**（薬局開設の許可を受けた者）の**氏名**または**名称**
②**分割販売を行う薬局**（薬局開設の許可を受けた場所）の**名称**および**所在地**

c ⭕ **指定第二類医薬品**については、薬剤師または登録販売者による積極的な**情報提供の機会**がより確保されるよう、**陳列方法**を工夫するなどの対応が求められる。薬局開設者、店舗販売業者または配置販売業者は、指定第二類医薬品を販売等する場合には、当該指定第二類医薬品を購入しようとする者などが、禁忌事項を確認することおよび当該医薬品の使用について薬剤師または登録販売者に相談することを勧める旨を確実に認識できるようにするために必要な措置を講じなければならない（規則15条の7、147条の8、149条の11）。

d ⭕ 薬局開設者は、**第三類医薬品**を販売するに当たっては、**薬剤師**または**登録販売者**に、以下の事項を購入しようとする者に**伝え**させなければならない。
①当該第三類医薬品を販売した**薬剤師**または**登録販売者の氏名**
②当該**薬局の名称**
③当該**薬局の電話番号**その他連絡先

指定第二類医薬品とは、第二類医薬品のうち、小児、妊婦等や相互作用に関して使用を避けるべき注意事項があり、それに該当する使用がなされた場合に重大な副作用を生じる危険性が高まる成分、または依存性・習慣性がある成分が配合されたものをいう。

4 章
薬事関係法規・制度

問066 重要度 ★★

店舗販売業に関する次の記述の正誤について、正しい組み合わせはどれか。

a 店舗販売業においては、薬剤師が従事していれば調剤を行うことができる。

b 過去5年間のうち、薬局において一般従事者として薬剤師の管理及び指導の下に実務に従事した期間が通算して2年ある登録販売者は、第一類医薬品を販売する店舗における店舗管理者になることができる。

c 店舗管理者は、その店舗の所在地の都道府県知事にあらかじめ届出をすれば、その店舗以外の場所で業として店舗の管理その他薬事に関する実務に従事することができる。

	a	b	c
1	正	正	誤
2	正	誤	正
3	誤	正	正
4	誤	誤	誤

《令和元年度／北関東・甲信越／問10》

問067 重要度 ★★★

check ☐☐☐

次の記述は、医薬品医療機器等法第36条の10第3項の条文である。（　　　）の中に入れるべき字句の正しい組み合わせはどれか。

薬局開設者又は店舗販売業者は、第二類医薬品の（ a ）のため、第二類医薬品を販売し、又は授与する場合には、厚生労働省令で定めるところにより、その薬局又は店舗において医薬品の販売又は授与に従事する（ b ）に、必要な情報を（ c ）なければならない。ただし、薬剤師等に販売し、又は授与するときは、この限りでない。

	a	b	c
1	品質の確保	薬剤師又は登録販売者	提供させ
2	品質の確保	薬剤師	提供させるよう努め
3	適正な使用	薬剤師又は登録販売者	提供させ
4	適正な使用	薬剤師	提供させ
5	適正な使用	薬剤師又は登録販売者	提供させるよう努め

《平成29年度／南関東／問52》

問066 正答 **4**

a ✗ **店舗販売業**においては、薬剤師が従事していても**調剤はできない**。

b ✗ 過去**5年間**のうち、次に掲げるところにおいて、登録販売者として**3年以上**業務に従事した者を、**第一類医薬品**を販売する店舗の**店舗管理者**とすることもできる。

　①要指導医薬品または第一類医薬品を販売・授与する**薬局**

　②要指導医薬品または第一類医薬品を販売・授与する**店舗販売業**（薬剤師が店舗管理者であるものに限る）

　③第一類医薬品を配置販売する**配置販売業**（薬剤師が区域管理者であるものに限る）

c ✗ **店舗管理者**は、その店舗の所在地の**都道府県知事**（その店舗の所在地が保健所を設置する市または特別区の区域にある場合においては、市長または区長）**の許可**を受けた場合を除き、その**店舗以外の場所**で業として店舗の管理その他薬事に関する実務に従事する者であってはならない（法第28条第3項）。

　このように、許可がない限り、店舗管理者の兼務は禁止されている。

問067 正答 **5**

　薬局開設者又は店舗販売業者は、第二類医薬品の（a. **適正な使用**）のため、第二類医薬品を販売し、又は授与する場合には、厚生労働省令で定めるところにより、その薬局又は店舗において医薬品の販売又は授与に従事する（b. **薬剤師又は登録販売者**）に、必要な情報を（c. **提供させるよう努め**）なければならない。ただし、薬剤師等に販売し、又は授与するときは、この限りでない。

　薬剤師等とは、以下の者をいう。
- 薬剤師
- 薬局開設者
- 医薬品の製造販売業者、製造業者または販売業者
- 医師、歯科医師または獣医師
- 病院、診療所または飼育動物診療施設の開設者

4章

薬事関係法規・制度

重要度 ★★★　　　　　　　　　　　　　　check ☐☐☐

薬局に関する次の記述の正誤について、正しい組み合わせはどれか。なお、本設問において「薬剤師不在時間」とは、医薬品医療機器等法施行規則第１条第２項で規定されるものとする。

a 薬局は、厚生労働大臣の許可を受けなければ開設してはならない。

b 薬局において医薬品の販売を行うためには、薬局の許可と併せて店舗販売業の許可も受けなければならない。

c 薬局の開店時間のうち、当該薬局において調剤に従事する薬剤師が学校薬剤師の業務やあらかじめ予定されている定期的な業務を行うため、恒常的に薬剤師が不在となる時間を薬剤師不在時間という。

d 薬局開設者は、薬剤師不在時間内は、調剤に従事する薬剤師が不在のため調剤に応じることができない旨等、薬剤師不在時間に係る掲示事項を当該薬局内の見やすい場所及び当該薬局の外側の見やすい場所に掲示しなければならない。

	a	b	c	d
1	正	誤	正	誤
2	誤	正	正	誤
3	誤	正	誤	正
4	正	誤	誤	誤
5	誤	誤	誤	正

《令和３年度／南関東／問50（改題）》

重要度 ★★★　　　　　　　　　　　　　　check ☐☐☐

医薬品の陳列に関する以下の記述の正誤について、正しい組み合わせはどれか。

a 店舗販売業者は、鍵をかけた陳列設備に要指導医薬品を陳列している場合は、要指導医薬品を販売し、又は授与しない時間であっても、構造設備規則に規定する要指導医薬品陳列区画を閉鎖しなくてもよい。

b 第一類医薬品、第二類医薬品及び第三類医薬品を混在しないように陳列しなければならない。

c 第一類医薬品は必ず鍵をかけた陳列設備に陳列しなければならない。

d 開店時間のうち、一般用医薬品を販売し、又は授与しない時間は、一般用医薬品を通常陳列し、又は交付する場所を閉鎖しなければならない。

	a	b	c	d			a	b	c	d
1	誤	正	正	正		4	正	誤	誤	正
2	正	正	誤	正		5	誤	正	誤	誤
3	誤	誤	正	誤						

《令和２年度／東北／問94》

問 068 正答 **5**

a ✗ 薬局は、その所在地の**都道府県知事**（その所在地が保健所を設置する市または特別区の区域にある場合においては、市長または区長）の**許可**を受けなければ、開設してはならない。

b ✗ **薬局**では、医薬品の**調剤**と併せて、店舗により**医薬品の販売**を行うことが認められている。

c ✗ 薬局の開店時間のうち、当該薬局において**調剤**に従事する**薬剤師**が当該薬局以外の場所においてその業務を行うため、**やむを得ず**、かつ、**一時的**に当該薬局において薬剤師が不在となる時間を**薬剤師不在時間**という。例えば、緊急時の在宅対応や急遽日程の決まった退院時カンファレンスへの参加のため、一時的に当該薬局において薬剤師が不在となる時間が薬剤師不在時間に該当する。

d ◯ **薬局開設者**は、**薬剤師不在時間内**は、調剤に従事する薬剤師が不在のため**調剤に応じることができない旨**等、薬剤師不在時間に係る掲示事項を**当該薬局内**の見やすい場所および**当該薬局の外側**の見やすい場所に掲示しなければならない。

問 069 正答 **2**

a ◯ 要指導医薬品を販売し、または授与しない時間は、**要指導医薬品陳列区画**を**閉鎖**しなければならない。ただし、**鍵をかけた陳列設備に要指導医薬品**を陳列している場合は、**この限りでない**。

b ◯ 一般用医薬品を陳列する場合は、**第一類医薬品**、**第二類医薬品**および**第三類医薬品**を**混在しない**ように陳列しなければならない。

c ✗ **第一類医薬品**は、以下の場合を除き、**第一類医薬品陳列区画**の内部の陳列設備に陳列しなければならない。
①**鍵**をかけた陳列設備に陳列する場合
②第一類医薬品を購入しようとする者等が**直接手の触れられない**陳列設備に陳列する場合

d ◯ 薬局開設者または店舗販売業者は、開店時間のうち、**一般用医薬品**を販売などしない時間は、一般用医薬品を**通常陳列**し、または**交付する場所**を**閉鎖**しなければならない。

店舗販売業者が行う要指導医薬品又は一般用医薬品のリスク区分に応じた情報提供に関する記述の正誤について、正しい組み合わせはどれか。

a 要指導医薬品を販売等する場合には、その店舗において医薬品の販売等に従事する薬剤師に、対面により、書面を用いて必要な情報を提供させ、必要な薬学的知見に基づく指導を行わせなければならない。

b 第1類医薬品を販売等する場合には、その店舗において医薬品の販売等に従事する薬剤師に、対面により、必要な情報提供を行わせていれば、書面を用いて情報提供を行わせなくてもよい。

❗c 指定第2類医薬品を販売する場合には、情報提供を受けた者が情報提供の内容を理解したことを必ず確認し、販売しなくてはならない。

d 第3類医薬品の販売等において、適正使用の相談があった場合には、その店舗において販売等に従事する薬剤師又は登録販売者に、必要な情報を提供させなければならない。

	a	b	c	d			a	b	c	d
1	正	誤	誤	正		4	正	誤	正	誤
2	誤	誤	正	誤		5	誤	正	誤	誤
3	誤	正	誤	正						

《令和4年度／北陸・東海／問92》

店舗販売業における要指導医薬品及び一般用医薬品の陳列に関する記述の正誤について、正しい組み合わせはどれか。

a 医薬品を他の物と区別して陳列しなければならない。

b 要指導医薬品を要指導医薬品陳列区画（薬局等構造設備規則に規定する要指導医薬品陳列区画をいう。）の内部の陳列設備、鍵をかけた陳列設備、又は要指導医薬品を購入しようとする者等が直接手の触れられない陳列設備に陳列しなければならない。

c 第3類医薬品を薬局等構造設備規則に規定する「情報提供を行うための設備」から7メートル以内の範囲に陳列しなければならない。

d 要指導医薬品及び一般用医薬品を混在させないように陳列しなければならない。

	a	b	c	d			a	b	c	d
1	誤	正	正	誤		4	誤	正	誤	正
2	正	正	誤	正		5	正	誤	正	正
3	正	誤	正	誤						

《令和元年度／北陸・東海／問94》

問070 正答 **1**

a ⭕ 店舗販売業者が**要指導医薬品**を販売する場合には、その店舗において医薬品の販売等に従事する**薬剤師**に、**対面**により、**書面**を用いて、必要な**情報を提供**させ、必要な**薬学的知見に基づく指導**を行わせなければならない。

b ❌ 店舗販売業者が**第一類医薬品**を販売する場合には、その店舗において医薬品の販売等に従事する**薬剤師**に、**書面**を用いて、必要な**情報を提供**させなければならない。

c ❌ 店舗販売業者が**第二類医薬品**（指定第二類医薬品を含む）を販売する場合には、医薬品の販売等に従事する**薬剤師**または**登録販売者**に、情報提供を受けた者が当該情報提供の内容を理解したこと等を**確認**させるよう**努め**なければならない。

d ⭕ 店舗販売業者は、一般用医薬品の適正な使用のため、その店舗において**一般用医薬品**（第三類医薬品を含む）を購入しようとする者から**相談があった場合**には、医薬品の販売または授与に従事する**薬剤師**または**登録販売者**に、必要な**情報を提供**させなければならない。

問071 正答 **2**

a ⭕ 店舗販売業者は、医薬品を**他の物**と**区別**して**貯蔵**し、または**陳列**しなければならない。

b ⭕ 店舗販売業者は、以下の場合を除き、**要指導医薬品**を**要指導医薬品陳列区画**の内部の陳列設備に陳列しなければならない。
①**鍵**をかけた陳列設備に陳列する場合
②要指導医薬品を購入しようとする者等が**直接手の触れられない**陳列設備に陳列する場合

c ❌ 店舗販売業者は、以下の場合を除き、**指定第二類医薬品を情報提供を行うための設備**から**7メートル以内**の範囲に陳列しなければならない。
①**鍵**をかけた陳列設備に陳列する場合
②指定第二類医薬品を陳列する陳列設備から**1.2メートル以内**の範囲に、医薬品を購入しようとする者等が**進入できない**よう必要な措置が取られている場合

d ⭕ 店舗販売業者は、**要指導医薬品**および**一般用医薬品**を**混在させない**ように陳列しなければならない。

医薬品医療機器等法第29条の3に基づき、店舗販売業者が、当該店舗の見やすい位置に掲示板で掲示しなければならない事項に関する次の記述のうち、正しいものの組み合わせはどれか。

a　店舗に勤務する者の名札等による区別に関する説明

b　店舗の平面図

c　取り扱う要指導医薬品の品名

d　店舗販売業者の氏名又は名称、店舗販売業の許可証の記載事項

　　1（a, b）　　2（a, d）　　3（b, c）　　4（b, d）　　5（c, d）

《令和元年度／南関東／問55》

暗記だけでなく、しっかり理解することが大切だよ！

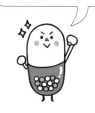

問072　正答 2

　薬局開設者または店舗販売業者は、以下の情報を、当該薬局または店舗の**見やすい位置**に掲示板で**掲示**しなければならない。

店舗の管理および 運営に関する事項	薬局製造販売医薬品、要指導医薬品および 一般用医薬品の販売制度に関する事項
①**許可の区分**の別 ②**薬局開設者等**の**氏名または名称、許可証の記載事項** ③**管理者の氏名** ④勤務する**薬剤師**または第十五条第二項本文に規定する登録販売者以外の**登録販売者**もしくは同項本文に規定する**登録販売者の別**、その**氏名**および**担当業務** ⑤取り扱う**要指導医薬品**および**一般用医薬品の区分** ⑥薬局、店舗に勤務する者の**名札等による区別**に関する説明 ⑦**営業時間、営業時間外で相談できる時間**および営業時間外で医薬品の購入、譲受けの申込みを受理する時間 ⑧**相談時および緊急時の電話番号**その他連絡先	①要指導医薬品、第一類医薬品、第二類医薬品および第三類医薬品の**定義**並びにこれらに関する解説 ②要指導医薬品、第一類医薬品、第二類医薬品および第三類医薬品の**表示**に関する解説 ③要指導医薬品、第一類医薬品、第二類医薬品および第三類医薬品の**情報の提供**に関する解説 ④**薬局製造販売医薬品**を**調剤室以外**の場所に陳列する場合にあっては、薬局製造販売医薬品の**定義**およびこれに関する解説並びに**表示、情報の提供**および**陳列**に関する解説 ⑤**要指導医薬品の陳列**に関する解説 ⑥**指定第二類医薬品の陳列等**に関する解説 ⑦指定第二類医薬品を購入し、または譲り受けようとする場合は、当該指定第二類医薬品の**禁忌を確認すること**および当該指定第二類医薬品の使用について**薬剤師または登録販売者に相談すること**を勧める旨 ⑧**一般用医薬品の陳列**に関する解説 ⑨医薬品による**健康被害の救済制度**に関する解説 ⑩**個人情報の適正な取扱い**を確保するための措置 ⑪その他必要な事項

※「第十五条第二項本文に規定する登録販売者以外の登録販売者」とは、研修中の登録販売者以外の登録販売者のこと。

※「同項本文に規定する登録販売者」とは、研修中の登録販売者のこと。

4章　薬事関係法規・制度

問 073 重要度 ★★★　　　　　　　　　　　　check □□□

特定販売に関する記述について、正しいものの組み合わせを一つ選べ。

a 特定販売とは、その薬局又は店舗におけるその薬局又は店舗以外の場所にいる者に対する一般用医薬品又は薬局製造販売医薬品（毒薬及び劇薬であるものを除く。）の販売又は授与をいう。

b 薬局製造販売医薬品とは、薬局開設者が、医薬品の製造業者に委託して製造させ、当該薬局において直接消費者に販売し、又は授与する医薬品であって、厚生労働大臣の指定する有効成分以外の有効成分を含有しないものをいう。

c 特定販売を行うことについてインターネットを利用して広告をするときは、ホームページに、勤務している薬剤師又は登録販売者の顔写真を見やすく表示しなければならない。

d 特定販売を行うことについてインターネットを利用して広告をするときは、都道府県知事（その薬局又は店舗の所在地が保健所を設置する市または特別区の区域にある場合においては、市長又は区長）及び厚生労働大臣が容易に閲覧できるホームページで行わなければならない。

1（a, b）　　**2**（a, d）　　**3**（b, c）　　**4**（c, d）

《令和３年度／関西広域連合・福井／問95（改題）》

問 074 重要度 ★★　　　　　　　　　　　　check □□□

次のうち、薬局開設者が特定販売で取り扱うことができる医薬品として、正しいものの組み合わせを一つ選びなさい。

a 薬局製造販売医薬品（毒薬及び劇薬であるものを除く。）

b 要指導医薬品

c 第一類医薬品

d 医療用医薬品

1（a, b）　　**2**（a, c）　　**3**（b, d）　　**4**（c, d）

《平成30年度／奈良／問52》

問073 正答 **2**

a ⭕ その薬局または店舗における**その薬局または店舗以外の場所**にいる者に対する**一般用医薬品**または**薬局製造販売医薬品**（**毒薬**および**劇薬**であるものを除く。）の販売または授与を「**特定販売**」という。

b ❌ **薬局開設者**が**当該薬局**における設備および器具をもって**製造し**、**当該薬局**において**直接消費者に販売し**、または授与する医薬品であって、厚生労働大臣の指定する有効成分以外の有効成分を含有しないものを「**薬局製造販売医薬品**」という。

c ❌ 「薬剤師または登録販売者の顔写真」は、ホームページ広告の法定表示事項ではない。

d ⭕ **特定販売**を行うことについてインターネットを利用して**広告**をするときは、**都道府県知事**（その薬局または店舗の所在地が保健所を設置する市または特別区の区域にある場合においては、市長または区長）および**厚生労働大臣**が**容易に閲覧**することができる**ホームページ**で行わなければならない。

問074 正答 **2**

　特定販売とは、その薬局または店舗におけるその薬局または店舗以外の場所にいる者に対する**一般用医薬品**または**薬局製造販売医薬品**（**毒薬および劇薬であるものを除く**）の販売または授与をいう。

　したがって、**薬局開設者**は、①**一般用医薬品**（第一類医薬品、第二類医薬品、第三類医薬品）、②**毒薬や劇薬に該当しない薬局製造販売医薬品**について、特定販売することができる。

　他方、**店舗販売業者**は、**一般用医薬品**（第一類医薬品、第二類医薬品、第三類医薬品）について、特定販売することができる。

薬局開設者が一般用医薬品の特定販売を行うことについて、インターネットを利用して広告する場合、ホームページに見やすく表示しなければならない情報として、正しいものの組み合わせはどれか。

a　薬局の主要な外観の写真

b　情報提供場所の写真

c　特定販売を行う一般用医薬品の使用期限

d　特定販売を行う一般用医薬品の製造番号

　　1（**a**，**c**）　　**2**（**b**，**c**）　　**3**（**b**，**d**）　　**4**（**a**，**d**）

《令和4年度／北陸・東海／問95》

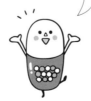

スキマ時間もうまく
使って勉強したいね

問075 正答 **1**

　インターネットを利用して特定販売を行うことについて広告をする場合、以下の情報をホームページに見やすく表示しなければならない。

薬局または店舗の管理および運営に関する事項	薬局製造販売医薬品、要指導・一般用医薬品の販売制度に関する事項	特定販売に伴う事項
①**許可の区分**の別 ②**薬局開設者等**の氏名または名称、**許可証の記載事項** ③**管理者の氏名** ④勤務する**薬剤師**または第十五条第二項本文に規定する登録販売者以外の**登録販売者**もしくは同項本文に規定する**登録販売者の別**、その**氏名**および**担当業務** ⑤取り扱う**要指導医薬品**および**一般用医薬品の区分** ⑥薬局、店舗に勤務する者の**名札等による区別**に関する説明 ⑦**営業時間、営業時間外で相談できる時間**および営業時間外で医薬品の購入、譲受けの申し込みを受理する時間 ⑧相談時および緊急時の**電話番号**その他連絡先	①要指導・第一類・第二類・第三類医薬品の**定義**並びにこれらに関する解説 ②要指導・第一類・第二類・第三類医薬品の**表示**に関する解説 ③要指導・第一類・第二類・第三類医薬品の**情報の提供・指導**に関する解説 ④**薬局製造販売医薬品**を調剤室以外の場所に陳列する場合にあっては、薬局製造販売医薬品の**定義**およびこれに関する解説並びに**表示、情報の提供**および**陳列**に関する解説 ⑤**要指導医薬品の陳列**に関する解説 ⑥**指定第二類医薬品の表示**等に関する解説 ⑦**指定第二類医薬品**を購入等しようとする場合は、当該指定第二類医薬品の**禁忌を確認すること**および当該指定第二類医薬品の使用について薬剤師または登録販売者に**相談すること**を勧める旨 ⑧**一般用医薬品の表示**に関する解説 ⑨医薬品による**健康被害の救済制度**に関する解説 ⑩**個人情報の適正な取扱い**を確保するための措置 ⑪その他必要な事項	①薬局または店舗の**主要な外観の写真** ②薬局製造販売医薬品または一般用医薬品の**陳列の状況を示す写真** ③現在勤務している**薬剤師**または第十五条第二項本文に規定する登録販売者以外の**登録販売者**もしくは同項本文に規定する**登録販売者の別**および その**氏名** ④開店時間と特定販売を行う時間が異なる場合にあっては、その**開店時間**および**特定販売を行う時間** ⑤特定販売を行う薬局製造販売医薬品または一般用医薬品の**使用期限**

店舗販売業者が行う特定販売の方法等に関する記述の正誤について、正しい組み合わせはどれか。

- **a** 当該店舗に貯蔵し、又は陳列している一般用医薬品以外の医薬品も販売することができる。

- **b** 特定販売により、一般用医薬品を購入しようとする者から、対面又は電話により相談応需の希望があった場合には、店舗販売業者は、その店舗において医薬品の販売又は授与に従事する薬剤師又は登録販売者に、対面又は電話により情報提供を行わせなければならない。

- **c** 特定販売を行うことについてインターネットを利用して広告をするときは、ホームページに一般用医薬品の陳列の状況を示す写真を見やすく表示しなければならない。

- **d** 特定販売を行うことについて広告をするときは、医薬品のリスク区分ごとに表示する必要はない。

	a	b	c	d
1	正	正	誤	誤
2	誤	正	正	誤
3	誤	誤	正	正
4	誤	誤	誤	正
5	正	誤	誤	誤

《令和2年度／北陸・東海／問96》

店舗販売業者が、卸売販売業者から初めて医薬品を購入したときに、法施行規則第146条の規定に基づき書面に記載しなければならない事項について、誤っているものを一つ選べ。

- **1** 品名

- **2** 数量

- **3** 購入の年月日

- **4** 医薬品のリスク区分

- **5** 卸売販売業者の氏名又は名称、住所又は所在地及び電話番号その他の連絡先

《令和4年度／関西広域連合・福井／問95》

問076 正答 **2**

a ✕ 店舗販売業者が**特定販売**を行う場合には、**当該店舗に貯蔵**し、または**陳列**している**一般用医薬品**を販売し、または授与しなければならない。

b ◯ **特定販売**を行う場合であっても、一般用医薬品を購入しようとする者から、**対面または電話**により**相談応需**の希望があった場合には、店舗販売業者は、その店舗において医薬品の販売または授与に従事する**薬剤師または登録販売者**に、**対面または電話**により**情報提供**を行わせなければならない。

c ◯ 店舗販売業者が**特定販売**を行うことについて**インターネット**を利用して**広告**をするときは、**ホームページに法定事項**（例：一般用医薬品の陳列の状況を示す写真）を見やすく表示しなければならない。

d ✕ 店舗販売業者が**特定販売**を行うことについて広告をするときは、第一類医薬品、指定第二類医薬品、第二類医薬品および第三類医薬品の区分ごと（一般用医薬品の**リスク区分ごと**）に表示しなければならない。

問077 正答 **4**

　店舗販売業者は、卸売販売業者から初めて医薬品を**購入**したときは、次に掲げる事項を**書面**に記載しなければならない。なお、「初めて医薬品を購入したとき」であるため、「常時取引関係にある場合」に該当しない。

①**品名**
②**数量**
③**購入の年月日**
④**卸売販売業者の氏名または名称**、**住所または所在地**および**電話番号**その他の連絡先
⑤「④」の事項を確認するために**提示を受けた資料**
⑥以下の場合は、医薬品の取引の任に当たる自然人が、その卸売販売業者と**雇用関係にあること**またはその卸売販売業者から**医薬品の取引の指示を受けたこと**を示す資料
　•卸売販売業者が**自然人**であり、かつ、その**卸売販売業者以外の者**が医薬品の取引の任に当たる場合
　•卸売販売業者が**法人**である場合

問078 重要度 ★★　　　　　　　　　　　check □□□

次のうち、配置販売業者が、一般用医薬品を配置するときに添えなければならない書面に記載されていなければならない事項として、**誤っているもの**を一つ選びなさい。

1　許可の区分の別

2　区域管理者の氏名

3　配置に従事する登録販売者の外部研修の受講履歴

4　個人情報の適正な取扱いを確保するための措置

5　医薬品による健康被害の救済制度に関する解説

《平成29年度／奈良／問54（改題）》

問079 重要度 ★★　　　　　　　　　　　check □□□

医薬品医療機器等法施行規則第146条の規定に基づき、店舗販売業者が第二類医薬品を販売し、又は授与したときに書面に記載し、保存するよう努めなければならない事項として、正しいものの組み合わせはどれか。

a　販売、授与した日時

b　販売、授与した薬剤師又は登録販売者の氏名

c　販売、授与した医薬品の製造番号又は製造記号

d　購入者の氏名

　　1（a, b）　　2（a, c）　　3（b, c）　　4（b, d）　　5（c, d）

《令和3年度／南関東／問53（改題）》

問 078　正答 3

配置販売業者は、以下の情報を記載した**書面**を添えて**配置**しなければならない。

区域の管理および運営に関する事項	一般用医薬品の販売制度に関する事項
①**許可の区分**の別 ②**配置販売業者**の**氏名または名称、営業の区域**その他の**許可証の記載事項** ③**区域管理者の氏名** ④当該区域に勤務する**薬剤師**または第十五条第二項本文に規定する登録販売者以外の**登録販売者**もしくは同項本文に規定する**登録販売者の別**、その**氏名**および**担当業務** ⑤取り扱う**一般用医薬品の区分** ⑥当該区域に勤務する者の**名札等による区別**に関する説明 ⑦**営業時間、営業時間外で相談できる時間**および営業時間外で医薬品の購入、譲受けの申込みを受理する時間 ⑧**相談時および緊急時の電話番号**その他連絡先	①第一類医薬品、第二類医薬品および第三類医薬品の**定義**並びにこれらに関する解説 ②第一類医薬品、第二類医薬品および第三類医薬品の**表示**に関する解説 ③第一類医薬品、第二類医薬品および第三類医薬品の**情報の提供**に関する解説 ④**指定第二類医薬品の定義等**に関する解説 ⑤指定第二類医薬品を購入し、または譲り受けようとする場合は、当該指定第二類医薬品の**禁忌**を確認することおよび当該指定第二類医薬品の使用について**薬剤師または登録販売者に相談すること**を勧める旨 ⑥**一般用医薬品の陳列**に関する解説 ⑦医薬品による**健康被害の救済制度**に関する解説 ⑧**個人情報の適正な取扱い**を確保するための措置 ⑨その他必要な事項

問 079　正答 1

店舗販売業者は、**第二類医薬品**または**第三類医薬品**を販売または授与したときは、以下の事項を**書面**に記載し、保存するよう**努め**なければならない。

①**品名**
②**数量**
③販売、授与した**日時**
④**販売、授与した薬剤師または登録販売者の氏名、情報提供**を行った**薬剤師または登録販売者の氏名**
⑤第二類医薬品の購入者等が情報提供の**内容を理解**したことの**確認**の結果

店舗販売業者が飼育動物診療施設の開設者に医薬品を販売したときに、書面に記載しなければならない事項として、**誤っているもの**はどれか。

1 数量

2 販売した年月日

3 医薬品の購入者が情報提供の内容を理解したことの確認の結果

4 医薬品の購入者の氏名又は名称

5 品名

《平成30年度／中国／問54》

薬局開設者が複数の薬局について許可を受けている場合、当該薬局開設者内の異なる薬局間で医療用医薬品（体外診断用医薬品を除く。）を移転するとき、移転先及び移転元のそれぞれの薬局ごとに、書面に記載しなければならない事項として、正しいものの組み合わせはどれか。

a 医薬品の製造業者名

b 医薬品の数量

c 医薬品の使用の期限

d 移転先及び移転元の電話番号

1 （a, c）　　**2** （a, d）　　**3** （b, c）　　**4** （b, d）　　**5** （c, d）

《令和2年度／甲信越／問16》

問080 正答 **3**

店舗販売業者は、（取引先である）**飼育動物診療施設の開設者**に医薬品を**販売**したときは、以下の事項を**書面**に記載しなければならない。

①**品名**
②**数量**
③**販売の年月日**
④**購入者等**（取引先のこと）の**氏名または名称**、**住所または所在地**（常時取引関係にある場合を除く）、**電話番号**その他の連絡先（常時取引関係にある場合を除く）
⑤「④」の事項の内容を確認するために**提示を受けた資料**（常時取引関係にある場合を除く）
⑥ 以下の場合は、医薬品の取引の任に当たる自然人が、購入者等と**雇用関係にあること**または購入者等から**医薬品の取引の指示を受けたこと**を示す資料
　・購入者等が**自然人**であり（例：取引先が個人事業主である場合）、かつ、**購入者等以外の者**が医薬品の取引の任に当たる場合
　・購入者等が**法人**である場合

問081 正答 **3**

許可事業者（例：薬局開設者）が、**複数の事業所**（例：複数の薬局）について許可を受けている場合、当該許可事業者内の異なる**事業所間**（例：薬局間）で医薬品を移転するとき、**移転先**および**移転元**のそれぞれの**事業所**（例：薬局）ごとに、次の①から⑤までの事項を記録しなければならない。ただし、②および③については、医療用医薬品（体外診断用医薬品を除く）である場合に限られる。

①医薬品の**品名**
②**ロット番号**（ロットを構成しない医薬品については製造番号または製造記号）
③医薬品の**使用の期限**
④医薬品の**数量**
⑤**移転先**および**移転元**の場所並びに**移転の年月日**

医薬品の陳列方法等に関する記述の正誤について、正しい組み合わせはどれか。

a 薬局開設者は、医薬品を他の物と区別して貯蔵し、又は陳列しなければならない。

b 店舗販売業者は、医薬品の貯蔵設備を設ける区域に立ち入ることができる者を特定しなければならない。

c 配置販売業者は、第1類医薬品、第2類医薬品、第3類医薬品を区分ごとに配置しなくてもよい。

d 店舗販売業者は、要指導医薬品を販売しない時間であっても、要指導医薬品を通常陳列し、又は交付する場所を閉鎖する必要はない。

	a	b	c	d			a	b	c	d
1	誤	誤	正	正		4	正	正	正	誤
2	正	誤	誤	正		5	誤	正	正	正
3	正	正	誤	誤						

《平成30年度／北陸・東海／問92（改題）》

医薬品の販売方法に関する以下の記述の正誤について、正しい組み合わせを下から一つ選びなさい。

ア 店舗販売業者は、その店舗において医薬品の販売等に従事する薬剤師、登録販売者又は一般従事者であることが容易に判別できるようその店舗に勤務する者に名札を付けさせること、その他必要な措置を講じなければならない。

イ 配置販売業において、医薬品を先用後利によらず現金売りを行うことは配置による販売行為として認められていない。

ウ 購入者がその購入した医薬品を業として他者に提供することが推定される場合において、購入者の求めるままに医薬品を販売することは、医薬品医療機器等法第24条第1項の規定に違反する行為（医薬品の無許可販売）に便宜を与えることにつながるおそれがある。

エ 薬局及び店舗販売業においては、許可を受けた薬局又は店舗以外の場所で医薬品を貯蔵又は陳列し、そこを拠点として販売等に供することは許可を受けた薬局又は店舗での販売として認められる。

	ア	イ	ウ	エ			ア	イ	ウ	エ
1	正	正	正	誤		4	誤	正	誤	正
2	正	正	誤	誤		5	誤	誤	正	誤
3	正	誤	正	正						

《平成30年度／九州・沖縄／問119》

問082 正答 **3**

a ○ 薬局開設者または店舗販売業者は、医薬品を**他の物**と**区別**して**貯蔵**し、または**陳列**しなければならない。

b ○ 薬局開設者または店舗販売業者は、医薬品の**貯蔵設備**を設ける区域に**立ち入る**ことができる者を**特定**（例：入退室の際に記録簿に記帳させること）しなければならない。

c ✕ 配置販売業者は、第一類医薬品、第二類医薬品、第三類医薬品の**区分ごと**に、配置箱の中で**陳列**しなければならない。

d ✕ 店舗販売業者は、開店時間のうち**要指導医薬品**を販売しない時間は、要指導医薬品を**通常陳列**し、または**交付する場所**を**閉鎖**しなければならない。

問083 正答 **1**

ア ○ 薬局開設者、店舗販売業者または配置販売業者は、その薬局、店舗または区域において医薬品の販売等に従事する**薬剤師**、**登録販売者**または**一般従事者**であることが**容易に判別**できるようその薬局、店舗または区域に勤務する者に**名札**を付けさせること、その他必要な措置を講じなければならない。

イ ○ **配置販売業**において、医薬品を**先用後利**（せんようこうり）（あらかじめ預けておいた医薬品が使用された後でなければ代金請求権を生じないこと）によらず**現金売り**を行うことは、配置による販売に当たらない。

ウ ○ その医薬品の転売が推定される場合において、購入者の求めるままに医薬品を販売すると、医薬品の**無許可販売**に便宜を与えることにつながるおそれがある。

エ ✕ **薬局**および**店舗販売業**において、**許可を受けた薬局または店舗以外の場所**に医薬品を**貯蔵**または**陳列**し、そこを拠点として**販売**に供することは、店舗による販売に当たらない。

濫用等のおそれのあるものとして厚生労働大臣が指定する一般用医薬品に関する以下の記述のうち、正しいものはどれか。

1 店舗販売業者は、当該医薬品を購入し、又は譲り受けようとする者が若年者である場合にあっては、販売に従事する薬剤師又は登録販売者に、当該者の氏名及び年齢を記録させなければならない。

2 店舗販売業者は、当該医薬品を購入し、又は譲り受けようとする者が、適正な使用のために必要と認められる数量を超えて当該医薬品を購入し、又は譲り受けようとする場合は、販売に従事する薬剤師又は登録販売者に、その理由を確認させなければならない。

3 ジヒドロコデインを有効成分として含有する製剤は指定されていない。

4 ブロモバレリル尿素を有効成分として含有する製剤は指定されていない。

《令和2年度／東北／問98（改題）》

濫用等のおそれのあるものとして厚生労働大臣が指定する医薬品（平成26年厚生労働省告示第252号）に該当する有効成分として、正しいものの組み合わせを一つ選びなさい。

a エフェドリン

b イソプロピルアンチピリン

c コデイン

d プレドニゾロン

　　1（a, b）　　2（a, c）　　3（b, d）　　4（c, d）

《令和2年度／奈良／問50（改題）》

問 084 正答 **2**

1 ✗ 店舗販売業者は、一般用医薬品のうち**濫用等のおそれ**のあるものとして**厚生労働大臣**が**指定**するものを販売し、または授与する場合、当該医薬品を購入し、または譲り受けようとする者が**若年者**であるときは、販売に従事する薬剤師または登録販売者に、**当該者の氏名**および**年齢を確認**させなければならない。

　　なお、確認で足り、氏名および年齢の記録までは求められていない。

2 ◯ 店舗販売業者は、一般用医薬品のうち**濫用等のおそれ**のあるものとして**厚生労働大臣**が**指定**するものを販売し、または授与する場合、当該医薬品を購入し、または譲り受けようとする者が、適正な使用のために必要と認められる**数量を超えて**当該医薬品を購入し、または譲り受けようとするときは、販売に従事する薬剤師または登録販売者に、**その理由を確認**させなければならない。

3 ✗ **ジヒドロコデイン**を有効成分として含有する製剤は、**濫用等のおそれ**のあるものとして指定されている。

4 ✗ **ブロモバレリル尿素**を有効成分として含有する製剤は**濫用等のおそれ**のあるものとして指定されている。

問 085 正答 **2**

濫用等のおそれのあるものとして厚生労働大臣が指定する医薬品は、次に掲げるもの、その水和物およびそれらの塩類を有効成分として含有する製剤である。

- **エフェドリン**
- **コデイン**
- **ジヒドロコデイン**
- **ブロモバレリル尿素**
- **プソイドエフェドリン**
- **メチルエフェドリン**

薬局開設者、店舗販売業者又は配置販売業者が、その薬局、店舗又は区域に勤務する者に付けさせる名札に関する次の記述について、（　　）の中に入れるべき字句の正しい組み合わせはどれか。

　以下の登録販売者以外の登録販売者は、「登録販売者（研修中）」などの容易に判別できるような表記をすることが必要である。

・一般従事者として薬剤師又は登録販売者の管理及び指導の下に実務に従事した期間、登録販売者として業務（店舗管理者又は区域管理者としての業務を含む。）に従事した期間が、過去5年間のうち通算して2年以上ある登録販売者

・一般従事者として薬剤師又は登録販売者の管理及び指導の下に実務に従事した期間、登録販売者として業務（店舗管理者又は区域管理者としての業務を含む。）に従事した期間が、過去5年間のうち通算して（　a　）年以上（従事期間が月単位で計算して、1か月に（　b　）時間以上従事した月が（　c　）月以上、又は、従事期間が通算して（　a　）年以上あり、かつ、過去5年間において合計（　d　）時間以上）あり、法令に基づいて毎年度受講する必要がある研修に加えて、店舗又は区域の管理及び法令遵守に関する追加的な研修を修了している登録販売者

　ただし、従事期間が通算して（　a　）年以上であり、かつ、過去に店舗管理者等として業務に従事した経験がある場合はこれらの規定は適用されない。

	a	b	c	d
1	1	80	12	960
2	1	80	12	1,920
3	1	160	12	1,920
4	3	80	36	2,880
5	3	160	36	2,880

《令和4年度／北関東・甲信越／問17（改題）》

問086 正答 **3**

以下の登録販売者以外の登録販売者は、「登録販売者（研修中）」などの容易に判別できるような表記をすることが必要である。

・一般従事者として薬剤師又は登録販売者の管理及び指導の下に実務に従事した期間、登録販売者として業務（店舗管理者又は区域管理者としての業務を含む。）に従事した期間が、過去5年間のうち通算して2年以上ある登録販売者

・一般従事者として薬剤師又は登録販売者の管理及び指導の下に実務に従事した期間、登録販売者として業務（店舗管理者又は区域管理者としての業務を含む。）に従事した期間が、過去5年間のうち通算して（a. **1**）年以上（従事期間が月単位で計算して、1か月に（b. **160**）時間以上従事した月が（c. **12**）月以上、又は、従事期間が通算して（a. **1**）年以上あり、かつ、過去5年間において合計（d. **1,920**）時間以上）あり、法令に基づいて毎年度受講する必要がある研修に加えて、店舗又は区域の管理及び法令遵守に関する追加的な研修を修了している登録販売者

ただし、従事期間が通算して（a. **1**）年以上であり、かつ、過去に店舗管理者等として業務に従事した経験がある場合は これらの規定は適用されない。

※「従事期間」とは、①薬局、店舗販売業または配置販売業において、**一般従事者**として、薬剤師または登録販売者の**管理および指導の下**に実務に従事した期間、②**登録販売者**として、業務（店舗管理者または区域管理者としての業務を含む）に従事した期間のこと。

※「2年以上」とは、従事期間が月単位で計算して、1か月に**80時間以上**従事した月が**24月以上**、または、従事期間が通算して**2年以上**あり、かつ、過去5年間において合計**1,920時間以上**をいう。

※「1年以上」とは、従事期間が月単位で計算して、1か月に**160時間以上**従事した月が**12月以上**、または、従事期間が通算して**1年以上**あり、かつ、過去5年間において合計**1,920時間**以上をいう。

一般従事者の立場で働いていたときの実務経験や、登録販売者の立場で働いていたときの業務経験が、「従事期間」として算定されていくんだよ

問087 重要度：★★★　　　　　　　　　check ☐☐☐

適正な販売広告や販売方法に関する以下の記述の正誤について、正しい組み合わせはどれか。

a　何人も医薬品の効能、効果に関して明示的であると暗示的であるとを問わず、誇大な記事を広告してはならない。

❶b　医薬品の広告に該当するか否かについては、（1）顧客を誘引する意図が明確であること、（2）特定の医薬品の商品名が明らかにされていること、（3）一般人が認知できる状態であることのいずれかの要件に該当する場合に、広告に該当すると判断されている。

c　景品類を提供して医薬品を販売することは、不当景品類及び不当表示防止法の限度内であれば認められている。

d　医薬品を懸賞や景品として授与することは、原則として認められていない。

	a	b	c	d		a	b	c	d
1	正	誤	誤	誤	4	正	誤	正	正
2	正	正	正	正	5	誤	正	誤	誤
3	誤	誤	誤	正					

《令和2年度／東北／問99》

問088 重要度：★★★　　　　　　　　　check ☐☐☐

医薬品の広告及び医薬品等適正広告基準に関する記述のうち、**誤っているもの**はどれか。

1　医薬品医療機器等法において、未承認の医薬品の名称、製造方法、効能、効果又は性能に関する広告が禁止されている。

2　店舗販売業者が販売促進のために用いるポスター、ステッカー、ディスプレーなどによる店頭・店内広告は、一般用医薬品の販売広告として、医薬品医療機器等法の規制対象とはならない。

3　新聞に医薬品の販売広告を掲載する場合、医薬品医療機器等法の規制対象となるのは、依頼主である医薬品販売業者だけでなく、掲載した新聞社等その広告に関与するすべての人が対象となる。

4　過度の消費や乱用が助長されることのないよう、医薬品の広告については節度ある適切な内容や表現が求められる。

《令和2年度／北陸・東海／問98》

問 087 正答 **4**

a ⭕ 何人も、医薬品、医薬部外品、化粧品、医療機器又は再生医療等製品の**名称**、**製造方法**、**効能**、**効果又は性能**に関して、明示的であると暗示的であるとを問わず、**虚偽又は誇大**な記事を**広告**し、記述し、又は流布してはならない（法第66条第1項）。

b ❌ 医薬品の広告に該当するか否かについては、(1) **顧客を誘引**する（顧客の購入意欲を昂進させる）意図が明確であること、(2) 特定の医薬品の**商品名**（販売名）が明らかにされていること、(3) **一般人が認知**できる状態であることの**いずれの要件も満たす**場合には、広告に該当するものと判断されている。

c ⭕ **景品類**（例：キャラクターグッズ）**を提供**して医薬品を販売することは、**不当景品類および不当表示防止法**の限度内であれば認められている。

d ⭕ 医薬品を**懸賞**（偶然性や特定行為の優劣等によって景品類を提供すること）や**景品**として授与することは、原則として**認められない**。

問 088 正答 **2**

1 ⭕ **未承認**の医薬品の**名称**、**製造方法**、**効能**、**効果**または**性能**に関する広告は禁止されている。

2 ❌ 店舗販売業者が販売促進のために用いる**チラシ**や**ダイレクトメール**（電子メールを含む）、**POP広告**（ポスター、ステッカー、ディスプレーなどによる店頭・店内広告）についても、一般用医薬品の販売広告として規制の対象となる。

3 ⭕ **誇大広告等の禁止**（法第66条）や**承認前広告の禁止**（法第68条）は、広告の依頼主だけでなく、その広告に関与する**すべての人**が対象となる。

4 ⭕ **医薬品**は、何らかの**保健衛生上のリスク**を有し、人の生命や健康に影響を与える生命関連製品であるため、**過度の消費や乱用**が助長されることのないよう、また、生命関連製品としての信用や品位が損なわれることのないよう、その広告については節度ある**適切な内容や表現**が求められる。

医薬品の適正広告に関する以下の記述の正誤について、正しい組み合わせはどれか。

a 漢方処方製剤の効能効果にしばり表現が付されている場合、しばり表現を省いて広告することは原則として認められている。

b 店舗販売業の漢方処方製剤のコーナーに「いくら飲んでも副作用がない」と記載したチラシを掲示した。

c 一般用医薬品の広告が掲載されているチラシの同一紙面に健康食品の広告も掲載し、掲載されている健康食品にも医薬品的な効能効果があるよう工夫した。

d 医薬品の有効性又は安全性について、それが確実であることを保証するような表現がなされた広告は、虚偽又は誇大な広告とみなされる。

	a	b	c	d
1	正	誤	誤	誤
2	正	正	誤	誤
3	誤	誤	正	正
4	正	誤	誤	正
5	誤	誤	誤	正

《令和3年度／北海道・東北／問98（改題）》

以下のうち、医薬品等の広告として適切でないものの組み合わせを下から一つ選びなさい。

ア 商品名を連呼する音声広告

イ 医薬品について、食品的又は化粧品的な用法が強調されている広告

ウ 化粧品について、その製造販売届書に記載されている効能又は効果の記載

エ 薬局で販売している医薬品の品目一覧

1 （ア、イ）　　2 （ア、ウ）　　3 （イ、エ）　　4 （ウ、エ）

《令和2年度／九州・沖縄・北海道／問117》

問 089 正答 **5**

a ✗ **漢方処方製剤**等では、使用する人の体質等を限定した上で特定の症状等に対する改善を目的として、効能効果に一定の前提条件（いわゆる「**しばり表現**」）が付されていることが多いが、そうした**しばり表現**を省いて広告することは原則として**認められていない**。

b ✗ 「**いくら飲んでも副作用がない**」という広告表現は、**過度の消費や乱用**を助長するおそれがあるだけでなく、**虚偽誇大**な広告にも該当する。

c ✗ チラシの同一紙面に、医薬品と、医薬品ではない製品（例：健康食品）を併せて掲載すること自体は問題ないが、**医薬品でない製品**について**医薬品的**な効能効果があるように**見せかけ**、一般の生活者に**誤認を与える**ものであってはならない。

d ◯ 医薬品の有効性または安全性について、それが確実であることを**保証するような表現**がなされた広告は、明示的・暗示的を問わず、**虚偽**または**誇大**な広告とみなされる。

問 090 正答 **1**

ア ✗ **商品名を連呼**する音声広告等、医薬品が**不必要な**人にまで使用を促したり、**安易な使用**を促すおそれがある広告は、保健衛生上の観点から必要な**監視指導**が行われている。

イ ✗ **食品的**または**化粧品的な用法**が強調されている医薬品の広告は、生活者に**安易**または**過度な**医薬品の使用を促すおそれがあるため、**不適正**とみなされることがある。

ウ ◯ 「製造販売の届書に記載されている化粧品の効能又は効果」の記載は、虚偽または誇大な広告に**該当しない**。

エ ◯ 「販売している医薬品の品目一覧」は、虚偽または誇大な広告に**該当しない**。

医薬品等適正広告基準に関する記述について、正しい組み合わせはどれか。

a 一般用医薬品と同じ有効成分を含有する医療用医薬品の効能効果をそのまま標榜することは、承認されている内容を正確に反映した広告といえない。

b 「天然成分を使用しているので副作用がない」という事実に反する広告表現は、虚偽誇大な広告に該当する。

c 特定の医薬品について、医師が推薦している旨の広告については、事実であれば原則として適当とされている。

d 漢方処方製剤の効能効果は、配合されている個々の生薬成分が相互に作用しているため、それらの構成生薬の作用を個別に挙げて説明することは不適当である。

	a	b	c	d		a	b	c	d
1	正	正	正	誤	**4**	誤	正	正	正
2	正	正	誤	正	**5**	正	正	正	正
3	正	誤	正	正					

《令和元年度／福井／問99》

医薬品の販売方法に関する次の記述の正誤について、正しい組み合わせを下欄から選びなさい。

a 購入者の利便性のために5種類の風邪薬を組み合わせて販売しても、効能効果がまったく同じ製品であれば問題ない。

b 組み合わせて医薬品を販売する場合、組み合わせた個々の医薬品の外箱等に記載された法に基づく記載事項が、組み合わせ販売のため使用される容器の外から明瞭に見えるようになっている必要がある。

c 医薬品の組み合わせ販売は、販売側の利便性を考慮して行われるものであり、購入者の都合で組み合わせを行うことは、厳に認められない。

d 医薬品の販売等に従事する専門家は、購入者がその購入した医薬品を業として他者に提供することが推定される場合、例えば「医薬品を多量に購入する者」等に対しては、積極的に事情を尋ねるなど慎重に対処し、状況によっては販売を差し控えるべきである。

	a	b	c	d		a	b	c	d
1	正	誤	正	正	**4**	誤	正	誤	正
2	正	正	誤	誤	**5**	誤	誤	正	正
3	誤	正	正	誤					

《令和2年度／四国／問98（改題）》

問091 正答 **2**

a ◯ 医療用医薬品と同じ有効成分を含有する一般用医薬品であっても、その**医療用医薬品の効能効果**をそのまま標榜することは、承認されている内容を**正確に反映した広告といえない**。

b ◯ 「**天然成分を使用しているので副作用がない**」という広告表現は、**過度の消費や乱用**を助長するおそれがあるだけでなく、**虚偽誇大**な広告にも該当する。

c ✗ 医薬関係者、医療機関、公的機関、団体等が、**公認、推薦、選用している旨**の広告は、一般の生活者の当該医薬品に対する認識に与える影響が大きいことに鑑みて、仮に事実であったとしても、原則として**不適当**とされている。

d ◯ **漢方処方製剤の効能効果**は、個々の構成生薬が相互に作用したものであるため、その漢方処方製剤に配合される**生薬成分の作用**を個別に挙げて説明することは**不適当**である。

問092 正答 **4**

a ✗ **効能効果が重複**する組み合わせや、**相互作用**等により保健衛生上の危害を生じるおそれのある組み合わせは**不適当**である。

b ◯ **医薬品の組み合わせ販売**では、個々の医薬品等の外箱等に記載された**法定表示事項**（法第50条等）が、組み合わせ販売のために使用される容器の**外から明瞭**に見えるようになっている必要がある。

c ✗ 医薬品の組み合わせ販売は、**購入者の利便性**を考慮して行われるものであり、**販売側の都合**による抱き合わせ、**在庫処分**等の目的で組み合わせを行うことは、**厳に認められない**。

d ◯ 医薬品の販売等に従事する専門家は、購入者がその購入した医薬品を業として**他者に提供**することが推定される場合（例：医薬品の多量購入の場合）、慎重に対処（例：積極的に事情を尋ねる）し、状況によっては**販売を差し控える**べきである。

問 093 重要度 ★★★　　　　　　　　　　　　　　check ☐☐☐

都道府県知事（その薬局又は店舗の所在地が保健所設置市又は特別区の区域に
ある場合においては，市長又は区長。）が必要があると認めるときに、薬事監視
員に、薬局開設者又は医薬品の販売業者が医薬品を業務上取り扱う場所に立ち
入り、行わせることができる行為として、正しいものの組み合わせはどれか。

a　構造設備若しくは帳簿書類等を検査すること

b　従業員その他の関係者に質問すること

c　罰金を徴収すること

	a	b	c		a	b	c
1	誤	誤	誤	4	正	誤	正
2	誤	正	正	5	正	正	誤
3	誤	誤	正				

《平成30年度／中国／問60》

問 094 重要度 ★★　　　　　　　　　　　　　　check ☐☐☐

行政庁の監視指導や処分に関する次の記述の正誤について、正しい組み合わせ
を下欄から選びなさい。

a　都道府県知事は、薬事監視員に、無承認無許可医薬品、不良医薬品等の疑い
のある物を、試験のため必要な最少分量に限り、収去させることができる。

b　薬局及び医薬品の販売業に関する監視指導に関しては、基本的に当該薬局の
開設許可、販売業の許可を所管する都道府県又は保健所設置市若しくは特別
区の薬事監視員が行っている。

c　都道府県知事は、緊急の必要があるときは、薬事監視員に不正表示医薬品等
を廃棄させることができる。

❶d　医薬品等の製造販売業者等が、その医薬品等の使用によって保健衛生上の危
害が発生し、又は拡大するおそれがあることを知った場合であっても、行政
庁による命令がなければ、これを防止するための必要な措置を講じることは
できない。

	a	b	c	d
1	正	誤	正	誤
2	誤	正	正	正
3	誤	誤	誤	正
4	誤	正	誤	誤
5	正	正	正	誤

《令和元年度／四国／問100（改題）》

404

問093 正答 **5**

都道府県知事等は、立入検査の際に、以下の行為を**薬事監視員**に行わせることができる。

- 医薬品を業務上取り扱う場所への**立ち入り**
- **構造設備**または**帳簿書類**等の検査
- **従業員**その他の関係者への質問
- **無承認無許可医薬品**、**不良医薬品**または**不正表示医薬品**等の疑いのある物の収去

問094 正答 **5**

a ◯ **都道府県知事等**は、当該職員（**薬事監視員**）に、**薬局開設者**または**医薬品の販売業者**が医薬品を業務上取り扱う場所に立ち入り、無承認無許可医薬品、不良医薬品または不正表示医薬品等の疑いのある物を、試験のため必要な**最少分量**に限り、**収去**させることができる（法第69条第6項）。

b ◯ **薬局**および**医薬品の販売業**に関する監視指導は、基本的に当該許可を所管する**都道府県**または**保健所設置市**もしくは**特別区**の当該職員（**薬事監視員**）が行っている。

c ◯ **厚生労働大臣、都道府県知事、保健所設置市の市長**または**特別区の区長**は、医薬品を業務上取り扱う者が廃棄回収等の命令に従わないとき、または緊急の必要があるときは、当該職員（**薬事監視員**）に、不正表示医薬品等を**廃棄**させ、もしくは**回収**等させることができる（法第70条第2項）。

d ✗ 行政庁による**命令がなくても**、医薬品等の製造販売業者等が、その医薬品等の使用によって保健衛生上の**危害が発生**し、または**拡大**するおそれがあることを知ったときは、これを防止するために廃棄、回収、販売の停止、情報の提供その他**必要な措置**を講じなければならない（法第68条の9第1項）。

4
章

薬事関係法規・制度

医薬品医療機器等法に基づく行政庁による監視指導及び処分に関する以下の記述のうち、**誤っているもの**を一つ選びなさい。なお、本設問において、「**都道府県知事**」とは、「**都道府県知事（薬局又は店舗販売業にあっては、その薬局又は店舗の所在地が保健所設置市又は特別区の区域にある場合においては、市長又は区長。）**」とする。

1 都道府県知事は、配置販売業者に対して、その構造設備が薬局等構造設備規則に適合せず、その構造設備によって不良医薬品を生じるおそれがある場合は、その構造設備の改善を命ずることができる。

2 厚生労働大臣又は都道府県知事は、医薬品を業務上取り扱う者（薬局開設者、医薬品の販売業者を含む。）に対し、不正表示医薬品、不良医薬品、無承認無許可医薬品等について、廃棄、回収その他公衆衛生上の危険の発生を防止するに足りる措置をとるべきことを命ずることができる。

3 薬局及び医薬品販売業に従事する薬剤師や登録販売者を含む従業員が、薬事監視員の質問に正当な理由なく答弁しなかったり、虚偽の答弁を行った場合には、その者に対して、罰金が科せられる。

4 厚生労働大臣は、医薬品による保健衛生上の危害の発生又は拡大を防止するため必要があると認めるときは、薬局開設者又は医薬品の販売業者に対して、医薬品の販売又は授与を一時停止すること、その他保健衛生上の危害の発生又は拡大を防止するための応急措置をとるべきことを命ずることができる。

《令和3年度／九州・沖縄・三重／問119》

問095 正答 **1**

1 ✗ **都道府県知事**等は、薬局開設者または医薬品の販売業者（**配置販売業者を除く。**）に対して、その構造設備が**基準**に適合せず、またはその構造設備によって**不良医薬品**を生じるおそれがある場合においては、その**構造設備の改善**を命じ、またはその改善がなされるまでの間当該施設の全部もしくは一部の**使用を禁止**することができる。【構造設備の改善命令等（法第72条第4項）】

2 ◯ **厚生労働大臣**または**都道府県知事**等は、医薬品を業務上取り扱う者（薬局開設者、医薬品の販売業者を含む。）に対し、**不正表示医薬品、不良医薬品、無承認無許可医薬品**等について、**廃棄、回収**その他公衆衛生上の危険の発生を防止するに足りる措置を採るべきことを命ずることができる。【廃棄回収命令（法第70条第1項）】

3 ◯ ①薬局開設者や医薬品の販売業者が、行政庁から命ぜられた報告を**怠り**、**虚偽**の報告をした場合、薬事監視員による立入検査や収去を**拒み**、**妨げ**、**忌避**した場合、②薬剤師や登録販売者を含む従業員が、薬事監視員の質問に対して正当な理由なく**答弁せず**、**虚偽**の答弁を行った場合には、50万円以下の**罰金**に処される。

4 ◯ **厚生労働大臣**は、医薬品による保健衛生上の**危害の発生**または**拡大**を防止するため必要があると認めるときは、薬局開設者または医薬品の販売業者に対して、医薬品の販売または授与を**一時停止**すること、その他保健衛生上の危害の発生または拡大を防止するための**応急措置**を採るべきことを命ずることができる。【緊急命令（法第69条の3）】

厚生労働大臣のみが、緊急命令を発動することができる。緊急性を要するほどの保健衛生上の危害の場合、個々の都道府県にとどまらず全国的な拡がりをみせることが多いこと、また、緊急命令の判断には高度な専門的知見が要求されることを考慮し、都道府県知事には認められていない。

法第74条の規定に基づく業務停止命令に関する記述について、（　　　）の中に入れるべき字句の正しい組み合わせを一つ選べ。なお、2箇所の（　ｃ　）内は、いずれも同じ字句が入る。

（　ａ　）は、配置販売業の配置員が、その業務に関し、法もしくはこれに基づく命令またはこれらに基づく処分に違反する行為があったときは、その（　ｂ　）に対して、（　ｃ　）を定めてその配置員による配置販売の業務の停止を命ずることができ、また、必要があるときは、その配置員に対しても、（　ｃ　）を定めてその業務の停止を命ずることができる。

	a	b	c
1	都道府県知事	配置販売業者	期間
2	都道府県知事	区域管理者	区域
3	都道府県知事	配置販売業者	区域
4	厚生労働大臣	配置販売業者	期間
5	厚生労働大臣	区域管理者	区域

《令和元年度／関西広域連合／問98（改題）》

一般の生活者からの医薬品の苦情および相談に関する記述の正誤について、正しい組み合わせはどれか。

a 医薬品の販売関係の業界団体・職能団体においては、一般用医薬品の販売等に関する苦情を含めた様々な相談を購入者等から受けつける窓口を設置し、自主的なチェックと自浄的是正を図る取り組みがなされている。

b 薬事監視員を任命している行政庁の薬務主管課、保健所等では、生活者からの苦情等の内容から、薬事に関する法令への違反、不遵守につながる情報が　　見出された場合は、立入検査等によって事実関係を確認のうえ、問題とされた薬局開設者または医薬品の販売業者等に対して、必要な指導、処分等を行っている。

c 生活者からの苦情等は、消費者団体等の民間団体にも寄せられることがあるが、民間団体では生活者へのアドバイスは行ってはいけないとされている

d 消費生活センターでは、生活用品に関する相談のみを受け付けており、医薬品に関する相談は受け付けていない。

	a	b	c	d			a	b	c	d
1	正	誤	正	正		4	誤	正	誤	正
2	正	正	正	誤		5	誤	誤	正	正
3	正	正	誤	誤						

《令和元年度／福井／問100》

問096 正答 **1**

　（a. **都道府県知事**）は、配置販売業の配置員が、その業務に関し、法もしくはこれに基づく命令またはこれらに基づく処分に違反する行為があったときは、その（b. **配置販売業者**）に対して、（c. **期間**）を定めてその配置員による配置販売の業務の停止を命ずることができ、また、必要があるときは、その配置員に対しても、（c. **期間**）を定めてその業務の停止を命ずることができる。

　法第74条の規定に基づく業務停止命令は、原則として違反行為を行った配置員が所属している配置販売業者に対して命じられ、緊急の場合には配置販売業者のみならず、違反行為を行った配置員に対しても命じられる。

問097 正答 **3**

a ◯　医薬品の販売関係の**業界団体・職能団体**は、**窓口を設置**し、一般用医薬品の販売等に関する**苦情**を含めたさまざまな**相談**を購入者等から受けつけている。このように、業界内における自主的なチェックと自浄的是正を図る取り組みがなされている。

b ◯　行政府の**薬務主管課**、**保健所**、薬事監視事務所等には、一般用医薬品の販売等に関して、生活者からの**苦情**や**相談**が寄せられている。その苦情等の内容から、薬事に関する法令への違反、不遵守につながる情報が見出された場合には、**立入検査**等によって事実関係を確認のうえ、問題とされた薬局開設者または医薬品の販売業者等に対して、**必要な指導**、**処分**等を行っている。

c ✕　（独）**国民生活センター**、各地区の**消費生活センター**または**消費者団体**等の民間団体では、生活者に**アドバイス**するほか、必要に応じて**行政庁への通報**や問題提起を行っている。

d ✕　（独）**国民生活センター**、各地区の**消費生活センター**または**消費者団体**等の民間団体には、医薬品の販売広告や販売等に関する生活者からの**苦情**や**相談**が寄せられている。

4章はここまでだよ。
あとひと息、がんばれ〜

医薬品の適正使用情報

問001 重要度 ★★　　　　　　　　　　　check ☐☐☐

一般用医薬品（体外診断用医薬品を除く）の添付文書に関する以下の記述の正誤について、正しい組み合わせはどれか。

- **a** 紙の添付文書の同梱を廃止し、注意事項等情報は電子的な方法により提供されることになった。

- **b** 有効成分の名称及び分量の記載と併せて、添加物として配合されている成分も掲げられている。

- **c** 点眼薬では、複数の使用者間で使い回されると、薬液に細菌汚染があった場合に、別の使用者に感染するおそれがあるため、「他の人と共用しないこと」と記載される場合がある。

- **d** 尿や便が着色することがある旨の注意が記載される場合がある。

	a	b	c	d
1	正	正	正	誤
2	誤	正	正	正
3	正	誤	誤	正
4	誤	誤	誤	誤
5	正	正	誤	正

《令和4年度／北海道・東北／問111》

問002 重要度 ★★★　　　　　　　　　　check ☐☐☐

次のうち、一般用医薬品の添付文書に関する記述として、**誤っているもの**を一つ選びなさい。

- **1** 添付文書の販売名の上部に、添付文書の必読及び保管に関することが記載されている。

- **2** 重要な内容が変更された場合には、改訂年月を記載するとともに改訂された箇所を明示することとされている。

- **3** 一般用医薬品を使用した人が医療機関を受診する際、その添付文書を持参し、医師や薬剤師に見せて相談がなされることが重要である。

- **4** 医薬品の有効性・安全性等に係る新たな知見、使用に係る情報に基づき、定期的に改訂がなされている。

《令和元年度／奈良／問103》

問 001 正答 **2**

a ✕ 2021（令和3）年8月1日から、**医療用医薬品**では、紙の添付文書の同梱を廃止し、注意事項等情報は**電子的な方法**により提供されることとなった。一方、**一般用医薬品**では、消費者が直接購入するものであり、その使用時に添付文書情報の内容を直ちに確認できる状態を確保するため、**紙の添付文書**が同梱されている。

b ◯ 「**成分及び分量**」には、**有効成分の名称**および**分量**の記載と併せて、**添加物**として配合されている成分も掲げられている。

c ◯ **点眼薬**では、複数の使用者間で使い回されると、使用に際して薬液に細菌汚染があった場合に、別の使用者に感染するおそれがあるため「**他の人と共用しないこと**」と記載されている。

d ◯ 「**成分及び分量**」には、尿や便が**着色**することがある旨の注意や、服用後、尿や便の**検査値に影響**を与えることがある場合の注意が記載される場合がある。

問 002 正答 **4**

1 ◯ 添付文書の**販売名の上部**に、添付文書の**必読**および**保管**に関する事項として、「使用にあたって、この説明文書を**必ず読むこと**。また、必要なときに読めるよう**大切に保存すること**。」等の文言が記載されている。

2 ◯ **重要な内容**が変更された場合には、**改訂年月**を記載するとともに**改訂された箇所**を明示することとされており、以前からその医薬品を使用している人が、添付文書の変更箇所に注意を払うことができるようになっている。

3 ◯ 購入者**以外**の家族等が医薬品を使用する際には、**添付文書**に目を通して適正に使用されることが特に重要である。また、**一般用医薬品**を使用した人が**医療機関**を受診する際には、その**添付文書を持参**し、医師や薬剤師に見せて相談がなされることが重要である。

4 ✕ 添付文書の内容は、医薬品の有効性・安全性等に係る新たな知見、使用に係る情報に基づき、**必要に応じて随時改訂**がなされている。

一般用医薬品の適正使用情報に関する次の記述の正誤について、正しい組み合わせはどれか。

a 医薬品は、効能・効果、用法・用量、起こり得る副作用等、その適正な使用のために必要な情報（適正使用情報）を伴って初めて医薬品としての機能を発揮するものである。

b 添付文書の記載は、専門的な表現でなされており、一般の生活者には理解しにくいものになっている。

c 添付文書に記載される薬効名とは、その医薬品の薬効又は性質が簡潔な分かりやすい表現で示されたもので、販売名に薬効名が含まれているような場合には、薬効名の記載は省略されることがある。

d 登録販売者は、添付文書等に記載されている内容を的確に理解した上で、その医薬品を購入又は使用する個々の生活者の状況に応じて、積極的な情報提供が必要と思われる事項に焦点を絞り、効果的かつ効率的な説明を行うことが重要である。

	a	b	c	d			a	b	c	d
1	正	正	正	誤		4	誤	正	誤	誤
2	正	誤	正	正		5	誤	誤	正	誤
3	正	誤	誤	正						

《平成30年度／南関東／問101》

一般用医薬品の添付文書の使用上の注意に関する次の記述の正誤について、正しい組み合わせを下欄から選びなさい。

a 使用上の注意は、「相談すること」、「その他の注意」及び「してはいけないこと」から構成されている。

b 鼻炎用点鼻薬は、二次充血、鼻づまり等を生じるおそれがあるため、成分によらず当該薬効群の医薬品すべてに「長期連用しないこと」の記載がある。

🔊 c 漢方処方製剤を長期連用する場合には、専門家に相談する旨が記載されているが、本記載がない漢方処方製剤は長期連用しても問題ない。

d アレルギーの既往歴、症状や状態、基礎疾患等からみて重篤な副作用を生じる危険性が特に高いため、使用を避けるべき人について、生活者が自らの判断で認識できるよう「次の人は使用（服用）しないこと」と記載されている。

	a	b	c	d			a	b	c	d
1	正	正	誤	正		4	誤	誤	正	誤
2	正	誤	正	誤		5	正	誤	誤	正
3	誤	正	正	正						

《令和元年度／四国／問103》

問 003 正答 **2**

a ◯ 医薬品は、**適正使用情報**を伴って初めて医薬品としての機能を発揮するものである。要指導医薬品または一般用医薬品の場合、**添付文書**や**製品表示**に記載されている適正使用情報は、その適切な選択、適正な使用を図る上で特に重要である。

b ✕ **一般用医薬品**の添付文書の記載は、**一般の生活者**に理解しやすい**平易な**表現でなされている。

c ◯ 添付文書に記載される**薬効名**とは、その医薬品の**薬効**または**性質**（例えば、主たる有効成分など）が簡潔なわかりやすい表現で示されたものである。**販売名**に**薬効名**が含まれている場合（例：○○○胃腸薬）には、**薬効名の記載は省略される**ことがある。

d ◯ 医薬品の販売等に従事する専門家（例：**登録販売者**）は、**添付文書**や**製品表示**に記載されている内容を的確に理解した上で、その医薬品を購入または使用する個々の生活者の状況に応じて、これらに記載されている内容から、積極的な**情報提供**が必要と思われる事項に焦点を絞り、効果的かつ効率的な説明がなされることが重要である。

問 004 正答 **1**

a ◯ **使用上の注意**は、「**してはいけないこと**」、「**相談すること**」および「**その他の注意**」から構成され、適正使用のために重要と考えられる項目が前段に記載されている。

b ◯ **鼻炎用点鼻薬**は、**二次充血**、**鼻づまり**等を生じるおそれがあるため、成分によらず、当該薬効群の**医薬品すべて**に「**長期連用しないこと**」と記載されている。

c ✕ **漢方処方製剤**を**長期連用**する場合には、**専門家に相談する旨**が記載されているが、本記載がない漢方処方製剤は、**短期の使用に限られる**ものである。

d ◯ **アレルギー**の既往歴、**症状**や**状態**、**基礎疾患**、**年齢**、**妊娠**の可能性の有無、**授乳**の有無等からみて重篤な副作用を生じる危険性が特に高いため、**使用を避けるべき人**を自らの判断で認識できるよう、「**次の人は使用（服用）しないこと**」と記載されている。

次の1〜5で示される成分のうち、アスピリン喘息を誘発するおそれがあるため、一般用医薬品の添付文書の「次の人は使用（服用）しないこと」の項目の中に、「本剤又は他のかぜ薬、解熱鎮痛薬を使用（服用）して喘息を起こしたことがある人」と記載することとされているものはどれか。

1　ジフェンヒドラミン塩酸塩　　4　コデインリン酸塩水和物

2　イソプロピルアンチピリン　　5　ロペラミド

3　テオフィリン

《令和4年度／北海道・東北／問104》

1〜5で示される漢方処方製剤のうち、うっ血性心不全の副作用が現れることがあるため、添付文書の「してはいけないこと」の項目に、「症状があるときのみの服用にとどめ、連用しないこと」と記載されているものはどれか。

1　酸棗仁湯　　4　響声破笛丸

2　柴胡桂枝湯　　5　芍薬甘草湯

3　五積散

《令和2年度／北陸・東海／問115》

一般用医薬品の添付文書の「使用上の注意」に関する記述について、正しいものの組み合わせを一つ選べ。

a　「してはいけないこと」の項目には、守らないと症状が悪化する事項、副作用又は事故等が起こりやすくなる事項について記載されている。

b　「医師又は歯科医師の治療を受けている人」は、自己判断で一般用医薬品が使用されると、治療の妨げとなることがあるため、「相談すること」の項目に記載されている。

c　重篤な副作用として、ショック（アナフィラキシー）、喘息等が掲げられている医薬品では、「本剤又は本剤の成分によりアレルギー症状を起こしたことがある人は注意して使用すること」と記載されている。

d　小児に使用される医薬品においては、小児では通常当てはまらない「服用後、乗物又は機械類の運転操作をしないこと」等の記載はされない。

1（a, b）　　2（a, c）　　3（b, c）　　4（c, d）

《令和元年度／関西広域連合／問102》

問005　正答 2

「本剤又は他のかぜ薬、解熱鎮痛薬を使用（服用）して喘息を起こしたことがある人は、使用（服用）しないこと」とされている主な成分・薬効群とその理由は、次のとおりである。

主な成分・薬効群等	理由
アセトアミノフェン、アスピリン、イブプロフェン、イソプロピルアンチピリン等の解熱鎮痛成分	アスピリン喘息を誘発するおそれがあるため

問006　正答 5

「連用に関する注意」とされている主な成分・薬効群とその理由は、次のとおりである。

薬効群	主な成分等	理由
漢方製剤 「症状があるときのみの服用にとどめ、連用しないこと」	芍薬甘草湯	うっ血性心不全、心室頻拍の副作用が現れることがあるため

問007　正答 1

a ○ 「してはいけないこと」には、**守らないと症状が悪化**する事項、**副作用**または**事故**等が起こりやすくなる事項が記載されている。

b ○ 「**医師又は歯科医師の治療を受けている人**」は、その人の**自己判断で要指導医薬品**または**一般用医薬品**が使用されると、**治療の妨げ**となったり、医師または歯科医師から処方された薬剤（医療用医薬品）と同種の有効成分の**重複**や**相互作用**等を生じることがある。

c ✕ 重篤な副作用として、**ショック（アナフィラキシー）**、**皮膚粘膜眼症候群**、**中毒性表皮壊死融解症**、**喘息**等が掲げられている医薬品では、「アレルギーの既往歴がある人等は**使用しないこと**」と記載されている。

d ✕ **小児**に使用される医薬品においては、その医薬品の配合成分に基づく**一般的な注意事項**として、小児では通常当てはまらない「服用後、乗物又は機械類の**運転操作をしないこと**」等の記載もなされている。

問 008 重要度：★★　　　　　　　　　　　check ☐☐☐

次の１～５で示される成分を含む一般用医薬品の、添付文書の「してはいけないこと」の項目欄において、吸収増大による精神神経系障害が生じるおそれがあるため、「服用前後は飲酒しないこと」と記載されているものはどれか。

1 オキセサゼイン

2 カフェイン

3 ヒマシ油

4 次硝酸ビスマス

5 タンニン酸アルブミン

《令和３年度／北海道・東北／問117》

問 009 重要度：★★★　　　　　　　　　　check ☐☐☐

一般用医薬品の添付文書の「次の人は使用（服用）しないこと」の項目中に「授乳中の人は本剤を服用しないか、本剤を服用する場合は授乳を避けること」と記載することとされている主な成分・薬効群とその理由の組み合わせの正誤について、正しい組み合わせはどれか。

a イブプロフェンが配合された解熱鎮痛薬 ― 乳児に頻脈を起こすおそれがあるため

b ロートエキスが配合された内服薬 ― 乳児に下痢を起こすおそれがあるため

c テオフィリンが配合された鎮咳去痰薬 ― 乳児に神経過敏を起こすことがあるため

d センノシドが配合された内服薬 ― 乳児に昏睡を起こすおそれがあるため

	a	b	c	d
1	誤	誤	正	誤
2	誤	誤	誤	正
3	誤	正	誤	誤
4	正	正	正	正
5	正	誤	正	誤

《令和２年度／南関東／問106》

問008 正答 4

「服用前後は飲酒しないこと」とされている主な成分・薬効群は、次のとおりである。

主な成分・薬効群等	懸念される相互作用
次硝酸ビスマス、次没食子酸ビスマス等のビスマスを含む成分	吸収増大による精神神経系障害が生じるおそれがあるため

問009 正答 1

「授乳中の人は本剤を服用しないか、本剤を服用する場合は授乳を避けること」とされている主な成分・薬効群とその理由は、次のとおりである。

主な成分・薬効群等	理由
ロートエキスが配合された内服薬、外用痔疾用薬（坐薬、注入軟膏）	乳児に頻脈を起こすおそれがあるため（なお、授乳婦の乳汁分泌が抑制されることがある）
アミノフィリン水和物、テオフィリンが配合された鎮咳去痰薬、鎮暈薬	乳児に神経過敏を起こすことがあるため
センノシド、センナ、ダイオウまたはカサントラノールが配合された内服薬	乳児に下痢を起こすおそれがあるため

5章 医薬品の適正使用・安全対策

📝 学習のコツ

登録販売者試験の第5章「医薬品の適正使用・安全対策」における作問は、別表5－1「してはいけないこと」、5－2「相談すること」からも数多くなされる。これらの別表に記載されている内容は、登録販売者試験の受験生が習得すべき知識の到達点であるともいえる。これらを眺めて、フムフムとうなずけるようになったら、有効成分に関する知識は十分といえる。

問010 重要度 ★★　　　　　　　　　　　　　　　check □□□

ステロイド性抗炎症成分が配合された外用薬を化膿している患部に使用しないこととされている理由に関する記述について、正しいものを一つ選びなさい。

1　皮膚刺激成分により、強い刺激や痛みを生じるおそれがあるため。

2　感染の悪化が自覚されにくくなるおそれがあるため。

3　細菌等の感染に対する抵抗力を弱めて、感染を増悪させる可能性があるため。

4　湿潤した患部に用いると、分泌液が貯留して症状を悪化させることがあるため。

《令和2年度／四国／問108》

問011 重要度 ★★★　　　　　　　　　　　　　　check □□□

次の医薬品成分のうち、一般用医薬品の添付文書等において、妊娠期間の延長、胎児の動脈管の収縮・早期閉鎖、子宮収縮の抑制、分娩時出血の増加のおそれがあるため、「次の人は服用しないこと」の項目中に、「出産予定日12週以内の妊婦」と記載することとされている成分はどれか。

1　アミノ安息香酸エチル

2　ブロモバレリル尿素

3　ロペラミド塩酸塩

4　ビタミンA

5　アスピリンアルミニウム

《令和元年度／南関東／問102》

問012 重要度 ★★★　　　　　　　　　　　　　　check □□□

次の医薬品成分のうち、一般用医薬品の添付文書等において、「次の人は使用しないこと」の項目中に「喘息を起こしたことがある人」と記載することとされている外皮用薬の成分として、正しいものの組み合わせはどれか。

a　デキサメタゾン

b　ナルピナフィン塩酸塩

c　ピロキシカム

d　フェルビナク

　　1（a，b）　　2（a，c）　　3（a，d）　　4（b，d）　　5（c，d）

《令和元年度／南関東／問103》

問010 正答 3

　ステロイド性抗炎症成分が配合された外用薬は、細菌等の感染に対する**抵抗力を弱めて**、感染を増悪させる可能性があるため、患部が化膿している人は、使用しないこととされている。

問011 正答 5

　「出産予定日12週以内の妊婦は、使用（服用）しないこと」とされている主な成分・薬効群とその理由は、次のとおりである。

主な成分・薬効群等	理由
・**アスピリン** ・**アスピリンアルミニウム** ・**イブプロフェン**	**妊娠期間の延長**、胎児の**動脈管の収縮**・早期閉鎖、**子宮収縮の抑制**、**分娩時出血**の増加のおそれがあるため

問012 正答 5

　「喘息を起こしたことがある人は、使用（服用）しないこと」とされている主な成分・薬効群とその理由は、次のとおりである。

主な成分・薬効群等	理由
インドメタシン、**フェルビナク**、**ケトプロフェン**または**ピロキシカム**が配合された外用鎮痛消炎薬	**喘息発作**を誘発するおそれがあるため

問013 重要度 ★★★　　　　　　　　　　　　　　check ☐☐☐

次の成分のうち、その成分が含まれる一般用医薬品の添付文書の「してはいけないこと」の項目に、「次の人は使用（服用）しないこと」として「本剤又は本剤の成分、牛乳によるアレルギー症状を起こしたことがある人」と記載されているものはどれか。

1　アセトアミノフェン
2　ケイ酸アルミニウム
3　タンニン酸アルブミン
4　ブロメライン
5　テオフィリン

《令和元年度／北陸・東海／問104》

問014 重要度 ★★★　　　　　　　　　　　　　　check ☐☐☐

一般用医薬品の添付文書等の「次の人は使用（服用）しないこと」の項目中に、「透析療法を受けている人」と記載することとされている成分について、正しい組み合わせはどれか。

a　水酸化アルミニウムゲル
b　セトラキサート塩酸塩
c　ジメチルポリシロキサン
d　合成ヒドロタルサイト

1　(a, b)　　2　(a, d)　　3　(b, c)　　4　(c, d)

《令和元年度／福井／問116》

問015 重要度 ★★★　　　　　　　　　　　　　　check ☐☐☐

以下の医薬品成分のうち、それを含有する一般用医薬品の添付文書の使用上の注意において、「次の人は使用（服用）しないこと」の項目中に、「授乳中の人は本剤を服用しないか、本剤を服用する場合は授乳を避けること」と記載することとされているものとして、正しいものの組み合わせはどれか。

a　インドメタシン
b　ジフェニドール塩酸塩
c　ヒマシ油類
d　ジヒドロコデインリン酸塩

1　(a, b)　　2　(a, c)　　3　(a, d)　　4　(b, d)　　5　(c, d)

《令和元年度／中国／問105》

問013　正答 3

「本剤又は本剤の成分、牛乳によるアレルギー症状を起こしたことがある人は、使用（服用）しないこと」とされている主な成分・薬効群とその理由は、次のとおりである。

主な成分・薬効群等	理由
• タンニン酸アルブミン • カゼイン、カゼインナトリウム等（添加物）	• タンニン酸アルブミンは、乳製カゼインを由来としているため • カゼインは牛乳タンパクの主成分であり、牛乳アレルギーのアレルゲンとなる可能性があるため

問014　正答 2

「透析療法を受けている人は、使用（服用）しないこと」とされている主な成分・薬効群とその理由は、次のとおりである。

主な成分・薬効群等	理由
アルミニウムを含む成分（例：水酸化アルミニウムゲル、合成ヒドロタルサイト）が配合された胃腸薬、胃腸鎮痛鎮痙薬	長期間服用した場合に、アルミニウム脳症およびアルミニウム骨症を発症したとの報告があるため

問015　正答 5

「授乳中の人は本剤を服用しないか、本剤を服用する場合は授乳を避けること」とされている主な成分・薬効群とその理由は、次のとおりである。

主な成分・薬効群等	理由
• ヒマシ油類	乳児に下痢を起こすおそれがあるため
• コデインリン酸塩水和物 • ジヒドロコデインリン酸塩	コデインで、母乳への移行により、乳児でモルヒネ中毒が生じたとの報告があるため

添付文書の「次の人は使用（服用）しないこと」の項に「15歳未満の小児」と記載されている医薬品成分について、正しいものの組み合わせを下欄から選びなさい。

a ノスカピン

b イブプロフェン

c カフェイン

d ロペラミド

1 （a, c）   2 （a, d）   3 （b, c）   4 （b, d）

《令和元年度／四国／問106》

以下の成分のうち、それを含有する一般用医薬品の添付文書の「次の症状がある人は使用（服用）しないこと」に「胃酸過多」と記載されるものとして、正しいものを一つ選びなさい。

1 リドカイン   4 インドメタシン

2 オキセサゼイン   5 アセトアミノフェン

3 カフェイン

《令和元年度／九州・沖縄／問44》

次の一般用医薬品の配合成分と、その添付文書等において、「次の人は使用（服用）しないこと」の項目中に「妊婦又は妊娠していると思われる人」と記載することとされている理由の組み合わせのうち、正しいものの組み合わせはどれか。

a センノシド ― 子宮収縮が抑制されるため

b オキセサゼイン ― 妊娠中における安全性は確立されていないため

c エチニルエストラジオール ― 妊娠中の女性ホルモン成分の摂取によって、胎児の先天性異常の発生が報告されているため

d ビフィズス菌 ― 腸の急激な動きに刺激されて流産・早産を誘発するおそれがあるため

1 （a, b）   2 （a, c）   3 （a, d）   4 （b, c）   5 （b, d）

《平成30年度／南関東／問109》

問016 正答 **4**

「15歳未満の小児は、使用（服用）しないこと」とされている主な成分・薬効群とその理由は、次のとおりである。

主な成分・薬効群等	理由
イブプロフェン	**一般用医薬品**では、小児向けの製品はないため
ロペラミド	外国で**乳幼児**が過量摂取した場合に、**中枢神経系障害**、呼吸抑制、腸管壊死に至る**麻痺性イレウス**を起こしたとの報告があるため

問017 正答 **3**

「胃酸過多の症状がある人は、使用（服用）しないこと」とされている主な成分・薬効群とその理由は、次のとおりである。

主な成分・薬効群等	理由
カフェインを含む成分を主薬とする眠気防止薬	カフェインが**胃液の分泌**を亢進し、**症状を悪化**させるおそれがあるため

問018 正答 **4**

a ✗ センノシドは、**流産・早産**を誘発するおそれがあるため、使用する際には**相談すること**とされている。

b ◯ オキセサゼインは、妊娠中における**安全性は確立されていない**ため、使用（服用）しないこととされている。

c ◯ エチニルエストラジオールは、妊娠中の**女性ホルモン成分**の摂取によって、**胎児の先天性異常**の発生が報告されているため、使用（服用）しないこととされている。

d ✗ 腸の急激な動きに刺激されて流産・早産を誘発するおそれがあるため使用しないこととされているのは、**ヒマシ油類**である。

問 019 重要度 ★★　　　　　　　　　　check □□□

次の医薬品成分等のうち、一般用医薬品の添付文書の「してはいけないこと」の項目中に、「次の診断を受けた人」として「心臓病」と記載される成分等について、正しいものを一つ選びなさい。

1　フェルビナク

2　芍薬甘草湯

3　リドカイン

4　アミノ安息香酸エチル

5　テオフィリン

《平成30年度／奈良／問113》

問 020 重要度 ★★★　　　　　　　　　check □□□

次の医薬品成分のうち、交感神経刺激作用により尿の貯留・尿閉を生じるおそれがあるため、一般用医薬品の添付文書の「してはいけないこと」の項の「次の人は服用しないこと」に次の症状のある人として「前立腺肥大による排尿困難」と記載されているものはどれか。

1　テオフィリン

2　カフェイン

3　プソイドエフェドリン塩酸塩

4　タンニン酸アルブミン

《令和4年度／北関東・甲信越／問116》

問 021 重要度 ★★★　　　　　　　　　check □□□

以下の成分又は薬効群のうち、一般用医薬品の添付文書の「次の人は使用（服用）しないこと」の項に「15歳未満の小児」と記載されるものとして、**誤っているもの**を一つ選びなさい。

1　抗ヒスタミン成分を主薬とする催眠鎮静薬

2　アスピリン

3　オキセサゼイン

4　プロメタジンメチレンジサリチル酸塩

5　ピレンゼピン塩酸塩水和物

《令和3年度／九州・沖縄・三重／問46（改題）》

問019 正答 **2**

「心臓病の診断を受けた人は、使用（服用）しないこと」とされている主な成分・薬効群とその理由は、次のとおりである。

主な成分・薬効群等	理由
プソイドエフェドリン塩酸塩	徐脈または頻脈を引き起こし、**心臓病の症状を悪化**させるおそれがあるため
芍薬甘草湯（しゃくやくかんぞうとう）	
カフェインを含む成分を主薬とする眠気防止薬	

問020 正答 **3**

「前立腺肥大（ぜんりつせん）による排尿困難の症状がある人は、使用（服用）しないこと」とされている主な成分・薬効群とその理由は、次のとおりである。

主な成分・薬効群等	理由
プソイドエフェドリン塩酸塩	**交感神経刺激作用**により、**尿の貯留**・**尿閉**（にょうへい）を生じるおそれがあるため

問021 正答 **5**

「15歳未満の小児は、使用（服用）しないこと」とされている主な成分・薬効群とその理由は、次のとおりである。

主な成分・薬効群等	理由
・ **アスピリン** ・ **アスピリンアルミニウム** ・ **サザピリン** ・ プロメタジンメチレンジサリチル酸塩 ・ **サリチル酸ナトリウム**	外国において、**ライ症候群**の発症との関連性が示唆されているため
プロメタジン塩酸塩等の**プロメタジン**を含む成分	外国において、**乳児突然死症候群**、**乳児睡眠時無呼吸発作**のような致命的な**呼吸抑制**が現れたとの報告があるため
抗ヒスタミン成分を主薬とする**催眠鎮静薬**（睡眠改善薬）	小児では、**神経過敏**、**興奮**を起こすおそれが大きいため
オキセサゼイン	**一般用医薬品**では、小児向けの製品はないため

一般用医薬品の胃腸薬の添付文書等において、「次の人は使用（服用）しないこと」の項目中に、「透析療法を受けている人」と記載することとされている成分の正しいものの組み合わせを一つ選べ。

a スクラルファート

b ロートエキス

c アルジオキサ

d アズレンスルホン酸ナトリウム

　　1（a, c）　　**2**（a, d）　　**3**（b, c）　　**4**（b, d）

《令和３年度／関西広域連合・福井／問117（改題）》

次の表は、ある一般用医薬品の鼻炎用内服薬に含まれている、有効成分の一覧である。

３カプセル中

成分	分量
メキタジン	4 mg
プソイドエフェドリン塩酸塩	75 mg
dl－メチルエフェドリン塩酸塩	75 mg
シンイエキス	24 mg
ベラドンナ総アルカロイド	0.4 mg
無水カフェイン	110mg

この鼻炎用内服薬の添付文書等の「次の人は使用（服用）しないこと」の項目において、「次の診断を受けた人」と記載されている基礎疾患の正誤について、正しい組み合わせを一つ選べ。

a てんかん

b 糖尿病

c 高血圧

d 甲状腺機能障害

	a	b	c	d			a	b	c	d
1	正	正	誤	誤		**4**	正	誤	誤	正
2	正	誤	正	誤		**5**	誤	正	誤	正
3	誤	正	正	正						

《令和３年度／関西広域連合・福井／問115》

問022 正答 **1**

「透析療法を受けている人は、使用（服用）しないこと」とされている主な成分・薬効群とその理由は、次のとおりである。

主な成分・薬効群等	理由
アルミニウムを含む成分（例：**スクラルファート**、**アルジオキサ**）が配合された胃腸薬、胃腸鎮痛鎮痙薬	**長期間服用**した場合に、**アルミニウム脳症**および**アルミニウム骨症**を発症したとの報告があるため

問023 正答 **3**

「次の診断を受けた人は、プソイドエフェドリン塩酸塩を使用しないこと」とされている事項とその理由は、次のとおりである。

「次の診断を受けた人」	理由
高血圧	**交感神経興奮作用**により血圧を上昇させ、**高血圧を悪化**させるおそれがあるため
甲状腺機能障害	甲状腺機能亢進症の主症状は交感神経系の緊張等によってもたらされており、**交感神経系を興奮**させる成分は**症状を悪化**させるおそれがあるため
糖尿病	肝臓で**グリコーゲン**を分解して**血糖値を上昇**させる作用があり、**糖尿病を悪化**させるおそれがあるため

一般用医薬品の添付文書の「してはいけないこと」の項目中に、「次の人は使用（服用）しないこと」として「6歳未満の小児」と記載される成分として、正しいものを1つ選びなさい。

1 グリチルリチン酸二カリウム

2 デキストロメトルファン臭化水素酸塩水和物

3 アミノ安息香酸エチル

4 メキタジン

《令和3年度／奈良／問119》

一般用医薬品の添付文書の「してはいけないこと」の項に関する次の記述のうち、**適当でないもの**はどれか。

1 液体絆創膏は、湿潤した患部に用いると、分泌液が貯留して症状を悪化させることがあるため、ただれ、化膿している患部には使用しない。

2 みずむし・たむし用薬は、強い刺激や痛みを生じるおそれがあるため、目の周囲、粘膜には使用しない。

3 うおのめ・いぼ・たこ用薬は、誤って目に入ると障害を与える危険性があるため、目の周囲には使用しない。

4 バシトラシンが配合された化膿性皮膚疾患用薬の使用中は、光線過敏症が現れることがあるため、戸外での活動を避ける。

《令和元年度／北関東・甲信越／問104》

一般用医薬品の添付文書の「本剤を使用している間は、次の医薬品を使用しないこと」の項目中に、「他の瀉下薬（下剤）」と記載される主な成分・薬効群として、正しいものの組み合わせを一つ選びなさい。

a 七物降下湯

b 防風通聖散

c 当帰芍薬散

d 大柴胡湯

    1（a, b）   2（a, c）   3（b, d）   4（c, d）

《令和元年度／奈良／問116》

問 024 正答 **3**

　「6歳未満の小児は、使用（服用）しないこと」とされている主な成分・薬効群とその理由は、次のとおりである。

主な成分・薬効群等	理由
アミノ安息香酸エチル	メトヘモグロビン血症を起こすおそれがあるため

問 025 正答 **4**

1 ◯ 殺菌消毒薬（液体絆創膏）は、湿潤した患部に用いると、**分泌液が貯留**して**症状を悪化**させることがあるため、ただれ、化膿している患部には使用しないこととされている。

2 ◯ みずむし・たむし用薬は、皮膚刺激成分により、**強い刺激や痛み**を生じるおそれがあるため、目の周囲、粘膜（例えば、口腔、鼻腔、膣等）には使用しないこととされている。

3 ◯ うおのめ・いぼ・たこ用薬は、**角質溶解作用**の強い薬剤であり、誤って**目**に入ると**障害**を与える危険性があるため、目の周囲、粘膜、やわらかな皮膚面（首の回り等）、顔面等には使用しないこととされている。

4 ✕ バシトラシンが配合された化膿性皮膚疾患用薬は、**刺激が強く、症状を悪化**させるおそれがあるため、湿潤、ただれのひどい患部、深い傷、ひどいやけどの患部には使用しないこととされている。

問 026 正答 **3**

　「本剤を使用している間は、他の瀉下薬（下剤）を使用しないこと」とされている主な成分・薬効群と懸念される相互作用は、次のとおりである。

主な成分・薬効群等（本剤）	懸念される相互作用
• 茵蔯蒿湯　• 大黄甘草湯 • 大黄牡丹皮湯　• 麻子仁丸 • 桃核承気湯　• 防風通聖散 • 三黄瀉心湯　• 大柴胡湯 • 乙字湯（ダイオウを含む場合） • 瀉下成分が配合された駆虫薬	激しい腹痛を伴う**下痢**等の副作用が現れやすくなるため

問 027 重要度：★★★　　　　　　　　　　　　　　check ☐☐☐

一般用医薬品の添付文書に、目のかすみ、異常なまぶしさを生じることがあるため、「服用後、乗物又は機械類の運転操作をしないこと」と記載されている成分を一つ選べ。

1　ロペラミド塩酸塩　　　　　4　アセトアミノフェン

2　ビサコジル　　　　　　　　5　ピレンゼピン

3　オキセサゼイン

《令和 2 年度／関西広域連合・福井／問116》

問 028 重要度：★★★　　　　　　　　　　　　　　check ☐☐☐

次のうち、眠気、目のかすみ、異常なまぶしさを生じることがあるため、一般用医薬品の添付文書の「してはいけないこと」の項に、「服用後、乗物又は機械類の運転操作をしないこと」と記載される成分はどれか。

1　ピコスルファートナトリウム　　　4　センノシド

2　インドメタシン　　　　　　　　　5　フェルビナク

3　スコポラミン臭化水素酸塩水和物

《平成30年度／北関東・甲信越／問108》

問 029 重要度：★★　　　　　　　　　　　　　　　check ☐☐☐

次の一般用医薬品のうち、その添付文書等において、「してはいけないこと」の項目中に、「服用後、乗物又は機械類の運転操作をしないこと」と記載することとされているものの正誤について、正しい組み合わせはどれか。

a　ポリエンホスファチジルコリンが配合された高コレステロール改善薬

b　オキセサゼインが配合された胃腸鎮痛鎮痙薬

c　ジフェンヒドラミン塩酸塩が配合されたかぜ薬

d　ブロモバレリル尿素が配合された解熱鎮痛薬

	a	b	c	d
1	誤	誤	正	正
2	正	誤	正	誤
3	誤	正	正	正
4	正	正	正	誤
5	正	誤	誤	正

《令和 4 年度／南関東／問107》

問027 正答 **5**

「目のかすみ、異常なまぶしさを生じることがあるため、服用後、乗物または機械類の運転操作をしないこと」とされている薬効群と主な成分は、次のとおりである。

薬効群	主な成分
胃腸薬	ピレンゼピン塩酸塩水和物

問028 正答 **3**

「服用後、乗物又は機械類の運転操作をしないこと」とされている主な成分・薬効群、懸念される症状は、次のとおりである。

薬効群	主な成分	懸念される症状
胃腸鎮痛鎮痙薬、乗物酔い防止薬	• スコポラミン臭化水素酸塩水和物 • メチルオクタトロピン臭化物	眠気、目のかすみ、異常なまぶしさを生じることがあるため
かぜ薬、胃腸鎮痛鎮痙薬、鼻炎用内服薬、乗物酔い防止薬	抗コリン成分（スコポラミン臭化水素酸塩水和物、メチルオクタトロピン臭化物を除く）	目のかすみ、異常なまぶしさを生じることがあるため

問029 正答 **1**

「眠気等が懸念されるため、服用後、乗物又は機械類の運転操作をしないこと」とされている薬効群と主な成分は、次のとおりである。

薬効群	主な成分
かぜ薬、催眠鎮静薬、乗物酔い防止薬、鎮咳去痰薬、口腔咽喉薬、鼻炎用内服薬、アレルギー用薬、内服痔疾用薬	抗ヒスタミン成分（例：ジフェンヒドラミン塩酸塩）
かぜ薬、鎮咳去痰薬	コデインリン酸塩水和物 ジヒドロコデインリン酸塩
解熱鎮痛薬、催眠鎮静薬	ブロモバレリル尿素 アリルイソプロピルアセチル尿素
止瀉薬	ロペラミド塩酸塩 ロートエキス

問030 重要度 ★★ check ☐☐☐

次の医薬品成分のうち、乳児に昏睡を起こすおそれがあるため、それを含有することにより内服用の一般用医薬品の添付文書等において、「してはいけないこと」の項目中に、「授乳中の人は本剤を服用しないか、本剤を服用する場合は授乳を避けること」と記載することとされている成分はどれか。

1　アスピリンアルミニウム

2　アミノ安息香酸エチル

3　ブロモバレリル尿素

4　ジフェンヒドラミン塩酸塩

5　オキセサゼイン

《平成29年度／南関東／問105》

問031 重要度 ★★★ check ☐☐☐

一般用医薬品の添付文書に、アルミニウム脳症及びアルミニウム骨症を生じるおそれがあるため「長期連用しないこと」と記載されているものの組み合わせを一つ選べ。

a　スクラルファートが配合された胃腸薬

b　ヒマシ油（瀉下薬）

c　アルジオキサが配合された胃腸薬

d　セトラキサート塩酸塩が配合された胃腸薬

　　1（a, b）　　2（a, c）　　3（b, d）　　4（c, d）

《令和2年度／関西広域連合・福井／問117》

問032 重要度 ★★★ check ☐☐☐

一般用医薬品の連用に関する注意について、海外において、長期連用した場合に精神神経症状が現れたとの報告があるため、「1週間以上継続して服用しないこと」とされている成分を一つ選べ。

1　ステロイド性抗炎症成分

2　アルミニウムを含む成分

3　グリチルリチン酸を含む成分

4　ビスマスを含む成分

5　カフェインを含む成分

《令和元年度／関西広域連合／問119》

問 030　正答 **4**

「授乳中の人は本剤を服用しないか、本剤を服用する場合は授乳を避けること」とされている主な成分・薬効群とその理由は、次のとおりである。

主な成分・薬効群等	理由
ジフェンヒドラミンを含む成分（例：**ジフェンヒドラミン塩酸塩**）が配合された内服薬、点鼻薬、坐薬、注入軟膏	乳児に昏睡を起こすおそれがあるため

問 031　正答 **2**

スクラルファート、水酸化アルミニウムゲル、ケイ酸アルミン酸マグネシウム、ケイ酸アルミニウム、合成ヒドロタルサイト、**アルジオキサ**等の**アルミニウム**を含む成分が配合された胃腸薬、胃腸鎮痛鎮痙薬は、**長期連用**により、**アルミニウム脳症**および**アルミニウム骨症**を生じるおそれがあるため、長期連用しないこととされている。

問 032　正答 **4**

ビスマスを含む成分（例：**次没食子酸ビスマス**、**次硝酸ビスマス**）が配合された止瀉薬は、海外において、**長期連用**した場合に**精神神経症状**が現れたとの報告があるため、1週間以上継続して服用しないこととされている。

ステロイド性抗炎症成分を含有する坐薬である外用痔疾用薬の添付文書の「してはいけないこと」の項目に「長期連用しないこと」が記載される理由として正しいものを次の1～5から一つ選びなさい。

1　アルミニウム脳症を生じるおそれがあるため

2　副腎皮質の機能低下を生じるおそれがあるため

3　鼻づまりを生じるおそれがあるため

4　うっ血性心不全が現れることがあるため

5　アスピリン喘息を誘発するおそれがあるため

《平成30年度／大阪／問107》

次の表は、ある一般用医薬品の鎮咳去痰薬（内服液剤）に含まれている成分の一覧である。この鎮咳去痰薬（内服液剤）の添付文書等において、「使用上の注意」の項目中に「過量服用・長期連用しないこと」と記載することとされている理由として、正しいものの組み合わせはどれか。

60mL中	
ジヒドロコデインリン酸塩	30 mg
グアイフェネシン	170 mg
クロルフェニラミンマレイン酸塩	12 mg
無水カフェイン	62mg

a　腸管粘膜への刺激が大きくなり、腸管粘膜に炎症を生じるおそれがあるため。

b　依存性・習慣性がある成分が配合されており、乱用事例が報告されているため。

c　倦怠感や虚脱感等が現れることがあるため。

d　副腎皮質の機能低下を生じるおそれがあるため。

1　（a，b）　　2　（a，c）　　3　（a，d）　　4　（b，c）　　5　（b，d）

《令和3年度／南関東／問107》

問033 正答 **2**

　ステロイド性抗炎症成分（コルチゾン換算で1gまたは1mLあたり0.025mg以上を含有する場合。ただし、坐薬および注入軟膏では、含量によらず記載）が配合された外用痔疾用薬、化膿性皮膚疾患用薬、鎮痒消炎薬、しもやけ・あかぎれ用薬は、**副腎皮質の機能低下**を生じるおそれがあるため、長期連用しないこととされている。

問034 正答 **4**

　「乱用に関する注意」として「過量服用・長期連用しないこと」とされている主な成分・薬効群とその理由は、次のとおりである。

	主な成分・薬効群等	理由
「過量服用・長期連用しないこと」	**コデインリン酸塩水和物、ジヒドロコデインリン酸塩**が配合された**鎮咳去痰薬（内服液剤）**	• **倦怠感**や**虚脱感**等が現れることがあるため • **依存性・習慣性**がある成分が配合されており、乱用事例が報告されているため

5
章

医薬品の適正使用・安全対策

コルチゾンの換算は、製薬企業が医薬品を開発する際に、さまざまなデータを参考にしながら行う。その換算の結果、ステロイドの作用が強いと判定された場合は、「長期連用しないこと」等として、使用上の注意に反映されることになる。登録販売者が換算を行う必要はない。

問 035 重要度 ★　　　　　　　　　　　　　　check ☐☐☐

次の医薬品成分等のうち、一般用医薬品の添付文書等において、「してはいけないこと」の項目中に、「大量に使用（服用）しないこと」と記載することとされている成分等はどれか。

1 イブプロフェン

2 ジプロフィリン

3 トラネキサム酸

4 センナ

5 カフェイン

《令和4年度／南関東／問108》

問 036 重要度 ★★★　　　　　　　　　　　　check ☐☐☐

一般用医薬品の添付文書の「相談すること」の項において、「モノアミン酸化酵素阻害剤（セレギリン塩酸塩等）で治療を受けている人」と記載されている成分は、次のうちどれか。

1 テオフィリン　　　　　4 ピコスルファートナトリウム

2 フェルビナク　　　　　5 プソイドエフェドリン塩酸塩

3 トラネキサム酸

《令和元年度／北関東・甲信越／問115（改題）》

問 037 重要度 ★★　　　　　　　　　　　　　check ☐☐☐

医薬品の適正使用のための啓発活動に関する次の記述について、（　　　）に入れるべき字句の正しい組み合わせを下欄から選びなさい。

医薬品の持つ特質及びその使用・取扱い等について正しい知識を広く（　a　）に浸透させることにより、保健衛生の維持向上に貢献することを目的とし、毎年（　b　）の1週間を「（　c　）」として、広報活動やイベント等が実施されている。

	a	b	c
1	生活者	6月20日〜 6月26日	薬と健康の週間
2	生活者	6月20日〜 6月26日	ダメ。ゼッタイ。普及運動週間
3	生活者	10月17日〜10月23日	薬と健康の週間
4	医薬関係者	6月20日〜 6月26日	ダメ。ゼッタイ。普及運動週間
5	医薬関係者	10月17日〜10月23日	薬と健康の週間

《平成30年度／四国／問117》

問035　正答 **4**

「大量に使用（服用）しないこと」とされている主な成分・薬効群とその理由は、次のとおりである。

主な成分・薬効群	理由
刺激性瀉下成分（例：**センナ**、**センノシド**、**ダイオウ**、**カサントラノール**、**ビサコジル**、**ピコスルファートナトリウム**）が配合された瀉下剤	腸管粘膜への**刺激が大きく**なり、腸管粘膜に**炎症**を生じるおそれがあるため

問036　正答 **5**

プソイドエフェドリン塩酸塩は、**モノアミン酸化酵素阻害剤**との相互作用によって、**血圧を上昇**させるおそれがあるため、モノアミン酸化酵素阻害剤（セレギリン塩酸塩等）で治療を受けている人は、相談することとされている。

問037　正答 **3**

医薬品の持つ特質及びその使用・取扱い等について正しい知識を広く（a. **生活者**）に浸透させることにより、保健衛生の維持向上に貢献することを目的とし、毎年（b. **10月17日〜23日**）の1週間を「（c. **薬と健康の週間**）」として、広報活動やイベント等が実施されている。

医薬品医療機器等法において、国、都道府県、保健所を設置する市および特別区は、関係機関および関係団体の協力の下に、医薬品等の適正な使用に関する啓発および知識の普及に努めることとされている。

5章
医薬品の適正使用・安全対策

用語解説

モノアミン酸化酵素阻害剤

モノアミン酸化酵素に対して阻害作用を示し、モノアミンの活性を維持させ、神経細胞の活動性を高めることができる。パーキンソン病患者の脳神経細胞では、ドーパミンの分泌が衰えている場合が多いので、その不足を補うことを目的として、セレギリン塩酸塩等が用いられる。

次の一般用医薬品の漢方処方製剤のうち、その添付文書等において、「相談すること」の項目中の「次の医薬品を使用（服用）している人」に「インターフェロン製剤で治療を受けている人」と記載することとされているものはどれか。

1　小青竜湯

2　防風通聖散

3　八味地黄丸

4　芍薬甘草湯

5　小柴胡湯

《令和4年度／南関東／問113》

1～5で示される成分・薬効群等のうち、心悸亢進、血圧上昇、糖代謝促進を起こしやすいため、一般用医薬品の添付文書の「相談すること」の項目に「高齢者」と記載されているものはどれか。

1　エテンザミドが配合された解熱鎮痛薬

2　グリセリンが配合された浣腸薬

3　ジヒドロコデインリン酸塩が配合されたかぜ薬

4　トリメトキノール塩酸塩水和物が配合された鎮咳去痰薬

5　マルツエキスが配合された瀉下薬

《令和4年度／北陸・東海／問118》

問 038　正答 **5**

「インターフェロン製剤で治療を受けている人は、相談すること」とされている主な成分・薬効群とその理由は、次のとおりである。

主な成分・薬効群等	理由
小柴胡湯 小柴胡湯が配合されたかぜ薬	**インターフェロン製剤**との相互作用によって、**間質性肺炎**を起こしやすくなるため

問 039　正答 **4**

「高齢者は、相談すること」とされている主な成分・薬効群とその理由は、次のとおりである。

主な成分・薬効群等	理由
アドレナリン作動成分（例：**トリメトキノール塩酸塩水和物**）または**マオウ**が配合された内服薬、外用痔疾用薬（坐薬、注入軟膏）	**心悸亢進**、**血圧上昇**、**糖代謝促進**を起こしやすいため

用語解説　**インターフェロン製剤**

医療機関で使用される医療用医薬品の注射薬で、ウイルス性肝炎などの治療に用いられる。

問040 重要度 ★★★　　　　　　　　　　　　check ☐☐☐

高齢者のおおよその年齢の目安として、正しいものを一つ選びなさい。

1　60歳以上

2　65歳以上

3　70歳以上

4　75歳以上

5　80歳以上

《平成30年度／奈良／問102（改題）》

問041 重要度 ★　　　　　　　　　　　　　check ☐☐☐

次の一般用医薬品の漢方処方製剤のうち、その添付文書等において、排尿筋の弛緩と括約筋の収縮が起こり、尿の貯留を来すおそれがあり、特に前立腺肥大症を伴っている場合には、尿閉を引き起こすおそれがあるため、「相談すること」の項目中に「次の症状がある人」として「排尿困難」と記載することとされているものはどれか。

1　小柴胡湯

2　薏苡仁湯

3　桂枝湯

4　麦門冬湯

5　十味敗毒湯

《令和2年度／南関東／問109》

440

問 040 正答 **2**

　「高齢者」とは、およその目安として**65歳以上**を指す。一般に高齢者では、加齢に伴い副作用等を生じる**リスクが高まる**傾向にあり、また、**何らかの持病**（**基礎疾患**）を抱えていること等も多い。

　65歳以上の年齢であっても、どの程度リスクが増大しているかを年齢のみから一概に判断することは難しく、**専門家に相談**しながら個々の状態に応じて、その医薬品の使用の適否について**慎重な判断**がなされるべきであり、使用する場合にあっては、**副作用等に留意**しながら使用される必要がある。

問 041 正答 **2**

　構成生薬として**マオウ**を含む漢方処方製剤は、排尿筋の弛緩と括約筋の収縮が起こり、**尿の貯留**を来すおそれがあるため、特に、**前立腺肥大症**を伴っている場合には、**尿閉**を引き起こすおそれがあるため、排尿困難の症状がある人は相談することとされている。

1　✕　小柴胡湯は、**カンゾウ**を含み、マオウを含まない。
2　〇　薏苡仁湯は、**カンゾウ**と**マオウ**を含む。
3　✕　桂枝湯は、**カンゾウ**を含み、マオウを含まない。
4　✕　麦門冬湯は、**カンゾウ**を含み、マオウを含まない。
5　✕　十味敗毒湯は、**カンゾウ**を含み、マオウを含まない。

5章

医薬品の適正使用・安全対策

用語解説
尿閉（にょうへい）

尿意があるのに尿が全く出なくなること。

一般用医薬品の添付文書の「相談すること」の項において、「次の症状のある人」の項目欄に記載される症状と、それに関連する「主な成分・薬効群」に関する次の組み合わせのうち、正しいものはどれか。

a 高熱 ― かぜ薬

b 吐き気・嘔吐 ― 瀉下薬

c むくみ ― ジフェンヒドラミン塩酸塩

d 口内のひどいただれ ― ロートエキス

1 （a, b）　　2 （a, c）　　3 （b, d）　　4 （c, d）

《令和2年度／甲信越／問106》

次の成分のうち、その成分を主な成分とする一般用医薬品の添付文書の「相談すること」の項目に、「次の診断を受けた人」として「肝臓病」と記載されているものとして、**誤っているもの**はどれか。

1 サントニン

2 イブプロフェン

3 アセトアミノフェン

4 アスコルビン酸

《令和2年度／東北／問108》

問 042 正答 **1**

a ◯ 高熱がある人は、**かぜ薬**、**鎮咳去痰薬**、**鼻炎用内服薬**、**小児五疳薬**を使用する前に、かぜ以外の**ウイルス性**の感染症その他の重篤な疾患の可能性があるため、相談することとされている。

b ◯ 吐きけ・嘔吐がある人は、**瀉下薬**（ヒマシ油、マルツエキスを除く）、**浣腸薬**、**ビサコジル**を主薬とする坐薬を使用する前に、急性腹症（腸管の狭窄、閉塞、腹腔内器官の炎症等）の可能性があり、瀉下薬や浣腸薬の配合成分の刺激によって、その**症状を悪化**させるおそれがあるため、相談することとされている。

c ✗ むくみがある人は、**グリチルリチン酸**を含む成分（1日用量が**グリチルリチン酸**として40mg以上、または**カンゾウ**として1g以上を含有する場合）を使用する前に、**偽アルドステロン症**の発症のおそれが特にあるため、相談することとされている。

d ✗ 口内のひどいただれがある人は、**含嗽薬**を使用する前に、**粘膜刺激**を起こすおそれのある成分が配合されている場合があるため、相談することとされている。

問 043 正答 **4**

　アセトアミノフェンは、**肝機能障害**を悪化させるおそれがあるため、肝臓病の診断を受けた人は、相談することとされている。

　その他、肝機能障害を悪化させるおそれがあるとされている成分には、**アスピリン**、**アスピリンアルミニウム**、**エテンザミド**、**イブプロフェン**、**イソプロピルアンチピリン**、**サントニン**等がある。

次の疾患等のうち、イブプロフェンを主な成分とする一般用医薬品の添付文書の「相談すること」の項目に「次の診断を受けた人」として記載することとされているものの正しい組み合わせはどれか。

- a　てんかん
- b　貧血
- c　腎臓病
- d　混合性結合組織病

    1（a, b）　　**2**（a, c）　　**3**（b, d）　　**4**（c, d）

《令和2年度／北陸・東海／問119》

一般用医薬品の添付文書の使用上の注意において、「相談すること」とされている基礎疾患等と主な成分・薬効群との関係について、以下の記述のうち、**誤っているもの**はどれか。

- **1**　心臓病　　　　　　　—　ロートエキス
- **2**　糖尿病　　　　　　　—　イブプロフェン
- **3**　胃・十二指腸潰瘍　　—　アスピリン
- **4**　甲状腺疾患　　　　　—　ポビドンヨード

《令和元年度／北海道・東北／問104》

解 説

問 044 正答 **4**

「次の診断を受けた人は、相談すること」とされている主な成分・薬効群とその理由は、次のとおりである。

	主な成分・薬効群等	理由
腎臓病	• アスピリン • アスピリンアルミニウム • エテンザミド • イブプロフェン • アセトアミノフェン	むくみ（浮腫）、循環体液量の増加が起こり、腎臓病を悪化させるおそれがあるため
混合性結合組織病	• イブプロフェン	無菌性髄膜炎の副作用を起こしやすいため

問 045 正答 **2**

1 ◯ 心臓病の診断を受けた人は、心臓に負担をかけ、**心臓病を悪化**させるおそれがあるため、**ロートエキス**を使用する際は相談することとされている。

2 ✕ 糖尿病の診断を受けた人で、相談することとされている成分・薬効群には、**鼻炎用点鼻薬**、**メチルエフェドリン塩酸塩**、**トリメトキノール塩酸塩水和物**、**フェニレフリン塩酸塩**、**メトキシフェナミン塩酸塩等のアドレナリン作動成分**、**マオウ**などがある。

3 ◯ 胃・十二指腸潰瘍の診断を受けた人は、**悪化させる**おそれがあるため**アスピリン**を使用する際は相談することとされている。

4 ◯ 甲状腺疾患の診断を受けた人は、**ヨウ素**の体内摂取が増える可能性があり、**甲状腺疾患**の治療に影響を及ぼすおそれがあるため、ポビドンヨードを使用する際は相談することとされている。

445

次の一般用医薬品の漢方処方製剤のうち、その添付文書等において、「相談すること」の項目中に「次の診断を受けた人」として「甲状腺機能障害」と記載することとされているものとして、正しいものの組み合わせはどれか。

a　防風通聖散

b　桂枝湯

c　小青竜湯

d　半夏厚朴湯

　　1 （a, b）　　2 （a, c）　　3 （b, c）　　4 （b, d）　　5 （c, d）

《令和3年度／南関東／問105》

次の基礎疾患等のうち、グリセリンが配合された浣腸薬の添付文書等において、「相談すること」の項目中に「次の診断を受けた人」として記載することとされているものの正誤について、正しい組み合わせはどれか。

a　貧血

b　心臓病

c　腎臓病

d　糖尿病

	a	b	c	d			a	b	c	d
1	正	正	正	正		4	誤	正	誤	誤
2	正	誤	正	誤		5	誤	誤	誤	正
3	誤	正	正	正						

《令和4年度／南関東／問112》

一般用医薬品の添付文書に記載されている標識的マークの使い方として、正しいものはどれか。

1 使用上の注意

2 ⚠ してはいけないこと

3 ⚠ 相談すること

4 ⊗ してはいけないこと

5 ⊗ 相談すること

《令和元年度／北陸・東海／問102》

問 046 　正答 2

甲状腺機能障害の診断を受けた人は、**マオウ**を含む医薬品（漢方処方製剤を含む）を使用する前に「**相談すること**」とされている。

理由：甲状腺機能亢進症の主症状は、交感神経系の緊張等によってもたらされており、**交感神経系**を興奮させる成分は、症状を悪化させるおそれがあるため。

a ○　防風通聖散：カンゾウ、**マオウ**、ダイオウを含む。
b ✕　桂枝湯：カンゾウは含むが、マオウを含まない。
c ○　小青竜湯：カンゾウ、**マオウ**を含む。
d ✕　半夏厚朴湯：マオウを含まない。

問 047 　正答 4

「心臓病の診断を受けた人は、相談すること」とされている主な成分・薬効群とその理由は、次のとおりである。

主な成分・薬効群等	理由
グリセリンが配合された浣腸薬	排便直後に、急激な**血圧低下**等が現れることがあり、**心臓病を悪化**させるおそれがあるため

問 048 　正答 4

　一般用医薬品の添付文書の「**使用上の注意**」「**してはいけないこと**」および「**相談すること**」の各項目の見出しには、それぞれ例示された**標識的マーク**が付されていることが多い。

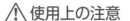 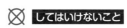

一般用医薬品の添付文書の使用上の注意において、「相談すること」に記載されている基礎疾患と医薬品成分との組み合わせについて、**誤っているもの**はどれか。

　1　てんかん　—　ジプロフィリン

　2　甲状腺機能障害　—　フェニレフリン塩酸塩

　3　高血圧　—　メチルエフェドリン塩酸塩

　4　胃・十二指腸潰瘍　—　サントニン

《平成30年度／近畿／問118》

以下の成分のうち、それを含有する一般用医薬品の添付文書の「相談すること」欄の「次の診断を受けた人」に、「緑内障」と記載されるものとして、**誤っているもの**を一つ選びなさい。

　1　ジフェニドール塩酸塩

　2　パパベリン塩酸塩

　3　スコポラミン臭化水素酸塩水和物

　4　ロートエキス

　5　メチルエフェドリン塩酸塩

《平成30年度／九州・沖縄／問50》

問049 正答 **4**

1 ◯ てんかんの診断を受けた人は、**ジプロフィリン**を主な成分とする一般用医薬品の使用にあたって相談することとされている。

2 ◯ 甲状腺機能障害の診断を受けた人は、**アドレナリン作動成分**（例：**フェニレフリン塩酸塩**）を主な成分とする一般用医薬品の使用にあたって相談することとされている。

3 ◯ 高血圧の診断を受けた人は、**アドレナリン作動成分**（例：**メチルエフェドリン塩酸塩**）を主な成分とする一般用医薬品の使用にあたって相談することとされている。

4 ✕ 胃・十二指腸潰瘍の診断を受けた人が相談することとされている主な成分には、**アスピリン、アスピリンアルミニウム、エテンザミド、イソプロピルアンチピリン、アセトアミノフェン、サリチルアミド、次硝酸ビスマス、次没食子酸ビスマス等のビスマスを含む成分**がある。

問050 正答 **5**

「緑内障の診断を受けた人は、相談すること」とされている主な成分・薬効群とその理由は、次のとおりである。

主な成分・薬効群等	理由
パパベリン塩酸塩	眼圧が上昇し、緑内障を悪化させるおそれがあるため
抗コリン成分（例：スコポラミン臭化水素酸塩水和物）	抗コリン作用によって房水流出路（房水通路）が狭くなり、眼圧が上昇し、緑内障を悪化させるおそれがあるため
ロートエキス	
ジフェニドール塩酸塩	

問 051 重要度 ★★　　　　　　　　　　　　　　check ☐☐☐

次の医薬品成分のうち、一般用医薬品の添付文書等において、生じた血栓が分解されにくくなるため、「相談すること」の項目中に「次の診断を受けた人」として「血栓のある人（脳血栓、心筋梗塞、血栓性静脈炎等）、血栓症を起こすおそれのある人」と記載することとされている内服薬の成分の正誤について、正しい組み合わせはどれか。

a　スクラルファート（スクラルファート水和物）

b　次硝酸ビスマス

c　パパベリン塩酸塩

d　トラネキサム酸

	a	b	c	d			a	b	c	d
1	正	正	正	正		4	誤	誤	誤	正
2	誤	正	誤	正		5	誤	正	正	誤
3	正	誤	正	誤						

《令和３年度／南関東／問108》

問 052 重要度 ★★★　　　　　　　　　　　　　check ☐☐☐

次の表は、ある一般用医薬品の制酸薬に含まれている成分の一覧である。この制酸薬の添付文書の「相談すること」の項において、「次の診断を受けた人」の項目欄に記載されている事項として、正しいものはどれか。

3包中	
スクラルファート水和物	1,500 mg
ケイ酸アルミン酸マグネシウム	1,125 mg
ロートエキス	30 mg
アズレンスルホン酸ナトリウム	6 mg
L－グルタミン	400 mg
合成ヒドロタルサイト	270 mg

1　甲状腺疾患

2　胃潰瘍

3　てんかん

4　腎臓病

5　貧血

《令和３年度／中国・四国／問112》

問051 正答 **4**

「血栓のある人（脳血栓、心筋梗塞、血栓静脈炎等）、血栓症を起こすおそれのある人は、相談すること」とされている主な成分・薬効群とその理由は、次のとおりである。

主な成分・薬効群等	理由
• **トラネキサム酸**（内服） • **セトラキサート塩酸塩**	生じた**血栓が分解されにくくなるため**

問052 正答 **4**

「腎臓病の診断を受けた人は、相談すること」とされている主な成分・薬効群とその理由は、次のとおりである。

主な成分・薬効群等	理由
アルミニウムを含む成分 （例：**スクラルファート、ケイ酸アルミン酸マグネシウム、合成ヒドロタルサイト**）が配合された胃腸薬、胃腸鎮痛鎮痙薬	• 過剰のアルミニウムイオンが体内に貯留し、**アルミニウム脳症、アルミニウム骨症**を生じるおそれがあるため • 使用する場合には、医療機関において定期的に血中アルミニウム、リン、カルシウム、アルカリフォスファターゼ等の測定を行う必要があるため

用語解説 **アルミニウム脳症**

体内にアルミニウムが過剰に存在し、脳に蓄積することによる脳症。アルミニウムが脳の組織に付着することで脳神経系の伝達を妨げ、言語障害などを引き起こす。

5章 医薬品の適正使用・安全対策

以下の一般用医薬品の添付文書の副作用の記載に関する記述について、（　　　）の中に入れるべき字句の正しい組み合わせはどれか。

　副作用については、まず一般的な副作用について（　a　）に症状が記載され、そのあとに続けて、（　b　）発生する重篤な副作用について（　c　）に症状が記載されている。

	a	b	c
1	副作用名ごと	長期連用により	関係部位別
2	副作用名ごと	まれに	関係部位別
3	関係部位別	長期連用により	関係部位別
4	関係部位別	まれに	副作用名ごと
5	関係部位別	頻繁に	副作用名ごと

《平成30年度／北海道・東北／問105（改題）》

一般用検査薬に関する記述のうち、正しいものの組み合わせを一つ選びなさい。

a 添付文書においては、検査結果が陰性であっても何らかの症状がある場合は、再検査するか又は医師に相談する旨等が記載されている。

b 添付文書においては、効能又は効果、使用方法、キットの内容及び成分・分量等が記載されている。

c 添付文書においては、一般用検査薬の検査結果のみで確定診断はできないので、判定が陽性であれば速やかに医師の診断を受ける旨が記載されている。

d 誤判定により健康被害が生じた場合は、医薬品副作用被害救済制度による救済を受けることができる。

　　1（a，b）　　**2**（a，c）　　**3**（b，d）　　**4**（c，d）

《令和元年度／奈良／問101》

問 053 正答 **4**

　副作用については、まず一般的な副作用について（a. **関係部位別**）に症状が記載され、そのあとに続けて、（b. **まれに**）発生する重篤な副作用について（c. **副作用名ごと**）に症状が記載されている。

　一般的な副作用として記載されている症状であっても、**発疹**や**発赤**のように、**重篤**な副作用の**初期症状**である可能性があるものも含まれているので、軽んじることのないよう説明がなされることが重要である。

　重篤な副作用については、重大な結果につながることを回避するため、その**初期段階**において速やかに医師の診療を受ける必要がある。

問 054 正答 **2**

a ⭕ **一般用検査薬**では、検査結果が**陰性**であっても何らかの症状がある場合は、**再検査**するかまたは**医師に相談**する旨等が添付文書に記載されている。

b ❌ **一般用検査薬**の添付文書においては、「効能又は効果」ではなく「**使用目的**」と、「用法及び用量」ではなく「**使用方法**」と、「成分及び分量」ではなく「**キットの内容及び成分・分量**」と記載されている。

c ⭕ **一般用検査薬**では、その検査結果のみで**確定診断はできない**ので、判定が**陽性**であれば速やかに**医師の診断**を受ける旨が添付文書に記載されている。

d ❌ **一般用検査薬**による健康被害は、医薬品副作用被害救済制度の**対象とならない**。

一般用医薬品の添付文書の記載事項に関する記述の正誤について、正しい組み合わせはどれか。

a 効能又は効果については、「適応症」として記載されていることがある。

b 添加物については、その名称および分量をすべて記載しなければならない。

c 医薬品の使用のみに頼ることなく、日常生活で心がけるべきことなど、症状の予防・改善につながる事項について記載されていることがある。

d 消費者相談窓口として、独立行政法人医薬品医療機器総合機構の担当部門の電話番号、受付時間等を記載しなければならない。

	a	b	c	d
1	誤	正	正	誤
2	正	誤	正	正
3	誤	正	誤	正
4	正	誤	正	誤
5	正	正	誤	正

《令和元年度／北陸・東海／問106》

一般用医薬品の添付文書に関する以下の記述の正誤について、正しい組み合わせはどれか。

a 年齢区分、1回用量、1日の使用回数等について一般の生活者に分かりやすく、表形式で示されるなど工夫して記載されている。

b 有効成分の名称（一般的名称のあるものについては、その一般的名称。有効成分が不明なものにあっては、その本質及び製造方法の要旨。）及び分量が記載されている。

c 妊娠検査薬では、専門家による購入者等への情報提供の参考として、検出感度も併せて記載されている。

d 容認される軽微な副作用については、記載されない。

	a	b	c	d
1	正	正	誤	正
2	誤	正	正	誤
3	正	誤	正	正
4	誤	誤	誤	正
5	正	正	正	誤

《平成30年度／北海道・東北／問107》

問 055 正答 **4**

a ○ 「**効能又は効果**」には、**一般の生活者**が自ら判断できる**症状**、**用途**等が示されており、「**適応症**」として記載されている場合もある。

b ✗ **添加物**の記載は、義務ではなく、製薬企業界の**自主申し合わせ**に基づくものである。なお、添加物は、**名称**ではなく、**用途名**（例：香料、pH調整剤、等張化剤）等で記載されているものもある。

c ○ 「**病気の予防・症状の改善につながる事項**」（いわゆる「**養生訓**」）は、その医薬品の適用となる症状等に関連して、**医薬品の使用のみに頼ることなく**、日常生活上、どのようなことに心がけるべきかなど、**症状の予防・改善**につながる事項について一般の生活者にわかりやすく記載されていることがある。

d ✗ 「**消費者相談窓口**」として、製造販売元の製薬企業（**製造販売業者**）において購入者等からの相談に応じるための**窓口担当部門**の**名称**、**電話番号**、**受付時間**等が必須記載となる。

問 056 正答 **5**

a ○ 「**用法及び用量**」には、**年齢区分**、**1回用量**、1日の**使用回数**等が、一般の生活者にわかりやすく、**表形式**で示されるなど工夫して記載されている。

b ○ 「**成分及び分量**」には、**有効成分の名称**（一般的名称のあるものについては、その一般的名称。有効成分が不明なものにあっては、その本質および製造方法の要旨）および**分量**が記載されている。

c ○ 「**キットの内容及び成分・分量**」には、**妊娠検査薬**の場合、専門家による購入者等への情報提供の参考として、**検出感度**も併せて記載されている。

d ✗ 容認される**軽微な副作用**については、「**次の症状が現れることがある**」として、「**その他の注意**」に記載されている。

一般用医薬品の保管及び取扱い上の注意に関する次の記述の正誤について、正しい組み合わせはどれか。

a 医薬品を別の容器に移し替えることは、誤用の原因となるおそれがある。

b カプセル剤は、散剤と異なり、一般的に冷蔵庫内から取り出したときに湿気を帯びるおそれがないため、冷蔵庫内での保管が望ましい。

c 医薬品は、適切な保管がなされないと化学変化や雑菌の繁殖等が生じることがある。

d シロップ剤は、一般的に変質しやすいため、開封後は冷蔵庫内での保管が望ましい。

	a	b	c	d			a	b	c	d
1	正	正	誤	誤		4	正	誤	正	誤
2	誤	誤	誤	正		5	正	誤	正	正
3	誤	正	正	誤						

《令和元年度／北関東・甲信越／問103》

一般用医薬品の添付文書情報及び製品表示情報の活用に関する記述のうち、<u>誤っているもの</u>はどれか。

1 添付文書は、通常、外箱等に封入されており、開封しなければ現物を確認することは難しい。そのため、一般の購入者が添付文書の内容について事前に閲覧できる環境が整備されている。

2 添付文書に「使用上の注意」として記載される内容は、その医薬品に配合されている成分等に由来することも多く、使用上の注意の内容については、製品表示の配合成分等の記載からある程度読み取ることが可能である。

3 購入者等への情報提供の実効性を高める観点からも、添付文書等は必要なときいつでも取り出して読むことができるよう大切に保存する必要性を説明することが重要である。

4 要指導医薬品及び一般用医薬品のリスク区分のうち第三類医薬品は、その副作用等により日常生活に支障を来す程度の健康被害が生ずるおそれがあるものであり、これらリスク区分に分類されている旨が製品表示から容易に判別できることは、情報提供の意義や必要性について認識するために有用である。

《平成30年度／中国／問112》

問 057 正答 **5**

a ⭕ 医薬品を**別の容器**へ移し替えると、日時の経過とともに中身がどんな医薬品であったかわからなくなって**誤用の原因**となるおそれがある。また、移し替えた容器が湿っていたり、汚れていたりした場合、医薬品として適切な**品質を保持できない**おそれがある。

b ❌ **錠剤**、**カプセル剤**、**散剤**等では、取り出したときに室温との急な温度差で**湿気**を帯びるおそれがあるため、**冷蔵庫内**での保管は**不適当**である。

c ⭕ 医薬品は、**化学変化や雑菌**の繁殖等を生じることがあるため、直射日光の当たらない涼しい場所に保管することとされている。

d ⭕ **シロップ剤**は変質しやすいため、開封後は**冷蔵庫内**に保管されるのが望ましいとされている。ただし、凍結すると変質したり、効力が減弱する場合がある。

問 058 正答 **4**

1 ⭕ 添付文書は、通常、外箱等に封入されていることから、開封しなければ添付文書の現物を確認することは難しい。そのため、**一般の購入者が添付文書**の内容について事前に閲覧できる環境の整備として、**総合機構ホームページ**に**添付文書情報**が掲載されている。

2 ⭕ 「使用上の注意」として記載される内容は、**配合成分等に由来**することも多いため、**製品表示の配合成分**等の記載から読み取ることがある程度可能である。

3 ⭕ 情報提供の実効性を高める観点から、購入後その医薬品を使い終わるまで、**添付文書等を大切に保存**しておくことが重要である。

4 ❌ **要指導医薬品**並びに一般用医薬品のリスク区分のうち**第一類医薬品**および**第二類医薬品**は、その副作用等により**日常生活に支障を来す程度**の健康被害が生ずるおそれがあるものであり、これらの**リスク区分に分類されている旨**が**製品表示**から容易に判別できることは、情報提供の意義や必要性について認識するために有用である。

一般用医薬品の製品表示に関する次の記述の正誤について、正しい組み合わせはどれか。

a 使用上の注意の「してはいけないこと」の項において、「服用後、乗物又は機械類の運転操作をしないこと」等、副作用や事故が起きる危険性を回避するための内容は、添付文書のみに記載されている。

❶ b 1回服用量中0.1mLを超えるアルコールを含有する内服液剤（滋養強壮を目的とするもの）については、アルコールを含有する旨及びその分量が記載されている。

c エアゾール製品は、高圧ガス保安法に基づき、「高温に注意」の表示がなされている。

	a	b	c
1	正	正	誤
2	誤	正	誤
3	誤	正	正
4	正	誤	誤
5	誤	誤	正

《平成30年度／北関東・甲信越／問112》

以下の医薬品の使用期限の表示に関する記述について、（　　　）の中に入れるべき字句の正しい組み合わせはどれか。

　適切な保存条件の下で製造後（　a　）を超えて性状及び品質が安定であることが確認されている医薬品において、医薬品医療機器等法上の表示は（　b　）。

	a	b
1	1年	義務ではない
2	2年	義務となっている
3	2年	義務ではない
4	3年	義務となっている
5	3年	義務ではない

《令和元年度／北海道・東北／問110》

問059 正答 **3**

a ✕ **効能・効果**、**用法・用量**、添加物として配合されている成分等のほか、**使用上の注意**の記載のうち以下の内容については、副作用や事故等が起きる危険性を回避するため**外箱等にも**記載されている。

- 「**次の人は使用**（服用）**しないこと**」
- 「**次の部位には使用しないこと**」
- 「**授乳中は本剤を服用しないか本剤を服用する場合は授乳を避けること**」
- 「**服用後、乗物又は機械類の運転操作をしないこと**」等

b ◯ 1回服用量中**0.1mL**を超える**アルコール**を含有する**内服液剤**（滋養強壮を目的とするもの）については、例えば「アルコール含有○○mL以下」のように、**アルコールを含有する旨**およびその**分量**が記載されている。

c ◯ **エアゾール製品**は、**高圧ガス保安法**に基づく注意事項として、「**高温に注意**」、**使用ガスの名称**等の表示がなされている。

問060 正答 **5**

　適切な保存条件の下で製造後（a. **3年**）を超えて性状及び品質が安定であることが確認されている医薬品において、医薬品医療機器等法上の表示は（b. **義務ではない**）。

　医薬品の**使用期限**の表示については、適切な保存条件の下で**製造後3年**を超えて性状および品質が安定であることが確認されている医薬品において、医薬品医療機器等法上の**表示義務はない**。ただし、流通管理等の便宜上、通常、医薬品の外箱等に使用期限が記載されている。

一般用医薬品の製品表示に関する次の記述の正誤について、正しい組み合わせはどれか。

- **a** 配置販売される医薬品の使用期限は、「配置期限」として記載される場合がある。

- ❗**b** 添加物として配合されている成分については、アレルギーの原因となる可能性があることから、すべての成分を外箱に記載する必要がある。

- **c** 購入者によっては、購入後すぐ開封せずにそのまま保管する場合や持ち歩く場合があるため、添付文書を見なくても適切な保管がなされるよう、その容器や包装にも、保管に関する注意事項が記載されている。

	a	b	c
1	正	正	誤
2	誤	正	正
3	正	正	正
4	正	誤	正
5	誤	誤	誤

《令和2年度／北関東／問108（改題）》

緊急安全性情報に関する記述の正誤について、正しい組み合わせはどれか。

- **a** 緊急安全性情報は、都道府県知事からの命令、指示、製造販売業者の自主決定等に基づいて作成される。

- **b** A4サイズの黄色地の印刷物で医療機関や薬局等へ直接配布されるものであり、ファックス、電子メールによる情報提供はできない。

- **c** 医薬品及び再生医療等製品について緊急かつ重大な注意喚起や使用制限に係る対策が必要な状況にある場合に作成されるが、医療機器については作成の対象とならない。

- **d** 一般用医薬品に関係する緊急安全性情報が発出されたことはない。

	a	b	c	d
1	誤	誤	誤	正
2	誤	誤	正	誤
3	誤	正	誤	誤
4	正	誤	誤	誤
5	誤	誤	誤	誤

《令和4年度／北陸・東海／問104》

問061 正答 **4**

a ◯ **配置販売**される医薬品では、使用期限が「**配置期限**」として記載される場合がある。

b ✕ **添加物**として配合されている成分については、**アレルギーの原因**となり得ることが知られているもの等、**安全対策上重要なもの**が外箱に記載され、「（これら以外の）添加物成分は、添付文書をご覧ください」としている場合がある。

c ◯ 購入後すぐ開封せずにそのまま保管する場合、あるいは持ち歩く場合があるため、**添付文書**を見なくても適切な保管がなされるよう、医薬品の**容器**や包装にも**保管に関する注意事項**が記載されている。

問062 正答 **5**

a ✕ **緊急安全性情報**は、**厚生労働省**からの命令、指示、**製造販売業者**の自主決定等に基づいて作成される。

b ✕ 緊急安全性情報は、A4サイズの**黄色地**の印刷物で、**PMDAメディナビ**、製造販売業者から医療機関や薬局等への**直接配布**、**ダイレクトメール**、**ファックス**、**電子メール**等により情報伝達される。

c ✕ 緊急安全性情報は、**医薬品**、**医療機器**または**再生医療等製品**について緊急かつ重大な注意喚起や使用制限に係る対策が必要な状況にある場合に作成される。

d ✕ 緊急安全性情報は、**一般用医薬品**に関係する緊急安全性情報（例：小柴胡湯による間質性肺炎に関するもの）が発出されたこともある。

医薬品の適正使用情報に関する以下の記述のうち、正しいものの組み合わせを下から一つ選びなさい。

ア 安全性速報は、医薬品、医療機器等について緊急かつ重大な注意喚起や使用制限に係る対策が必要な状況にある場合に、厚生労働省からの命令等に基づいて作成される。

イ 安全性速報は、A4サイズの青色地の印刷物で、ブルーレターとも呼ばれる。

ウ 医薬品の製造販売業者等は、医薬品の有効性及び安全性に関する事項その他医薬品の適正な使用のために必要な情報を収集し、検討するとともに、薬局開設者等に対して、提供するよう努めなければならないが、薬局等に従事する薬剤師や登録販売者は情報提供の対象となっていない。

エ 独立行政法人医薬品医療機器総合機構が行っている医薬品医療機器情報配信サービス（PMDAメディナビ）は、誰でも利用可能である。

1（ア、イ）　2（ア、ウ）　3（イ、エ）　4（ウ、エ）

《令和2年度／九州・沖縄・北海道／問49》

医薬品・医療機器等安全性情報に関する記述の正誤について、正しい組み合わせを一つ選べ。

a 医薬品の安全性に関する解説記事や、使用上の注意の改訂内容、主な対象品目、参考文献等が掲載される。

b 厚生労働省が作成し、一般の生活者向けに情報提供している。

c その内容は、医学・薬学関係の専門誌に転載されることがある。

d インターネット上では、（独）医薬品医療機器総合機構ホームページにのみ掲載される。

	a	b	c	d
1	正	正	誤	誤
2	正	誤	正	正
3	誤	正	誤	誤
4	正	誤	正	誤
5	誤	誤	正	正

《令和3年度／関西広域連合・福井／問106》

問 063 正答 **3**

ア ✗ **安全性速報**は、**医薬品**、**医療機器**または**再生医療等製品**について、一般的な使用上の注意の改訂情報よりも**迅速な注意喚起**や**適正使用のための対応**の注意喚起が必要な状況にある場合に、**厚生労働省**からの命令や指示、**製造販売業者**の自主決定等に基づいて作成される。

イ ○ **安全性速報**は、PMDAメディナビによる配信、**製造販売業者**からの直接の配布、ダイレクトメール、ファクシミリ、電子メール等により、**1か月以内**に情報伝達される。A4サイズの**青色地**の印刷物で、**ブルーレター**とも呼ばれる。

ウ ✗ 医薬品の**製造販売業者**等は、医薬品の有効性および安全性に関する事項その他医薬品の**適正な使用**のために必要な情報を**収集**し、**検討**するとともに、**薬局開設者**、**店舗販売業者**、**配置販売業者**およびそこに従事する**薬剤師**や**登録販売者**に対して、**提供**するよう**努め**なければならない（法第68条の2の5第1項）。

エ ○ 総合機構が行っている**PMDAメディナビ**は、**誰でも**利用可能であり、最新の情報を入手することができる。

問 064 正答 **4**

a ○ **医薬品・医療機器等安全性情報**には、医薬品の**安全性**に関する**解説記事**や、**使用上の注意の改訂内容**、主な**対象品目**、**参考文献**（重要な副作用等に関する改訂については、その根拠となった症例の概要も紹介）等が掲載されている。

b ✗ 医薬品・医療機器等安全性情報は、厚生労働省がとりまとめ、広く**医薬関係者**向けに情報提供を行っている。

c ○ 医薬品・医療機器等安全性情報は、**医学・薬学関係の専門誌**等にも転載される。

d ✗ **医薬品・医療機器等安全性情報**は、各都道府県、保健所設置市および特別区、関係学会等への冊子の送付がなされているほか、**厚生労働省ホームページ**および**総合機構ホームページ**へ掲載される。

重要度： ★　　　　　　　　　　　　　　check □□□

次の記述は、一般用医薬品とそれらの安全性情報として注意喚起された重篤な副作用に関するものである。正しいものの組み合わせはどれか。

a 小柴胡湯 　―　 間質性肺炎

b ケトプロフェン外用剤 　―　 皮膚粘膜眼症候群

c タンナルビン（タンニン酸アルブミン） 　―　 膀胱炎様症状

d クレオソート・アセンヤク末・オウバク末・カンゾウ末・チンピ末配合剤
　　　―　 肝機能障害

　　1（a, b）　　**2**（a, d）　　**3**（b, c）　　**4**（c, d）

《令和元年度／北海道・東北／問108》

問066 重要度：★★★　　　　　　　　　　　　check □□□

以下の情報のうち、独立行政法人医薬品医療機器総合機構のホームページに掲載されているものの組み合わせを下から一つ選びなさい。

ア 一般用医薬品の添付文書情報

イ 医薬品販売業許可業者名一覧

ウ 患者向医薬品ガイド

エ 特定保健用食品許可品目名一覧

　　1（ア、イ）　　**2**（ア、ウ）　　**3**（イ、エ）　　**4**（ウ、エ）

《令和元年度／九州・沖縄／問51（改題）》

問065　正答 **2**

医薬品・医療機器等安全性情報の「重篤な副作用等に関する情報」は、以下のとおりである。

	掲載号	発行年月
ケトプロフェン外用剤と重篤な接触皮膚炎、光線過敏症について	No.173	平成14年1月
クレオソート・アセンヤク末・オウバク末・カンゾウ末・チンピ末配合剤と肝機能障害について	No.165	平成13年3月
小柴胡湯と間質性肺炎について	No.158	平成12年1月
小柴胡湯の投与による重篤な副作用「間質性肺炎」について	No.137	平成8年5月
インターフェロン－α製剤および小柴胡湯と間質性肺炎	No.118	平成5年1月
タンナルビン（タンニン酸アルブミン）とアナフィラキシー様症状	No.110	平成3年9月
小柴胡湯と間質性肺炎	No.107	平成3年3月

問066　正答 **2**

総合機構のホームページには、医療用医薬品の添付文書情報、医薬品・医療機器等安全性情報のほか、以下のような情報が掲載されている。

- 厚生労働省が製造販売業者等に指示した緊急安全性情報、「使用上の注意」の改訂情報
- 製造販売業者等や医療機関等から報告された、医薬品による副作用が疑われる症例情報
- 医薬品の承認情報
- 医薬品等の製品回収に関する情報
- 一般用医薬品・要指導医薬品の添付文書情報
- 患者向医薬品ガイド
- その他、厚生労働省が医薬品等の安全性について発表した資料

一般用医薬品の購入者等に対する情報提供に関する次の記述について、誤っているものを一つ選びなさい。

1 医薬品の販売等に従事する専門家は、封入されている添付文書の実物に代えて、総合機構ホームページに掲載されている最新の添付文書情報等から、医薬品の適切な選択、適正な使用が図られるよう、購入者等に対して情報提供を行うことが可能である。

2 添付文書の「してはいけないこと」の項に記載された内容のうち、その医薬品を使用する人に当てはまると思われる事項や、「相談すること」の項に記載された内容のうち、その医薬品を実際に使用する人における副作用の回避、早期発見につながる事項等が、積極的な情報提供のポイントとなる。

3 第三類医薬品については、その製品が医薬品であることが製品表示から明確となることにより、その本質として、適正に使用された場合には身体の変調・不調が起こり得ないこと等について一般の生活者が認識することができる。

4 登録販売者は、購入者等に対して科学的な根拠に基づいた正確なアドバイスを与え、セルフメディケーションを適切に支援することが期待されている。

《令和2年度／四国／問104（改題）》

医薬品の安全対策

次の記述は医薬品の副作用情報等の収集、評価及び措置に関するものである。（　　　　）にあてはまる字句として、正しいものを一つ選びなさい。

　医薬品の安全性に関する問題を世界共通のものとして取り上げる気運を高めるきっかけとなったのは、1961年の（　　　　）であり、これ以降、世界保健機関（WHO）加盟各国を中心に、各国自らが副作用情報を収集、評価する体制（WHO国際医薬品モニタリング制度）を確立することにつながった。

1 スモン事件　　　　　　　　　**4** CJD訴訟

2 医薬品副作用モニター制度　　　**5** 医薬品等安全性情報報告制度

3 サリドマイド薬害事件

《平成29年度／奈良／問106》

問067 正答 3

1 ◯ 医薬品の販売等に従事する専門家は、**総合機構ホームページ**に掲載されている最新の**添付文書情報**等から、医薬品の適切な選択、適正な使用が図られるよう、購入者等に対して**情報提供**を行うことが可能である。

2 ◯ 一般的には、以下の事項が積極的な**情報提供のポイント**となる。
- 「**してはいけないこと**」の項に記載された内容のうち、その医薬品を使用する人に**当てはまる**と思われる事項
- 「**相談すること**」の項に記載された内容のうち、その医薬品を使用する人における**副作用の回避**、**早期発見**につながる事項

3 ✕ **第三類医薬品**については、その製品が**医薬品**であることが**製品表示**から明確となることにより、その本質として、適正に使用された場合であっても身体の**変調・不調が起こり得る**ことや、**添付文書を必ず読む意義**、用法・用量等を守って**適正に使用する必要性**等について**一般の生活者**が認識することができる。

4 ◯ 医薬品の販売等に従事する専門家（例：登録販売者）においては、購入者等に対して**科学的な根拠**に基づいた正確なアドバイスを与え、**セルフメディケーション**を適切に支援することが期待されている。

問068 正答 3

医薬品の安全性に関する問題を世界共通のものとして取り上げる気運を高めるきっかけとなったのは、1961年の（**サリドマイド薬害事件**）であり、これ以降、世界保健機関（WHO）加盟各国を中心に、各国自らが副作用情報を収集、評価する体制（WHO国際医薬品モニタリング制度）を確立することにつながった。

1961年に起こった**サリドマイド薬害事件**を契機として、医薬品の**安全性**に関する問題を世界共通のものとして取り上げる気運が高まり、1968年、世界保健機関（WHO）加盟各国を中心に、各国自らが医薬品の**副作用情報を収集**、**評価**する体制（**WHO国際医薬品モニタリング制度**）を確立することにつながった。

問 069 重要度 ★★ check ☐☐☐

医薬品医療機器等法第68条の10第2項の規定により、医薬品の副作用等の報告義務がある者について、**誤っているもの**はどれか。

1 薬局開設者

2 登録販売者

3 診療所の開設者

4 獣医師

5 購入者

《平成30年度／近畿／問106》

問 070 重要度 ★★★ check ☐☐☐

以下の医薬品・医療機器等安全性情報報告制度に関する記述について、（　　　）の中に入れるべき字句の正しい組み合わせはどれか。

　本制度は、医薬品の使用、販売等に携わり、副作用等が疑われる事例に直接に接する医薬関係者からの情報を広く収集することによって、医薬品の安全対策のより着実な実施を図ることを目的としている。法第68条の10第2項の規定において、本制度に基づく報告の報告先は（　a　）と規定されているが、実務上は法第68条の13第3項の規定により、（　b　）に報告書を提出することとされている。

	a	b
1	厚生労働大臣	独立行政法人医薬品医療機器総合機構
2	独立行政法人医薬品医療機器総合機構	日本医薬情報センター
3	厚生労働大臣	日本医薬情報センター
4	薬事・食品衛生審議会	厚生労働大臣
5	薬事・食品衛生審議会	独立行政法人医薬品医療機器総合機構

《令和3年度／北海道・東北／問105》

問069 正答 **5**

医薬品・医療機器等安全性情報報告制度（法第68条の10第2項）に基づく報告義務者は、以下の者である。
- **薬局開設者**
- **病院、診療所**または**飼育動物診療施設の開設者**
- **医師、歯科医師、薬剤師、登録販売者、獣医師**その他の**医薬関係者**

問070 正答 **1**

本制度は、医薬品の使用、販売等に携わり、副作用等が疑われる事例に直接に接する医薬関係者からの情報を広く収集することによって、医薬品の安全対策のより着実な実施を図ることを目的としている。法第68条の10第2項の規定において、本制度に基づく報告の報告先は（a.**厚生労働大臣**）と規定されているが、実務上は法第68条の13第3項の規定により、（b.**独立行政法人医薬品医療機器総合機構**）に報告書を提出することとされている。

法第68条の10第2項の規定に基づく報告制度を「**医薬品・医療機器等安全性情報報告制度**」という。
薬局開設者、病院、診療所もしくは**飼育動物診療施設の開設者**または**医師、歯科医師、薬剤師、登録販売者、獣医師**その他の**医薬関係者**は、医薬品の副作用等によるものと疑われる**健康被害の発生**を知った場合において、保健衛生上の危害の発生または拡大を防止するため必要があると認めるときは、その旨を**厚生労働大臣**に報告しなければならない（法第68条の10第2項）。
なお、実務上は、報告書を**独立行政法人医薬品医療機器総合機構**（**総合機構**、**PMDA**）に提出する。

5章 医薬品の適正使用・安全対策

医療や小売りの現場では、副作用や不具合の症例に接する機会が多いことを踏まえ、それらの情報を広く収集することを目的とした制度（医薬品・医療機器等安全性情報報告制度）である。見聞した副作用等の症例のすべてについて報告する必要はなく、重篤なもの、添付文書に記載されていないもの、頻発していると思われるもの等が報告すべき症例となる。

医薬品・医療機器等安全性情報報告制度に関する以下の記述の正誤について、正しい組み合わせを下から一つ選びなさい。

ア 本制度は、医薬品の使用、販売等に携わり、副作用等が疑われる事例に直接関わる医薬関係者からの情報を広く収集することによって、医薬品の安全対策により着実な実施を図ることを目的としている。

イ 複数の専門家が医薬品の販売等に携わっている場合には、健康被害の情報に直接接した専門家全員から報告書が提出されなければならない。

ウ 本制度は、1967年3月より、約3000の医療機関をモニター施設に指定して、厚生省（当時）が直接副作用報告を受ける「医薬品副作用モニター制度」としてスタートした。

エ 2006年6月の薬事法改正による登録販売者制度の導入に伴い、登録販売者も報告を行う医薬関係者として位置づけられている。

	ア	イ	ウ	エ
1	正	正	正	正
2	正	正	誤	誤
3	正	誤	正	正
4	誤	正	正	誤
5	誤	誤	誤	正

《令和2年度／九州・沖縄・北海道／問50（改題）》

問071 正答 **3**

ア ⭕ **医薬品・医療機器等安全性情報報告制度**は、医薬品の使用、販売等に携わり、副作用等が疑われる事例に直接に接する**医薬関係者**からの情報を**広く収集**することによって、医薬品の安全対策により着実な実施を図ることを目的としており、**WHO加盟国**の一員として日本が対応した**安全対策**に係る制度の一つである。

イ ❌ 複数の専門家が医薬品の販売等に携わっている場合であっても、健康被害の情報に直接接した**専門家1名**から報告書が提出されれば十分である。

ウ ⭕ **医薬品・医療機器等安全性情報報告制度**は、1967年3月より、約**3000**の**医療機関**をモニター施設に指定して、厚生省（当時）が直接副作用報告を受ける「**医薬品副作用モニター制度**」としてスタートした。また、一般用医薬品による副作用等の情報を収集するため、1978年8月より、約**3000**の**モニター薬局**で把握した副作用事例等について定期的に報告が行われるようになった。

エ ⭕ 2002年7月には、医師や薬剤師等の**医薬関係者**による副作用等の報告が**義務化**された。さらに、2006年6月の薬事法改正による登録販売者制度の導入に伴い、**登録販売者**も報告を行う**医薬関係者**として位置づけられている。

5章 医薬品の適正使用・安全対策

医薬品副作用モニター制度と薬局モニター制度は、別個の制度として運営されていた。医薬品副作用モニター制度においては、全国の国立病院、大学付属病院、公立病院、総合病院がモニター施設に指定された。他方、薬局モニター制度は、一般用医薬品の安全性情報を収集することを目的としたものであるが、薬局のみが対象となり、医薬品の販売業者は指定の対象にならなかった。

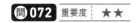

副作用等の報告制度に関する記述の正誤について、正しい組み合わせはどれか。

a 製造販売業者は、医薬品の市販後においても、常にその品質、有効性及び安全性に関する情報を収集し、また、医薬関係者に必要な情報を提供することが、医薬品の適切な使用を確保する観点からも、企業責任として重要なことである。

b 医薬品医療機器等法第68条の2の5第2項により、製造販売業者等が行う情報収集に協力するよう努めなければならないこととされている医薬関係者には、登録販売者も含まれる。

c 生物由来製品を製造販売する企業に対して、当該製品又は当該製品の原料又は材料による感染症に関する最新の論文や知見に基づき、当該企業が製造販売する生物由来製品の安全性について評価し、その結果に問題があった場合には国へ報告する制度が導入されている。

d 医療用医薬品で使用されていた有効成分を一般用医薬品で初めて配合したものについては、承認条件として製造販売業者等に承認後の一定期間（概ね3年）、安全性に関する調査及び調査結果の報告が求められている。

	a	b	c	d
1	誤	正	正	誤
2	正	正	誤	正
3	正	誤	正	誤
4	誤	正	誤	正
5	正	誤	正	正

《令和3年度／北陸・東海／問114（改題）》

問072 正答 **2**

a ⭕ **製造販売業者**は、医薬品の**市販後**においても、常にその品質、**有効性**および**安全性**に関する情報を収集し、また、**医薬関係者**に必要な情報を提供することが、医薬品の適切な使用を確保する観点からも、企業責任として重要なことである。

b ⭕ **薬局開設者**、**医療施設の開設者**、**医薬品の販売業者**または**医師**、**歯科医師**、**薬剤師**その他の**医薬関係者**（**登録販売者**を含む）は、**製造販売業者**等が行う**情報収集に協力**するよう**努め**なければならない。

c ❌ **生物由来製品**（例：血液製剤）を**製造販売**する企業に対して、当該製品または当該製品の原料または材料による**感染症**に関する最新の論文や知見に基づき、当該企業が製造販売する生物由来製品の**安全性**について**評価**し、（評価結果に問題があろうがなかろうが、）その成果を**定期的**に**国**（厚生労働大臣）へ報告する制度が導入されている。

d ⭕ **医療用医薬品**で使用されていた有効成分を**一般用医薬品**で初めて**配合**したものは、承認条件として承認後の一定期間（おおむね**3年**）の**安全性**に関する**使用成績**の調査および調査結果の報告が求められている。

5章

医薬品の適正使用・安全対策

法第68条の10第1項に基づく副作用等の報告制度は、市販後においても常に自社製品の安全性等に注意を払うべき製造販売業者から責任をもった報告を求めるために設けられた。医薬品のみならず、医薬部外品、化粧品、医療機器または再生医療等製品の製造販売業者も報告義務者となっている。

法の副作用等の報告の規定に基づき、医薬品の製造販売業者がその製造販売した医薬品について行う副作用症例の報告期限に関する記述について、（　　　）の中に入れるべき字句の正しい組み合わせを一つ選べ。

　医薬品の市販後において、医薬品によるものと疑われる副作用症例のうち、使用上の注意から予測できない副作用症例（国内事例）の報告期限は、死亡の場合には（　a　）、重篤（死亡を除く）な場合には（　b　）、非重篤な場合には（　c　）である。

	a	b	c
1	7日以内	15日以内	30日以内
2	7日以内	30日以内	定期報告
3	15日以内	15日以内	30日以内
4	15日以内	15日以内	定期報告
5	15日以内	30日以内	30日以内

《令和2年度／関西広域連合・福井／問107》

以下の医薬品の副作用情報等の収集に関する記述について、（　　　）の中に入れるべき字句の正しい組み合わせはどれか。

　一般用医薬品に関しては、承認後の調査が製造販売業者等に求められており、既存の医薬品と明らかに異なる有効成分が配合されたものについては、（　a　）を超えない範囲で厚生労働大臣が承認時に定める一定期間、承認後の使用成績等を製造販売業者等が集積し、厚生労働省へ提出する（　b　）が適用される。

	a	b
1	5年	使用成績評価制度
2	5年	再評価制度
3	5年	再審査制度
4	10年	再評価制度
5	10年	再審査制度

《令和2年度／東北／問104》

問073　正答 4

　医薬品の市販後において、医薬品によるものと疑われる副作用症例のうち、使用上の注意から予測できない副作用症例（国内事例）の報告期限は、死亡の場合には（a. **15日以内**）、重篤（死亡を除く）な場合には（b. **15日以内**）、非重篤な場合には（c. **定期報告**）である。

副作用症例の報告期限

		重篤性	報告期限	
			国内事例	外国事例
医薬品によるものと疑われる**副作用症例の発生**	使用上の注意から**予測できないもの**	**死亡**	15日以内	
		重篤（死亡を除く）		
		非重篤	定期報告	―
	使用上の注意から**予測できるもの**	**死亡**	15日以内	―
		重篤（死亡を除く）：新有効成分含有医薬品として**承認後2年以内**		―
		市販直後調査等によって得られたもの		―
		重篤（死亡を除く）：上記以外※承認後2年以内の新有効成分含有医薬品以外	30日以内	―
		非重篤	―	―
	発生傾向が使用上の注意等から**予測できないもの**	**重篤**（**死亡**含む）	15日以内	
	発生傾向の変化が保健衛生上の**危害の発生**または**拡大**のおそれを示すもの	**重篤**（**死亡**含む）		

問074　正答 5

　一般用医薬品に関しては、承認後の調査が製造販売業者等に求められており、既存の医薬品と明らかに異なる有効成分が配合されたものについては、（a. **10年**）を超えない範囲で厚生労働大臣が承認時に定める一定期間、承認後の使用成績等を製造販売業者等が集積し、厚生労働省へ提出する（b. **再審査制度**）が適用される。

　医薬品は、厳格な審査を経て承認されるものであるが、それでも治験の症例数には限りがあり、市販後に広い範囲で使用されるようになると、発現頻度の低い副作用が新たに見つかることがある。そこで、医薬品の安全性等を市販後にあらためて確認することを目的として**再審査制度**が設けられている。

医薬品の副作用情報の評価および措置に関する記述について、（　　　）の中に入れるべき字句の正しい組み合わせはどれか。

　各制度により集められた副作用情報については、（　a　）において専門委員の意見を聴きながら調査検討が行われ、その結果に基づき、（　b　）は、薬事・食品衛生審議会の意見を聴いて、使用上の注意の改訂の指示等を通じた注意喚起のための情報提供や、効能・効果や用法・用量の一部変更、調査・実験の実施の指示、製造・販売の中止、製品の回収等の安全対策上必要な行政措置を講じている。

	a	b
1	日本製薬団体連合会	都道府県知事
2	日本製薬団体連合会	（独）医薬品医療機器総合機構
3	（独）医薬品医療機器総合機構	厚生労働大臣
4	日本製薬団体連合会	厚生労働大臣
5	（独）医薬品医療機器総合機構	都道府県知事

《令和元年度／福井／問107》

医薬品による副作用等が疑われる場合における登録販売者による報告等に関する次の記述の正誤について、正しい組み合わせはどれか。

a 保健衛生上の危害の発生又は拡大を防止するためとの趣旨に鑑みて、医薬品等によるものと疑われる、身体の変調・不調、日常生活に支障を来す程度の健康被害（死亡を含む。）について報告が求められている。

b 医薬品の副作用は、使用上の注意に記載されているものだけとは限らないため、登録販売者においては、購入者等からの訴えに素直に耳を傾け、真摯な対応がなされることが重要である。

c 健康食品によると疑われる健康被害は、最寄りの保健所に連絡することとなっている。

	a	b	c
1	正	誤	誤
2	誤	誤	正
3	正	正	誤
4	誤	正	誤
5	正	正	正

《令和2年度／南関東／問114（改題）》

問 075 正答 3

　各制度により集められた副作用情報については、(a. **(独) 医薬品医療機器総合機構**) において専門委員の意見を聴きながら調査検討が行われ、その結果に基づき、(b. **厚生労働大臣**) は、薬事・食品衛生審議会の意見を聴いて、使用上の注意の改訂の指示等を通じた注意喚起のための情報提供や、効能・効果や用法・用量の一部変更、調査・実験の実施の指示、製造・販売の中止、製品の回収等の安全対策上必要な行政措置を講じている。

　各制度（例：医薬品・医療機器等安全性情報報告制度）により集められた**副作用情報**については、**独立行政法人医薬品医療機器総合機構**（**総合機構、PMDA**）において**専門委員**の意見を聴きながら調査検討が行われる。

　その結果に基づき、**厚生労働大臣**は、**薬事・食品衛生審議会**の意見を聴いて、**使用上の注意の改訂の指示**等を通じた注意喚起のための情報提供や、**効能・効果や用法・用量の一部変更**、調査・実験の実施の指示、**製造・販売の中止**、**製品の回収**等の安全対策上必要な行政措置を講じている。

問 076 正答 5

a ○ **医薬品・医療機器等安全性情報報告制度**（法第68条の10第2項）に基づく**医薬品の副作用等報告**では、保健衛生上の危害の発生または拡大を防止するためとの趣旨に鑑みて、医薬品等によるものと疑われる、身体の変調・不調、**日常生活に支障を来す程度**の健康被害（死亡を含む）について報告が求められている。

b ○ **医薬品の副作用**は、**使用上の注意に記載されているものだけとは限らず**、また、副作用の症状が**その医薬品の適応症状と見分けがつきにくい場合**があるため、医薬品の販売等に従事する専門家においては、購入者等からの訴えに素直に耳を傾け、真摯な対応がなされることが重要である。

c ○ **無承認無許可医薬品**または**健康食品**によると疑われる健康被害については、最寄りの**保健所**に連絡することとなっている。

重要度 ★★★

医薬品医療機器等法第68条の10第2項の規定に基づく医薬関係者に義務付けられている医薬品の副作用等の報告に関する次の記述の正誤について、正しい組み合わせはどれか。

- **a** 医薬品との因果関係が明確でない場合は、報告の対象とならない。
- **b** 安全対策上必要があると認めるときは、医薬品の過量使用や誤用等によるものと思われる健康被害についても、報告する必要がある。
- **c** 購入者等（健康被害を生じた本人に限らない）から適切に情報を把握し、報告様式の記入欄すべてに必要事項を記入しなければならない。
- **d** 報告様式は、独立行政法人医薬品医療機器総合機構ホームページから入手できる。

	a	b	c	d			a	b	c	d
1	正	正	誤	誤		4	誤	正	誤	正
2	正	誤	正	正		5	誤	誤	正	誤
3	誤	正	正	正						

《平成30年度／南関東／問115》

医薬品の副作用等による健康被害の救済

重要度 ★

医薬品の副作用等による健康被害に関する次の記述の正誤について、正しい組み合わせはどれか。

- **a** 副作用が起こり得ることが分かっていても、医療上の必要性から医薬品を使用せざるをえない場合もある。
- **b** 医薬品は、最新の医学・薬学の水準において、予見しえない副作用が発生することはない。
- **c** サリドマイド事件、スモン事件等を踏まえ、再審査・再評価制度の創設、副作用等報告制度の整備、保健衛生上の危害の発生又は拡大を防止するための緊急命令、廃棄・回収命令に関する法整備等がなされた。

	a	b	c			a	b	c
1	正	正	誤		4	正	誤	誤
2	誤	正	誤		5	正	誤	正
3	誤	誤	正					

《平成30年度／北関東・甲信越／問115》

問 077 正答 **4**

a ✗ 医薬品との**因果関係**が必ずしも**明確でない**場合であっても報告の対象となり得る。

b ◯ 副作用等が疑われる場合の報告の仕方として、安全対策上必要があると認めるときは、医薬品の**過量使用**や**誤用**等によるものと思われる**健康被害**についても報告がなされる必要がある。

c ✗ 報告様式の記入欄すべてに記入する必要はなく、購入者等（健康被害を生じた本人に限らない）から**把握可能な範囲**で報告がなされればよい。

d ◯ **報告様式**は、（独）医薬品医療機器総合機構ホームページ（**総合機構ホームページ**）から入手でき、関係機関・関係団体の協力の下、**医学・薬学関係の専門誌**等にも掲載されている。

問 078 正答 **5**

a ◯ **副作用**が起こり得ることがわかっていても、**医療上の必要性**から医薬品（特に医療用医薬品）を使用せざるを得ない場合がある。

b ✗ 医薬品は、最新の医学・薬学の水準において、**予見し得ない副作用**が発生することがある。

c ◯ **サリドマイド事件**、**スモン事件**等を踏まえ、医薬品の**市販後の安全対策**の強化を図るため、**再審査・再評価制度**の創設、**副作用等報告制度**の整備、保健衛生上の危害の発生または拡大を防止するための**緊急命令**、**廃棄・回収命令**に関する法整備等がなされた。

5
章

医薬品の適正使用・安全対策

医薬品の副作用等に関する報告制度には、①医薬品・医療機器等安全性情報報告制度、②企業からの副作用等の報告制度、③生物由来製品の感染症定期報告制度がある。いずれも報告徴収権者は厚生労働大臣であるが、報告の徴収にかかる事務を総合機構に委託することが認められている。そのため、実務上は、副作用等の報告書は総合機構に提出することとされている。

医薬品副作用被害救済制度に関する記述のうち、正しいものはどれか。

1　薬事・食品衛生審議会の諮問・答申を経て、独立行政法人医薬品医療機器総合機構が判定した結果に基づいて、各種給付が行われる。

2　健康被害を受けた本人又は家族が給付請求を行う。

3　救済給付業務に必要な費用のうち、給付費については、その2分の1相当額が国庫補助により賄われている。

4　救済給付業務に必要な費用には、製造業者から年度ごとに納付される拠出金が充てられる。

《令和4年度／中国・四国／問115》

医薬品副作用被害救済制度に関する記述の正誤について、正しい組み合わせはどれか。

a　医薬品を適正に使用したにもかかわらず発生した副作用による被害者の迅速な救済を図るため、製薬企業の社会的責任に基づく公的制度として運営が開始された。

b　生物由来製品を適正に使用したにもかかわらず、それを介して生じた感染等による健康被害の迅速な救済を図ることを目的とした「生物由来製品感染等被害救済制度」が創設されている。

c　独立行政法人医薬品医療機器総合機構においては、（公財）友愛福祉財団からの委託を受けて、スモン患者に対する健康管理費用の支給等を行っている。

	a	b	c
1	誤	正	誤
2	正	正	誤
3	誤	誤	正
4	正	誤	誤
5	正	正	正

《令和2年度／中国／問116（改題）》

問 079 正答 **2**

1 ✕ その健康被害が医薬品の副作用によるものかどうか、医薬品が適正に使用されたかどうかなど、医学的薬学的判断を要する事項について**薬事・食品衛生審議会**の諮問・答申を経て、**厚生労働大臣**が判定した結果に基づいて、医療費、障害年金、遺族年金等の各種給付が行われる。

2 ◯ 独立行政法人医薬品医療機器総合機構（**総合機構**）への給付請求は、健康被害を受けた**本人**または**家族**が給付請求を行う。

3 ✕ 救済給付業務に必要な費用のうち、**事務費**については、その**2分の1**相当額が**国庫補助**により賄われている。

4 ✕ 救済給付業務に必要な費用のうち、**給付費**については、**製造販売業者**から年度ごとに納付される**拠出金**が充てられる。

問 080 正答 **2**

a ◯ **医薬品副作用被害救済制度**は、**医薬品を適正に使用**したにもかかわらず発生した**副作用**による被害者の**迅速な救済**を図るため、**製薬企業の社会的責任に基づく公的制度**として1980年5月より運営が開始された。

b ◯ **生物由来製品**は、人その他の生物（植物を**除く**）に由来するものを原料または材料として製造（小分けを含む）をされる医薬品、医薬部外品、化粧品または医療機器のうち、保健衛生上特別の注意を要するものとして、**厚生労働大臣**が薬事・食品衛生審議会の意見を聴いて**指定**するものをいう。**生物由来製品感染等被害救済制度**は、**生物由来製品を適正に使用**したにもかかわらず、それを介して生じた**感染等**による健康被害の迅速な救済を図ることを目的としている。

c ✕ **総合機構**においては、（公財）友愛福祉財団からの委託を受けて、**血液製剤**による**HIV感染者・発症者**に対する**健康管理費用**の支給等を行っている。

重要度 ★★★ check ☐☐☐

医薬品副作用被害救済制度の給付に関する記述の正誤について、正しい組み合わせはどれか。

❶ a 障害児養育年金は、医薬品の副作用により一定程度の障害の状態にある18歳未満の人を養育する人に対して給付される。

b 遺族年金は、生計維持者が医薬品の副作用により死亡した場合に、その遺族の生活の立て直し等を目的として給付される。

c 葬祭料は、医薬品の副作用により死亡した人の葬祭を行うことに伴う出費に着目して給付される。

d 遺族一時金は、生計維持者が医薬品の副作用により死亡した場合に、その遺族に対する見舞等を目的として給付される。

	a	b	c	d
1	正	正	正	誤
2	正	正	誤	正
3	正	誤	正	正
4	誤	正	正	正
5	正	正	正	正

《平成30年度／北陸・東海／問111》

重要度 ★★★ check ☐☐☐

医薬品副作用被害救済制度における副作用救済給付の対象として、**誤っているもの**を一つ選びなさい。

1 医療手当

2 休業保障

3 障害年金

4 葬祭料

5 医療費

《令和3年度／九州・沖縄・三重／問56》

問081 正答 **1**

a ◯ **障害児養育年金**は、医薬品の副作用により**一定程度の障害**の状態にある**18歳未満の人**を**養育する人**に対して給付されるものである。

b ◯ **遺族年金**は、**生計維持者**が医薬品の副作用により**死亡**した場合に、その**遺族の生活の立て直し**等を目的として給付されるものである。**最高10年間**を限度とする。

c ◯ **葬祭料**は、医薬品の副作用により**死亡**した人の**葬祭**を行うことに伴う出費に着目して給付されるものである。

d ✕ **遺族一時金**は、**生計維持者以外の人**が医薬品の副作用により**死亡**した場合に、その**遺族に対する見舞**等を目的として給付されるものである。

問082 正答 **2**

　医薬品副作用被害救済制度による給付の種類としては、**医療費**、**医療手当**、**障害年金**、**障害児養育年金**、**遺族年金**、**遺族一時金**および**葬祭料**がある。このうち障害年金と障害児養育年金は、その請求の期限は**定められていない**。

給付の種類		請求の期限
障害年金	医薬品の副作用により一定程度の障害の状態にある**18歳以上**の人の**生活補償**等を目的として給付されるもの（**定額**）	**請求期限なし**
障害児養育年金	医薬品の副作用により一定程度の障害の状態にある**18歳未満**の人を**養育**する人に対して給付されるもの（**定額**）	**請求期限なし**

問083 重要度 ★   check ☐☐☐

以下の医薬品副作用被害救済制度による給付の種類のうち、給付額が**定額でないもの**はどれか。

1 医療手当   4 障害年金

2 医療費   5 葬祭料

3 遺族年金

《令和元年度／中国／問115》

問084 重要度 ★★★   check ☐☐☐

以下の医薬品副作用被害救済制度の給付の種類のうち、**請求期限がないもの**はどれか。

1 医療費

2 医療手当

3 障害年金

4 遺族年金

5 葬祭料

《令和4年度／中国・四国／問117》

問085 重要度 ★★★   check ☐☐☐

医薬品の副作用等による健康被害の救済給付の支給対象範囲に関する以下の記述の正誤について、正しい組み合わせはどれか。

a 医薬品の不適正な使用による健康被害については、医薬品副作用被害救済制度の救済給付の対象とならない。

b いわゆる健康食品として販売された、無承認無許可医薬品の使用による健康被害については、医薬品副作用被害救済制度の対象とならない。

c 健康被害の程度が入院治療を必要とする程度であっても、やむをえず自宅療養を行った場合については、医薬品副作用被害救済制度の救済対象とならない。

d 製品不良の医薬品による健康被害については、医薬品副作用被害救済制度の救済対象とならない。

	a	b	c	d			a	b	c	d
1	正	正	正	誤		4	誤	正	誤	誤
2	誤	誤	正	正		5	正	正	誤	正
3	正	誤	正	誤						

《令和3年度／北海道・東北／問109（改題）》

問083 正答 2

　医療費は、医薬品の副作用による**疾病の治療**に要した費用を**実費補償**するもの（ただし、健康保険等による給付の額を差し引いた**自己負担分**）とされている。

問084 正答 3

　医薬品副作用被害救済制度の給付の種類と請求期限は、次のとおりである。

医療費	医療費の支給の対象となる費用の支払いが行われたときから**5年以内**
医療手当	請求に係る医療が行われた日の属する月の翌月の初日から**5年以内**
障害年金	**請求期限なし**
障害児養育年金	**請求期限なし**
遺族年金	死亡のときから**5年以内** （遺族年金を受けることができる先順位者が死亡した場合には、その死亡のときから2年以内）
遺族一時金	
葬祭料	

問085 正答 5

a ◯ 救済給付の対象となるには、添付文書や外箱等に記載されている**用法・用量**、**使用上の注意**に従って使用されていることが基本となる。医薬品の**不適正な使用**による健康被害は、救済給付の**対象とならない**。

b ◯ **無承認無許可医薬品**（例：いわゆる**健康食品**として販売されたもの）の使用による健康被害は、救済給付の**対象とならない**。

c ✕ 健康被害の程度が**入院治療**が必要と認められる場合であって、やむをえず**自宅療養**を行った場合は、救済給付の対象となる。

d ◯ **製品不良**など、製薬企業に損害賠償責任がある場合の健康被害は、救済給付の**対象とならない**。

医薬品副作用被害救済制度に関する以下の記述のうち、正しいものの組み合わせを下から一つ選びなさい。

ア 医療機関での治療を要さずに寛解したような軽度のものについては、救済制度の対象とはならない。

イ 健康被害を受けた購入者を診察した医師が、独立行政法人医薬品医療機器総合機構に対して請求を行う必要がある。

ウ 医薬品の販売等に従事する専門家においては、健康被害を受けた購入者等に対して救済制度やその相談窓口を紹介し、相談を促すなどの対応が期待される。

エ 個人輸入により入手した無承認無許可医薬品による健康被害も、救済制度の対象に含まれる。

1（ア、イ）　　2（ア、ウ）　　3（イ、エ）　　4（ウ、エ）

《平成30年度／九州・沖縄／問52》

以下のうち、医薬品副作用被害救済制度の対象になるものとして、正しいものを一つ選びなさい。

1 一般用検査薬

2 日本薬局方収載のワセリン

3 人体に直接使用する殺菌消毒剤

4 殺虫剤

5 日本薬局方収載の精製水

《平成30年度／九州・沖縄／問54》

問 086 正答 **2**

ア ○ 特に医療機関での治療を要さずに寛解(かんかい)したような**軽度な健康被害**は、救済給付の支給対象に含まれない。

イ ✕ **給付請求**は、健康被害を受けた**本人**（または**家族**）が行う。

ウ ○ その健康被害が救済給付の対象となると思われた場合、医薬品の販売等に従事する専門家においては、健康被害を受けた購入者等に対して**救済制度**や、救済事業を運営する**総合機構の相談窓口**等を紹介し、相談を促すなどの対応が期待される。

エ ✕ **無承認無許可医薬品**（例：**個人輸入**により入手した医薬品）の使用による健康被害は、**救済制度の対象に含まれない**。

問 087 正答 **3**

　要指導医薬品または一般用医薬品の場合、以下の医薬品は、救済制度の**対象とならない**。

- **殺虫剤・殺鼠剤(さっそざい)**
- **殺菌消毒剤（人体に直接使用するものを除く）**
- **一般用検査薬**
- 一部の**日本薬局方収載医薬品**（例：**精製水、ワセリン**）

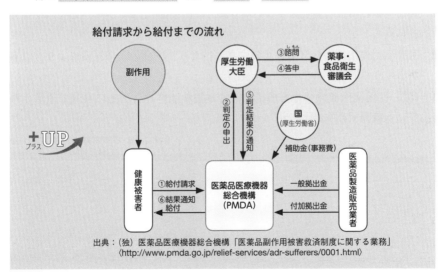

　出典：(独) 医薬品医療機器総合機構「医薬品副作用被害救済制度に関する業務」
　〈http://www.pmda.go.jp/relief-services/adr-sufferers/0001.html〉

医薬品副作用被害救済制度に関する記述について、（　　　）の中に入れるべき字句の正しい組み合わせはどれか。なお、同じ記号の（　　　）には、同じ字句が入る。

　要指導医薬品又は一般用医薬品の使用による副作用被害への救済給付の請求に当たっては、（　a　）、要した医療費を証明する書類（受診証明書）などのほか、（　b　）薬局開設者、医薬品の販売業者が作成した（　c　）等が必要となる。医薬品の販売等に従事する専門家においては、（　c　）の発行につき円滑な対応を図る必要がある。

	a	b	c
1	医薬品安全性情報報告書	その医薬品を販売等した	販売証明書
2	医薬品安全性情報報告書	健康被害の相談を受けた	安全性情報受領確認書
3	医師の診断書	その医薬品を販売等した	安全性情報受領確認書
4	医師の診断書	健康被害の相談を受けた	安全性情報受領確認書
5	医師の診断書	その医薬品を販売等した	販売証明書

《令和2年度／北陸・東海／問110（改題）》

医薬品PLセンターに関する記述について、正しいものを一つ選べ。

1 医薬品又は医薬部外品に関する健康被害以外の損害についても、製造販売元の企業と交渉するに当たって、公平・中立な立場で相談を受け付け、交渉の仲介や調整・あっせんを行っている。

2 製薬企業に損害賠償責任がない場合にも、医薬品PLセンターへの相談が推奨される。

3 医薬品副作用被害救済基金法の成立に当たり、国会の附帯決議により、設立が求められ開設された。

4 （独）医薬品医療機器総合機構と、日本製薬団体連合会との共同で運営されている機関である。

《令和2年度／関西広域連合・福井／問112》

問088 正答 **5**

要指導医薬品又は一般用医薬品の使用による副作用被害への救済給付の請求に当たっては、（a. **医師の診断書**）、要した医療費を証明する書類（受診証明書）などのほか、（b. **その医薬品を販売等した**）薬局開設者、医薬品の販売業者が作成した（c. **販売証明書**）等が必要となる。医薬品の販売等に従事する専門家においては、（c. **販売証明書**）の発行につき円滑な対応を図る必要がある。

問089 正答 **1**

1 ○ **医薬品PLセンター**は、消費者が、**医薬品**または**医薬部外品**に関する苦情（**健康被害以外の損害**も含まれる）について製造販売元の企業と交渉するに当たって、**公平・中立**な立場で申立ての相談を受け付け、交渉の仲介や調整・あっせんを行い、**裁判によらず**に迅速な解決に導くことを目的としている。

2 ✗ 医薬品副作用被害救済制度の対象とならないケースのうち、製品不良など、**製薬企業に損害賠償責任**がある場合には、**医薬品PLセンター**への相談が推奨される。

3 ✗ **PL法**（製造物責任法）の成立に当たり、衆参両院での附帯決議により、各業界に対して裁判によらない紛争処理機関として**医薬品PLセンター**の設立が求められた。

4 ✗ PL法の施行と同時に、**日本製薬団体連合会**において、**医薬品PLセンター**が開設された。

一般用医薬品の安全対策に関する以下の記述について、（　　　）の中に入れるべき字句の正しい組み合わせはどれか。

　解熱鎮痛成分として（ a ）が配合されたアンプル入りかぜ薬の使用による重篤な副作用で、1959年から1965年までの間に計38名の死亡例が発生した。アンプル剤は、他の剤形（錠剤、散剤等）に比べて吸収が（ b ）、血中濃度が（ c ）高値に達するため、通常用量でも副作用を生じやすいことが確認されたことから、1965年、厚生省（当時）より関係製薬企業に対し、アンプル入りかぜ薬製品の回収が要請された。

	a	b	c
1	アスピリン、アミノピリン	速く	急速に
2	アスピリン、アミノピリン	遅く	徐々に
3	アミノピリン、スルピリン	速く	徐々に
4	アミノピリン、スルピリン	速く	急速に
5	アミノピリン、スルピリン	遅く	徐々に

《令和元年度／中国／問118》

一般用医薬品の安全対策に関する次の記述について、（　　　）の中に入れるべき字句の正しい組み合わせはどれか。なお、複数箇所の（ a ）及び（ b ）内にはそれぞれ同じ字句が入る。

　小柴胡湯による（ a ）については、1991年4月以降、使用上の注意に記載されていたが、その後、小柴胡湯と（ b ）の併用例による（ a ）が報告されたことから、1994年1月、（ b ）との併用を禁忌とする旨の使用上の注意の改訂がなされた。しかし、それ以降も慢性肝炎患者が小柴胡湯を使用して（ a ）が発症し、死亡を含む重篤な転帰に至った例もあったことから、1996年3月、厚生省（当時）より関係製薬企業に対して（ c ）の配布が指示された。

	a	b	c
1	間質性肺炎	インターフェロン製剤	緊急安全性情報
2	脳出血	塩酸フェニルプロパノールアミン	安全性速報
3	間質性肺炎	塩酸フェニルプロパノールアミン	安全性速報
4	脳出血	インターフェロン製剤	緊急安全性情報
5	間質性肺炎	インターフェロン製剤	安全性速報

《令和元年度／南関東／問119》

問090 正答 **4**

解熱鎮痛成分として（a. **アミノピリン、スルピリン**）が配合されたアンプル入りかぜ薬の使用による重篤な副作用で、1959年から1965年までの間に計38名の死亡例が発生した。アンプル剤は、他の剤形（錠剤、散剤等）に比べて吸収が（b. **速く**）、血中濃度が（c. **急速に**）高値に達するため、通常用量でも副作用を生じやすいことが確認されたことから、1965年、厚生省（当時）より関係製薬企業に対し、アンプル入りかぜ薬製品の回収が要請された。

その後、アンプル剤以外の一般用かぜ薬についても、1970年に承認基準が制定され、成分・分量、効能・効果等が見直された。

問091 正答 **1**

小柴胡湯による（a. **間質性肺炎**）については、1991年4月以降、使用上の注意に記載されていたが、その後、小柴胡湯と（b. **インターフェロン製剤**）の併用例による（a. **間質性肺炎**）が報告されたことから、1994年1月、（b. **インターフェロン製剤**）との併用を禁忌とする旨の使用上の注意の改訂がなされた。しかし、それ以降も慢性肝炎患者が小柴胡湯を使用して（a. **間質性肺炎**）が発症し、死亡を含む重篤な転帰に至った例もあったことから、1996年3月、厚生省（当時）より関係製薬企業に対して（c. **緊急安全性情報**）の配布が指示された。

小柴胡湯との併用が禁忌になっているインターフェロン製剤は、インターフェロン α とインターフェロン β である。一般の生活者の場合、どのタイプのインターフェロン製剤で治療が行われているかわからないため、インターフェロン製剤で治療を受けている人は、一般用医薬品の小柴胡湯を使用する前に、医師等に「相談すること」とされている。

問092 重要度 ★★★

塩酸フェニルプロパノールアミン（PPA）含有医薬品に関する記述のうち、正しいものの組み合わせはどれか。

a 2000年5月米国において、女性が糖質吸収抑制剤（日本での鼻炎用内服薬等における配合量よりも高用量）として使用した場合に、出血性脳卒中の発生リスクとの関連性が高いとの報告がなされた。

b 米国食品医薬品庁（FDA）から、米国内におけるPPA含有医薬品の自主的な販売中止が要請された。

c 日本では、2003年に「塩酸フェニルプロパノールアミンを含有する医薬品による心臓病に係る安全対策について」という医薬品・医療機器等安全性情報が独立行政法人医薬品医療機器総合機構より出された。

d PPA含有医薬品は、鼻炎用内服薬、鎮咳去痰薬、かぜ薬等に配合されていた。

1 （a, b）　2 （a, d）　3 （b, c）　4 （b, d）　5 （c, d）

《令和3年度／中国・四国／問119（改題）》

問093 重要度 ★★★

一般用医薬品の主な安全対策に関する次の記述について、（　　　）に入れるべき字句の正しい組み合わせを下欄から選びなさい。

日本では、2003年8月までに塩酸フェニルプロパノールアミンが配合された一般用医薬品による（　a　）等の副作用症例が複数報告され、それらの多くが用法・用量の範囲を超えた使用又は禁忌とされている高血圧症患者の使用によるものであった。そのため、厚生労働省から関係製薬企業に対して、（　b　）の改訂、情報提供の徹底等を行うとともに、代替成分として（　c　）等への速やかな切替えにつき、指示がなされた。

	a	b	c
1	腎不全	用法・用量	ピペラジンリン酸塩
2	脳出血	用法・用量	プソイドエフェドリン塩酸塩
3	脳出血	使用上の注意	ピペラジンリン酸塩
4	脳出血	使用上の注意	プソイドエフェドリン塩酸塩
5	腎不全	使用上の注意	プソイドエフェドリン塩酸塩

《令和元年度／四国／問118》

492

問092　正答 4

a ✗ 2000年5月米国において、女性が食欲抑制剤（日本での**鼻炎用内服薬**等における配合量よりも**高用量**）として**塩酸フェニルプロパノールアミン（PPA）含有医薬品**を使用した場合に、**出血性脳卒中**の発生リスクとの関連性が高いとの報告がなされた。

b ◯ 米国食品医薬品庁（FDA）から、米国内における**PPA含有医薬品の自主的な販売中止**が要請された。

c ✗ 平成15（2003）年9月発行の医薬品・医療機器等安全性情報（No.193）において、「**塩酸フェニルプロパノールアミン**を含有する医薬品による**脳出血**に係る安全対策について」が掲載された。

d ◯ **PPA含有医薬品**は、鼻充血や結膜充血を除去し、鼻づまり等の症状の緩和を目的として、**鼻炎用内服薬**、**鎮咳去痰薬**、**かぜ薬**等に配合されていた。

問093　正答 4

　日本では、2003年8月までに塩酸フェニルプロパノールアミンが配合された一般用医薬品による（a. **脳出血**）等の副作用症例が複数報告され、それらの多くが用法・用量の範囲を超えた使用又は禁忌とされている高血圧症患者の使用によるものであった。そのため、厚生労働省から関係製薬企業に対して、（b. **使用上の注意**）の改訂、情報提供の徹底等を行うとともに、代替成分として（c. **プソイドエフェドリン塩酸塩**）等への速やかな切替えにつき、指示がなされた。

　プソイドエフェドリン塩酸塩【アドレナリン作動成分】は、医薬品としての価値はあるものと判断されているため、「高血圧の診断を受けた人は使用しないこと」と注意を促しつつ、現在でも医薬品として使われている。

次の医薬品成分のうち、一般用医薬品の添付文書の「相談すること」の項目中に、「授乳中の人」と記載される成分として、**誤っているもの**を１つ選びなさい。

1 かぜ薬に配合されたトリプロリジン塩酸塩水和物

2 鼻炎用内服薬に配合されたプソイドエフェドリン塩酸塩

3 解熱鎮痛薬に配合されたエテンザミド

4 止瀉薬に配合されたロペラミド塩酸塩

《令和３年度／奈良／問117》

医薬品の適正使用及び薬物乱用防止のための啓発活動に関する記述の正誤について、正しい組み合わせを１つ選びなさい。

a 医薬品の適正使用の重要性等に関する小中学生への啓発は、薬物への興味や乱用につながるため、してはならない。

b 薬物乱用は、乱用者自身の健康を害するだけでなく、社会的な弊害を生じるおそれが大きい。

c 薬物乱用や薬物依存は、一般用医薬品では生じず、違法薬物（麻薬、覚醒剤、大麻等）によって生じるものである。

d 「6・26国際麻薬乱用撲滅デー」を広く普及し、薬物乱用防止を一層推進するため、毎年６月20日～７月19日までの１ヶ月間、国、自治体、関係団体等により、「ダメ。ゼッタイ。」普及運動が実施されている。

	a	b	c	d
1	正	誤	誤	誤
2	誤	正	誤	正
3	誤	誤	正	誤
4	正	誤	正	正
5	正	正	誤	正

《令和３年度／奈良／問112（改題）》

問 094 正答 **3**

「授乳中の人は、相談すること」とされている薬効群と乳汁中に移行する可能性がある主な成分は、次のとおりである。

薬効群	乳汁中に移行する可能性がある主な成分
・かぜ薬 ・解熱鎮痛薬 ・鎮咳去痰薬 ・鼻炎用内服薬 ・アレルギー用薬	・メチルエフェドリン塩酸塩 ・メチルエフェドリンサッカリン塩 ・トリプロリジン塩酸塩水和物 ・プソイドエフェドリン塩酸塩 ・ペントキシベリンクエン酸塩 ・アスピリン ・アスピリンアルミニウム ・イブプロフェン
・止瀉薬	・ロペラミド塩酸塩

問 095 正答 **2**

a ✗ 医薬品の**適正使用**の重要性等に関して、**小中学生**のうちからの啓発が重要である。

b ◯ **要指導医薬品**または**一般用医薬品**の**乱用**をきっかけとして、違法な薬物の乱用につながることもあり、その場合、乱用者自身の**健康を害する**だけでなく、**社会的な弊害**を生じるおそれが大きい。

c ✗ **薬物乱用**や**薬物依存**は、違法薬物（麻薬、覚せい剤、大麻等）によるものばかりでなく、**一般用医薬品**によっても生じ得る。

d ◯ 「**6・26国際麻薬乱用撲滅デー**」を広く普及し、**薬物乱用防止**を一層推進するため、毎年**6月20日〜7月19日**までの**1か月間**、国、自治体、関係団体等により、「**ダメ。ゼッタイ。**」**普及運動**が実施されている。

團野　浩（だんの　ひろし）株式会社ドーモ 代表取締役

主な著書：〔**法律関係**〕逐条解説医薬品医療機器法（ぎょうせい）、逐条解説食品衛生法（ぎょうせい）、逐条解説化審法（ぎょうせい）、よくわかる薬機法シリーズ（薬事日報社）、詳説薬機法（ドーモ）、詳説再生医療法（ドーモ）、詳説カルタヘナ法（ドーモ）、詳説次世代医療基盤法（ドーモ）、詳説個人情報保護法（ドーモ）、詳説臨床研究法（ドーモ）／〔**医薬品関係**〕よくわかる一般用医薬品（薬事日報社）、よくわかる生活習慣病の薬（薬事日報社）、これからの治療薬シリーズ（薬事日報社）

本文デザイン	谷由紀恵
本文イラスト	なかの　まいこ
編集協力	株式会社エディポック
編集担当	梅津愛美（ナツメ出版企画株式会社）

本書に関するお問い合わせは、書名・発行日・該当ページを明記の上、下記のいずれかの方法にてお送りください。電話でのお問い合わせはお受けしておりません。
・ナツメ社webサイトの問い合わせフォーム
　https://www.natsume.co.jp/contact
・FAX（03-3291-1305）
・郵送（下記、ナツメ出版企画株式会社宛て）
なお、回答までに日にちをいただく場合があります。正誤のお問い合わせ以外の書籍内容に関する解説・受験指導は、一切行っておりません。あらかじめご了承ください。

らくらく完全攻略！登録販売者試験 重要過去問&予想模試

2023 年 6 月 6 日　初版発行

著　者	團野　浩	©Danno Hiroshi, 2023
発行者	田村正隆	

発行所　**株式会社ナツメ社**
　　　　東京都千代田区神田神保町 1-52 ナツメ社ビル 1F（〒101-0051）
　　　　電話　03（3291）1257（代表）　　FAX　03（3291）5761
　　　　振替　00130-1-58661
制　作　**ナツメ出版企画株式会社**
　　　　東京都千代田区神田神保町 1-52 ナツメ社ビル 3F（〒101-0051）
　　　　電話　03（3295）3921（代表）
印刷所　**ラン印刷社**

ISBN978-4-8163-7379-4　　　　　　　　　　　　　　　Printed in Japan
〈定価はカバーに表示してあります〉〈乱丁・落丁本はお取り替えします〉

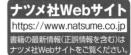

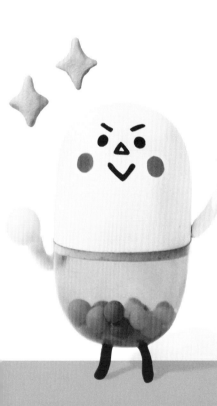

らくらく完全攻略！
登録販売者試験
重要過去問&予想模試

本番形式で実力チェック！

模擬試験

模擬試験問題……2
模擬試験解答・解説……46

ナツメ社

登録販売者模擬試験

【注意事項】

1 登録販売者統一模擬試験（午前）は、60問で次のとおりの構成です。

・医薬品に共通する特性と基本的な知識（問1～問20）

・人体の働きと医薬品（問21～問40）

・薬事関係法規・制度（問41～問60）

2 登録販売者統一模擬試験（午後）は、60問で次のとおりの構成です。

・主な医薬品とその作用（問61～問100）

・医薬品の適正使用・安全対策（問101～問120）

3 試験時間は、各120分間です。

4 試験問題は、成分名の表記を含め、厚生労働省が定める「試験問題の作成に関する手引き（令和4年3月）」に基づいて作成しています。

5 「医薬品、医療機器等の品質、有効性及び安全性の確保等に関する法律」について、問題文中では「医薬品医療機器等法」と表記しています。

◆医薬品に共通する特性と基本的な知識

問1 医薬品の本質に関する記述について、正しい組み合わせはどれか。

a 医薬品は、必ずしも期待される有益な効果のみをもたらすとは限らず、好ましくない反応を生じる場合もある。

b 人体に対して使用されない医薬品の場合、人の健康に影響を与えることはない。

c 医薬品の市販後に、その有効性、安全性等の確認が行われることはない。

d 医薬品は、随時、有効性、安全性等に関する新たな情報が付加されるものである。

1（a, b） **2**（a, d） **3**（b, c） **4**（b, d） **5**（c, d）

問2 一般用医薬品に関する記述の正誤について、正しい組み合わせはどれか。

a 一般用医薬品は、医療用医薬品と比較すればリスクは相対的に高いと考えられる。

b 一般用医薬品は、一般の生活者が自ら選択し、使用するものである。

c 一般用医薬品を適切に選択し、適正に使用するためには、その販売に専門家が関与し、適切な情報提供を行い、相談に対応することが不可欠である。

d 販売した一般用医薬品に明らかな欠陥があった場合は、製造物責任法（PL法）の対象となり得る。

	a	b	c	d			a	b	c	d
1	正	正	正	正		**4**	正	誤	正	誤
2	正	正	正	誤		**5**	誤	正	正	正
3	正	正	誤	正						

問3 医薬品のリスク評価に関する記述について、正しい組み合わせはどれか。

a 医薬品の効果とリスクは、用量と作用強度の関係（用量−反応関係）に基づいて評価される。

b　投与量と効果の関係は、薬物用量を増加させるに伴い、治療量から、最小有効量を経て無作用量に至る。

c　動物実験により求められる50%治療量（LD_{50}）は、薬物の毒性の指標として用いられる。

d　Good Clinical Practice（GCP）は、医薬品の安全性に関する非臨床試験の基準である。

	a	b	c	d			a	b	c	d
1	正	誤	誤	誤		**4**	正	誤	正	誤
2	正	正	正	誤		**5**	誤	正	正	正
3	誤	誤	誤	正						

問4　健康食品、セルフメディケーションに関する記述について、正しい組み合わせはどれか。

a　医薬品は、食品よりもはるかに厳しい安全性基準が要求されている。

b　栄養機能食品は、個別に（一部は規格基準に従って）特定の保健機能を示す有効性や安全性などに関する国の審査を受け、許可されたものである。

c　機能性表示食品では、事業者の責任で科学的根拠をもとに疾病に罹患していない者の健康維持及び増進に役立つ機能が商品のパッケージに表示される。

d　適切な健康管理の下で医療用医薬品からの代替を進める観点から、クオリティ・オブ・ライフ税制が導入されている。

	a	b	c	d			a	b	c	d
1	正	誤	正	正		**4**	正	誤	正	誤
2	正	正	誤	誤		**5**	誤	正	誤	正
3	正	正	誤	正						

問5　医薬品の副作用に関する記述について、（　　）に入る字句として正しい組み合わせはどれか。

　世界保健機関の定義によれば、医薬品の副作用とは、「疾病の（　a　）のため、または身体の機能を正常化するために、人に通常（　b　）量で発現する医薬品の有害かつ意図（　c　）反応」とされている。

	a	b	c
1	治療	用いられる	する
2	予防、診断	用いられない	する
3	予防、治療	用いられる	する
4	診断、治療	用いられない	しない
5	予防、診断、治療	用いられる	しない

問6 医薬品の副作用に関する記述について、正しい組み合わせはどれか。

a 副作用は、眠気や口渇等の比較的よくみられるものから、日常生活に支障を来す程度の健康被害を生じる重大なものまで様々である。

b 医薬品は、十分注意して適正に使用された場合、副作用を生じることはない。

c 一般用医薬品の場合、使用を中断することによる不利益よりも、重大な副作用を回避することが優先され、その兆候が現れたときは基本的に使用を中止することとされている。

d 副作用は、容易に異変を自覚できるものばかりであり、明確な自覚症状として現れる。

	a	b	c	d			a	b	c	d
1	正	正	誤	誤		**4**	誤	正	誤	正
2	正	誤	誤	正		**5**	正	誤	正	誤
3	誤	誤	正	正						

問7 アレルギーに関する記述について、正しい組み合わせはどれか。

a アレルギーは、一般的にあらゆる物質によって起こり得るものである。

b アレルギーは、医薬品の薬理作用と関係なく起こり得るものである。

c アレルギーは、内服薬だけでなく外用薬でも引き起こされることがある。

d 医薬品の添加物は、アレルギーを引き起こす原因物質（アレルゲン）とならない。

	a	b	c	d			a	b	c	d
1	正	正	正	正		**4**	正	正	誤	正
2	誤	正	正	正		**5**	正	正	正	誤
3	正	誤	正	正						

問8 一般用医薬品の不適正な使用に関する記述について、正しい組み合わせはどれか。

a 医薬品の乱用がなされると、過量摂取による急性中毒を生じる危険性が高くなる。

b 医薬品の乱用の繰り返しによって、慢性的な臓器障害を生じるおそれがある。

c 一般用医薬品には、習慣性・依存性がある成分を含んでいるものはない。

d 薬物依存が形成されたとしても、そこから離脱することは容易である。

	a	b	c	d		a	b	c	d
1	正	誤	正	正	4	誤	正	誤	正
2	誤	誤	正	誤	5	誤	正	正	誤
3	正	正	誤	誤					

問9 相互作用に関する記述について、正しい組み合わせはどれか。

a 複数の医薬品を併用した場合に医薬品の作用が減弱することは、相互作用とはいわない。

b 相互作用には、医薬品が吸収、分布、代謝または排泄される過程で起こるものと、医薬品が薬理作用をもたらす部位において起こるものがある。

c 相互作用を回避するためには、通常、ある医薬品を使用している期間やその前後を通じて、その医薬品との相互作用を生じるおそれのある医薬品や食品の摂取を控えなければならない。

d 複数の疾病を有する人では、疾病ごとにそれぞれ医薬品が使用される場合が多く、医薬品同士の相互作用に関して特に注意が必要となる。

	a	b	c	d		a	b	c	d
1	誤	正	正	正	4	正	正	正	誤
2	正	誤	正	正	5	誤	正	誤	正
3	正	正	誤	正					

問10 医薬品と食品に関する記述について、正しい組み合わせはどれか。

a 酒類（アルコール）をよく摂取する者では、肝臓の代謝機能が高まっていることが多く、肝臓で代謝されるアセトアミノフェンなどでは通常よりも代謝されやすくなり、体内から医薬品が速く消失して十分な薬効が得られなくなることがある。

b 食品中に医薬品の成分と同じ物質が存在していることはない。

c 医薬品的な効能効果が標榜または暗示されていなくても、食品として流通可能な生薬成分はない。

d 外用薬や注射薬であれば、食品によって医薬品の作用や代謝に影響を受ける可能性はない。

	a	b	c	d		a	b	c	d
1	正	正	誤	誤	4	正	誤	誤	誤
2	誤	誤	正	正	5	誤	正	正	誤
3	正	正	誤	正					

5

問11 年齢区分に関し、新生児、幼児という場合のおおよその目安として、正しい組み合わせはどれか。

	新生児	幼児
1	生後4週未満	1歳以上、5歳未満
2	生後4週未満	1歳以上、7歳未満
3	生後4週未満	3歳以上、5歳未満
4	生後8週未満	3歳以上、7歳未満
5	生後8週未満	5歳以上、7歳未満

問12 小児に関する記述について、正しい組み合わせはどれか。

a 小児は、大人と比べて身体の大きさに対して腸が短く、服用した医薬品の吸収率が相対的に低い。

b 小児は、血液脳関門が発達しているため、吸収されて循環血液中に移行した医薬品の成分が脳に達しにくい。

c 5歳未満に使用される錠剤やカプセル剤などの医薬品では、服用時に喉につかえやすいので注意するよう添付文書に記載されている。

d 乳児は、基本的には医師の診療を受けることが優先され、一般用医薬品による対処は最小限にとどめることが望ましい。

	a	b	c	d			a	b	c	d
1	誤	誤	正	正		4	誤	正	誤	誤
2	正	誤	誤	正		5	誤	正	正	誤
3	正	正	誤	誤						

問13 高齢者に関する記述について、正しい組み合わせはどれか。

a おおよその目安として70歳以上を「高齢者」としている。

b 高齢者であっても基礎体力や生理機能の衰えの度合いは個人差が大きく、年齢のみから一概にどの程度リスクが増大しているかを判断することは難しい。

c 高齢者は、喉の筋肉が衰えて飲食物を飲み込む力が弱まっている（誤嚥）場合があり、内服薬を使用する際に喉に詰まらせやすい。

d 高齢者は、持病（基礎疾患）を抱えていることが多く、一般用医薬品の使用によって基礎疾患の症状が悪化したり、治療の妨げとなる場合がある。

	a	b	c	d			a	b	c	d
1	正	正	誤	誤		4	誤	正	誤	正
2	誤	正	正	誤		5	正	誤	誤	誤
3	誤	誤	正	正						

問14 妊婦、授乳婦に関する記述について、正しい組み合わせはどれか。

a 血液−胎盤関門によって、どの程度医薬品の成分の胎児への移行が防御されるかは、未解明のことも多い。

b 妊婦が医薬品を使用した場合における安全性に関する評価は困難であるため、一般用医薬品では、妊婦の使用について「してはいけないこと」としているものが多い。

c ビタミンC含有製剤のように、妊娠前後の一定期間に通常の用量を超えて摂取すると胎児に先天異常を起こす危険性が高まるとされているものがある。

d 便秘薬のように、配合成分やその用量によっては流産や早産を誘発するおそれがあるものがある。

1 （a, c） 2 （a, d） 3 （b, c） 4 （b, d） 5 （c, d）

問15 プラセボ効果に関する記述について、正しい組み合わせはどれか。

a 医薬品を使用したとき、結果的または偶発的に薬理作用による作用を生じることをプラセボ効果という。

b プラセボ効果によってもたらされる反応や変化にも、望ましいものと不都合なものとがある。

c プラセボ効果は、主観的な変化だけでなく、客観的に測定可能な変化として現れることもある。

d プラセボ効果は、不確実であり、それを目的として医薬品が使用されるべきではない。

	a	b	c	d			a	b	c	d
1	正	正	正	誤		4	誤	正	正	正
2	正	正	誤	正		5	正	正	正	正
3	正	誤	正	正						

問16 医薬品の品質に関する記述について、正しい組み合わせはどれか。

a 医薬品の有効成分および添加物成分には、高温や多湿、光（紫外線）等によって品質の劣化を起こしやすいものが多い。

b 医薬品は、適切な保管・陳列がなされなければ、医薬品の効き目が低下したり、人体に好ましくない作用をもたらす物質を生じることがある。

c 医薬品は、適切な保管・陳列がなされれば、経時変化による品質の劣化を避けることができる。

d 医薬品の外箱等に表示されている「使用期限」は、開封状態で保管された場

7

合でも品質が保持される期限である。

	a	b	c	d		a	b	c	d
1	誤	誤	正	正	4	誤	正	誤	誤
2	正	誤	誤	正	5	誤	正	正	誤
3	正	正	誤	誤					

問17 一般用医薬品の役割として、正しい組み合わせはどれか。

a 軽度な疾病に伴う症状の改善

b 生活習慣病等の疾病に伴う症状の緩和（科学的・合理的に効果が期待できるものに限る）

c 健康状態の自己検査

d 健康の維持・増進

	a	b	c	d		a	b	c	d
1	正	正	正	正	4	正	正	正	誤
2	正	誤	正	正	5	正	正	誤	正
3	誤	正	正	正					

問18 第一類医薬品を販売するときに薬剤師が確認しなければならない事項として、正しい組み合わせはどれか。

a 何のためにその医薬品を購入しようとしているか

b その医薬品を使用する人として、小児や高齢者、妊婦等が想定されるか

c その医薬品を使用する人が医療機関で治療を受けていないか

d その医薬品を使用する人が過去にアレルギーや医薬品による副作用等の経験があるか

	a	b	c	d		a	b	c	d
1	正	正	正	正	4	正	正	正	誤
2	正	誤	正	正	5	正	正	誤	正
3	誤	正	正	正					

問19 サリドマイド訴訟に関する記述について、正しい組み合わせはどれか。

a サリドマイド訴訟は、サリドマイド製剤を妊娠している女性が使用したことにより、出生児に四肢欠損、耳の障害等の先天異常が発生したことに対する損害賠償訴訟である。

b サリドマイドの鎮静作用は、一方の異性体（S体）のみが有するとされている。

c サリドマイドのR体とS体は体内で相互に転換するため、サリドマイドの異

性体を分離して製剤化しても催奇形性は避けられない。

d サリドマイドによる薬害事件は、日本のみで問題となった。

1 (a, c)　**2** (a, d)　**3** (b, c)　**4** (b, d)　**5** (c, d)

問20 CJD訴訟、C型肝炎訴訟に関する記述について、（　）に入る字句として正しい組み合わせはどれか。

　CJD訴訟は、脳外科手術等に用いられていた（　a　）乾燥硬膜を介してクロイツフェルト・ヤコブ病（CJD）に罹患したことに対する損害賠償訴訟である。C型肝炎訴訟を契機として、医師、薬剤師、法律家、薬害被害者などの委員により構成される（　b　）が設置された。

	a	b
1	ウシ	厚生科学審議会
2	ウシ	医薬品等行政評価・監視委員会
3	ウシ	薬事・食品衛生審議会
4	ヒト	医薬品等行政評価・監視委員会
5	ヒト	薬事・食品衛生審議会

◆人体の働きと医薬品

問21 口腔、食道に関する記述について、正しい組み合わせはどれか。

a エナメル質の下には象牙質と呼ばれる硬い骨状の組織があり、神経や血管が通る歯髄を取り囲んでいる。

b 唾液によって口腔内はpHが酸性に保たれている。

c 飲食物を飲み込む運動が起きるときには、喉頭の入り口にある弁が反射的に開く。

d 食道の上端と下端には括約筋があり、胃の内容物が食道や咽頭に逆流しないように防いでいる。

1 (a, b)　**2** (a, d)　**3** (b, c)　**4** (b, d)　**5** (c, d)

問22 小腸に関する記述について、**誤っているもの**はどれか。

1 小腸は、結腸、空腸、回腸の3部分に分かれる。

2 トリプシンは、胃で半消化されたタンパク質（ペプトン）をさらに細かく消化する酵素である。

3 炭水化物とタンパク質は、消化酵素の作用によってそれぞれ単糖類、アミノ

9

酸に分解されて吸収される。

4 トリグリセリドは、リパーゼの作用によって分解を受けるが、小腸粘膜の上皮細胞で吸収されるとトリグリセリドに再形成され、カイロミクロンとなる。

問23 胆汁に関する記述について、正しい組み合わせはどれか。

a 胆汁に含まれる胆汁色素は、脂質の消化を容易にし、また、脂溶性ビタミンの吸収を助ける。

b 腸内に放出された胆汁酸塩の大部分は、小腸で再吸収されて肝臓に戻される。

c 胆汁に含まれる胆汁酸塩は、赤血球中のヘモグロビンが分解されて生じた老廃物である。

d 肝臓は横隔膜の直下に位置し、胆汁を産生する。

	a	b	c	d		a	b	c	d
1	正	誤	正	誤	4	正	正	誤	誤
2	誤	正	誤	正	5	誤	正	正	正
3	正	誤	正	正					

問24 呼吸器系に関する記述について、正しい組み合わせはどれか。

a 喉頭の後壁には扁桃がある。

b 喉頭の大部分と気管から肺までの粘膜は線毛上皮で覆われている。

c 肺自体には肺を動かす筋組織があり、自力で膨らんだり縮んだりして呼吸運動が行われている。

d 肺胞の壁を介して、心臓から送られてくる血液から二酸化炭素が肺胞気中に拡散し、代わりに酸素が血液中の赤血球に取り込まれるガス交換が行われる。

	a	b	c	d		a	b	c	d
1	正	誤	正	誤	4	正	正	誤	誤
2	誤	誤	誤	正	5	誤	正	正	正
3	誤	誤	正	正					

問25 循環器系に関する記述について、正しいものはどれか。

1 心臓では、心房で血液を集めて心室に送り、心室から血液を拍出する。

2 四肢を通る動脈では、一定の間隔で存在する内腔に向かう薄い帆状のひだ（動脈弁）が発達しており、血液の逆流を防いでいる。

3 グロブリンには、血液の浸透圧を保持する働きがある。

4 血液の粘稠性は、主として血中脂質量で決まり、血漿の水分量や赤血球の量

はほとんど影響を与えない。

問26 循環器系に関する記述について、正しい組み合わせはどれか。

a　リンパ球は最も数が多く、白血球の約60％を占めている。

b　脾臓にはリンパ球が増殖、密集する組織があり、血流中の細菌やウイルス等の異物に対する免疫応答に関与する。

c　リンパ管は互いに合流して次第に太くなり、最終的に鎖骨の下にある静脈につながる。

d　リンパ液の流れは、主に平滑筋の収縮によるものである。

	a	b	c	d		a	b	c	d
1	正	誤	正	誤	4	正	誤	誤	正
2	正	正	誤	誤	5	誤	正	正	誤
3	誤	誤	正	正					

問27 泌尿器系に関する記述について、正しい組み合わせはどれか。

a　腎臓に入る動脈は細かく枝分かれして、毛細血管が小さな球状になった糸球体を形成する。

b　腎臓から膀胱を経て尿道に至る尿の通り道を、尿管という。

c　膀胱の出口にある膀胱括約筋が緩むと、同時に膀胱壁の排尿筋が収縮し、尿が尿道へと押し出される。

d　女性では、膀胱の真下に尿道を取り囲むように前立腺がある。

	a	b	c	d		a	b	c	d
1	誤	正	正	誤	4	正	誤	正	誤
2	誤	誤	正	正	5	正	正	誤	誤
3	誤	正	誤	正					

問28 目に関する記述について、正しいものはどれか。

1　透明な角膜や水晶体には血管が通っており、血液によって栄養分や酸素が供給される。

2　毛様体は、瞳孔を散大・縮小させて眼球内に入る光の量を調節している。

3　水晶体は、虹彩の収縮・弛緩によって、近くの物を見るときには丸く厚みが増し、遠くの物を見るときには扁平になる。

4　強膜が充血したときは、眼瞼の裏側は赤くならず、白目の部分がピンク味を帯びる。

問29 外皮系に関する記述について、正しい組み合わせはどれか。

a 角質層は、セラミドでできた板状の角質細胞と、ケラチンを主成分とする細胞間脂質で構成されている。

b メラニン色素は、真皮の最下層にあるメラニン産生細胞（メラノサイト）で産生される。

c 毛球の下端のへこんでいる部分を毛乳頭といい、毛乳頭には毛細血管が入り込んで、取り巻く毛母細胞に栄養分を運んでいる。

d 汗腺には、腋窩（脇の下）などの毛根部に分布するエクリン腺と、手のひらなど毛根がないところも含め全身に分布するアポクリン腺の二種類がある。

	a	b	c	d			a	b	c	d
1	誤	誤	誤	誤		4	誤	誤	正	誤
2	正	誤	誤	誤		5	誤	誤	誤	正
3	誤	正	誤	誤						

問30 骨格系に関する記述について、正しい組み合わせはどれか。

a 骨の基本構造は、骨質、骨髄、関節軟骨の三組織からなる。

b 骨髄で産生される造血幹細胞から赤血球、白血球、血小板が分化する。

c 骨は生きた組織であり、成長が停止した後も一生を通じて破壊（骨吸収）と修復（骨形成）が行われている。

d 有機質は骨に硬さを与え、無機質は骨の強靱さを保つ。

1 （a, b）　2 （a, d）　3 （b, c）　4 （b, d）　5 （c, d）

問31 自律神経系に関する記述について、正しい組み合わせはどれか。

a 副交感神経の節後線維の末端から放出される神経伝達物質は、アセチルコリンである。

b 汗腺（エクリン腺）を支配する交感神経線維の末端では、ノルアドレナリンが伝達物質として放出される。

c 交感神経系が活発になっている状態では、目の瞳孔が散大する。

d 副交感神経系が活発になっている状態では、腸の運動が低下する。

	a	b	c	d			a	b	c	d
1	誤	正	正	誤		4	正	誤	正	誤
2	誤	誤	正	正		5	正	正	誤	正
3	誤	正	誤	正						

問32 有効成分の吸収に関する記述について、正しい組み合わせはどれか。

a　内服薬の有効成分は、主に胃で吸収される。

b　一般に、消化管からの吸収は、濃度の低い方から高い方へ能動的に取り込まれていく現象である。

c　一般用医薬品には、全身作用を目的とした点鼻薬はない。

d　点眼薬の使用により、ショック（アナフィラキシー）等のアレルギー性副作用を生じることがある。

```
   a  b  c  d        a  b  c  d
1  誤 正 誤 正    4  正 誤 正 誤
2  誤 誤 正 正    5  誤 正 正 誤
3  正 正 誤 誤
```

問33 薬の代謝、排泄に関する記述について、正しい組み合わせはどれか。

a　消化管で吸収された有効成分の量よりも、肝臓で代謝を受けた分だけ、全身循環に移行する量が少なくなることを、肝初回通過効果という。

b　血漿タンパク質と有効成分との結合は、速やかかつ不可逆的で、いったん結合すると解離することはない。

c　血漿タンパク質と結合して複合体を形成している有効成分の分子は、薬物代謝酵素の作用で代謝されない。

d　腎機能が低下した人では、正常の人よりも有効成分の尿中への排泄が早まり、血中濃度が上がりにくい。

1（a, b）　2（a, c）　3（b, c）　4（b, d）　5（c, d）

問34 剤形に関する記述について、**誤っているもの**はどれか。

1　チュアブル錠は、口の中で舐めたり噛み砕いたりして服用する剤形であり、水なしでも服用できる。

2　顆粒剤には粒の表面がコーティングされているものもあるので、噛み砕かずに水などで飲み込む。

3　経口液剤では、有効成分の血中濃度が上昇しやすいため、習慣性や依存性がある成分が配合されているものの場合、本来の目的と異なる不適正な使用がなされることがある。

4　一般的には、軟膏剤は、油性基剤に水分を加えたもので、患部を水で洗い流したい場合等に用いられる。

13

問35 重篤な皮膚粘膜障害に関する記述について、正しい組み合わせはどれか。

a 皮膚粘膜眼症候群は、最初に報告をした医師の名前にちなんでライエル症候群とも呼ばれる。

b 皮膚粘膜眼症候群の発生頻度は、人口100万人当たり年間0.4～1.2人と報告されている。

c 中毒性表皮壊死融解症の発症機序の詳細は不明であり、発症の予測は困難である。

d 中毒性表皮壊死融解症は、原因医薬品の使用開始後2週間以内に発症することが多いが、1か月以上経ってから起こることもある。

	a	b	c	d			a	b	c	d
1	誤	正	正	誤		4	正	正	誤	誤
2	正	正	誤	正		5	誤	誤	正	正
3	正	誤	正	誤						

問36 偽アルドステロン症に関する記述について、（　　）に入る字句として正しい組み合わせはどれか。

　偽アルドステロン症は、体内に塩分（ナトリウム）と（ a ）が貯留し、体から（ b ）が失われることによって生じる病態である。副腎皮質からの（ c ）分泌が増加していないにもかかわらずこのような状態となることから、偽アルドステロン症と呼ばれている。

	a	b	c
1	銅	カリウム	アルドステロン
2	水	マグネシウム	アルドステロン
3	水	カリウム	アルドステロン
4	水	カリウム	偽アルドステロン
5	銅	マグネシウム	偽アルドステロン

問37 間質性肺炎に関する記述について、正しいものはどれか。

1 間質性肺炎が気管支または肺胞が細菌に感染して炎症を生じたものであるのに対し、通常の肺炎は肺の中で肺胞と毛細血管を取り囲んで支持している組織が炎症を起こしたものである。

2 間質性肺炎では、必ず発熱を伴う。

3 間質性肺炎の症状は、かぜや気管支炎の症状と区別が容易である。

4 間質性肺炎は、症状が一過性に現れ、自然と回復することもあるが、悪化すると肺線維症に移行することがある。

問38 無菌性髄膜炎に関する記述について、（　　　）に入る字句として正しいものはどれか。

　医薬品の副作用の場合、（　　　）、混合性結合組織病、関節リウマチ等の基礎疾患がある人で、無菌性髄膜炎の発症リスクが高い。

1　精神神経障害

2　全身性エリテマトーデス

3　うっ血性心不全

4　不整脈

5　排尿困難

問39 眼圧上昇に関する記述について、（　　　）に入る字句として正しい組み合わせはどれか。

　（　a　）がある成分が配合された医薬品によって眼圧が（　b　）し、眼痛や眼の充血に加え、急激な視力低下を来すことがある。

	a	b
1	抗コリン作用	上昇
2	抗コリン作用	低下
3	抗ヒスタミン作用	上昇
4	抗ヒスタミン作用	低下
5	局所麻酔作用	上昇

問40 接触皮膚炎、光線過敏症に関する記述について、正しい組み合わせはどれか。

a　接触皮膚炎は、いわゆる「肌に合わない」という状態であり、外来性の物質が皮膚に接触することで現れる炎症である。

b　接触皮膚炎の症状は、医薬品が触れた部分だけでなく、全身へ広がって重篤化する場合がある。

c　光線過敏症は、医薬品が触れた皮膚の部分にのみ生じ、正常な皮膚との境界がはっきりしているのが特徴である。

d　光線過敏症が現れた場合は、原因と考えられる医薬品の使用を中止して、皮膚に医薬品が残らないよう十分に患部を洗浄し、遮光して速やかに医師の診療を受ける必要がある。

1（a, b）　2（a, d）　3（b, c）　4（b, d）　5（c, d）

◆薬事関係法規・制度

問41 法の目的に関する医薬品医療機器等法の条文について、（　　　　）に入る字句として正しい組み合わせはどれか。

第一条　この法律は、医薬品、医薬部外品、化粧品、医療機器及び再生医療等製品の（　a　）及び安全性の確保並びにこれらの使用による保健衛生上の危害の発生及び拡大の防止のために必要な規制を行うとともに、（　b　）の規制に関する措置を講ずるほか、医療上特にその必要性が高い（　c　）及び再生医療等製品の研究開発の促進のために必要な措置を講ずることにより、保健衛生の向上を図ることを目的とする。

	a	b	c
1	有効性	毒物及び劇物	医薬品
2	有効性	毒物及び劇物	医薬品、医療機器
3	有効性	指定薬物	医薬品
4	品質、有効性	指定薬物	医薬品、医療機器
5	品質、有効性	指定薬物	医薬品

問42 医薬品の定義に関する医薬品医療機器等法の条文について、（　　　　）に入る字句として正しい組み合わせはどれか。

第二条　この法律で「医薬品」とは、次に掲げる物をいう。

一　（　a　）に収められている物

二　人又は動物の疾病の診断、（　b　）に使用されることが目的とされている物であつて、機械器具等（機械器具、歯科材料、医療用品、衛生用品並びにプログラム（電子計算機に対する指令であつて、一の結果を得ることができるように組み合わされたものをいう。以下同じ。）及びこれを記録した記録媒体をいう。以下同じ。）でないもの（医薬部外品及び再生医療等製品を除く。）

三　人又は動物の身体の（　c　）に影響を及ぼすことが目的とされている物であつて、機械器具等でないもの（医薬部外品、化粧品及び再生医療等製品を除く。）

	a	b	c
1	日本薬局方	治療	機能
2	日本薬局方	治療又は予防	構造又は機能
3	日本薬局方	予防	構造
4	薬局製剤基準	治療又は予防	構造又は機能
5	薬局製剤基準	治療	機能

問43 一般用医薬品、要指導医薬品に関する記述について、正しい組み合わせはどれか。

a 一般用医薬品および要指導医薬品は、薬剤師その他の医薬関係者の選択により使用されることが目的とされているものである。

b 一般用医薬品および要指導医薬品は、あらかじめ定められた用量に基づき、適正使用することによって効果を期待するものである。

c 一般用医薬品および要指導医薬品の効能効果は、診断疾患名（例えば、胃炎、胃・十二指腸潰瘍等）で示されている。

d 医師等の診療によらなければ一般に治癒が期待できない疾患（例えば、がん、心臓病等）に対する効能効果は、一般用医薬品および要指導医薬品において認められていない。

	a	b	c	d			a	b	c	d
1	誤	正	誤	正		4	正	誤	正	誤
2	正	正	正	誤		5	誤	正	誤	誤
3	誤	誤	正	正						

問44 毒薬、劇薬に関する記述について、正しい組み合わせはどれか。

a 毒薬を収める直接の容器または被包には、白地に黒枠、黒字をもって、当該医薬品の品名および「毒」の文字が記載されていなければならない。

b 毒薬または劇薬を、16歳未満の者その他安全な取扱いに不安のある者に交付することは禁止されている。

c 一般の生活者に対して毒薬または劇薬を販売する際には、当該医薬品を譲り受ける者から、品名、数量、使用目的、譲渡年月日、譲受人の氏名、住所および職業が記入され、署名または記名押印された文書の交付を受けなければならない。

d 店舗管理者が薬剤師である店舗販売業者および医薬品営業所管理者が薬剤師である卸売販売業者以外の医薬品の販売業者は、毒薬または劇薬を開封して、販売してはならない。

	a	b	c	d			a	b	c	d
1	正	誤	正	正		4	誤	誤	正	正
2	正	正	誤	誤		5	誤	正	正	誤
3	正	誤	誤	正						

問45 一般用医薬品のリスク区分に関する記述について、正しい組み合わせはどれか。

a 保健衛生上のリスクが特に高い成分が配合された一般用医薬品は、第一類医

薬品に区分される。

b 既存の要指導医薬品および一般用医薬品と有効成分、分量、用法用量、効能効果等が明らかに異なるもののうち一般用医薬品とされた医薬品であって、一般用医薬品としての使用経験が少ないものは、指定第二類医薬品に区分される。

c 保健衛生上のリスクが比較的高い一般用医薬品は、第二類医薬品に区分される。

d 第一類医薬品、第二類医薬品または第三類医薬品への分類は、安全性に関する新たな知見や副作用の発生状況等を踏まえ、適宜見直しが図られている。

	a	b	c	d			a	b	c	d
1	正	正	誤	正		**4**	正	誤	正	誤
2	誤	正	正	誤		**5**	誤	正	誤	誤
3	正	誤	正	正						

問46 記載禁止事項に関する医薬品医療機器等法の条文について、（　　　）に入る字句として正しい組み合わせはどれか。

第五十四条　医薬品は、これに添付する文書、その医薬品又はその容器若しくは被包（内袋を含む。）に、次に掲げる事項が記載されていてはならない。

一　当該医薬品に関し（　a　）を招くおそれのある事項

二　略

三　保健衛生上危険がある用法、用量又は（　b　）

	a	b
1	副作用	使用期間
2	副作用	使用情報
3	副作用	使用回数
4	虚偽又は誤解	使用情報
5	虚偽又は誤解	使用期間

問47 医薬部外品に関する記述について、**誤っているもの**はどれか。

1 医薬部外品は、厚生労働大臣が基準を定めて指定するものを除き、品目ごとに承認を得る必要がある。

2 医薬部外品を製造販売する場合には、製造販売業の許可が必要である。

3 医薬部外品を販売する場合には、販売業の許可は必要ない。

4 医薬部外品のうち、衛生害虫類の防除のため使用される製品群の容器や包装

等には、「指定医薬部外品」の表示がなされている。

問48 食品に関する記述について、正しい組み合わせはどれか。

a 食品とは、医薬品および再生医療等製品以外のすべての飲食物をいう。

b 食品には、その品質、有効性および安全性の確保のために必要な規制が行われているが、医薬品には、専ら安全性の確保のために必要な規制その他の措置が図られている。

c 外形上、食品として販売等されている製品であっても、アンプル剤、舌下錠、口腔用スプレー剤の形状をしているものは、医薬品に該当する物とみなされ、無承認無許可医薬品として取締りの対象となる。

d 食品である旨が明示されている製品であっても、錠剤、丸剤、カプセル剤、顆粒剤、散剤の形状をしているものは、医薬品への該当性の判断がなされ、無承認無許可医薬品として取締りの対象となる。

	a	b	c	d			a	b	c	d
1	正	誤	正	誤		4	誤	誤	正	誤
2	誤	正	誤	誤		5	誤	正	誤	正
3	正	誤	誤	正						

問49 医薬品の販売業に関する記述について、正しい組み合わせはどれか。

a 薬局における医薬品の販売は、薬局の業務に付随する行為であるため、医薬品の販売業の許可は必要としない。

b 医薬品の販売業の許可は、5年ごとに、その更新を受けなければ、その期間の経過によって効力を失う。

c 薬局、店舗販売業および卸売販売業では、特定の購入者の求めに応じて医薬品の包装を開封して分割販売することができる。

d 薬局、店舗販売業および卸売販売業では、医薬品をあらかじめ小分けし、販売する行為が認められている。

1 （a, c）　2 （a, d）　3 （b, c）　4 （b, d）　5 （c, d）

問50 薬局に関する記述について、正しい組み合わせはどれか。

a 薬局は、厚生労働大臣の許可を受けなければ、開設してはならない。

b 薬局では、医療用医薬品の他、要指導医薬品および一般用医薬品を取り扱うことができる。

c 患者が継続して利用するために必要な機能及び個人の主体的な健康の保持増進への取組を積極的に支援する機能を有する薬局を「地域連携薬局」という。

d 開店時間のうち、当該薬局において調剤に従事する薬剤師が当該薬局以外の場所においてその業務を行うため、やむを得ず、かつ、一時的に当該薬局において薬剤師が不在となる時間を薬剤師不在時間という。

	a	b	c	d		a	b	c	d
1	正	正	正	誤	4	誤	正	誤	正
2	正	誤	誤	正	5	誤	正	正	正
3	誤	誤	正	誤					

問51 店舗販売業に関する記述について、正しい組み合わせはどれか。

a 店舗販売業では、薬剤師が従事していても調剤を行うことはできない。

b 第二類医薬品又は第三類医薬品を販売する店舗において、過去5年間のうち、従事期間が通算して2年以上の登録販売者を店舗管理者とすることができる。

c 第一類医薬品を販売する店舗において登録販売者を店舗管理者とする場合には、店舗管理者を補佐する薬剤師を置くよう努めなければならない。

d 店舗管理者は、保健衛生上支障を生ずるおそれがないよう、その店舗に勤務する他の従事者を監督するなど、その店舗の業務につき、必要な注意をしなければならない。

	a	b	c	d		a	b	c	d
1	正	正	正	誤	4	誤	正	正	正
2	正	正	誤	正	5	正	正	正	正
3	正	誤	正	正					

問52 薬局開設者が要指導医薬品を薬剤師に販売させる方法として、正しい組み合わせはどれか。

a 要指導医薬品を購入しようとする者が、当該要指導医薬品を使用しようとする者であることを確認させること

b 要指導医薬品を購入しようとする者および当該要指導医薬品を使用しようとする者の当該要指導医薬品の購入等の状況（他の薬局開設者または店舗販売業者からの当該要指導医薬品の購入等の状況を除く）を確認させること

c 情報の提供および指導を受けた者がその内容を理解したこと並びに質問がないことを確認する前に販売させること

d 要指導医薬品を購入しようとする者に、当該要指導医薬品を販売した薬剤師の氏名、当該薬局の名称および当該薬局の電話番号その他連絡先を伝えさせ

ること

	a	b	c	d			a	b	c	d
1	正	誤	正	正		4	正	誤	誤	正
2	誤	正	正	誤		5	誤	誤	正	誤
3	正	正	誤	誤						

問53 店舗販売業者が第一類医薬品を販売する際に、薬剤師に行わせる情報提供の方法として、正しい組み合わせはどれか。

a 情報提供を行う場所（店舗外の場所を含む）で行わせること

b 情報を提供するにあたって、あらかじめ、他の薬剤または医薬品の使用の状況等を確認させること

c 当該第一類医薬品を使用しようとする者がお薬手帳を所持する場合は、必要に応じ、当該お薬手帳を活用した情報の提供を行わせること

d 当該第一類医薬品の副作用その他の事由によるものと疑われる症状が発生した場合の対応について説明させること

	a	b	c	d			a	b	c	d
1	誤	正	誤	正		4	正	誤	正	正
2	正	正	正	誤		5	正	誤	誤	正
3	誤	正	正	正						

問54 相談応需に関する医薬品医療機器等法の条文について、（　　　）に入る字句として正しいものはどれか。

第三十六条の十　略

5　薬局開設者又は店舗販売業者は、（　　　）の適正な使用のため、その薬局若しくは店舗において（　　　）を購入し、若しくは譲り受けようとする者又はその薬局若しくは店舗において（　　　）を購入し、若しくは譲り受けた者若しくはこれらの者によつて購入され、若しくは譲り受けられた（　　　）を使用する者から相談があつた場合には、厚生労働省令で定めるところにより、その薬局又は店舗において医薬品の販売又は授与に従事する薬剤師又は登録販売者に、必要な情報を提供させなければならない。

1　第一類医薬品
2　指定第二類医薬品
3　第二類医薬品
4　第一類医薬品又は第二類医薬品
5　一般用医薬品

問55 医薬品の陳列に関する記述について、**誤っているもの**はどれか。

1 医薬品を他の物と区別して貯蔵し、または陳列しなければならない。

2 要指導医薬品を情報提供を行うための設備から7メートル以内の範囲に陳列しなければならない。ただし、鍵をかけた陳列設備に陳列する場合等を除く。

3 要指導医薬品および一般用医薬品を混在しないように陳列しなければならない。

4 第一類医薬品、第二類医薬品および第三類医薬品を混在しないように陳列しなければならない。

問56 薬局における掲示について、薬局の管理及び運営に関する事項として、正しい組み合わせはどれか。

a 開設者の住所または所在地、許可証の記載事項

b 管理者の連絡先

c 勤務する薬剤師又は第十五条第二項本文に規定する登録販売者以外の登録販売者もしくは同項本文に規定する登録販売者の別、その氏名及び顔写真

d 取り扱う要指導医薬品および一般用医薬品の使用期限

	a	b	c	d			a	b	c	d
1	正	誤	誤	誤		4	誤	誤	誤	正
2	誤	正	誤	誤		5	誤	誤	誤	誤
3	誤	誤	正	誤						

問57 店舗販売業者が行う特定販売の方法として、正しい組み合わせはどれか。

a 当該店舗に貯蔵し、または陳列していない一般用医薬品を販売し、または授与すること

b 特定販売を行うことについてインターネットを利用して広告をするときは、ホームページに店舗の主要な外観の写真等の情報を見やすく表示すること

c 特定販売を行うことについて広告をするときは、第一類医薬品、指定第二類医薬品、第二類医薬品および第三類医薬品の区分ごとに表示すること

d 特定販売を行うことについてインターネットを利用して広告をするときは、都道府県知事（その薬局又は店舗の所在地が保健所を設置する市は特別区の区域にある場合においては、市長又は区長）および厚生労働大臣が容易に閲覧することができるホームページで行うこと

	a	b	c	d			a	b	c	d
1	正	誤	正	正		4	誤	正	誤	正
2	誤	正	正	正		5	正	誤	正	誤
3	正	正	誤	誤						

問58　医薬品の広告に関する記述について、正しい組み合わせはどれか。

a　①顧客を誘引する意図が明確であること、②特定の医薬品の商品名が明らかにされていること、③一般人が認知できる状態であること、のいずれかの要件を満たす場合には、広告に該当するものと判断されている。

b　医師による診断・治療によらなければ一般に治癒が期待できない疾患について、自己治療が可能であるかの広告表現は認められない。

c　医薬品の有効性または安全性が確実であることを保証するような表現がなされた広告は、明示的・暗示的を問わず、虚偽または誇大な広告とみなされる。

d　課徴金制度では、医薬品等の名称、製造方法、効能、効果又は性能に関する虚偽・誇大な広告を行った者に対して、都道府県知事が課徴金を納付させる命令を行う。

	a	b	c	d			a	b	c	d
1	正	正	誤	誤		4	誤	誤	誤	正
2	誤	正	正	誤		5	正	誤	正	誤
3	誤	誤	正	正						

問59　配置販売業者に対する行政庁の監視指導に関する記述について、正しいものはどれか。

1　都道府県知事は、配置販売業者に対して、その構造設備が基準に適合せず、またはその構造設備によって不良医薬品を生じるおそれがある場合においては、その構造設備の改善を命ずることができる。

2　都道府県知事は、区域管理者に薬事に関する法令またはこれに基づく処分に違反する行為があったとき、またはその者が区域管理者として不適当であると認めるときは、その配置販売業者に対して、その変更を命ずることができる。

3　都道府県知事は、配置販売業の配置員が、その業務に関し、医薬品医療機器等法もしくはこれに基づく命令又はこれらに基づく処分に違反する行為があったときは、その配置員に対して、期間を定めてその業務の停止を命ずることができ、また、必要があるときは、その配置販売業者に対しても、期間を定めてその配置員による配置販売の業務の停止を命ずることができる。

4　都道府県知事は、医薬品による保健衛生上の危害の発生または拡大を防止するため必要があると認めるときは、配置販売業者に対して、保健衛生上の危

23

害の発生または拡大を防止するための応急措置を採るべきことを命ずることができる。

問60 立入検査における薬事監視員の職権として、正しい組み合わせはどれか。

a 構造設備の検査

b 帳簿書類の検査

c 従業員その他の関係者の逮捕

d 無承認無許可医薬品の疑いのある物の収去

	a	b	c	d		a	b	c	d
1	正	正	正	誤	4	誤	正	正	正
2	正	正	誤	正	5	正	正	正	正
3	正	誤	正	正					

◆主な医薬品とその作用

問61 かぜに関する記述について、正しい組み合わせはどれか。

a かぜは、数日～1週間程度で自然寛解し、予後は良好である。

b インフルエンザはウイルスの感染力が強く、重症化しやすいため、かぜとは区別して扱われる。

c かぜ薬は、ウイルスの増殖を抑えたり、ウイルスを体内から除去するものである。

d かぜであるからといって、必ずしもかぜ薬を選択することが最適とは限らず、解熱鎮痛薬や鎮咳去痰薬を選択することが望ましい場合もある。

	a	b	c	d		a	b	c	d
1	正	正	誤	正	4	正	正	正	誤
2	誤	正	誤	正	5	誤	正	正	誤
3	正	誤	正	正					

問62 かぜ薬の成分と配合目的について、**誤っているもの**はどれか。

1 サリチルアミド ― 発熱を鎮め、痛みを和らげる

2 ノスカピン ― 咳を抑える

3 メチルエフェドリン塩酸塩 ― 痰の切れを良くする

4　グリチルリチン酸二カリウム　──　炎症による腫れを和らげる

問63　かぜの後期に適すとされる漢方処方製剤として、正しいものはどれか。

1　葛根湯

2　麻黄湯

3　小柴胡湯

4　桂枝湯

5　香蘇散

問64　解熱鎮痛成分に関する記述について、正しい組み合わせはどれか。

a　解熱鎮痛成分が代謝されて生じる物質がアレルゲンとなり、アレルギー性の肝機能障害を誘発することがある。

b　プロスタグランジンには、胃酸分泌調節作用や胃腸粘膜保護作用がある。

c　アルコールは、解熱鎮痛成分の吸収や代謝に影響を与え、肝機能障害の副作用を起こしやすくするおそれがある。

d　アスピリン喘息はアスピリン特有の副作用である。

	a	b	c	d			a	b	c	d
1	正	正	正	誤		4	誤	正	誤	正
2	誤	誤	正	正		5	誤	誤	正	誤
3	正	誤	誤	正						

問65　解熱鎮痛薬に関する記述について、正しい組み合わせはどれか。

a　一般の生活者においては、「痛み止め」と「熱さまし」は影響し合わないと誤って認識している場合もある。

b　解熱鎮痛薬の使用は、発熱や痛みを一時的に抑える対症療法であって、疾病の原因を根本的に解消するものではない。

c　通常、体温が38℃以下であれば、平熱になるまで解熱鎮痛薬を用いる必要がある。

d　頭痛の症状が現れないうちに予防的に解熱鎮痛薬を使用することは適切である。

	a	b	c	d			a	b	c	d
1	誤	誤	正	正		4	正	正	正	誤
2	正	誤	誤	正		5	誤	正	正	正
3	正	正	誤	誤						

問66 眠気を促す薬に関する記述について、正しい組み合わせはどれか。

a 抗ヒスタミン成分を主薬とする催眠鎮静薬は、睡眠改善薬として慢性的に不眠症状がある人に用いられるものである。

b 妊娠中にしばしば生じる睡眠障害は、睡眠改善薬の適用対象である。

c 小児および若年者では、抗ヒスタミン成分により眠気とは反対の神経過敏や中枢興奮などが現れることがある。

d ブロモバレリル尿素は、胎児に障害を引き起こす可能性がある。

	a	b	c	d		a	b	c	d
1	正	正	正	誤	4	誤	正	誤	正
2	誤	誤	正	正	5	誤	誤	正	誤
3	正	誤	誤	正					

問67 鎮暈薬（乗物酔い防止薬）に関する記述について、正しい組み合わせはどれか。

a 乗物酔い防止薬は、つわりに伴う吐きけへの対処として使用することは適当である。

b ジフェニドール塩酸塩は、内耳にある前庭と脳を結ぶ神経（前庭神経）の調節作用のほか、内耳への血流を改善する作用を示す。

c メクリジン塩酸塩は、他の抗ヒスタミン成分と比べて作用が現れるのが遅く持続時間が短い。

d スコポラミン臭化水素酸塩水和物は、抗ヒスタミン成分と比べて作用の持続時間が長い。

	a	b	c	d		a	b	c	d
1	正	誤	誤	正	4	誤	正	正	正
2	誤	正	誤	誤	5	誤	誤	正	正
3	正	正	正	誤					

問68 小建中湯に関する記述について、（　　　）に入る字句として正しい組み合わせはどれか。

小建中湯は、構成生薬として（ a ）を含むが、乳幼児に使用される場合は体格の個人差から体重当たりの（ b ）の摂取量が多くなることがあることに加え、比較的長期間（1か月位）服用することがあるので、特に留意される必要がある。

	a	b
1	ダイオウ	センノシド
2	マオウ	グリチルリチン酸

3　マオウ　　エフェドリン
4　カンゾウ　　センノシド
5　カンゾウ　グリチルリチン酸

問69 鎮咳去痰薬の成分と配合目的について、正しいものはどれか。

1　グアイフェネシン　―　粘液成分の含量比を調整し、痰の切れを良くする

2　トラネキサム酸　―　気道の炎症を和らげる

3　クロペラスチン塩酸塩　―　気管支を拡げる

4　トリメトキノール塩酸塩水和物　―　中枢神経系に作用して咳を抑える

問70 ヨウ素系殺菌消毒成分に関する記述について、正しい組み合わせはどれか。

a　ヨウ素の殺菌力は酸性になると低下する。

b　ヨウ素による酸化作用により、結核菌を含む一般細菌類、真菌類、ウイルスに対して殺菌消毒作用を示す。

c　ヨウ素系殺菌消毒成分が妊娠中に長期間にわたって大量に使用された場合には、胎児にヨウ素の過剰摂取による甲状腺機能障害を生じるおそれがある。

d　ヨウ素は、レモン汁やお茶などに含まれるタンニン酸と反応すると脱色を生じて殺菌作用が失われる。

	a	b	c	d			a	b	c	d
1	正	正	誤	誤		**4**	誤	誤	誤	正
2	誤	正	正	誤		**5**	正	誤	正	誤
3	誤	誤	正	正						

問71 胃の薬に関する記述について、正しい組み合わせはどれか。

a　セトラキサート塩酸塩は、体内で代謝されてジメチコンを生じることから、血栓のある人では、生じた血栓が分解されにくくなることが考えられる。

b　テプレノンは、まれに重篤な副作用として肝機能障害を生じることがある。

c　ピレンゼピン塩酸塩は、消化管の運動を抑制するとともに胃液の分泌を抑える作用を示すとされる。

d　胃の薬のうち、消化を助け、胃もたれを改善し、胃をすっきりさせる効果を主とする製剤は、食後服用のものが多い。

1（a, b）　**2**（a, c）　**3**（b, c）　**4**（b, d）　**5**（c, d）

問72 制酸成分に関する記述について、正しい組み合わせはどれか。

a　制酸成分は、中和反応によって胃酸の働きを弱めることを目的としている。

b　制酸成分を主体とする胃腸薬については、酸度の高い食品と一緒に使用すると胃酸に対する中和作用が低下することが考えられる。

c　制酸成分のうちアルミニウムを含む成分については、透析療法を受けている人が長期間服用した場合に無菌性髄膜炎を引き起こしたとの報告がある。

d　制酸成分のうちマグネシウムを含む成分については、止瀉薬に配合される成分でもあり、便秘症状に注意することも重要である。

1（a, b）　2（a, c）　3（b, c）　4（b, d）　5（c, d）

問73 腸の薬に関する記述について、正しいものはどれか。

1　止瀉薬では、医薬部外品として製造販売されている製品もある。

2　トリメブチンマレイン酸塩は、消化管（胃および腸）の平滑筋に直接作用するものではないが、消化管の運動を調整する作用があるとされる。

3　ビスマスを含む成分は収斂作用のほか、腸内で発生した有毒物質を分解する作用も持つとされる。

4　ロペラミド塩酸塩が配合された止瀉薬は、食あたりや水あたりによる下痢の症状に用いられることを目的としている。

5　ヒマシ油は、小腸でリパーゼの働きによって生じる分解物が、大腸を刺激することで瀉下作用をもたらすと考えられている。

問74 腸の不調を改善する目的で用いられる漢方処方製剤に関する記述について、正しい組み合わせはどれか。

a　桂枝加芍薬湯は、体力中等度以下で、腹部膨満感のあるもののしぶり腹、腹痛、下痢、便秘に適すとされる。

b　大黄甘草湯は、体力中等度以上で、便秘、便秘に伴う頭重、のぼせ、湿疹・皮膚炎、吹き出物、食欲不振、腹部膨満、腸内異常発酵、痔などの症状の緩和に適すとされる。

c　大黄牡丹皮湯は、体力中等度以上で、下腹部痛があって、便秘しがちなものの月経不順、月経困難、月経痛、便秘、痔疾に適すとされる。

d　麻子仁丸は、体力中等度以下で、ときに便が硬く塊状なものの便秘、便秘に伴う頭重、のぼせ、湿疹・皮膚炎、吹き出物、食欲不振、腹部膨満、腸内異常醗酵、痔などの症状の緩和に適すとされる。

	a	b	c	d			a	b	c	d
1	正	誤	正	誤		4	正	誤	正	正
2	誤	正	誤	正		5	正	正	誤	正
3	誤	正	正	正						

問75 胃腸鎮痛鎮痙薬に関する記述について、正しい組み合わせはどれか。

a 急な胃腸の痛みは、主として胃腸の過剰な動きによって生じる。

b 抗コリン成分が副交感神経系の働きを抑える作用は消化管に限定されないため、散瞳による目のかすみや異常なまぶしさ等の副作用が現れることがある。

c パパベリン塩酸塩は、消化管の平滑筋に直接働いて胃腸の痙攣を鎮める作用を示すとされ、胃液分泌を抑える作用も見出される。

d オキセサゼインは局所麻酔作用のほか、胃液分泌を促す作用もあるとされる。

1 （a, b）　2 （a, c）　3 （a, d）　4 （b, c）　5 （c, d）

問76 浣腸薬に関する記述について、**誤っているもの**はどれか。

1 浣腸薬は、便秘の場合に排便を促すことを目的として、直腸内に適用される医薬品である。

2 浣腸薬を繰り返し使用すると直腸の感受性の上昇が生じて効果が強くなる。

3 浣腸薬は一般に、直腸の急激な動きに刺激されて流産・早産を誘発するおそれがある。

4 肛門や直腸の粘膜に損傷があり出血しているときにグリセリンが配合された浣腸薬が使用されると、グリセリンが傷口から血管内に入って、赤血球の破壊（溶血）を引き起こす。また、腎不全を起こすおそれがある。

5 炭酸水素ナトリウムを主薬とする坐剤では、まれに重篤な副作用としてショックを生じることがある。

問77 駆虫薬に関する記述について、正しい組み合わせはどれか。

a 一般用医薬品の駆虫薬が対象とする寄生虫は、条虫と蟯虫である。

b 駆虫薬は、一度に多く服用しても駆虫効果が高まることはなく、かえって副作用が現れやすくなる。

c サントニンの服用後、一時的に物が赤く見えることがある。

d パモ酸ピルビニウムの服用後、尿や糞便が赤く着色することがある。

	a	b	c	d			a	b	c	d
1	正	誤	正	誤		**4**	正	誤	誤	正
2	誤	正	誤	正		**5**	正	正	誤	正
3	誤	正	正	正						

問78 センソに関する記述について、正しい組み合わせはどれか。

a センソは、ヒキガエル科のアジアヒキガエル等の内臓を取り除いたものを基原とする生薬である。

b センソは、微量で強い強心作用を示す。

c センソが配合された丸薬、錠剤等の内服固形製剤は、口中で噛み砕くと舌等が麻痺することがある。

d 1日用量中センソ5mgを超えて含有する医薬品は、毒薬に指定されている。

	a	b	c	d			a	b	c	d
1	正	正	誤	正		**4**	正	誤	誤	正
2	正	誤	正	誤		**5**	誤	正	正	誤
3	誤	正	誤	正						

問79 貧血用薬に関する記述について、正しいものはどれか。

1 鉄製剤を服用すると便が黄色くなることがある。

2 硫酸コバルトは、補充した鉄分を利用してヘモグロビンが産生されるのを助ける目的で配合されている。

3 硫酸マンガンは、エネルギー合成を促進する目的で配合されている。

4 ビタミンDは、消化管内で鉄が吸収されやすい状態に保つ。

問80 循環器用薬に関する記述について、正しい組み合わせはどれか。

a ユビデカレノンは、摂取された栄養素からエネルギーが産生される際にビタミンDとともに働く。

b ルチンは、高血圧等における毛細血管の補強、強化の効果を期待して用いられる。

c 三黄瀉心湯は、体力中等度以上で、のぼせ気味で顔面紅潮し、精神不安、みぞおちのつかえ、便秘傾向などのあるものの高血圧の随伴症状、鼻血、痔出血、便秘、更年期障害、血の道症に適すとされる。

d 七物降下湯は、高齢者向けの漢方処方ではなく、65歳以上の高齢者への使用は避ける必要がある。

	a	b	c	d		a	b	c	d
1	正	誤	正	誤	**4**	正	誤	誤	正
2	誤	正	誤	正	**5**	正	正	誤	正
3	誤	正	正	誤					

問81 痔に関する記述について、正しい組み合わせはどれか。

a 内痔核では、排便と関係なく、出血や患部の痛みを生じる。

b 裂肛は、肛門の出口からやや内側の上皮に傷が生じた状態である。

c 痔は、肛門部に過度の負担をかけることやストレス等により生じる生活習慣病である。

d 内用痔疾用薬は、外用痔疾用薬と併せて用いてはならない。

1 (a, b) **2** (a, c) **3** (a, d) **4** (b, c) **5** (c, d)

問82 外用痔疾用薬の成分と配合目的について、正しい組み合わせはどれか。

a プロカイン塩酸塩 — 皮膚や粘膜の周辺の知覚神経に作用して刺激の伝達を可逆的に遮断し、痔に伴う痛み・痒みを和らげる

b アルクロキサ — 痔による肛門部の創傷の治癒を促す効果が期待される

c ヒドロコルチゾン酢酸エステル — 痔疾患に伴う局所の感染を防止する

d デカリニウム塩化物 — 痔による肛門部の炎症や痒みを和らげる

	a	b	c	d		a	b	c	d
1	正	正	正	誤	**4**	誤	正	誤	正
2	正	正	誤	誤	**5**	誤	誤	正	正
3	正	誤	正	誤					

問83 女性の月経や更年期障害に伴う諸症状の緩和に用いられる漢方処方製剤に関する記述について、正しい組み合わせはどれか。

a 加味逍遙散は、まれに重篤な副作用として、肝機能障害、腸間膜静脈硬化症を生じることが知られている。

b 桂枝茯苓丸は、比較的体力があり、ときに下腹部痛、肩こり、頭重、めまい、のぼせて足冷えなどを訴えるものの、月経不順、月経異常、月経痛、更年期障害、血の道症、肩こり、めまい、頭重、打ち身、しもやけ、しみ、湿疹・皮膚炎、にきびに適すとされる。

c 五積散は、構成生薬としてカンゾウ、ダイオウを含む。

d 桃核承気湯は、構成生薬としてカンゾウ、マオウを含む。

1（a, b）　**2**（a, c）　**3**（a, d）　**4**（b, c）　**5**（c, d）

問84 鼻の症状に適すとされる漢方処方製剤として、正しい組み合わせは
どれか。

a　十味敗毒湯

b　当帰飲子

c　葛根湯加川芎辛夷

d　辛夷清肺湯

	a	b	c	d			a	b	c	d
1	正	正	誤	誤		**4**	誤	正	誤	正
2	正	誤	誤	正		**5**	誤	正	正	誤
3	誤	誤	正	正						

問85 鼻炎に関する記述について、<u>誤っているもの</u>はどれか。

1 急性鼻炎は、鼻腔内に付着したウイルスや細菌が原因となって生じる鼻粘膜
の炎症で、かぜの随伴症状として現れることが多い。

2 アレルギー性鼻炎は、ハウスダストや花粉等のアレルゲンに対する過敏反応
によって引き起こされる鼻粘膜の炎症である。

3 慢性の副鼻腔炎は、一般に蓄膿症と呼ばれる。

4 一般用医薬品の鼻炎用点鼻薬の対応範囲は、急性またはアレルギー性の鼻炎
及びそれに伴う慢性の副鼻腔炎である。

問86 鼻に用いる薬に関する記述について、正しい組み合わせはどれか。

a　フェニレフリン塩酸塩は、交感神経系を刺激して鼻粘膜を通っている血管を
弛緩させることにより、鼻粘膜の充血や腫れを和らげる。

b　フェキソフェナジン塩酸塩は、肥満細胞から遊離したヒスタミンの働きを抑
える。

c　クロモグリク酸ナトリウムは、肥満細胞からのヒスタミンの遊離を抑える。

d　抗アレルギー成分が配合された点鼻薬は、過度に使用されると鼻粘膜の血管
が反応しなくなり、逆に血管が拡張して二次充血を招き、鼻づまりがひどく
なりやすい。

	a	b	c	d		a	b	c	d
1	正	正	誤	正	4	誤	誤	正	正
2	正	誤	正	誤	5	誤	正	正	誤
3	誤	正	誤	正					

問87 眼科用薬に関する記述について、**誤っているもの**はどれか。

1 点眼薬は結膜嚢に適用するものであるため、通常、無菌的に製造されている。

2 一般用医薬品の点眼薬には、緑内障の症状を改善できるものはない。

3 ネオスチグミンメチル硫酸塩は、コリンエステラーゼの働きを促す作用を示し、毛様体におけるアセチルコリンの働きを助けることで、目の調節機能を改善する。

4 ホウ酸は、洗眼薬として用時水に溶解し、結膜嚢の洗浄・消毒に用いられる。

問88 皮膚に用いられる殺菌消毒成分に関する記述について、正しい組み合わせどれか。

a アクリノールは、比較的刺激性が高く、創傷患部にしみやすい。

b オキシドールは、刺激性があるため、目の周りへの使用は避ける必要がある。

c ベンザルコニウム塩化物は、石けんとの混合によって殺菌消毒効果が増強する。

d レゾルシンは、細菌や真菌類のタンパク質を変性させることにより殺菌消毒作用を示す。

	a	b	c	d		a	b	c	d
1	正	誤	正	誤	4	誤	正	正	誤
2	正	誤	誤	正	5	正	正	誤	誤
3	誤	正	誤	正					

問89 皮膚に用いられる非ステロイド性抗炎症成分に関する記述について、正しい組み合わせはどれか。

a ウフェナマートは、炎症を生じた組織に働いて、細胞膜の安定化、活性酸素の生成抑制などの作用により、抗炎症作用を示すと考えられている。

b インドメタシンを主薬とする外皮用薬では、11歳未満の小児（インドメタシン含量1％の貼付剤では15歳未満の小児）向けの製品はない。

c ケトプロフェンは、まれに重篤な副作用として、イレウス様症状、間質性肺炎、不整脈を生じることがある。

d　ピロキシカムは光線過敏症の副作用を生じることがなく、野外活動が多い人では、この抗炎症成分が配合された製品を選択することが望ましい。

1（a, b）　**2**（a, c）　**3**（a, d）　**4**（b, c）　**5**（b, d）

問90 皮膚に用いられる抗真菌成分として、**誤っているもの**はどれか。

1　クロトリマゾール

2　テルビナフィン塩酸塩

3　シクロピロクスオラミン

4　バシトラシン

5　ウンデシレン酸

問91 頭皮・毛根に作用する配合成分に関する記述について、正しい組み合わせはどれか。

a　カルプロニウム塩化物は、適用局所においてヒスタミンに類似した作用を示し、頭皮の血管を拡張、毛根への血行を促すことによる発毛効果を期待して用いられる。

b　脱毛は女性ホルモンの働きが過剰であることも一因とされているため、エストラジオール安息香酸エステルは、男性ホルモンによる脱毛抑制効果を期待して用いられる。

c　カシュウは、頭皮における脂質代謝を高めて、余分な皮脂を取り除く作用を期待して用いられる。

d　チクセツニンジンは、ウコギ科のトチバニンジンの根茎を、通例、湯通ししたものを基原とする生薬である。

1（a, b）　**2**（a, c）　**3**（a, d）　**4**（b, c）　**5**（c, d）

問92 内服で用いる歯槽膿漏薬に関する記述について、正しいものはどれか。

1　内服で用いる歯槽膿漏薬は、抗炎症成分、ビタミン成分等が配合されたもので、外用薬と併せて用いると効果的である。

2　ビタミンB_6は、コラーゲン代謝を改善して炎症を起こした歯周組織の修復を助け、また、毛細血管を強化して炎症による腫れや出血を抑える効果が期待される。

3　ビタミンB_2は、歯周組織の血行を促す効果が期待される。

4 ビタミン B$_1$ は、炎症を起こした歯周組織からの出血を抑える作用が期待される。

問93 茵蔯蒿湯に関する記述について、（　　　）に入る字句として正しい組み合わせはどれか。

　茵蔯蒿湯は、体力中等度以上で、口渇があり、尿量少なく、便秘するものの蕁麻疹、（ a ）、湿疹・皮膚炎、皮膚の痒みに適すとされるが、体の虚弱な人、胃腸が弱く下痢しやすい人では、激しい腹痛を伴う下痢等の副作用が現れやすい等、不向きとされる。構成生薬として（ b ）を含む。

　まれに重篤な副作用として（ c ）が起こることが知られている。

	a	b	c
1	口内炎	マオウ	間質性肺炎
2	口内炎	ダイオウ	肝機能障害
3	口内炎	カンゾウ	腸間膜静脈硬化症
4	中耳炎	マオウ	精神神経障害
5	中耳炎	ダイオウ	消化性潰瘍

問94 禁煙補助剤（咀嚼剤）に関する以下の記述について、正しい組み合わせはどれか。

a うつ病と診断されたことのある人では、禁煙時の離脱症状により、うつ症状を悪化させることがある。

b 妊婦または妊娠していると思われる女性では、摂取されたニコチンにより胎児に影響が生じるおそれがある。

c コーヒーや炭酸飲料など口腔内を酸性にする食品を摂取した後しばらくは、禁煙補助剤の使用を避けることとされている。

d 禁煙補助剤は、喫煙を完全に止めたうえで使用してはならない。

	a	b	c	d			a	b	c	d
1	正	正	正	正		**4**	正	誤	正	誤
2	正	正	正	誤		**5**	誤	正	正	正
3	正	正	誤	正						

問95 滋養強壮保健薬に関する記述について、正しいものはどれか。

1 水溶性ビタミンでは、過剰摂取により過剰症を生じるおそれがある。

2 ヘスペリジンは、ビタミン様物質の一つで、ビタミン C の吸収を助ける等の作用があるとされる。

3 コンドロイチン硫酸ナトリウムは、関節痛、筋肉痛等の改善を促す作用を期待してビタミンB_1等と組み合わせて配合されている場合がある。

4 ガンマ－オリザノールは、米油および米胚芽油から見出された抗酸化作用を示す成分で、ビタミンC等と組み合わせて配合されている場合がある。

問96 漢方の特徴、漢方薬使用における基本的な考え方に関する記述について、正しい組み合わせはどれか。

a 中医学に基づく薬剤は、漢方薬と呼ばれる。

b 漢方処方は、その性質からみて処方自体が一つの有効成分として独立したものという見方をすべきものである。

c 漢方薬を使用する場合、漢方独自の病態認識である「証」に基づいて用いることが、有効性および安全性を確保するために重要である。

d 漢方薬はすべからく作用が穏やかで、副作用が少ない。

	a	b	c	d			a	b	c	d
1	正	正	誤	誤		4	誤	誤	正	正
2	正	誤	正	誤		5	正	誤	誤	正
3	誤	正	正	誤						

問97 防風通聖散に関する記述について、正しい組み合わせはどれか。

a 防風通聖散は、体力中等度以上で、赤ら顔で、ときにのぼせがあるもののにきび、顔面・頭部の湿疹・皮膚炎、赤鼻（酒さ）に適すとされる。

b 防風通聖散は、小児に対する適用はない。

c 防風通聖散は、構成生薬としてカンゾウ、マオウ、ダイオウを含む。

d 防風通聖散は、まれに重篤な副作用として肝機能障害、間質性肺炎、偽アルドステロン症、腸間膜静脈硬化症が起こることが知られている。

	a	b	c	d			a	b	c	d
1	正	正	誤	誤		4	誤	誤	正	正
2	正	誤	正	誤		5	誤	正	正	正
3	正	正	誤	正						

問98 消毒薬に関する記述について、正しい組み合わせはどれか。

a 消毒は、物質中のすべての微生物を殺滅または除去することである。

b 生息条件が整えば消毒薬の溶液中で生存、増殖する微生物もいる。

c　クレゾール石けん液は、一般細菌類、真菌類に対して比較的広い殺菌消毒作用を示すが、結核菌および大部分のウイルスに対する殺菌消毒作用はない。

d　次亜塩素酸ナトリウムは、金属腐食性があるとともに、プラスチックやゴム製品を劣化させる。

1　(a, b)　2　(a, c)　3　(a, d)　4　(b, d)　5　(c, d)

問99　衛生害虫の種類と防除の関係について、正しい組み合わせはどれか。

a　ハエ　―　ウジの防除に、通常、ピレスロイド系殺虫成分が用いられる

b　イエダニ　―　宿主動物であるネズミを駆除することが重要である

c　トコジラミ　―　電気掃除機で吸引することによる駆除も可能である

d　シラミ　―　ジクロルボスが配合されたシャンプーやてんか粉が用いられる

1　(a, b)　2　(a, c)　3　(a, d)　4　(b, c)　5　(c, d)

問100　一般用検査薬に関する記述について、正しい組み合わせはどれか。

a　尿糖検査の場合、食後1〜2時間等、検査薬の使用方法に従って採尿を行う。

b　尿糖・尿タンパク同時検査の場合、早朝尿（起床直後の尿）を検体とする。

c　妊娠検査薬は、通常、実際に妊娠が成立してから1週目前後の尿中hCG濃度を検出感度としている。

d　一般的な妊娠検査薬は、月経予定日が過ぎておおむね4週目以降の検査が推奨されている。

	a	b	c	d			a	b	c	d
1	誤	誤	正	正		4	正	正	誤	正
2	誤	正	正	誤		5	正	正	誤	誤
3	正	誤	正	正						

◆医薬品の適正使用・安全対策

問101　医薬品の適正使用情報に関する記述について、正しい組み合わせはどれか。

a　医薬品は、効能・効果、用法・用量、起こり得る副作用等、その適正使用情報を伴って初めて医薬品としての機能を発揮するものである。

b　添付文書や製品表示に記載されている適正使用情報は、その適切な選択、適正な使用を図る上で特に重要である。

37

c 要指導医薬品または一般用医薬品の場合、適正使用情報の記載は、一般の生活者に理解しづらい専門的な表現でなされている。

d 医薬品の販売等に従事する専門家においては、添付文書や製品表示に記載されている内容から、積極的な情報提供が必要と思われる事項に焦点を絞り、効果的かつ効率的な説明がなされることが重要である。

	a	b	c	d		a	b	c	d
1	正	正	正	誤	4	誤	正	正	正
2	正	正	誤	正	5	正	正	正	正
3	正	誤	正	正					

問102 一般用医薬品の添付文書に関する記述について、正しい組み合わせはどれか。

a 添付文書の内容は変わるものであり、医薬品の有効性・安全性等に係る新たな知見、使用に係る情報に基づき、定期的に改訂がなされている。

b 添付文書は開封時に一度目を通されれば十分というものでなく、必要なときにいつでも取り出して読むことができるように保管される必要がある。

c 販売名に薬効名が含まれているような場合（例えば、○○○胃腸薬）には、「薬効名」の記載は省略されることがある。

d 「消費者相談窓口」には、医薬品PLセンターにおいて購入者等からの相談に応じるための窓口担当部門の名称、電話番号、受付時間等が記載されている。

	a	b	c	d		a	b	c	d
1	正	正	正	誤	4	誤	正	正	正
2	正	正	誤	正	5	誤	正	正	誤
3	正	誤	正	正					

問103 一般用医薬品の添付文書の「してはいけないこと」に関する記述について、正しい組み合わせはどれか。

a 「してはいけないこと」には、守らないと症状が悪化する事項、副作用または事故等が起こりやすくなる事項が記載されている。

b 重篤な副作用として、ショック（アナフィラキシー）、皮膚粘膜眼症候群、中毒性表皮壊死融解症、喘息等が掲げられている医薬品では、アレルギーの既往歴がある人等は「使用しないこと」と記載されている。

c 医療用医薬品との併用について、医療機関で治療を受けている人が、治療のために処方された医薬品の使用を自己判断で控えることは適当でないため、「使用しないこと」の項において、「医師（または歯科医師）の治療を受けている人」等として記載されている。

d 「服用前後は飲酒しないこと」等のように、小児では通常当てはまらない内容は、小児に使用される医薬品において記載されていない。

1（a, b） **2**（a, d） **3**（b, c） **4**（b, d） **5**（c, d）

問104 一般用医薬品の添付文書における副作用に関する記述について、（　　）に入る字句として正しい組み合わせはどれか。

　副作用については、まず、（ a ）な副作用について（ b ）に症状が記載され、そのあとに続けて、（ c ）な副作用について副作用名ごとに症状が記載されている。

	a	b	c
1	まれに発生する軽度	副作用名ごと	一般的
2	一般的	副作用名ごと	まれに発生する重篤
3	まれに発生する軽度	関係部位別	一般的
4	一般的	関係部位別	まれに発生する重篤
5	まれに発生する重篤	関係部位別	まれに発生する軽度

問105 一般用医薬品の添付文書に関する記述について、正しい組み合わせはどれか。

a 漢方処方製剤では、ある程度の期間継続して使用されることにより効果が得られるとされているものが多いが、長期連用する場合には、専門家に相談する旨が記載されている。

b 一般用検査薬では、検査結果が陰性であっても何らかの症状がある場合は、再検査するかまたは医師に相談する旨等が記載されている。

c 「用法及び用量」に小児における使用に関して認められていない年齢区分がある場合は、当該年齢区分に当たる小児に使用させない旨が記載されている。

d 「成分及び分量」には、有効成分の名称および分量が記載され、添加物として配合されている成分は掲げられていない。

	a	b	c	d			a	b	c	d
1	正	正	正	誤		4	誤	正	正	正
2	正	正	誤	正		5	正	正	正	正
3	正	誤	正	正						

問106 緊急安全性情報に関する記述について、正しい組み合わせはどれか。

a 緊急安全性情報は、医薬品、医療機器または再生医療等製品について一般的な使用上の注意の改訂情報よりも迅速な注意喚起や適正使用のための対応の

注意喚起が必要な状況にある場合に作成される。

b 緊急安全性情報は、厚生労働省からの命令、指示、製造販売業者の自主決定等に基づいて作成される。

c 緊急安全性情報は、A4サイズの緑色地の印刷物で、グリーンレターとも呼ばれる。

d 小柴胡湯による間質性肺炎に関するもののように、一般用医薬品に関係する緊急安全性情報が発出されたこともある。

	a	b	c	d		a	b	c	d
1	正	誤	誤	誤	4	誤	誤	正	正
2	誤	正	誤	正	5	誤	正	正	誤
3	正	正	正	正					

問107 医薬品・医療機器等安全性情報に関する記述について、正しい組み合わせはどれか。なお、本設問において、「総合機構」とは、「独立行政法人医薬品医療機器総合機構」をいう。

a 医薬品・医療機器等安全性情報は、各都道府県において、医薬品（一般用医薬品を含む）、医療機器等による重要な副作用、不具合等に関する情報をとりまとめたものである。

b 医薬品・医療機器等安全性情報には、医薬品の安全性に関する解説記事や、使用上の注意の改訂内容、主な対象品目、参考文献等が掲載されている。

c 医薬品・医療機器等安全性情報は、厚生労働省ホームページおよび総合機構ホームページへ掲載される。

d 医薬品・医療機器等安全性情報は、医学・薬学関係の専門誌等に転載される。

	a	b	c	d		a	b	c	d
1	正	正	正	誤	4	誤	正	正	正
2	正	正	誤	正	5	正	正	正	正
3	正	誤	正	正					

問108 要指導医薬品及び一般用医薬品に関連し、総合機構ホームページに掲載される情報として、正しい組み合わせはどれか。なお、本設問において、「総合機構」とは、「独立行政法人医薬品医療機器総合機構」をいう。

a 医薬品の承認情報

b 医薬品等の製造販売業の許可情報

c 登録販売者の販売従事の登録情報

d 患者向医薬品ガイド

	a	b	c	d			a	b	c	d
1	正	正	正	誤		**4**	誤	正	正	正
2	正	正	誤	正		**5**	正	誤	正	正
3	正	誤	誤	正						

問109 医薬品・医療機器等安全性情報報告制度（法第68条の10第2項の規定に基づく報告制度）に関する記述について、正しい組み合わせはどれか。

a 医薬品との因果関係が必ずしも明確でない場合であっても報告の対象となり得る。

b 安全対策上必要があると認めるときは、医薬品の過量使用や誤用等によるものと思われる健康被害についても報告がなされる必要がある。

c 報告様式の記入欄すべてに記入がなされる必要がある。

d 報告期限は15日以内と定められている。

1（a, b）　**2**（a, d）　**3**（b, c）　**4**（b, d）　**5**（c, d）

問110 企業からの副作用等の報告制度（法第68条の10第1項の規定に基づく報告制度）における報告期限に関する記述について、正しい組み合わせはどれか。

a 医薬品によるものと疑われる副作用症例の発生のうち、使用上の注意から予測できない非重篤な国内事例については、定期報告でよい。

b 医薬品によるものと疑われる感染症症例の発生のうち、使用上の注意から予測できない非重篤な国内事例についての報告期限は、30日以内である。

c 副作用・感染症により、がんその他の重大な疾病、障害もしくは死亡が発生するおそれがあることを示す研究報告についての報告期限は、15日以内である。

d 副作用症例・感染症の発生傾向が著しく変化したことを示す研究報告についての報告期限は、15日以内である。

	a	b	c	d			a	b	c	d
1	正	誤	誤	誤		**4**	誤	誤	正	正
2	誤	正	誤	正		**5**	誤	正	正	誤
3	正	正	正	誤						

問111 医薬品副作用被害救済制度に関する記述について、**誤っているもの**はどれか。

1 医薬品副作用被害救済制度は、製薬企業の社会的責任に基づく公的制度と位

41

置づけられる。

2 救済給付の請求は、健康被害を受けた本人（または家族）が行う。

3 救済給付業務に必要な費用のうち、給付費の2分の1相当額は、国庫補助により賄われている。

4 要指導医薬品または一般用医薬品の使用による副作用被害への救済給付の請求に当たっては、医師の診断書、要した医療費を証明する書類（受診証明書）などのほか、その医薬品を販売等した薬局開設者、医薬品の販売業者が作成した販売証明書等が必要となる。

問112 医薬品副作用被害救済制度の給付の種類に関する記述について、正しい組み合わせはどれか。

a 医療手当は、医薬品の副作用による疾病の治療に要した費用を実費補償するものである。

b 障害児養育年金は、医薬品の副作用により一定程度の障害の状態にある18歳以上の人の生活補償等を目的として給付されるものである（定額）。

c 遺族一時金は、生計維持者が医薬品の副作用により死亡した場合に、その遺族の生活の立て直し等を目的として給付されるものである（定額）。

d 障害児養育年金には、請求期限がない。

	a	b	c	d			a	b	c	d
1	誤	正	誤	正		**4**	誤	正	正	誤
2	正	誤	誤	正		**5**	誤	誤	誤	正
3	正	正	誤	誤						

問113 救済給付の支給対象となる健康被害として、正しい組み合わせはどれか。

a 医療機関での治療を要さずに寛解したような軽度な健康被害

b 殺鼠剤の使用による健康被害

c 殺菌消毒剤（人体に直接使用するものを除く）の使用による健康被害

d 無承認無許可医薬品の使用による健康被害

	a	b	c	d			a	b	c	d
1	誤	誤	誤	誤		**4**	誤	正	誤	誤
2	誤	誤	誤	正		**5**	正	誤	誤	誤
3	誤	誤	正	誤						

問114 アンプル入りかぜ薬に関する記述について、（　　　　）に入る字句として正しい組み合わせはどれか。

　解熱鎮痛成分として（　a　）、スルピリンが配合されたアンプル入りかぜ薬の使用による重篤な副作用（ショック）で、1959年から1965年までの間に計38名の死亡例が発生した。アンプル剤は他の剤形（錠剤、散剤等）に比べて血中濃度が（　b　）高値に達するため、通常用量でも副作用を生じやすいことが確認されたことから、1965年、厚生省（当時）より関係製薬企業に対し、アンプル入りかぜ薬製品の回収が要請された。

	a	b
1	アスピリン	ゆっくりと
2	アミノピリン	ゆっくりと
3	サザピリン	ゆっくりと
4	アミノピリン	急速に
5	アスピリン	急速に

問115 一般用医薬品の主な安全対策に関する記述について、（　　　　）に入る字句として正しい組み合わせはどれか。

　1994年1月、（　a　）とインターフェロン製剤との併用を禁忌とする旨の使用上の注意の改訂がなされた。しかし、それ以降も慢性肝炎患者が（　a　）を使用して間質性肺炎が発症し、死亡を含む重篤な転帰に至った例もあったことから、1996年3月、厚生省（当時）より関係製薬企業に対して（　b　）の配布が指示された。

	a	b
1	大柴胡湯	緊急安全性情報
2	小柴胡湯	緊急安全性情報
3	柴胡桂枝湯	緊急安全性情報
4	小柴胡湯	安全性速報
5	大柴胡湯	安全性速報

問116 プソイドエフェドリン塩酸塩を「使用しないこと」とされている基礎疾患として、正しい組み合わせはどれか。

a 胃潰瘍

b 高血圧

c 甲状腺機能障害

d 糖尿病

	a	b	c	d			a	b	c	d
1	正	正	正	誤		4	誤	正	正	正
2	正	正	誤	正		5	正	正	正	正
3	正	誤	正	正						

問117 透析療法を受けている人は「使用しないこと」とされている胃腸薬の配合成分として、正しい組み合わせはどれか。

a スクラルファート

b 合成ヒドロタルサイト

c テプレノン

d アルジオキサ

	a	b	c	d			a	b	c	d
1	誤	正	正	誤		4	誤	誤	正	誤
2	正	誤	誤	正		5	誤	正	誤	正
3	正	正	誤	正						

問118 15歳未満の小児は「使用しないこと」とされている成分として、正しい組み合わせはどれか。

a プロメタジン塩酸塩

b グアヤコールスルホン酸カリウム

c ロペラミド

d ジメンヒドリナート

1（a, b） 2（a, c） 3（b, c） 4（b, d） 5（c, d）

問119 肝臓病の診断を受けた人は「相談すること」とされている成分等として、**誤っているもの**はどれか。

1 ジプロフィリン

2 サントニン

3 ガジュツ末を含む製剤

4 小柴胡湯

問120 「相談すること」とされている症状と成分等として、正しい組み合わせはどれか。

a けいれんの症状 ― ピペラジンリン酸塩水和物

b 痔出血の症状 ― グリセリンが配合された浣腸薬

c 排尿困難の症状 ― ロートエキス

d 排尿困難の症状 ― アミノ安息香酸エチル

	a	b	c	d			a	b	c	d
1	正	誤	誤	誤		4	誤	誤	正	正
2	誤	正	誤	正		5	誤	正	正	誤
3	正	正	正	誤						

模擬試験 解答・解説

◆医薬品に共通する特性と基本的な知識

問1　正答：2

b 人体に対して使用されない医薬品についても、人の健康に影響を与える**ものである**。

c 医薬品の市販後にも、医学・薬学等の新たな知見、使用成績等に基づき、その有効性、安全性等の確認が**行われる**。

問2　正答：5

a 一般用医薬品は、医療用医薬品と比較すればリスクは相対的に**低い**と考えられる。

問3　正答：1

b 投与量と効果の関係は、薬物用量の増加に伴い、効果の発現が検出されない「**無作用量**」から、最小有効量を経て「**治療量**」に至る。

c 動物実験により求められる50%**致死量**（LD_{50}）は、薬物の毒性の指標として用いられる。

d **Good Laboratory Practice (GLP)** は、医薬品の安全性に関する非臨床試験の基準である。

問4　正答：4

b **特定保健用食品**は、身体の生理機能などに影響を与える保健機能成分を含むもので、個別に（一部は規格基準に従って）特定の保健機能を示す有効性や安全性などに関する国の審査を受け、許可されたものである。

d 適切な健康管理の下で医療用医薬品からの代替を進める観点から、**セルフメディケーション税制**（条件を満たした場合にスイッチOTC医薬品等の購入の対価について、一定の金額をその年分の総所得金額等から控除する税制）が導入されている。

問5　正答：5

世界保健機関の定義によれば、医薬品の副作用とは、「疾病の（a. **予防、診断、治療**）のため、又は身体の機能を正常化するために、人に通常（b. **用いられる**）量で発現する医薬品の有害かつ意図（c. **しない**）反応」とされている。

問6　正答：5

b 医薬品は、十分注意して適正に使用された場合であっても、副作用を生じることが**ある**。

d 副作用は、容易に異変を自覚できるものばかりで**なく**、血液や内臓機能への影響等のように、明確な自覚症状として**現れないものもある**。

問7　正答：**5**

d 医薬品の有効成分だけでなく、基本的に薬理作用がない添加物もアレルギーを引き起こす原因物質（アレルゲン）と**なり得る**。

問8　正答：**3**

c 一般用医薬品には、習慣性・依存性がある成分を含んでいるものが**ある**。

d 一度、薬物依存が形成されると、そこから離脱することは容易**ではない**。

問9　正答：**1**

a 複数の医薬品を併用した場合、または特定の食品と一緒に摂取した場合に、医薬品の作用が増強したり、**減弱したり**することを相互作用という。

問10　正答：**4**

b カフェインやビタミンAのように、食品中に医薬品の成分と同じ物質が**存在する**ものもある。

c 医薬品的な効能効果が標榜または暗示されていなければ、食品として流通可能な生薬成分が**ある**。

d 外用薬や注射薬であっても、食品によって医薬品の作用や代謝に影響を受ける可能性が**ある**。

問11　正答：**2**

新生児、乳児、幼児、小児という場合には、おおよその目安として、**新生児：生後4週未満**、乳児：生後4週以上1歳未満、**幼児：1歳以上7歳未満**、小児：7歳以上15歳未満をいう。ただし、一般的に15歳未満を小児とすることもある。

問12　正答：**1**

a 小児は、大人と比べて身体の大きさに対して腸が**長く**、服用した医薬品の吸収率が相対的に**高い**。

b 小児は、血液脳関門が**未発達**であるため、吸収されて循環血液中に移行した医薬品の成分が脳に達し**やすい**。

問13　正答：**4**

a おおよその目安として**65歳以上**を「高齢者」としている。

c 高齢者は、喉の筋肉が衰えて飲食物を飲み込む力が弱まっている（**嚥下障害**）場合があり、内服薬を使用する際に喉に詰まらせやすい。

問14　正答：**2**

b 妊婦が医薬品を使用した場合における安全性に関する評価は困難で

47

あるため、一般用医薬品では、妊婦の使用について「**相談すること**」としているものが多い。

c **ビタミンA**含有製剤のように、妊娠前後の一定期間に通常の用量を超えて摂取すると胎児に先天異常を起こす危険性が高まるとされているものがある。

問15 正答：**4**

a 医薬品を使用したとき、結果的または偶発的に薬理作用に**よらない**作用を生じることをプラセボ効果（偽薬効果）という。

問16 正答：**3**

c 医薬品は、適切な保管・陳列がなされたとしても、経時変化による品質の劣化は**避けられない**。

d 医薬品の外箱等に表示されている「使用期限」は、**未開封**状態で保管された場合に品質が保持される期限である。

問17 正答：**2**

b 生活習慣病等の疾病に伴う**症状発現の予防**（科学的・合理的に効果が期待できるものに限る）

問18 正答：**3**

以下の事項について、**第一類医薬品**を販売するときは**薬剤師**による確認が**義務**に、第二類医薬品を販売するときは薬剤師または登録販売者による確認

が努力義務になっている。

○その医薬品を使用する人として、小児や高齢者、妊婦等が想定されるか

○その医薬品を使用する人が医療機関で治療を受けていないか

○その医薬品を使用する人が過去にアレルギーや医薬品による副作用等の経験があるか

問19 正答：**1**

b サリドマイドの鎮静作用は、一方の異性体（**R体**）のみが有するとされている。

d サリドマイドによる薬害事件は、日本**のみならず**世界的にも問題となった。

問20 正答：**4**

CJD訴訟は、脳外科手術等に用いられていた（a. **ヒト**）乾燥硬膜を介してクロイツフェルト・ヤコブ病（CJD）に罹患したことに対する損害賠償訴訟である。C型肝炎訴訟を契機として、薬害再発防止のための医薬品行政等の見直しがなされ、医師、薬剤師、法律家、薬害被害者などの委員により構成される（b. **医薬品等行政評価・監視委員会**）が設置された。

人体の働きと医薬品

問21 正答：**2**

b 唾液によって口腔内はpHが**ほぼ**

中性に保たれ、酸による歯の齲蝕を防いでいる。

c 飲食物を飲み込む運動（嚥下）が起きるときには、喉頭の入り口にある弁（喉頭蓋）が反射的に**閉じる**。

問22 正答：**1**

1 小腸は、**十二指腸**、空腸、回腸の3部分に分かれる。

問23 正答：**2**

a 胆汁に含まれる**胆汁酸塩**（コール酸、デオキシコール酸等の塩類）は、脂質の消化を容易にし、また、脂溶性ビタミンの吸収を助ける。

c 胆汁に含まれるビリルビン（**胆汁色素**）は、赤血球中のヘモグロビンが分解されて生じた老廃物である。

問24 正答：**2**

a **咽頭**の後壁には扁桃がある。

b 喉頭の大部分と気管から**気管支**までの粘膜は線毛上皮で覆われている。

c 肺自体には肺を動かす筋組織が**ないため**、自力で膨らんだり縮んだりするのではなく、**横隔膜や肋間筋によって拡張・収縮して**呼吸運動が行われている。

問25 正答：**1**

2 四肢を通る**静脈**では、一定の間隔で存在する内腔に向かう薄い帆状のひだ（**静脈弁**）が発達しており、血液の逆流を防いでいる。

3 **アルブミン**には、血液の浸透圧を保持する（血漿成分が血管から組織中に漏れ出るのを防ぐ）働きがある。

4 血液の粘稠性は、主として**血漿の水分量**や**赤血球の量**で決まり、**血中脂質量**はほとんど影響を与えない。

問26 正答：**5**

a **好中球**は最も数が多く、白血球の約60％を占めている。

d リンパ液の流れは、主に**骨格筋**の収縮によるものである。

問27 正答：**4**

b 腎臓から膀胱を経て尿道に至る尿の通り道を、**尿路**という。

d **男性**では、膀胱の真下に尿道を取り囲むように前立腺がある。

問28 正答：**4**

1 透明な角膜や水晶体には血管が通って**おらず**、**房水**によって栄養分や酸素が供給される。

2 **虹彩**は、瞳孔を散大・縮小させて眼球内に入る光の量を調節している。

3 水晶体は、その周りを囲んでいる**毛様体**の収縮・弛緩によって、近くの物を見るときには丸く厚みが増し、遠くの物を見るときには扁平になる。

問29 正答：**4**

a 角質層は、**ケラチン**でできた板状の角質細胞と、**セラミド**を主成分とする細胞間脂質で構成されている。

b メラニン色素は、**表皮**の最下層にあるメラニン産生細胞（メラノサイト）で産生される。

d 汗腺には、腋窩（脇の下）などの毛根部に分布する**アポクリン腺**と、手のひらなど毛根がないところも含め全身に分布する**エクリン腺**の二種類がある。

問30 正答：**3**

a 骨の基本構造は、主部となる骨質、骨質表面を覆う**骨膜**、骨質内部の骨髄、骨の接合部にある関節軟骨の**四組織**からなる。

d **無機質**は骨に硬さを与え、**有機質**は骨の強靱さを保つ。

問31 正答：**4**

b エクリン腺を支配する交感神経線維の末端では、**アセチルコリン**が伝達物質として放出される。

d 副交感神経系が活発になっている状態では、腸の運動が**亢進**する。

問32 正答：**2**

a 内服薬の有効成分は、主に**小腸**で吸収される。

b 一般に、消化管からの吸収は、**濃度の高い方から低い方へ受動的に拡散していく**現象である。

問33 正答：**2**

b 血漿タンパク質と有効成分との結合は、速やかかつ**可逆的**で、一つ一つの分子はそれぞれ**結合と解離を繰り返している**。

d 腎機能が低下した人では、正常の人よりも有効成分の尿中への排泄が**遅れ**、血中濃度が**下がり**にくい。

問34 正答：**4**

4 一般的には、軟膏剤は、油性の基剤で皮膚への刺激が弱く、適用部位を水から遮断したい場合等に用い、患部が乾燥していてもじゅくじゅくと浸潤していても使用できる。**クリーム剤**は、油性基剤に水分を加えたもので、患部を水で洗い流したい場合等に用いられるが、皮膚への刺激が強いため傷等への使用は避ける必要がある。

問35 正答：**5**

a 皮膚粘膜眼症候群は、最初に報告をした二人の医師の名前にちなんで**スティーブンス・ジョンソン症候群**とも呼ばれる。

b 皮膚粘膜眼症候群の発生頻度は、人口100万人当たり年間**1～6人**と報告されている。

問36　正答：**3**

偽アルドステロン症は、体内に塩分（ナトリウム）と（a.**水**）が貯留し、体から（b.**カリウム**）が失われることによって生じる病態である。副腎皮質からの（c.**アルドステロン**）分泌が増加していないにもかかわらずこのような状態となることから、偽アルドステロン症と呼ばれている。

問37　正答：**4**

1 **通常の肺炎**が気管支または肺胞が細菌に感染して炎症を生じたものであるのに対し、**間質性肺炎**は肺の中で肺胞と毛細血管を取り囲んで支持している組織（間質）が炎症を起こしたものである。

2 間質性肺炎では、必ずしも発熱は**伴わない**。

3 間質性肺炎の症状は、かぜや気管支炎の症状と区別が**難しい**。

問38　正答：**2**

医薬品の副作用の場合、（**全身性エリテマトーデス**）、混合性結合組織病、関節リウマチ等の基礎疾患がある人で、無菌性髄膜炎の発症リスクが高い。

全身性エリテマトーデスは、膠原病の一種で、発熱や全身の倦怠感、頬に赤い発疹、手指の腫れと関節炎、口内

炎、光線過敏等の症状が現れる。

問39　正答：**1**

（a.**抗コリン作用**）がある成分が配合された医薬品によって眼圧が（b.**上昇**）し、眼痛や眼の充血に加え、急激な視力低下を来すことがある。特に隅角（眼房水の出口）が狭くなっている閉塞隅角緑内障がある人では厳重な注意が必要である。

問40　正答：**2**

b **光線過敏症**の症状は、医薬品が触れた部分だけでなく、全身へ広がって重篤化する場合がある。

c **接触皮膚炎**は、医薬品が触れた皮膚の部分にのみ生じ、正常な皮膚との境界がはっきりしているのが特徴である。

◆薬事関係法規・制度

問41　正答：**4**

第一条　この法律は、医薬品、医薬部外品、化粧品、医療機器及び再生医療等製品の（a.**品質、有効性**）及び安全性の確保並びにこれらの使用による保健衛生上の危害の発生及び拡大の防止のために必要な規制を行うとともに、（b.**指定薬物**）の規制に関する措置を講ずるほか、医療上特にその必要性が高い（c.**医薬品、医療機器**）及び再生医療等製品の研究開発の促進のために必要な措置を講ずることにより、保健衛生の向上

を図ることを目的とする。

問42 正答：**2**

医薬品とは、次に掲げる物をいう（法第2条第1項）。

①**日本薬局方**に収められている物

②人または動物の疾病の診断、**治療または予防**に使用されることが目的とされている物であって、機械器具等でないもの（医薬部外品および再生医療等製品を除く）

③人または動物の身体の**構造または機能**に影響を及ぼすことが目的とされている物であって、機械器具等でないもの（医薬部外品、化粧品および再生医療等製品を除く）

問43 正答：**1**

a 一般用医薬品および要指導医薬品は、薬剤師その他の医薬関係者から提供された情報に基づく**需要者**の選択により使用されることが目的とされているものである。

c 一般用医薬品および要指導医薬品の効能効果は、**一般の生活者が判断できる症状**（例えば、**胃痛、胸やけ、むかつき、もたれ**等）で示されている。

問44 正答：**4**

a 毒薬を収める直接の容器または被包には、**黒地に白枠、白字**をもって、当該医薬品の品名および「毒」の文字が記載されていなければな

らない。

b 毒薬または劇薬を、**14歳未満**の者その他安全な取扱いに不安のある者に交付することは禁止されている。

問45 正答：**3**

b 既存の要指導医薬品および一般用医薬品と有効成分、分量、用法用量、効能効果等が明らかに異なるもののうち一般用医薬品とされた医薬品であって、一般用医薬品としての使用経験が少ないものは、**第一類医薬品**に区分される。

問46 正答：**5**

医薬品の記載禁止事項は、次のように定められている（法第54条）。

①当該医薬品に関し**虚偽または誤解**を招くおそれのある事項

②製造販売の承認を受けていない効能、効果または性能（厚生労働大臣が基準を定めて指定した医薬品にあっては、その基準において定められた効能、効果または性能を除く）

③保健衛生上危険がある用法、用量または**使用期間**

問47 正答：**4**

4 医薬部外品のうち、衛生害虫類の防除のため使用される製品群の容器や包装等には、「**防除用医薬部外品**」の表示がなされている。

問48　正答：**4**

a 食品とは、医薬品、**医薬部外品**および再生医療等製品以外のすべての飲食物をいう。

b **医薬品**には、その品質、有効性および安全性の確保のために必要な規制が行われているが、**食品**には、専ら安全性の確保のために必要な規制その他の措置が図られている。

d 錠剤、丸剤、カプセル剤、顆粒剤、散剤等の形状については、食品である旨が明示されている場合に限り、当該形状のみをもって医薬品への該当性の判断が**なされることはない**。

問49　正答：**1**

b 医薬品の販売業の許可は、**6年**ごとに、その更新を受けなければ、その期間の経過によって効力を失う。

d 薬局、店舗販売業および卸売販売業では、医薬品をあらかじめ小分けし、販売する行為は**認められない**。

問50　正答：**4**

a 薬局は、その所在地の**都道府県知事**（その所在地が保健所を設置する市または特別区の区域にある場合においては、市長または区長）の許可を受けなければ、開設してはならない。

c 患者が継続して利用するために必

要な機能および個人の主体的な健康の保持増進への取組を積極的に支援する機能を有する薬局を「**健康サポート薬局**」という。

問51　正答：**2**

c 第一類医薬品を販売する店舗において登録販売者を店舗管理者とする場合には、店舗管理者を補佐する薬剤師を**置かなければならない**。

問52　正答：**4**

b 要指導医薬品を購入しようとする者および当該要指導医薬品を使用しようとする者の**他の**薬局開設者または店舗販売業者からの当該要指導医薬品の購入等の状況（他店での購入状況）を確認させること

c 情報の提供および指導を受けた者がその内容を理解したこと並びに質問がないことを確認**した後**に販売させること

問53　正答：**3**

a **店舗内**の情報提供を行う場所で行わせること

問54　正答：**5**

薬局開設者または店舗販売業者は、**一般用医薬品**の適正な使用のため、**一般用医薬品**を購入等しようとする者または当該**一般用医薬品**を使用する者から相談があった場合には、その薬局または店舗において医薬品の販売または

53

授与に従事する薬剤師または登録販売者に、必要な情報を提供させなければならない（法第36条の10第5項）。

問55 正答：**2**

2 要指導医薬品を**要指導医薬品陳列区画の内部の陳列設備**に陳列しなければならない。ただし、鍵をかけた陳列設備に陳列する場合等を除く。

要指導医薬品陳列区画とは、要指導医薬品を陳列する陳列設備から1.2メートル以内の範囲をいう。

問56 正答：**5**

a 開設者の**氏名または名称**、許可証の記載事項

b 管理者の**氏名**

c 勤務する薬剤師または第十五条第二項本文に規定する登録販売者以外の登録販売者もしくは同項本文に規定する登録販売者の別、その氏名および**担当業務**

> ※「第十五条第二項本文に規定する登録販売者以外の登録販売者」とは、研修中の登録販売者以外の登録販売者のこと。

> ※「同項本文に規定する登録販売者」とは、研修中の登録販売者のこと。

d 取り扱う要指導医薬品および一般用医薬品の**区分**

問57 正答：**2**

a 当該店舗に貯蔵し、または陳列**している**一般用医薬品を販売し、または授与すること

問58 正答：**2**

a ①顧客を誘引する意図が明確であること、②特定の医薬品の商品名が明らかにされていること、③一般人が認知できる状態であること、の**いずれの要件も**満たす場合には、広告に該当するものと判断されている。

d 課徴金制度では、医薬品等の名称、製造方法、効能、効果または性能に関する虚偽・誇大な広告を行った者に対して、**厚生労働大臣**が課徴金（違反を行っていた期間中における対象商品の売上額×4.5％）を納付させる命令を行う。

問59 正答：**2**

1 配置販売業は、構造設備を持たない業態であるため、構造設備の改善命令の**対象にはならない**。

3 都道府県知事は、配置販売業の配置員が、その業務に関し、医薬品医療機器等法もしくはこれに基づく命令またはこれらに基づく処分に違反する行為があったときは、その**配置販売業者**に対して、期間を定めてその配置員による配置販売の業務の停止を命ずることができ、また、必要があるときは、その**配置員に対しても**、期間を定め

てその業務の停止を命ずることが
できる（法第74条に基づく業務
停止命令）。

4　**厚生労働大臣**は、医薬品による保
健衛生上の危害の発生または拡大
を防止するため必要があると認め
るときは、配置販売業者に対して、
保健衛生上の危害の発生または拡
大を防止するための応急措置を採
るべきことを命ずることができる
（法第69条の3に基づく緊急命令）。

問60　正答：**2**

　都道府県知事は、薬局開設者または
医薬品の販売業者に対して、必要な報
告をさせ、または当該職員（薬事監視
員）に、その薬局開設者または医薬品
の販売業者が医薬品を業務上取り扱う
場所に立ち入り、その**構造設備もしく
は帳簿書類等を検査させ、従業員その
他の関係者に質問させ、無承認無許可
医薬品、不良医薬品または不正表示医
薬品等の疑いのある物を、試験のため
必要な最少分量に限り、収去させる**こ
とができる。

◆主な医薬品とその作用

問61　正答：**1**

c　かぜ薬は、ウイルスの増殖を抑え
たり、ウイルスを体内から除去す
るものではなく、**かぜの諸症状の
緩和を図る対症療法薬**である。

問62　正答：**3**

3　メチルエフェドリン塩酸塩は、鼻
粘膜の充血を和らげ、気管・気管
支を拡げる（**アドレナリン作動成
分**）。

問63　正答：**3**

1　葛根湯は、体力中等度以上のもの
の**感冒の初期**（汗をかいていない
もの）、鼻かぜ、鼻炎、頭痛、肩
こり、筋肉痛、手や肩の痛みに適
すとされる。

2　麻黄湯は、体力充実して、**かぜの
ひきはじめ**で、寒気がして発熱、
頭痛があり、咳が出て身体のふし
ぶしが痛く汗が出ていないものの
感冒、鼻かぜ、気管支炎、鼻づま
りに適すとされる。

3　小柴胡湯は、体力中等度で、とき
に脇腹（腹）からみぞおちあたり
にかけて苦しく、食欲不振や口の
苦味があり、舌に白苔がつくもの
の食欲不振、吐きけ、胃炎、胃痛、
胃腸虚弱、疲労感、**かぜの後期**の
諸症状に適すとされる。

4　桂枝湯は、体力虚弱で、汗が出る
ものの**かぜの初期**に適すとされる。

5　香蘇散は、体力虚弱で、神経過敏
で気分がすぐれず胃腸の弱いもの
の**かぜの初期**、血の道症に適すと
される。

問64　正答：**1**

d　アスピリン喘息はアスピリン特有

の副作用**ではなく**、他の解熱鎮痛成分でも生じる可能性がある。

問65　正答：**3**

c　通常、体温が38℃以下であれば、ひきつけや著しい体力消耗等のおそれはなく、平熱になるまで解熱鎮痛薬を用いる必要**はない**。

d　頭痛の症状が現れないうちに予防的に解熱鎮痛薬を使用することは適切**でない**。

問66　正答：**2**

a　抗ヒスタミン成分を主薬とする催眠鎮静薬は、睡眠改善薬として**一時的な睡眠障害の緩和**に用いられるものであり、慢性的に不眠症状がある人や、医療機関において不眠症の診断を受けている人を対象とするものではない。

b　妊娠中にしばしば生じる睡眠障害は、ホルモンのバランスや体型の変化等が原因であり、睡眠改善薬の適用対象**ではない**。

問67　正答：**2**

a　乗物酔い防止薬は、つわりに伴う吐きけへの対処として使用することは適当**でない**。

c　メクリジン塩酸塩は、他の抗ヒスタミン成分と比べて作用が現れるのが遅く持続時間が**長い**。

d　スコポラミン臭化水素酸塩水和物は、抗ヒスタミン成分と比べて作

用の持続時間が**短い**。

問68　正答：**5**

小建中湯は、構成生薬として（a.**カンゾウ**）を含むが、乳幼児に使用される場合は体格の個人差から体重当たりの（b.**グリチルリチン酸**）の摂取量が多くなることがあることに加え、比較的長期間（1か月位）服用することがあるので、特に留意される必要がある。

問69　正答：**2**

1　グアイフェネシンは、**気道粘膜からの粘液の分泌を促**し、痰の切れを良くする（去痰成分）。

3　クロペラスチン塩酸塩は、中枢神経系に作用して咳を抑える（**鎮咳成分**）。

4　トリメトキノール塩酸塩水和物は、気管支を拡げる（**気管支拡張成分**）。

問70　正答：**2**

a　ヨウ素の殺菌力は**アルカリ性**になると低下する。

d　ヨウ素は、レモン汁やお茶などに含まれる**ビタミンC**と反応すると脱色を生じて殺菌作用が失われる。

問71　正答：**4**

a　セトラキサート塩酸塩は、体内で代謝されて**トラネキサム酸**を生じ

ることから、血栓のある人では、生じた血栓が分解されにくくなることが考えられる。

c　ピレンゼピン塩酸塩は、消化管の運動には**ほとんど影響を与えずに**胃液の分泌を抑える作用を示すとされる。

問72　正答：**1**

c　制酸成分のうちアルミニウムを含む成分については、透析療法を受けている人が長期間服用した場合に**アルミニウム脳症**および**アルミニウム骨症**を引き起こしたとの報告がある。

d　制酸成分のうちマグネシウムを含む成分については、**瀉下薬**に配合される成分でもあり、**下痢**の症状に注意することも重要である。

問73　正答：**3**

1　**整腸薬**、**瀉下薬**では、医薬部外品として製造販売されている製品もある。

2　トリメブチンマレイン酸塩は、消化管（胃および腸）の平滑筋に**直接作用して**、消化管の運動を調整する作用があるとされる。

4　ロペラミド塩酸塩が配合された止瀉薬は、**食べすぎ・飲みすぎによる下痢**、**寝冷えによる下痢**の症状に用いられることを目的としており、食あたりや水あたりによる下痢については適用対象でない。

5　ヒマシ油は、小腸でリパーゼの働

きによって生じる分解物が、**小腸**を刺激することで瀉下作用をもたらすと考えられている。

問74　正答：**4**

b　大黄甘草湯は、**体力にかかわらず**使用できる。便秘、便秘に伴う頭重、のぼせ、湿疹・皮膚炎、吹き出物、食欲不振、腹部膨満、腸内異常発酵、痔などの症状の緩和に適すとされる。

問75　正答：**1**

c　パパベリン塩酸塩は、消化管の平滑筋に直接働いて胃腸の痙攣を鎮める作用を示すとされ、胃液分泌を抑える作用は**見出されない**。

d　オキセサゼインは局所麻酔作用のほか、胃液分泌を**抑える**作用もあるとされる。

問76　正答：**2**

2　浣腸薬を繰り返し使用すると直腸の感受性の**低下**（いわゆる慣れ）が生じて効果が**弱く**なる。

問77　正答：**2**

a　一般用医薬品の駆虫薬が対象とする寄生虫は、**回虫**と蟯虫である。

c　サントニンの服用後、一時的に物が**黄色く**見えることがある。

問78 正答：**5**

a センソ（蟾酥）は、ヒキガエル科のアジアヒキガエル等の**耳腺の分泌物を集めたもの**を基原とする生薬である。

d 1日用量中センソ5mgを超えて含有する医薬品は、**劇薬**に指定されている。

問79 正答：**3**

1 鉄製剤を服用すると便が**黒く**なることがある。

2 硫酸コバルトは、**骨髄での造血機能を高める**目的で配合されている。

4 **ビタミンC**は、消化管内で鉄が吸収されやすい状態に保つ。

問80 正答：**3**

a ユビデカレノンは、摂取された栄養素からエネルギーが産生される際に**ビタミンB群**とともに働く。

d 七物降下湯は、**小児**向けの漢方処方ではなく、**15歳未満の小児へ**の使用は避ける必要がある。

問81 正答：**4**

d ~~外痔核~~ ~~は、排便と関係なく、出血や患部の痛みを生じる。~~

d 内用痔疾用薬は、外用痔疾用薬と併せて用いると**効果的なものである**。

問82 正答：**2**

c ヒドロコルチゾン酢酸エステルは、痔による肛門部の炎症や痒みを和らげる（**ステロイド性抗炎症成分**）。

d デカリニウム塩化物は、痔疾患に伴う局所の感染を防止する（**殺菌消毒成分**）。

問83 正答：**1**

c 五積散は、構成生薬としてカンゾウ、**マオウ**を含む。

d 桃核承気湯は、構成生薬としてカンゾウ、**ダイオウ**を含む。

問84 正答：**3**

a 十味敗毒湯は、体力中等度なものの皮膚疾患で、発赤があり、ときに化膿するものの**化膿性皮膚疾患・急性皮膚疾患**の初期、**蕁麻疹**、**湿疹・皮膚炎**、みずむしに適すとされる。

b 当帰飲子は、体力中等度以下で、冷え症で、皮膚が乾燥するものの**湿疹・皮膚炎**（分泌物の少ないもの）、痒みに適すとされる。

c 葛根湯加川芎辛夷は、比較的体力があるものの**鼻づまり**、**蓄膿症**（副鼻腔炎）、**慢性鼻炎**に適すとされる。

d 辛夷清肺湯は、体力中等度以上で、濃い鼻汁が出て、ときに熱感を伴うものの**鼻づまり**、**慢性鼻炎**、**蓄膿症**（副鼻腔炎）に適すとされる。

を十分に洗い流す必要がある。

問85　正答：**4**

4 一般用医薬品の鼻炎用点鼻薬の対応範囲は、急性またはアレルギー性の鼻炎およびそれに伴う副鼻腔炎であり、蓄膿症などの**慢性のものは対象となっていない**。

問86　正答：**5**

a フェニレフリン塩酸塩は、交感神経系を刺激して鼻粘膜を通っている血管を**収縮**させることにより、鼻粘膜の充血や腫れを和らげる（アドレナリン作動成分）。

d **アドレナリン作動成分**が配合された点鼻薬は、過度に使用されると鼻粘膜の血管が反応しなくなり、逆に血管が拡張して二次充血を招き、鼻づまりがひどくなりやすい。

問87　正答：**3**

3 ネオスチグミンメチル硫酸塩は、コリンエステラーゼの働きを**抑える**作用を示し、毛様体におけるアセチルコリンの働きを助けることで、目の調節機能を改善する効果を目的として用いられる。

問88　正答：**3**

a アクリノールは、比較的刺激性が**低く**、創傷患部に**しみにくい**。

c ベンザルコニウム塩化物は、石けんとの混合によって殺菌消毒効果が**低下**するため、石けんで洗浄した後に使用する場合には、石けん

問89　正答：**1**

c ケトプロフェンは、まれに重篤な副作用として、**アナフィラキシー**、**接触皮膚炎**、**光線過敏症**を生じることがある。

d ピロキシカムは光線過敏症の副作用を生じることが**あり**、野外活動が多い人では、**他の**抗炎症成分が配合された製品を選択することが望ましい。

問90　正答：**4**

4 バシトラシンは、細菌の細胞壁合成を阻害することにより抗菌作用を示す（**抗菌成分**）。

問91　正答：**5**

a カルプロニウム塩化物は、適用局所において**アセチルコリン**に類似した作用（コリン作用）を示し、頭皮の血管を拡張、毛根への血行を促すことによる発毛効果を期待して用いられる。

b 脱毛は**男性ホルモン**の働きが過剰であることも一因とされているため、エストラジオール安息香酸エステルは、**女性ホルモン**による脱毛抑制効果を期待して用いられる。

問92　正答：**1**

2 **ビタミンC**（アスコルビン酸、アスコルビン酸カルシウム等）は、

コラーゲン代謝を改善して炎症を起こした歯周組織の修復を助け、また、毛細血管を強化して炎症による腫れや出血を抑える効果が期待される。

3 **ビタミンE**（トコフェロールコハク酸エステルカルシウム、トコフェロール酢酸エステル等）は、歯周組織の血行を促す効果が期待される。

4 **ビタミンK₁**（フィトナジオン）は、炎症を起こした歯周組織からの出血を抑える作用が期待される。

問93　正答：**2**

茵蔯蒿湯は、体力中等度以上で、口渇があり、尿量少なく、便秘するものの蕁麻疹、（a. **口内炎**）、湿疹・皮膚炎、皮膚の痒みに適すとされるが、体の虚弱な人、胃腸が弱く下痢しやすい人では、激しい腹痛を伴う下痢等の副作用が現れやすい等、不向きとされる。構成生薬として（b. **ダイオウ**）を含む。

まれに重篤な副作用として（c. **肝機能障害**）が起こることが知られている。

問94　正答：**2**

u ~~禁煙補助剤は、喫煙を完全に止めたうえで使用する~~こととされている。

問95　正答：**3**

1 **脂溶性ビタミン**では、過剰摂取により過剰症を生じるおそれがある。

2 ヘスペリジンは、ビタミン様物質の一つで、**ビタミンC**の吸収を助ける等の作用があるとされる。

4 ガンマーオリザノールは、米油および米胚芽油から見出された抗酸化作用を示す成分で、**ビタミンE**等と組み合わせて配合されている場合がある。

問96　正答：**3**

a 中医学に基づく薬剤は、**中薬**と呼ばれ、漢方薬とは明らかに別物である。

d 一般の生活者においては、「漢方薬はすべからく作用が穏やかで、副作用が少ない」という**誤った認識**がなされていることがある。

問97　正答：**5**

a **清上防風湯**は、体力中等度以上で、赤ら顔で、ときにのぼせがあるもののにきび、顔面・頭部の湿疹・皮膚炎、赤鼻（酒さ）に適すとされる。

問98　正答：**4**

a 殺菌・消毒は生存する微生物の数を減らすために行われる処置であり、**滅菌**は物質中のすべての微生物を殺滅または除去することである。

c クレゾール石けん液は、**結核菌**を含む一般細菌類、真菌類に対して

比較的広い殺菌消毒作用を示すが、大部分のウイルスに対する殺菌消毒作用はない。

問99 正答：**4**

a ハエの防除の基本はウジの防除である。ウジの防除法として、通常、**有機リン系殺虫成分**が配合された殺虫剤が用いられる。

d シラミの医薬品による防除方法として、**フェノトリン**が配合されたシャンプーやてんか粉が用いられる。

問100 正答：**5**

c 妊娠検査薬は、通常、実際に妊娠が成立してから**4週目**前後の尿中hCG濃度を検出感度としている。

d 一般的な妊娠検査薬は、月経予定日が過ぎておおむね**1週目**以降の検査が推奨されている。

◆医薬品の適正使用・安全対策

問101 正答：**2**

c 要指導医薬品または一般用医薬品の場合、適正使用情報の記載は、一般の生活者に**理解しやすい平易な表現**でなされている。

問102 正答：**5**

a 添付文書の内容は変わるものであ

り、医薬品の有効性・安全性等に係る新たな知見、使用に係る情報に基づき、**必要に応じて随時改訂**がなされている。

d 「消費者相談窓口」には、製造販売元の製薬企業（**製造販売業者**）において購入者等からの相談に応じるための窓口担当部門の名称、電話番号、受付時間等が記載されている。

問103 正答：**1**

c 医療用医薬品との併用について、医療機関で治療を受けている人が、治療のために処方された医薬品の使用を自己判断で控えることは適当でないため、「**相談すること**」の項において、「医師（または歯科医師）の治療を受けている人」等として記載されている。

d 「服用前後は飲酒しないこと」等のように、小児では通常当てはまらない内容もあるが、小児に使用される医薬品においても、その医薬品の配合成分に基づく一般的な注意事項として記載されて**いる**。

問104 正答：**4**

副作用については、まず、（a.**一般的**）な副作用について（b.**関係部位別**）に症状が記載され、そのあとに続けて、（c.**まれに発生する重篤**）な副作用について副作用名ごとに症状が記載されている。

問105 正答：1

d 「成分及び分量」には、有効成分の名称および分量の記載と併せて、添加物として配合されている成分も掲げられて**いる**。

問106 正答：2

a 緊急安全性情報は、医薬品、医療機器または再生医療等製品について**緊急かつ重大な注意喚起**や**使用制限に係る対策**が必要な状況にある場合に作成される。

c 緊急安全性情報は、A4サイズの**黄色地**の印刷物で、**イエローレター**とも呼ばれる。

問107 正答：4

a 医薬品・医療機器等安全性情報は、**厚生労働省**において、医薬品（一般用医薬品を含む）、医療機器等による重要な副作用、不具合等に関する情報をとりまとめたものである。

問108 正答：3

b 「医薬品等の製造販売業の許可情報」は、**掲載されない**。

c 「登録販売者の販売従事の登録情報」は、**掲載されない**。

問109 正答：1

c 報告様式の記入欄すべてに記入がなされる必要は**なく**、購入者等（健康被害を生じた本人に限らない）から把握可能な範囲で報告がなされればよい。なお、総合機構のウェブサイトに直接入力することによる電子的な報告も可能である。

d 報告期限は特に定められて**いない**。

問110 正答：1

b 医薬品によるものと疑われる感染症症例の発生のうち、使用上の注意から予測できない非重篤な国内事例についての報告期限は、**15日以内**である。

c 副作用・感染症により、がんその他の重大な疾病、障害もしくは死亡が発生するおそれがあることを示す研究報告についての報告期限は、**30日以内**である。

d 副作用症例・感染症の発生傾向が著しく変化したことを示す研究報告についての報告期限は、**30日以内**である。

問111 正答：3

3 救済給付業務に必要な費用のうち、**事務費**の2分の1相当額は、国庫補助により賄われている。

問112 正答：5

a **医療費**は、医薬品の副作用による疾病の治療に要した費用を実費補償するものである。

b **障害年金**は、医薬品の副作用によ

り一定程度の障害の状態にある18歳以上の人の生活補償等を目的として給付されるものである（定額）。

c **遺族年金**は、生計維持者が医薬品の副作用により死亡した場合に、その遺族の生活の立て直し等を目的として給付されるものである（定額）。

問113 正答：**1**

a 特に医療機関での治療を要さずに寛解（かんかい）したような軽度な健康被害は、救済給付の**支給対象とならない**。

b, **c** 要指導医薬品または一般用医薬品では、殺虫剤・**殺鼠剤（さっそざい）**、**殺菌消毒剤（人体に直接使用するものを除く）**、一般用検査薬、一部の日局（きょく）収載医薬品（精製水、ワセリン等）の使用による健康被害は、救済給付の支給対象とならない。

d 無承認無許可医薬品（いわゆる健康食品として販売されたもののほか、個人輸入により入手された医薬品を含む）の使用による健康被害は、救済給付の**支給対象とならない**。

問114 正答：**4**

解熱鎮痛成分として（a. **アミノピリン**）、スルピリンが配合されたアンプル入りかぜ薬の使用による重篤（じゅうとく）な副作用（ショック）で、1959年から1965年までの間に計38名の死亡例が発生した。アンプル剤は他の剤形（錠

剤、散剤等）に比べて血中濃度が（b. **急速に**）高値に達するため、通常用量でも副作用を生じやすいことが確認されたことから、1965年、厚生省（当時）より関係製薬企業に対し、アンプル入りかぜ薬製品の回収が要請された。

問115 正答：**2**

1994年1月、（a. **小柴胡湯**（しょうさいことう））とインターフェロン製剤との併用を禁忌（きんき）とする旨の使用上の注意の改訂がなされた。しかし、それ以降も慢性肝炎患者が（a. **小柴胡湯**）を使用して間質性肺炎（かんしつせい）が発症し、死亡を含む重篤（じゅうとく）な転帰に至った例もあったことから、1996年3月、厚生省（当時）より関係製薬企業に対して（b. **緊急安全性情報**）の配布が指示された。

問116 正答：**4**

b 理由：**交感神経興奮作用**により血圧を上昇させ、高血圧を悪化させるおそれがあるため

c 理由：甲状腺機能亢進症（こうしん）の主症状は**交感神経系の緊張**等によってもたらされており、交感神経系を興奮させる成分は症状を悪化させるおそれがあるため

d 理由：肝臓でグリコーゲンを分解して**血糖値を上昇させる**作用があり、糖尿病を悪化させるおそれがあるため

問117 正答：**3**

a, b, d 理由：いずれも**アルミニウムを含む**成分であり、長期間服用した場合に、**アルミニウム脳症およびアルミニウム骨症**を発症したとの報告があるため

問118 正答：**2**

a 理由：外国において、**乳児突然死症候群、乳児睡眠時無呼吸発作**のような致命的な呼吸抑制が現れたとの報告があるため

c 理由：外国で乳幼児が過量摂取した場合に、**中枢神経系障害、呼吸抑制、腸管壊死に至る麻痺性イレウス**を起こしたとの報告があるため

問119 正答：**1**

2 理由：**肝機能障害を悪化させる**おそれがあるため

3 理由：**肝機能障害**を起こすことがあるため

4 理由：**間質性肺炎**の副作用が現れやすいため

問120 正答：**3**

a 理由：痙攣を起こしたことがある人では、**発作を誘発する**可能性があるため

b 理由：腸管、肛門に損傷があると、傷口からグリセリンが血管内に入って溶血を起こすことや、**腎不全を起こす**おそれがあるため

c 理由：排尿筋の弛緩と括約筋の収縮が起こり、尿の貯留を来すおそれがあるため。特に、前立腺肥大症を伴っている場合には、尿閉を引き起こすおそれがあるため